R. Schneider

Heilpraktiker für Psychotherapie – Mündliche Prüfung

350 Fallgeschichten, 52 Prüfungsprotokolle

Rudolf Schneider

Heilpraktiker für Psychotherapie – Mündliche Prüfung

350 Fallgeschichten, 52 Prüfungsprotokolle

2. Auflage

ELSEVIER
URBAN & FISCHER

URBAN & FISCHER München

Zuschriften an:
Elsevier GmbH, Urban & Fischer Verlag, Hackerbrücke 6, 80335 München

Wichtiger Hinweis für den Benutzer
Die Erkenntnisse in der Psychotherapie und in der Medizin unterliegen laufendem Wandel durch Forschung und klinische Erfahrungen. Herausgeber und Autoren dieses Werkes haben große Sorgfalt darauf verwendet, dass die in diesem Werk gemachten therapeutischen Angaben (insbesondere hinsichtlich Indikation, Dosierung und unerwünschter Wirkungen) dem derzeitigen Wissensstand entsprechen. Das entbindet den Nutzer dieses Werkes aber nicht von der Verpflichtung, anhand weiterer schriftlicher Informationsquellen zu überprüfen, ob die dort gemachten Angaben von denen in diesem Werk abweichen und seine Verordnung in eigener Verantwortung zu treffen.
Für die Vollständigkeit und Auswahl der aufgeführten Medikamente übernimmt der Verlag keine Gewähr.
Geschützte Warennamen (Warenzeichen) werden in der Regel besonders kenntlich gemacht (®). Aus dem Fehlen eines solchen Hinweises kann jedoch nicht automatisch geschlossen werden, dass es sich um einen freien Warennamen handelt.

Bibliografische Information der Deutschen Nationalbibliothek
Die Deutsche Nationalbibliothek verzeichnet diese Publikation in der Deutschen Nationalbibliografie; detaillierte bibliografische Daten sind im Internet über http://www.d-nb.de/ abrufbar.

2. Auflage 2015

Der Urban & Fischer Verlag ist ein Imprint der Elsevier GmbH.

15 16 17 18 19 5 4 3 2 1

Um den Textfluss nicht zu stören, wurde bei Patienten und Berufsbezeichnungen die grammatikalisch maskuline Form gewählt. Selbstverständlich sind in diesen Fällen immer Frauen und Männer gemeint.

Planung: Ingrid Puchner, München
Projektmanagement: Martina Gärtner, München
Lektorat und Redaktion: Marko Roeske, Lektorat & Textbüro, Straubing
Herstellung: Martha Kürzl-Harrison, München
Satz: abavo GmbH, Buchloe/Deutschland; TnQ, Chennai/Indien
Druck und Bindung: Printer Trento, Trento/Italien
Zeichnungen: Susanne Adler, Lübeck nach Vorlage des Autors; Abb. 2.1 Stefan Elsberger, Planegg
Umschlaggestaltung: SpieszDesign, Neu-Ulm
Titelfotografie: tom, fotolia.com

ISBN Print 978-3-437-58366-7
ISBN e-Book 978-3-437-18730-8

Aktuelle Informationen finden Sie im Internet unter **www.elsevier.de** und **www.elsevier.com**

Vorwort zur 2. Auflage

Seit dem Erscheinen der 1. Auflage im Frühjahr 2012 habe ich zahlreiche Rückmeldungen von Prüflingen bekommen, denen mein Buch bei der Vorbereitung auf's „Mündliche" sehr geholfen hat. Die meisten von ihnen wurden zu Beginn der mündlichen Prüfung nach ihrer Ausbildung gefragt, manche mussten sogar ihre Ausbildungsnachweise direkt vor der Überprüfung vorzeigen; anschließend bekamen sie eine Fallgeschichte vorgelegt, anhand derer sie ihre diagnostischen Fähigkeiten unter Beweis stellen sollten; den Abschluss bildeten Fragen zu verschiedenen Bereichen der Psychopathologie, des Betreuungsrechts und des Psychisch-Krankengesetzes bzw. Unterbringungsrechts ihres Bundeslandes. Viele fühlten sich durch das Buch ideal auf diese Art von Prüfung vorbereitet und gaben mir oft ein „Ich habe bestanden!" als Rückmeldung.

Allerdings gab es auch einige kritische Stimmen. Sie kamen vorwiegend von Prüflingen aus einigen wenigen Bundesländern, die keinen Nachweis über eine psychotherapeutische Ausbildung verlangen und im Prüfungsgespräch nur theoretisches Wissen abfragen. Manche der zum Teil grenzwertigen Fragen waren wohl darauf zurückzuführen, dass die Prüfer nur bedingt Erfahrung hatten mit dem Alltag eines Heilpraktikers für Psychotherapie und deshalb Fragen stellten, die eigentlich zum Fachwissen eines „großen" Heilpraktikers gehören. Oder aber, dass sie dem Beruf des Heilpraktikers für Psychotherapie sehr kritisch gegenüber stehen und die Prüfung entsprechend anspruchsvoll gestalten.

Wenn Ihr Prüfungsamt bevorzugt Fragen zu oft ausgefallenen Themen der Rechtskunde, der Psychopathologie und der verschiedenen Psychotherapieformen stellt, bekommen Sie in ➤ Kap. 4 viele praktische Hinweise, wie ihre Prüfung ablaufen könnte – mit einer Zusammenstellung der am häufigsten gefragten Themenbereiche, ergänzt durch zwei Prüfungsprotokolle mit vielen „grenzwertigen" Fragen für diese Art von Prüfung.

Auch wenn Sie im „Mündlichen" keine Fallgeschichte vorgelegt bekommen, helfen Ihnen die in ➤ Kap. 2 besprochenen Fallgeschichten, Ihr theoretisches Wissen durch zahlreiche praktische Beispiele zu veranschaulichen, bei ähnlichen Symptomen Querverbindungen zu anderen möglichen psychischen Störungen herzustellen oder die verschiedenen Krankheitsbilder – anders als in den gängigen Psychiatriebüchern – vor Ihrem inneren Auge lebendig werden zu lassen.

Ich hoffe sehr, Sie mit den Überarbeitungen und neu hinzu gekommenen Texten dieser Neuauflage noch gezielter bei der Vorbereitung aufs „Mündliche" unterstützen zu können und wünsche Ihnen natürlich ganz viel Erfolg bei Ihrer mündlichen Prüfung.

Gilching, im Juli 2014
Rudolf Schneider

Vorwort zur 1. Auflage

In den letzten 16 Jahren habe ich pro Jahr etwa 50 Prüflinge für die mündliche Prüfung zum Heilpraktiker für Psychotherapie vorbereitet und ihre Rückmeldungen aufgezeichnet. Auf diese Weise konnte ich im Lauf der Zeit Hunderte von Prüfungsprotokollen sammeln, kommentieren und den nachfolgenden Prüflingen zur Verfügung stellen. Diese Aufzeichnungen sind Grundlage dieses Buchs.

Beim Versuch, den Prüflingen Bücher als Vorbereitung fürs „Mündliche“ zu empfehlen, musste ich feststellen, dass die gängigen Sammlungen von Fallgeschichten in erster Linie für Medizinstudenten gedacht und deshalb nur z. T. für die Ausbildung geeignet sind: Die Fallgeschichten sind um ein Vielfaches länger als in der Prüfung. Überdies haben die umfangreichen Kommentare als Zielgruppe zukünftige Ärzte, die später in der Notaufnahme einer Klinik oder als Stationsarzt arbeiten – mit Patienten, die kaum je in die Praxis eines Heilpraktikers für Psychotherapie kommen werden. Naturgemäß finden sich auch nirgends konkrete Hinweise darauf, welche psychischen Störungen ein Heilpraktiker für Psychotherapie behandeln darf und welche nicht; noch weniger, wie so mancher Prüfer dies wohl beurteilt. Diese Prüfer sind nämlich meist Anhänger der Verhaltenstherapie und sehen es nicht gerne, wenn jemand mit „seiner“ Therapie psychische Störungen behandeln will, bei denen üblicherweise die klassische oder kognitive Verhaltenstherapie eingesetzt wird. Ausführliche Hinweise hierzu finden Sie im Lernschritt „Therapeutisches Vorgehen“ (➤ 2.12).

Probleme bereitetet überdies die Umstellung von den Anforderungen im schriftlichen zur wesentlich komplexeren Form der Überprüfung im mündlichen Prüfungsteil. Auch im Mündlichen werden im Prüfungsgespräch Fakten abgefragt: Welche Unterformen der Schizophrenie gibt es? Welche affektiven Störungen kennen Sie? Wie diagnostizieren Sie den Schweregrad einer depressiven Episode? Welche Persönlichkeitsstörungen kennen Sie? Wie finden Sie heraus, ob jemand alkoholabhängig ist? Was ist eine PTBS? Wie wird sie behandelt? Wie unterscheiden sich Binge Eating, Bulimie und Anorexie voneinander?

Dies sind nur einige der häufig gestellten Fragen, die Sie – wenn Sie alles gut gelernt haben – sicherlich zur Zufriedenheit der Prüfer beantworten können. Ganz anders sind jedoch die Anforderungen, wenn man Ihnen eine unbekannte Fallgeschichte vorlegt, bei der Sie anhand der Hinweise im Text eine Diagnose stellen sollen. Die Person, um die es geht, sitzt nicht in Ihrer Praxis und erzählt. Sie können auch keine gezielte Anamneseerhebung machen, sondern sind auf das angewiesen, was Sie schriftlich vor sich liegen haben: einen kurzen Text, den Sie trotz Ihrer Aufregung sorgfältig lesen müssen, um alle Hinweise – sichtbar oder versteckt – zu erkennen und wie ein Puzzle zusammenzusetzen, um zu Ihrer Verdachtsdiagnose zu gelangen.

Diese Vorgehensweise erinnert ein wenig an den Umgang mit Textaufgaben im Deutsch- oder Englischunterricht. Da galt es z. B., den Text nach „Schlüsselbegriffen“ zu durchsuchen, diese „Signalwörter“ im Text zu unterstreichen und im Anschluss daran die Figur eines Romanhelden zu charakterisieren. Ganz ähnlich ist die Vorgehensweise bei den Fallgeschichten in der mündlichen Prüfung, nur dass Sie dort nichts unterstreichen dürfen, sondern sich die „Schlüsselsymptome“ merken und in eine entsprechende Diagnose einmünden lassen sollten.

In diesem Buch können Sie diese Technik üben, indem Sie bei den dreispaltigen Listen zunächst die mittlere und rechte Spalte abdecken und dann in der ersten Spalte mit einem farbigen Marker alle wichtigen Hinweise auf die eine oder andere Störung unterstreichen. In einem zweiten Schritt vergleichen Sie Ihre Diagnosekriterien mit denen von Spalte 2, Ihre sich daraus ergebende Diagnose mit Spalte 3.

Die zwölf Lernschritte dieses Buchs sind so gestaltet, dass jedes Kapitel eine Lerneinheit darstellt, bei der nicht die Krankheitsbilder im Vordergrund stehen, sondern die Symptome, mit denen Sie in Ihrer späteren Praxis (wie auch in der Fallgeschichte) als Erstes zu tun haben. Bei manchen Klienten stehen körperliche Beschwerden im Vordergrund (➤ 2.4), bei anderen sind es depressive Symptome (➤ 2.2), Ängste (➤ 2.3), kognitive Defizite (➤ 2.10) oder Störungen des Essverhaltens (➤ 2.8). Wieder andere leiden unter einem Wahn (➤ 2.6), unter Wahrnehmungsstörungen (➤ 2.7), haben eine Suchtproblematik (➤ 2.9) oder zeigen Verhaltensauffälligkeiten (➤ 2.5), die von den gängigen Normen der Gesellschaft abweichen.

Jede der zwölf Lerneinheiten kann übrigens unabhängig von den restlichen Kapiteln des Buchs bearbeitet werden. Um Ihr Wissen zu überprüfen, finden Sie nach jeder Lerneinheit einen Kurztest, der es Ihnen ermöglicht, das Gelernte anhand von weiteren Fallgeschichten zu überprüfen. Die Lösungen hierzu finden Sie am Ende des Buchs.

Von den Prüflingen, die bisher einen Vorabdruck dieses Buchs in Händen hielten, haben die meisten auch Teile davon zur Vorbereitung auf die schriftliche Prüfung verwendet, denn die einzelnen Lerneinheiten enthalten auch Fallgeschichten zu Krankheitsbildern, die in den gängigen Lehr- und Übungsbüchern kaum zu finden sind. Im Anhang finden Sie deshalb alphabetisch aufgelistet alle psychischen Störungen, die in dieses Arbeitsbuch aufgenommen wurden – mit Querverweisen zu den über 350 Fallgeschichten, die nahezu jede psychische Störung vor Ihrem inneren Auge lebendig werden lassen.

All jenen, welche die Prüfung noch vor sich haben, wünsche ich ein gewinnbringendes Arbeiten mit diesem Buch, vor allem jedoch viel Glück und Erfolg in der Prüfung und in der späteren Praxis.

Gilching, im Mai 2012
Rudolf Schneider

Benutzerhinweise

Im Anhang des Buches auf S. 161 finden Sie alle prüfungsrelevanten Krankheitsbilder alphabetisch aufgelistet, sodass Sie hier eine zusätzliche Übersicht bekommen, an welchen Stellen im Buch auf diese Symptome hingewiesen wird. Dies erleichtert das Lernen nach Krankheitsbildern.

In den Prüfungsprotokollen der verschiedenen Lerneinheiten finden die Sie beispielhaften Prüfungsdialoge. Zur besseren Übersichtlichkeit wurde dem Prüfer ein F: für Frage vorangestellt, die exemplarische Antwort beginnt dann mit A:.

Tipp

Lernhilfen und andere Tipps

Merke

Hier finden Sie wichtige zusätzliche Lerninhalte, die gerne in Prüfungen abgefragt werden.

ACHTUNG

Hinweise auf mögliche Differenzialdiagnosen, Verwechslungsgefahren und andere „Aufpassstellen"

FALLGESCHICHTE

Hier wird ein beispielhafter Fall hervorgehoben, der anschließend anhand einer Prüfungssituation aufgeschlüsselt wird.

Abkürzungen

ADHS	Aufmerksamkeits-Defizit-Hyperaktivitäts-Syndrom
ADS	Aufmerksamkeits-Defizit-Syndrom
EMDR	Eye Movement Desensitization
HP	Heilpraktiker
KVB	Kreisverwaltungsbehörde
NLP	Neurolinguistisches Programmieren
PTBS	Posttraumatische Belastungsstörung
SHT	Schädel-Hirn-Trauma
VT	Verhaltenstherapie

2.5.10 Gruppe C: Sonderbares, exzentrisches Verhalten ... 66
2.5.11 Gruppe C: Verschiedenste Verhaltensstörungen (bizarres, exzentrisches Verhalten) ... 67
2.5.12 Prüfungsprotokoll 27 ... 69
2.5.13 Prüfungsprotokoll 28 ... 70
2.5.14 Kurztest 6 ... 71
2.6 Lerneinheit „Wahn" ... 73
2.6.1 Wahn bei Erkrankungen aus dem schizophrenen Formenkreis ... 74
2.6.2 Prüfungsprotokoll 29 ... 76
2.6.3 Prüfungsprotokoll 30 ... 77
2.6.4 Wahn bei affektiven Störungen ... 77
2.6.5 Prüfungsprotokoll 31 ... 79
2.6.6 Prüfungsprotokoll 32 ... 79
2.6.7 Wahn bei organisch bedingten psychischen Erkrankungen ... 80
2.6.8 Kurztest 7 ... 81
2.7 Lerneinheit „Wahrnehmungsstörungen" ... 82
2.7.1 Akustische Halluzinationen in Du-Form ... 83
2.7.2 Prüfungsprotokoll 33 ... 84
2.7.3 Sonstige akustische Halluzinationen ... 85
2.7.4 Prüfungsprotokoll 34 ... 86
2.7.5 Optische Halluzinationen ... 87
2.7.6 Prüfungsprotokoll 35 ... 89
2.7.7 Prüfungsprotokoll 36 ... 90
2.7.8 Kurztest 8 ... 91
2.8 Lerneinheit „Störungen des Essverhaltens" ... 92
2.8.1 „Klassische" Essstörungen ... 93
2.8.2 Prüfungsprotokoll 37 ... 95
2.8.3 Sonstige Störungen des Essverhaltens ... 96
2.8.4 Prüfungsprotokoll 38 ... 96
2.8.5 Kurztest 9 ... 97
2.9 Lerneinheit „Psychotrope Substanzen" ... 98
2.9.1 Alkohol ... 99
2.9.2 Prüfungsprotokoll 39 ... 101
2.9.3 Prüfungsprotokoll 40 ... 102
2.9.4 Prüfungsprotokoll 41 ... 103
2.9.5 Prüfungsprotokoll 42 ... 103
2.9.6 Benzodiazepine, Cannabis und Ecstasy ... 104
2.9.7 Prüfungsprotokoll 43 ... 106
2.9.8 Prüfungsprotokoll 44 ... 106
2.9.9 Prüfungsprotokoll 45 ... 107
2.9.10 Kurztest 10 ... 108
2.10 Lerneinheit „Kognitive Störungen" ... 109
2.10.1 Hirnorganisch bedingte demenzielle Syndrome ... 109
2.10.2 Prüfungsprotokoll 46 ... 112
2.10.3 Sonderfälle ... 113
2.10.4 Prüfungsprotokoll 47 ... 114
2.10.5 Kurztest 11 ... 115
2.11 Lerneinheit „Störungen bei Kindern und Jugendlichen" ... 116
2.11.1 Störungen aus dem Bereich „Kinder- und Jugendpsychiatrie" ... 117
2.11.2 Prüfungsprotokoll 48 ... 119
2.11.3 Sonderfälle ... 120
2.11.4 Prüfungsprotokoll 49 ... 122
2.11.5 Kurztest 12 ... 123
2.12 Lerneinheit „Therapeutisches Vorgehen" ... 125
2.12.1 Therapeutisches Vorgehen bei organischen psychischen Störungen (F0) ... 126
2.12.2 Therapeutisches Vorgehen bei Medikamenten-, Alkohol- und Drogenmissbrauch (F1) ... 127
2.12.3 Therapeutisches Vorgehen bei schizophrenen und affektiven Störungen (F2 und F3) ... 128
2.12.4 Therapeutisches Vorgehen bei psychogenen Störungen (F4) ... 129
2.12.5 Therapeutisches Vorgehen bei Persönlichkeitsstörungen (F6) ... 133
2.12.6 Therapeutisches Vorgehen bei Essstörungen (F50) ... 137
2.12.7 Therapeutisches Vorgehen bei sonstigen psychischen Störungen ... 138
2.12.8 Therapeutisches Vorgehen bei Suizidalität ... 139
2.12.9 Anregung einer Betreuung ... 140
2.12.10 Prüfungsprotokoll 50 ... 140
2.12.11 Zusammenfassung: Bei welchen psychischen Störungen dürfen Sie mit Ihrer Therapie Klienten behandeln? ... 141
2.12.12 Kurztest 13 ... 142

3 Lösungsschlüssel ... 145
Zu 2.2.14 Kurztest 1 ... 145
Zu 2.2.15 Kurztest 2 ... 145
Zu 2.3.9 Kurztest 3 ... 146
Zu 2.3.10 Kurztest 4 ... 146
Zu 2.4.14 Kurztest 5 ... 147
Zu 2.5.14 Kurztest 6 ... 148
Zu 2.6.8 Kurztest 7 ... 149
Zu 2.7.8 Kurztest 8 ... 149
Zu 2.8.5 Kurztest 9 ... 150
Zu 2.9.10 Kurztest 10 ... 151
Zu 2.10.5 Kurztest 11 ... 151
Zu 2.11.5 Kurztest 12 ... 152
Zu 2.12.12 Kurztest 13 ... 153

4 Mündliche Prüfung ohne Fallgeschichten ... 155
4.1 Warum die mündliche Prüfung je nach Prüfungsamt ganz verschieden ablaufen kann ... 155
4.2 Häufig gefragte Themenbereiche im theoretischen Teil der Prüfung ... 155
4.3 Prüfungsprotokoll 51 ... 156
4.4 Prüfungsprotokoll 52 ... 158

Register ... 161

Benutzerhinweise

Im Anhang des Buches auf S. 161 finden Sie alle prüfungsrelevanten Krankheitsbilder alphabetisch aufgelistet, sodass Sie hier eine zusätzliche Übersicht bekommen, an welchen Stellen im Buch auf diese Symptome hingewiesen wird. Dies erleichtert das Lernen nach Krankheitsbildern.

In den Prüfungsprotokollen der verschiedenen Lerneinheiten finden die Sie beispielhaften Prüfungsdialoge. Zur besseren Übersichtlichkeit wurde dem Prüfer ein F: für Frage vorangestellt, die exemplarische Antwort beginnt dann mit A:.

Tipp

Lernhilfen und andere Tipps

Merke

Hier finden Sie wichtige zusätzliche Lerninhalte, die gerne in Prüfungen abgefragt werden.

ACHTUNG

Hinweise auf mögliche Differenzialdiagnosen, Verwechslungsgefahren und andere „Aufpassstellen"

FALLGESCHICHTE

Hier wird ein beispielhafter Fall hervorgehoben, der anschließend anhand einer Prüfungssituation aufgeschlüsselt wird.

Abkürzungen

ADHS	Aufmerksamkeits-Defizit-Hyperaktivitäts-Syndrom
ADS	Aufmerksamkeits-Defizit-Syndrom
EMDR	Eye Movement Desensitization
HP	Heilpraktiker
KVB	Kreisverwaltungsbehörde
NLP	Neurolinguistisches Programmieren
PTBS	Posttraumatische Belastungsstörung
SHT	Schädel-Hirn-Trauma
VT	Verhaltenstherapie

Inhaltsverzeichnis

1 Einleitung . . . 1
1.1 Rechtliche Grundlagen der Überprüfung . . . 1
1.2 Wie läuft in den meisten Prüfungsämtern die mündliche Prüfung ab? . . . 2
1.3 Was tun, wenn die mündliche Prüfung ganz anders abläuft? . . . 2
1.4 Die ersten drei bis vier Minuten sind wichtig . . 2
1.5 Tipps für das Verfassen des Lebenslaufs . . . 3
1.6 Praktische Tipps für den Umgang mit einer unbekannten Fallgeschichte . . . 4
1.6.1 Keine vorschnelle Diagnose stellen . . . 4
1.6.2 Auf Zeitangaben achten . . . 5
1.6.3 Hinweise für eine mögliche körperliche Ursache erkennen . . . 5
1.6.4 Differenzialdiagnostische Überlegungen einbeziehen . . . 5
1.6.5 Differenzialdiagnostisches Vorgehen anhand eines typischen Beispiels . . . 6
1.6.6 Zusatzfrage: Wie gehen Sie hier therapeutisch vor? . . . 6
1.6.7 Prüfungsprotokoll 1 (Beispiel) . . . 6
1.7 Welche Störungen werden im Zusammenhang mit Fallgeschichten am häufigsten gefragt? . . . 7

2 Lerneinheiten mit Fallgeschichten und Prüfungsprotokollen . . . 9
2.1 Lerneinheit „Suizidalität" . . . 9
2.1.1 Hinweise auf die drei Stadien der suizidalen Entwicklung nach Pöldinger . . . 9
2.1.2 Hinweise auf das präsuizidale Syndrom nach Ringel . . . 11
2.1.3 Prüfungsprotokoll 2 . . . 12
2.1.4 Indirekte oder versteckte Hinweise auf Suizidalität . . . 13
2.1.5 Prüfungsprotokoll 3 . . . 13
2.1.6 Sonderfälle . . . 14
2.1.7 Prüfungsprotokoll 4: Sonderfall: Vorläufige Unterbringung und Antrag auf Betreuung . . . 14
2.2 Lerneinheit „Depressive Syndrome" . . . 15
2.2.1 Depressive Episoden . . . 16
2.2.2 Prüfungsprotokoll 5 . . . 16
2.2.3 Depressive Episode mit psychotischen Symptomen . . . 17
2.2.4 Prüfungsprotokoll 6 . . . 17
2.2.5 Sonderformen einer depressiven Episode . . . 18
2.2.6 Prüfungsprotokoll 7 . . . 19
2.2.7 Lang andauernde dysthyme Störungen (Dysthymia) . . . 19
2.2.8 Prüfungsprotokoll 8 . . . 20
2.2.9 Psychisch bedingte depressive Syndrome . . . 21
2.2.10 Prüfungsprotokoll 9 . . . 22
2.2.11 Depressive Syndrome: diverse Sonderfälle . . . 23
2.2.12 Prüfungsprotokoll 10 . . . 24
2.2.13 Prüfungsprotokoll 11 . . . 25
2.2.14 Kurztest 1 . . . 25
2.2.15 Kurztest 2 . . . 26
2.3 Lerneinheit „Angstsyndrome" . . . 27
2.3.1 Angstsyndrome in Zusammenhang mit Phobien und Angststörungen . . . 28
2.3.2 Prüfungsprotokoll 12 . . . 31
2.3.3 Ängste bei anderen psychischen Störungen . . . 32
2.3.4 Prüfungsprotokoll 13 . . . 34
2.3.5 Ängste in Zusammenhang mit Belastungsstörungen . . . 35
2.3.6 Prüfungsprotokoll 14 . . . 35
2.3.7 Ängste in Zusammenhang mit Körpersymptomen . . . 36
2.3.8 Prüfungsprotokoll 15 . . . 38
2.3.9 Kurztest 3 . . . 39
2.3.10 Kurztest 4 . . . 40
2.4 Lerneinheit „Körpersymptome" . . . 41
2.4.1 Körpersymptome mit Schwerpunkt „Schmerz" . . 41
2.4.2 Prüfungsprotokoll 16 . . . 42
2.4.3 Körpersymptome mit Schwerpunkt „Herzbeschwerden" . . . 43
2.4.4 Prüfungsprotokoll 17 . . . 45
2.4.5 Prüfungsprotokoll 18 . . . 45
2.4.6 Konversionsstörungen . . . 46
2.4.7 Prüfungsprotokoll 19 . . . 48
2.4.8 Prüfungsprotokoll 20 . . . 49
2.4.9 Vegetativ bedingte Körpersymptome . . . 50
2.4.10 Prüfungsprotokoll 21 . . . 50
2.4.11 Sonderfälle . . . 51
2.4.12 Prüfungsprotokoll 22 . . . 53
2.4.13 Prüfungsprotokoll 23 . . . 54
2.4.14 Kurztest 5 . . . 55
2.5 Lerneinheit „Persönlichkeits- und Verhaltensstörungen" . . . 56
2.5.1 Gruppe A: Ängstlichkeit und sozialer Rückzug . . . 56
2.5.2 Gruppe A: Persönlichkeitsstörungen mit den Merkmalen Ängstlichkeit und sozialer Rückzug . . . 57
2.5.3 Prüfungsprotokoll 24 . . . 58
2.5.4 Gruppe A: Sonderfälle . . . 59
2.5.5 Prüfungsprotokoll 25 . . . 60
2.5.6 Gruppe B: Emotionales, theatralisches oder aggressives Verhalten . . . 62
2.5.7 Gruppe B: Persönlichkeitsstörungen . . . 62
2.5.8 Prüfungsprotokoll 26 . . . 64
2.5.9 Gruppe B: Sonderfälle . . . 65

2.5.10 Gruppe C: Sonderbares, exzentrisches Verhalten 66
2.5.11 Gruppe C: Verschiedenste Verhaltensstörungen (bizarres, exzentrisches Verhalten) 67
2.5.12 Prüfungsprotokoll 27 69
2.5.13 Prüfungsprotokoll 28 70
2.5.14 Kurztest 6 71
2.6 Lerneinheit „Wahn" 73
2.6.1 Wahn bei Erkrankungen aus dem schizophrenen Formenkreis 74
2.6.2 Prüfungsprotokoll 29 76
2.6.3 Prüfungsprotokoll 30 77
2.6.4 Wahn bei affektiven Störungen 77
2.6.5 Prüfungsprotokoll 31 79
2.6.6 Prüfungsprotokoll 32 79
2.6.7 Wahn bei organisch bedingten psychischen Erkrankungen 80
2.6.8 Kurztest 7 81
2.7 Lerneinheit „Wahrnehmungsstörungen" 82
2.7.1 Akustische Halluzinationen in Du-Form 83
2.7.2 Prüfungsprotokoll 33 84
2.7.3 Sonstige akustische Halluzinationen 85
2.7.4 Prüfungsprotokoll 34 86
2.7.5 Optische Halluzinationen 87
2.7.6 Prüfungsprotokoll 35 89
2.7.7 Prüfungsprotokoll 36 90
2.7.8 Kurztest 8 91
2.8 Lerneinheit „Störungen des Essverhaltens" 92
2.8.1 „Klassische" Essstörungen 93
2.8.2 Prüfungsprotokoll 37 95
2.8.3 Sonstige Störungen des Essverhaltens 96
2.8.4 Prüfungsprotokoll 38 96
2.8.5 Kurztest 9 97
2.9 Lerneinheit „Psychotrope Substanzen" 98
2.9.1 Alkohol 99
2.9.2 Prüfungsprotokoll 39 101
2.9.3 Prüfungsprotokoll 40 102
2.9.4 Prüfungsprotokoll 41 103
2.9.5 Prüfungsprotokoll 42 103
2.9.6 Benzodiazepine, Cannabis und Ecstasy 104
2.9.7 Prüfungsprotokoll 43 106
2.9.8 Prüfungsprotokoll 44 106
2.9.9 Prüfungsprotokoll 45 107
2.9.10 Kurztest 10 108
2.10 Lerneinheit „Kognitive Störungen" 109
2.10.1 Hirnorganisch bedingte demenzielle Syndrome 109
2.10.2 Prüfungsprotokoll 46 112
2.10.3 Sonderfälle 113
2.10.4 Prüfungsprotokoll 47 114
2.10.5 Kurztest 11 115
2.11 Lerneinheit „Störungen bei Kindern und Jugendlichen" 116
2.11.1 Störungen aus dem Bereich „Kinder- und Jugendpsychiatrie" 117
2.11.2 Prüfungsprotokoll 48 119
2.11.3 Sonderfälle 120
2.11.4 Prüfungsprotokoll 49 122
2.11.5 Kurztest 12 123
2.12 Lerneinheit „Therapeutisches Vorgehen" 125
2.12.1 Therapeutisches Vorgehen bei organischen psychischen Störungen (F0) 126
2.12.2 Therapeutisches Vorgehen bei Medikamenten-, Alkohol- und Drogenmissbrauch (F1) 127
2.12.3 Therapeutisches Vorgehen bei schizophrenen und affektiven Störungen (F2 und F3) 128
2.12.4 Therapeutisches Vorgehen bei psychogenen Störungen (F4) 129
2.12.5 Therapeutisches Vorgehen bei Persönlichkeitsstörungen (F6) 133
2.12.6 Therapeutisches Vorgehen bei Essstörungen (F50) 137
2.12.7 Therapeutisches Vorgehen bei sonstigen psychischen Störungen 138
2.12.8 Therapeutisches Vorgehen bei Suizidalität 139
2.12.9 Anregung einer Betreuung 140
2.12.10 Prüfungsprotokoll 50 140
2.12.11 Zusammenfassung: Bei welchen psychischen Störungen dürfen Sie mit Ihrer Therapie Klienten behandeln? 141
2.12.12 Kurztest 13 142

3 Lösungsschlüssel 145
Zu 2.2.14 Kurztest 1 145
Zu 2.2.15 Kurztest 2 145
Zu 2.3.9 Kurztest 3 146
Zu 2.3.10 Kurztest 4 146
Zu 2.4.14 Kurztest 5 147
Zu 2.5.14 Kurztest 6 148
Zu 2.6.8 Kurztest 7 149
Zu 2.7.8 Kurztest 8 149
Zu 2.8.5 Kurztest 9 150
Zu 2.9.10 Kurztest 10 151
Zu 2.10.5 Kurztest 11 151
Zu 2.11.5 Kurztest 12 152
Zu 2.12.12 Kurztest 13 153

4 Mündliche Prüfung ohne Fallgeschichten 155
4.1 Warum die mündliche Prüfung je nach Prüfungsamt ganz verschieden ablaufen kann 155
4.2 Häufig gefragte Themenbereiche im theoretischen Teil der Prüfung 155
4.3 Prüfungsprotokoll 51 156
4.4 Prüfungsprotokoll 52 158

Register 161

KAPITEL

1 Einleitung

1.1 Rechtliche Grundlagen der Überprüfung

Ein Teil der rechtlichen Grundlagen für die schriftliche wie auch die mündliche Prüfung zum „Heilpraktiker eingeschränkt auf den Bereich Psychotherapie" findet sich im **Heilpraktikergesetz von 1939**, genauer: im „Gesetz über die berufsmäßige Ausübung der Heilkunde ohne Bestallung" (= staatliche Berufszulassung) vom 17. Februar 1939 (RGBl. I S. 251), geändert durch Art. 53 des EGStGB vom 02.03.1974 (BGBl. I S. 469), ergänzt durch die Ausführungsbestimmungen bzw. Durchführungsverordnungen der verschiedenen Bundesländer. Schon in der Durchführungsverordnung vom 18.02.1939 findet sich eine Formulierung, die nach wie vor die Grundlage bildet für das Bestehen oder Nichtbestehen der Prüfung zum „großen" oder „kleinen" Heilpraktiker:

1. „Die Erlaubnis wird nicht erteilt, wenn sich aus einer Überprüfung der Kenntnisse und Fähigkeiten des Antragstellers durch das Gesundheitsamt ergibt, dass die Ausübung der Heilkunde durch den Betreffenden eine Gefahr für die Volksgesundheit bedeuten würde". Nicht ohne Grund findet sich im Gesetzestext nicht das Wort „Prüfung", sondern die Bezeichnung „Überprüfung". Was dies genau bedeutet, findet sich z. B. in den Richtlinien zur Durchführung des Heilpraktikergesetzes von Nordrhein-Westfalen (14.02.1997, StAnz. 10/1997 S. 813, Abschnitt 6 und 10):
2. Die Überprüfung, so heißt es da, ist „keine vom Gesetz her formalisierte Prüfung im herkömmlichen Sinne […] Dementsprechend findet eine Fachprüfung nicht statt. Die Überprüfung hat sich vielmehr darauf zu erstrecken, ob die antragstellende Person so viele heilkundliche Kenntnisse und Fähigkeiten besitzt, dass die Ausübung der Heilkunde durch sie nicht zu einer Gefahr für die Volksgesundheit wird."
3. Rein rechtlich gesehen kann nach Auskunft des Bayerischen Staatsministeriums für Gesundheit und Familie „nicht gefordert werden, dass jeder Kandidat eine einschlägige psychotherapeutische Ausbildung durchlaufen hat, um zur Überprüfung zugelassen zu werden […] Nach höchstrichterlicher Rechtsprechung kommt es bei der Überprüfung nicht auf die Vorbildung, sondern auf die beabsichtigte Tätigkeit an". Für die Prüfungskommission könne der Nachweis einer fachlichen Vorbildung allerdings von Nutzen sein und Einfluss nehmen auf Art und Inhalt der Fragestellung, „je nachdem, ob ein Kandidat eine […] Ausbildung in einem psychotherapeutischen Verfahren nachweisen kann oder nicht." (Schreiben vom 13.05.14 auf persönliche Anfrage).
4. Was genau im Mündlichen von Ihnen verlangt wird, geht auf ein **Urteil des Bundesverwaltungsgerichts vom 21.01.1993** zurück, deren wichtigste Punkte sich in den Merkblättern der verschiedenen Bundesländer wiederfinden. Die im Gesetz aufgeführten Aussagen lassen sich wie folgt zusammenfassen:

- Der Prüfling muss ausreichende *theoretische Kenntnisse* besitzen, um seine psychotherapeutische Tätigkeit gegenüber der Tätigkeit eines Arztes (Psychiater, Neurologe, Internist etc.) abzugrenzen. Dies bedeutet: Er muss all jene psychischen Erkrankungen erkennen, die er nicht behandeln darf, sondern an den entsprechenden Facharzt abgeben muss. Beispiele hierfür sind: Demenz, Delir, Schizophrenien, akute Psychosen, wahnhafte Störungen, schwere Depressionen, manisch-depressive Erkrankungen, Essstörungen, Borderline-Störungen, Schilddrüsenerkrankungen, Suchterkrankungen, ADS und viele andere mehr.
- Der Prüfling muss ausreichende *diagnostische Fähigkeiten* in Bezug auf das einschlägige Krankheitsbild besitzen, d. h. er muss erkennen, an welcher Erkrankung oder Störung der Klient leidet, um dann den Klienten abzugeben oder selbst zu behandeln.
- Der Prüfling muss „die Befähigung haben, seelische Krankheiten und Leiden einschließlich Anzeichen, die auf eine Suizid-(Selbsttötungs-)Gefahr hinweisen, als solche zu erkennen […] und *therapeutisch auf den Befund so zu reagieren, dass der Patient durch die konkrete Behandlung keinen gesundheitlichen Schaden erleidet*". In diesem Zusammenhang sind auch Grundkenntnisse im öffentlichen Unterbringungsrecht sowie im Betreuungsrecht erforderlich. Die Formulierung beinhaltet indirekt auch einen wichtigen Punkt: Bei einer psychotischen, einer organisch bedingten oder einer schweren depressiven Erkrankung müssen Sie „auf den Befund so reagieren, dass der Patient keinen gesundheitlichen Schaden erleidet". Im Klartext: Sie müssen erkennen, an welchen Facharzt Sie die Betroffenen abgeben (meist Psychiater, Neurologe oder Internist). Und: Bei akuter Suizidgefährdung müssen Sie wissen, wie jemand gegen seinen Willen in eine psychiatrische Klinik eingeliefert werden kann.
- Der Prüfling muss überdies „die Befähigung besitzen, *Patienten entsprechend der Diagnose psychotherapeutisch zu behandeln*". Das heißt, er muss sich die Befähigung angeeig-

net haben, Menschen, die an einer psychischen Erkrankung leiden, so zu behandeln, dass sie durch seine Art von Psychotherapie keinen Schaden erleiden.

1.2 Wie läuft in den meisten Prüfungsämtern die mündliche Prüfung ab?

Da es – wie unter Punkt 2 und 3 ausgeführt – keinen „Katalog von Prüfungsinhalten" gibt, der in der Prüfung „abgearbeitet" werden soll, ist es den Prüfern relativ freigestellt, wie sie die Überprüfung durchführen. In den meisten Bundesländern wird die Überprüfung in zwei Teilen durchgeführt: einem schriftlichen Teil und einer mündlichen Überprüfung. In einigen wenigen Bundesländern (z. B. Sachsen) wird nur mündlich geprüft.

Um festzustellen, ob der Prüfling die unter Punkt ➤ 1.1 (4) aufgeführten Fähigkeiten besitzt, verlangen einige wenige Prüfungsämter vorweg einen Ausbildungsnachweis; in anderen Prüfungen stellen die Prüfer zu Beginn der mündlichen Prüfung oft (aber nicht immer!) Fragen, wie z. B.:

- „Welche Ausbildung haben Sie absolviert?"
- „Wie haben Sie sich auf die Prüfung vorbereitet?"
- „Mit welchen Klienten wollen Sie nach Bestehen der Prüfung arbeiten?"
- „Ihrem Lebenslauf können wir entnehmen, dass sie gelernte Verkäuferin/Bankkauffrau/Lehrerin etc. sind. Wie kommt es, dass Sie jetzt eine psychotherapeutische Praxis eröffnen wollen?"

Anschließend wird dem Prüfling in der Regel eine Fallgeschichte vorgelegt, anhand derer er seine diagnostischen Fähigkeiten unter Beweis stellen soll. Zum Abschluss folgt meist die Frage: „Wie gehen Sie im vorliegenden Fall therapeutisch vor?" Das weitere Prüfungsgespräch knüpft in der Regel an die differenzialdiagnostischen Überlegungen der Fallgeschichte an. Häufig stellen die Prüfer aber auch ungeordnet Fragen zu den verschiedensten Themenbereichen, die bisweilen auf einer Frageliste abgehakt werden. Nahezu immer müssen Sie in diesem Zusammenhang detaillierte Kenntnisse zum Betreuungsrecht und zum Unterbringungsrecht bzw. Psychisch-Kranken-Gesetz nachweisen.

Prüflinge, deren theoretisches und praktisches Wissen anhand einer Fallgeschichte überprüft wird, finden in Kapitel 2 dieses Buches viele praktische Hinweise, wie eine solche Prüfung in der Regel aussieht.

1.3 Was tun, wenn die mündliche Prüfung ganz anders abläuft?

Es gibt auch Prüfungsämter, die sich darauf beschränken, 40–60 Minuten nur theoretisches Wissen abzufragen, ohne darauf einzugehen, ob der Prüfling eine psychotherapeutische Ausbildung absolviert oder sonstige Erfahrungen im Bereich Psychotherapie gesammelt hat. Manche Prüfungskommissionen fragen zumindest danach, welche Tätigkeit nach Bestehen der Prüfung geplant ist, aber auch das ist nicht immer der Fall. Wenn Sie sich nicht sicher sind, wie die Prüfung in Ihrem Gesundheitsamt ablaufen wird, sollten Sie sich bei Ihrem Ausbildungsinstitut kundig machen oder – falls Sie einen Fernkurs absolviert haben – in Ihrem Gesundheitsamt nachfragen. Auch ein Blick auf das für Ihr Prüfungsamt gültige „Merkblatt zum Überprüfungsverfahren" gibt oft Hinweise, wie die mündliche Prüfung wahrscheinlich ablaufen wird.

Tipp

Das Merk- und Informationsblatt für Ihr Prüfungsamt finden Sie per Websuche (z. B. Google) unter den Stichworten „Heilpraktiker Psychotherapie Merkblatt" + „München" bzw. Ihr entsprechender Ort.

Prüflinge, die im Vorfeld schon in Erfahrung bringen konnten, dass sie in der Prüfung keine Fallgeschichte vorgelegt bekommen, sondern nur ihr breitgefächertes theoretisches Wissen abrufen müssen, finden in ➤ Kapitel 4 eine Zusammenstellung der wichtigsten Themen mit zwei Prüfungsprotokollen – damit Sie eine Vorstellung davon bekommen, was Sie erwartet.

1.4 Die ersten drei bis vier Minuten sind wichtig

Für viele Prüfer ist eine wichtige Voraussetzung zum Bestehen der Prüfung die weiter oben zitierte „Befähigung […] Patienten entsprechend der Diagnose psychotherapeutisch zu behandeln" (Urteil des Bundesverwaltungsgerichts vom 21.01.1993). Meist entscheiden die ersten drei bis vier Minuten darüber, wie die Prüfer Sie diesbezüglich einschätzen.

Kleidung und Auftreten

Wählen Sie einen gepflegten, aber nicht übertrieben modischen Kleidungsstil – am sichersten ist es, Sie kleiden sich so, wie Sie Ihre Klienten empfangen. Und denken Sie als Frau daran: Extravagante Kleidung, auffälliger Schmuck oder starkes Make-up wirken auf die Prüfer manchmal unseriös.

Ausstrahlung

Eine Prüferin hat einer Prüfungskandidatin nach bestandener Prüfung gesagt: „Als Sie an der Tür standen und uns begrüßt haben, wusste ich: Die wird die Prüfung bestehen." – Die junge Frau strahlte offensichtlich aus, dass sie kompetent ist, sich auf Menschen einstellen kann und liebevoll und verantwortungsbewusst mit ihren zukünftigen Klienten umgehen wird. Eine wichtige Rolle spielen hierbei Mimik, Gestik, Blickkontakt und Stimmmodulation; und natürlich, wie jemand den Prüfern erklärt, warum er/sie diese Prüfung ablegen will.

Erste Frage: Warum wollen Sie die Prüfung ablegen?

Hier erwarten die Prüfer Hinweise zu Eigentherapie, psychotherapeutischer Ausbildung, Klientenerfahrung und – falls vorhanden – Praktika in einer psychiatrischen Klinik. In diesen ersten Minuten sollten die Prüfer den Eindruck gewinnen, dass Sie verantwortungsbewusst psychotherapeutisch arbeiten werden und somit keine Gefahr für die Volksgesundheit darstellen.

Was Sie möglichst *nicht* sagen sollten

- „Ich habe eine mehrjährige Ausbildung in Familienaufstellung gemacht.“: Presseberichte haben dazu geführt, dass die Prüfer äußerst skeptisch sind gegenüber allen Formen des Familienaufstellens. Wer damit arbeitet, ist nach Ansicht der Sie prüfenden Ärzte und Heilpraktiker möglicherweise eine Gefahr für die Volksgesundheit. Anerkannt sind hingegen Techniken der systemischen Familientherapie.
- „Ich habe eine Ausbildung in geistigem Heilen/psychologischer Astrologie/Numerologie/ Aura-Reading/Reinkarnationstherapie gemacht.“: Dies zählt für die Prüfer zur Esoterik, nicht zur Psychotherapie.
- „Ich arbeite mit Cranio-Sacral.“: Die Cranio-Sacral-Therapie ist ein Verfahren der Osteopathie, bei dem vorwiegend im Bereich des Schädels und des Kreuzbeins gearbeitet wird. Für die Ausübung dieser Therapie benötigt man den „großen“ Heilpraktiker.
- „Ich bin Business-Coach.“; „Ich habe eine Ausbildung in Lebensberatung.“; „Ich bin Sozialpädagogin.“ etc.: Dies sind Verfahren, die man vorwiegend mit Gesunden ausübt. Sie zählen deshalb in den Augen der Prüfer nicht zur Psychotherapie, außer der Prüfling ergänzt: In Rahmen meiner Ausbildung habe ich auch Kurse in Transaktionsanalyse, Gesprächspsychotherapie oder Systemischer Therapie etc. absolviert (siehe unten).

Was Sie sagen dürfen

- Wenn jemand im Rahmen seiner Ausbildung in Pädagogik, NLP, Coaching oder Lebensberatung ein anerkanntes psychotherapeutisches Verfahren erlernt hat, hat sich folgende Formulierung bewährt: „Im Rahmen meiner NLP- bzw. Coaching-Ausbildung habe ich auch eine Ausbildung in Gesprächspsychotherapie nach Rogers gemacht und 20 Einzelsitzungen in Gesprächstherapie absolviert.“ In diesem Fall gelten Teile der Ausbildung als „Psychotherapie“. In der Regel wird dies von den Prüfern so akzeptiert.
- Auch wenn jemand eine praktische Ausbildung in Psychotherapie gerade erst begonnen hat oder glaubwürdig versichert, nach bestandener Prüfung im XY-Institut eine Ausbildung in Gesprächs-, Gestalt- der Kunsttherapie zu absolvieren, wird dies von den Prüfern meist in dem Sinne anerkannt, dass er/sie keine Gefahr für die Volksgesundheit darstellt.

Tipp

Was bedeutet für die Amtsärzte das Wort **Psychotherapie**? Therapie kommt vom griechischen „therapeia“ und bedeutet Heilung oder Linderung einer Erkrankung. Psycho-Therapie bedeutet dementsprechend Heilung oder Linderung einer psychischen Erkrankung. Verfahren, die man mit Gesunden ausübt, zählen demzufolge nicht zur Psychotherapie, sondern zum weiten Feld der „Beratung“. Die meisten Gesundheitsämter sind deshalb sehr kritisch gegenüber Coaching, Yoga, Meditation, Astrologie oder Lebensberatung. Diese Verfahren zählen *nicht* zur Psychotherapie, man kann damit rein rechtlich nicht als Heilpraktiker für Psychotherapie zugelassen werden.

1.5 Tipps für das Verfassen des Lebenslaufs

Die meisten Prüfungsämter verlangen bei der Anmeldung einen Lebenslauf. Obwohl dies nicht extra erwähnt wird, sollte aus dem Lebenslauf hervorgehen, welche psychotherapeutische Ausbildung der Prüfling absolviert hat, ob er Eigentherapie vorweisen kann, welche Selbsterfahrungsseminare er gemacht hat etc. Im Folgenden finden Sie eine Beispielvorlage für einen Lebenslauf (➤ Abb. 1.1), wie er sich in den bisherigen Prüfungen bewährt hat.

Tipp

- Die Prüfer werfen direkt vor der mündlichen Prüfung einen Blick auf den Lebenslauf. Der Lebenslauf sollte also so kurz wie möglich sein: tabellarisch, möglichst nur eine DIN-A4-Seite lang.
- Was der Amtsarzt in den ersten Minuten liest, bestimmt seine Einschätzung des Prüflings: Hat er Eigentherapie oder Seminare zur Selbsterfahrung gemacht? Leitet er eine Selbsthilfegruppe oder arbeitet er in einer sozialen Einrichtung für Behinderte, für traumatisierte Frauen etc.? Und: Welche psychotherapeutische(n) Ausbildung(en) hat er absolviert?
- Die Ausbildung in Psychotherapie muss ins Auge springen. Bei einer längeren Ausbildung ist es von Vorteil, die Zahl der Stunden in Klammern anzugeben.
- Bewährt hat sich eine chronologische Auflistung der wichtigsten Tätigkeiten. Unten – ganz zum Schluss – steht in diesem Fall die aktuelle psychotherapeutische Ausbildung, die auf diese Weise besonders im Gedächtnis haften bleibt.
- Unbedingt beachten: Den Prüfern ist es nicht wichtig, im Detail zu erfahren, wann und wie lange jemand diese oder jene verantwortungsvolle Tätigkeit etwa in der freien Wirtschaft ausgeübt hat – der nichttherapeutische berufliche Werdegang ist deshalb so kurz wie möglich zusammenzufassen. Auf diese Weise bleibt beim Amtsarzt das haften, was für ihn am wichtigsten ist: „die Befähigung […] Patienten entsprechend der Diagnose psychotherapeutisch zu behandeln“.

Angelika Mustermann
Am Markt 5 • 82205 Gilching

Persönliche Daten

Geburtsdatum:	22.03.1974 in München
Staatsangehörigkeit:	deutsch
Familienstand:	verheiratet, 2 Kinder

Schulischer und beruflicher Werdegang

1972–1985:	Grundschule und Gymnasium in München (Abschluss: Abitur)
1986–1989:	Ausbildung zur Fremdsprachenkorrespondentin (Inlingua Berufsfachschule) für Englisch und Französisch. Fachgebiet: Wirtschaft
1990–2005:	Diverse Anstellungen in der Medienbranche und bei verschiedenen Versicherungen (ADAC, Bayerische Versicherungskammer, DAK u.a.). Tätigkeitsbereiche: Projektmanagement, Betreuung der fremdsprachigen Korrespondenz (→ Zusammenfassung der wichtigsten Tätigkeiten)
2006–2011:	Familienpause mit verschiedenen Aushilfstätigkeiten (halbtags)

Selbsterfahrung

1992–1998:	Firmeninterne Seminare mit Schwerpunkt Coaching, Gesprächsführung, Transaktionsanalyse (ca. 100 Stunden)
1996–1999:	Eigentherapie bei Dipl. Psych. Carl-Heinz Mustermann in Nürnberg (z.B. Psychoanalyse, Gesprächs- und Verhaltenstherapie, Gestalttherapie; 50 Stunden)
2000–2004:	Ausbildung zur Yogalehrerin bei Himalaya Institut, Hamburg
2004–2010:	Diverse Seminare in QiGong, Feldenkrais, Psychokinesiologie, Cranio-Sakral und Körpertherapie

Psychotherapeutische Ausbildung

2006–2007:	zweijährige Ausbildung zum „Psychologischen Berater". Schwerpunkte: Gesprächspsychotherapie nach Rogers; Focusing; Transaktionsanalyse; Familientherapie; Trauerbegleitung; Krisenintervention
10/2009–10/2010:	Grundlagenjahr Psychologie und Psychotherapie (Heilpraktikerschule XY in Heidelberg)
11/2010–02/2013:	Psychotherapeutische Ausbildung in „Gesprächspsychotherapie", („Kunsttherapie", „Tanztherapie", „Ganzheitliche Bild- und Gestalttherapie") bei YYY
11/2012 bis jetzt:	Prüfungsvorbereitung zum „Kleinen Heilpraktiker" bei XXX

Abb. 1.1 Beispiel für einen Lebenslauf.

1.6 Praktische Tipps für den Umgang mit einer unbekannten Fallgeschichte

1.6.1 Keine vorschnelle Diagnose stellen

Meist erhält der Prüfling nach dem Vorstellungsgespräch eine längere Fallgeschichtet mit Fragen wie: Was ist Ihr Diagnosevorschlag? Was, denken Sie, hat der Klient? Welche differenzialdiagnostischen Überlegungen haben Sie? Was sind Ihre Gedankengänge zu dem Fall?

Viele Prüflinge nennen hier sofort ihre Verdachtsdiagnose, die in der Aufregung oft vorschnell gestellt wird. Besser ist es, zunächst mit den typischen Symptomen zu beginnen, aus denen sich eine oder mehrere Diagnosevorschläge ergeben. Hierbei laut denken und differenzialdiagnostische Überlegungen einbeziehen, nach folgendem Muster:

1. Konzentration auf alle wichtigen Symptome im Text
2. zusammengehörige Symptome den möglichen Krankheitsbildern zuordnen (differenzialdiagnostische Überlegungen)
3. wahrscheinliche Diagnose(n) → Erst- und Zweitdiagnose

1.6.2 Auf Zeitangaben achten

In vielen Fallgeschichten sind die direkten oder indirekten Zeitangaben wichtig für die Diagnose. Hierfür ein typischer Fall:

FALLGESCHICHTE

Ein 58-jähriger Mann kommt zu Ihnen in die Praxis. Er klagt darüber, dass er *in der letzten Zeit* sehr vergesslich geworden sei, sich nicht mehr konzentrieren könne und öfter Dinge verlege. „Gestern wollte ich einen Lichtschalter reparieren, doch Zange und Spannungsprüfer waren wie vom Erdboden verschluckt. Das ist mir früher nie passiert. Das geht nun schon seit einigen Wochen so. Nachts, wenn ich nicht schlafen kann, male ich mir aus, was wohl später sein wird. Ich glaube, ich habe Alzheimer. In meiner Familie gibt es da einen Fall." Der Mann ist wegen Problemen mit der Wirbelsäule seit vier Monaten in Frührente und deshalb den ganzen Tag zu Hause. „Obwohl ich jetzt eigentlich in Rente bin, ist mir einfach alles zu viel: Ich habe zu nichts mehr Lust. Und meine Frau beklagt sich, dass ich ihr nicht im Haushalt helfe." Abschließend berichtet er, die Tochter sei erst *vor etwa anderthalb Jahren* ausgezogen. „Wir haben uns immer gut verstanden. Sie ist jetzt verheiratet." Der Klient ist eigenen Angaben zufolge *seit zehn Jahren* wegen Bluthochdrucks und Diabetes in ärztlicher Behandlung.

F: Was sind Ihre differenzialdiagnostischen Überlegungen?
A: Mir fällt auf, dass der Mann zwar einige Symptome hat, die bei Morbus Alzheimer vorkommen, dass die entsprechenden Zeitkriterien jedoch nicht passen. Morbus Alzheimer beginnt schleichend, die Mindestdauer ist sechs Monate. Die Symptome in dieser Fallgeschichte sind relativ plötzlich aufgetreten („in der letzten Zeit", „seit einigen Wochen"), außerdem hat der Mann Schlafstörungen, ihm ist alles zu viel, er hat zu nichts mehr Lust – im Vordergrund steht also ein depressives Syndrom, bei dem häufig Gedächtnis- und Konzentrationsstörungen vorkommen.
F: Welche Art von Depression vermuten Sie?
A: Der Mann ist seit vier Monaten in Frührente – eine neue Situation, die für viele Männer eine große Umstellung darstellt. Es dürfte sich wahrscheinlich um eine Anpassungsstörung mit depressiver Reaktion handeln. Der Auszug der Tochter stellt ebenfalls eine psychosoziale Veränderung dar, sodass in diesem Fall möglicherweise vorher schon eine Anpassungsstörung mit längerer depressiver Reaktion vorhanden war – dies wäre durch Nachfragen zu klären.

1.6.3 Hinweise für eine mögliche körperliche Ursache erkennen

In obiger Fallgeschichte ist der letzte Satz kein zufälliges Beiwerk, sondern ein wichtiger Hinweis auf eine mögliche körperliche Verursachung der kognitiven Einbußen. Differenzialdiagnostisch könnte der Mann an einer vaskulären Demenz leiden. Hier der Rest des Prüfungsgesprächs:

F: Wenn Sie den letzten Satz der Fallgeschichte nochmals lesen – fällt Ihnen da etwas auf?
A: Der Mann leidet seit zehn Jahren an Bluthochdruck und Diabetes.
F: Und?
A: Bluthochdruck und Diabetes können die Blutgefäße im Gehirn schädigen und zu einer vaskulären Demenz führen, bei der die kognitiven Störungen sich nicht langsam schleichend entwickeln, sondern z. B. nach einem kleineren Schlaganfall abrupt auftreten oder sich als Folge von mehreren Mini-Infarkten innerhalb von drei bis sechs Monaten entwickeln können. Ich empfehle dem Mann also eine Untersuchung bei einem Neurologen.

1.6.4 Differenzialdiagnostische Überlegungen einbeziehen

Die Prüfer sind meist Ärzte mit Klinikerfahrung. In der ärztlichen Praxis bzw. Klinik gilt: der Arzt stellt eine **Verdachtsdiagnose** (= wahrscheinlichste Diagnose), die erst dann gültig ist, wenn alle anderen möglichen Diagnosen nicht infrage kommen. In der mündlichen Prüfung haben die Prüfer dieselbe Vorgehensweise im Kopf und stellen oft – wie im vorangehenden Beispiel – im Anschluss an eine Fallgeschichte die Frage: „Was sind Ihre differenzialdiagnostischen Überlegungen?" Bewährt hat sich hierbei folgende Vorgehensweise:

Tipp

Schritt 1: Was ist die *wahrscheinlichste Diagnose* (= Verdachtsdiagnose); Variante: „Was, denken Sie, hat der Mann/die Frau?"
Schritt 2: Frage des Prüfers: „Was sind Ihre *differenzialdiagnostischen Überlegungen?*" Oder: Welche Störungen sind differenzialdiagnostisch durch weitere Fragen auszuschließen?" Hier sind auch Störungen zu nennen, die weit hergeholt erscheinen, trotzdem durch Nachfragen geklärt werden müssen.
Schritt 3: *Rückkehr zur Verdachtsdiagnose.* Nach Ausschluss der Differenzialdiagnosen kehren Sie zu Ihrer ersten Diagnose zurück: Aus der Verdachtsdiagnose wird nun die endgültige Diagnose (Frage des Prüfers zum Schluss: Was hat denn jetzt die Frau? Oder: Wie ist jetzt Ihre Diagnose"). Bitte auf keinen Fall bei einer der Differenzialdiagnosen hängen bleiben.
Ausnahme: Sie haben sich in der Verdachtsdiagnose geirrt (eher selten). Dann ersetzen Sie diese durch eine der Differenzialdiagnosen – natürlich mit einer entsprechenden logischen Begründung.

1.6.5 Differenzialdiagnostisches Vorgehen anhand eines typischen Beispiels

FALLGESCHICHTE

Eine 22-jährige Frau kommt in die Praxis, weil sie neulich im Kino große Angst bekommen hat, mit Schwindel, Schweißausbrüchen, Zittern, Atemnot und dem Impuls, möglichst schnell das Kino zu verlassen. Sie konnte jedoch nicht schnell weg, weil das Kino voll besetzt und die Reihen so eng waren. Sie hatte sich von Ihren Freunden überreden lassen, diese ins Kino zu begleiten, eigentlich gehe sie aber nicht gerne aus.
Welche Fragen müssten Sie der Frau stellen, um zu einer endgültigen Diagnose zu gelangen?

Verdachtsdiagnose: *Klaustrophobie*
DD1: *Agoraphobie:* Hat sie in anderen Situationen Angst vor vielen Menschen, vor dem Verlassen des Hauses bzw. Reisen, Menschenansammlungen, in der U-Bahn oder auf größeren Plätzen?
DD2: *Panikstörung:* Hat die Frau häufig Angstanfälle ohne äußeren Anlass?
DD3: *Soziale Phobie:* Hatte die Frau schon öfter Angst vor der prüfenden Betrachtung anderer?
DD4: *Herzangstsyndrom:* Hatte sie schon öfter Anfälle, die stark herzbezogen erlebt wurden?
DD5: *Schilddrüsenüberfunktion* (Hyperthyreose): Ist sie oft nervös, unkonzentriert? Leidet sie unter Schlafstörungen? Wurde die Schilddrüse schon untersucht?
DD6: Missbrauch von *Drogen*: Konsumiert sie Marihuana? Ecstasy (XTC)? Durch Fragen klären.
DD7: *Entzugssyndrom*: Nimmt die Frau Schlaf- oder Beruhigungsmittel? Medikamente? Trinkt sie Alkohol? Eventuell liegt ein Entzugssyndrom vor? Durch Nachfragen klären.
Nachdem DD1 bis DD6 von der Prüferin verneint wurden:
Rückkehr zur Verdachtsdiagnose = endgültige Diagnose. Eventuell durch weitere Fragen erhärten, z. B. „Gab es ähnliche Situationen, wo sie schon einmal einen Angstanfall hatten?"

1.6.6 Zusatzfrage: Wie gehen Sie hier therapeutisch vor?

Nach den differenzialdiagnostischen Überlegungen und der Diagnosestellung kommen meist weitere Fragen: Wie gehen Sie in diesem Fall therapeutisch vor? Behandeln Sie den Klienten mit Ihrer Psychotherapie? Was schlagen Sie als Therapie vor? Wie ist Ihre weitere Vorgehensweise?

Hier erwarten die Prüfer, dass Sie – ausgehend von der Fallgeschichte – nachweisen, dass Sie den Klienten mit Ihrer Art von Psychotherapie so behandeln, dass er dadurch keinen Schaden erleidet. Detaillierte Tipps und Hinweise zum therapeutischen Vorgehen finden sich in Lerneinheit 2.12.

Wichtig zu wissen: Manchmal fragt der Prüfer Sie nicht nach der Diagnose, sondern will von Ihnen erfahren, was Sie im vorliegenden Fall als Erstes tun werden. Hierfür ein typisches Beispiel:

1.6.7 Prüfungsprotokoll 1 (Beispiel)

FALLGESCHICHTE

Eine Frau mittleren Alters kommt zu Ihnen mit den Worten: „Sie werden mir auch nicht helfen können!" Sie sei schon bei mehreren Therapeuten gewesen, aber es habe alles nichts genützt. Ihr Mann habe sich vor einem knappen Jahr wegen einer jüngeren Frau von ihr getrennt. Inzwischen wurde ihr die Arbeit gekündigt und jetzt ist auch noch ihre Mutter ins Heim gekommen.

Variante 1: Nicht bestanden!

F: Was tun Sie?
A: Ich werde versuchen, das Vertrauen der Frau zu gewinnen, indem ich auf ihre Problematik eingehe, sie ernst nehme und ihr das Gefühl gebe, dass ich sie verstehe.
F: Und wie machen Sie das?
A: Indem ich der Frau helfe, ihre Gefühle wahrzunehmen und auszudrücken. Wenn sie z.B. ihre Wut auf den Mann oder den Arbeitgeber verbal ausdrücken kann, führt dies zu einer Erleichterung.
F: Was könnten Sie sonst noch tun?
A: Ihr erklären, dass die Trennung von ihrem Mann in bestimmten Phasen verläuft und ich ihr helfen kann, diese Phasen schneller zu durchlaufen.
F: Wie ist längerfristig Ihre Therapieplanung?
A: Ich könnte mir vorstellen, dass zehn Sitzungen im Abstand von ein bis zwei Wochen der Frau sehr helfen könnten, mit ihrer Situation besser zurechtzukommen.

Variante 2: Bestanden!

F: Was tun Sie?
A: Die Frau hat drei einschneidende Verlust- oder Belastungssituationen erlebt und weiß im Augenblick nicht mehr, wie es weitergehen soll – sie hat in jedem Fall eine Anpassungsstörung mit depressiver Reaktion, evtl. auch eine depressive Episode. Da depressive Syndrome häufig mit Suizidalität einhergehen, werde ich dieses Thema baldmöglichst ansprechen.
F: Wie machen Sie das?
A: Ich frage sie direkt, ob sie schon an Suizid gedacht hat. Falls ja, kläre ich, in welcher Phase der suizidalen Entwicklung sie sich befindet. Wenn die Frau schon einen Suizidplan oder gar aktive Suizidvorbereitungen getroffen hat, versuche ich, sie zu einer Selbsteinweisung in die Psychiatrie zu überreden.
F: Und wenn die Frau sich weigert?
A: Dann muss ich dafür sorgen, dass sie sich nichts antut. Da Gefahr in Verzug ist, rufe ich die Polizei, die sie notfalls gegen ihren Willen in die Psychiatrie einliefert.
F: Aufgrund welchen Gesetzes kann die Frau gegen ihren Willen in die Psychiatrie gebracht werden?
A: Grundlage hierfür ist das bayerische (hessische, sächsische etc.) Unterbringungsgesetz.
F: Wie lautet es?
A: ➤ 2.1.3 (Merke)

ACHTUNG

Auf **versteckte Hinweise** von Suizidalität achten! Typisch hierfür: Trennungs- oder Verlusterlebnisse → depressives Syndrom → Suizidgefährdung!

1.7 Welche Störungen werden im Zusammenhang mit Fallgeschichten am häufigsten gefragt?

Im Gegensatz zur schriftlichen Prüfung, bei der es gilt, für eine bestimmte vorgegebene psychische Störung die dazu passenden Diagnosekriterien zu finden, ist im Mündlichen der Weg umgekehrt: Der Prüfling bekommt eine Fallgeschichte und muss innerhalb kürzester Zeit die für die Prüfer wichtigen Symptome und Verhaltensweisen erkennen, mit anderen Symptomen verknüpfen und daraus resultierend eine erste Verdachtsdiagnose stellen, die durch differenzialdiagnostische Überlegungen verifiziert oder korrigiert werden kann.

Bei der Auswahl der Themen für die zwölf Lernschritte dieses Buches wurden die in den Prüfungen häufig gefragten Krankheitsbilder relativ ausführlich dargestellt. Psychische Störungen, die zwar im Schriftlichen abgefragt werden, kaum jedoch im Mündlichen auftauchen, wurden hingegen bewusst ausgespart: Wann schon erscheint jemand mit einer organischen Halluzinose, einem frühkindlichen Autismus oder einem Korsakow-Syndrom in unserer Praxis? Um ein relativ umfassendes Bild über die Häufigkeit der im Mündlichen überprüften Themen und Krankheitsbilder zu erhalten, wurden zahlreiche Prüfungsprotokolle der letzten zehn Jahre ausgewertet. Hierbei zeigte sich, dass einige Themen in fast allen mündlichen Prüfungen vorkamen, während andere eher selten gefragt wurden. Da im Mündlichen immer mehrere Themen bearbeitet werden, ist es durchaus möglich, dass zwei oder drei Themenbereiche 50 oder 80 % ausmachen, wobei es einen großen Unterschied gibt zwischen den Fallgeschichten und den Zusatzfragen im Prüfungsgespräch. Fallgeschichten zu depressiven Störungen stehen mit 40–50 % zwar an zweiter Stelle der Häufigkeit, im anschließenden Prüfungsgespräch hingegen sind Fragen zu Depressionen mit über 80 % vertreten. In der folgenden Übersicht wurde versucht, einen Mittelwert zwischen den Themen der Fallgeschichten und den Zusatzfragen zu finden. Hierbei ergibt sich folgendes Bild mit einigen „Mehrfachplatzierungen“:

1. An erster Stelle stehen mit 90–100 % Fragen zur **Suizidalität.** Die Fallgeschichten sind meist so konzipiert, dass der Prüfling entweder aus der Diagnose oder aus direkten oder indirekten Hinweisen im Text schlussfolgern muss, dass eine Suizidgefährdung vorliegen könnte und deshalb durch Zusatzfragen die Suizidalität abgeklärt werden muss. Wer dies versäumt, gefährdet das Leben eines Klienten und ist deshalb eine Gefahr für die Volksgesundheit. Das Thema „Suizidalität“ ist so wichtig, dass es an oberster Stelle dieser Übersicht steht.
2. Mindestens genauso wichtig (und meist mit dem Thema Suizidalität verknüpft) sind Fragen zum **Unterbringungsrecht** bzw. **Psychisch-Kranken-Gesetz.** Auch Fragen zum **Betreuungsrecht** finden sich in jeder zweiten mündlichen Prüfung.
3. Ebenfalls an erster Stelle stehen mit 90–100 % Fragen zum weiteren **therapeutischen Vorgehen,** was von den Prüfern oft im Anschluss an die Diagnose erfragt wird. Hier geht es nicht nur um Psychotherapie, sondern häufig auch um Pharmakotherapie (z.B. durch Antidepressiva oder Neuroleptika), um Soziotherapie, um Krisenintervention bei Suizidalität oder darum, jemanden an einen Verhaltenstherapeuten abzugeben. Natürlich nutzen die Prüfer hier häufig die Gelegenheit, Sie ausführlicher nach Ihrer Art von Psychotherapie zu befragen.
4. An zweiter Stelle stehen mit etwa 60–70 % Fallgeschichten oder Zusatzfragen zu den verschiedenen Arten von **Depressionen:** depressive Episode, Dysthymia, Anpassungsstörung, PTBS, depressive Syndrome bei Konsum oder Entzug von Alkohol oder Drogen, organisch oder hormonell bedingte Depressionen, Depressionen als Begleitsymptome anderer psychischer Erkrankungen.
5. Ebenfalls an zweiter Stelle der Statistik (ca. 60–70 %) finden sich Fallgeschichten oder ergänzende Fragen, in denen es gilt, das Symptom **Angst** der entsprechenden Störung oder Erkrankung zuzuordnen: Dazu zählen z. B. Phobien, die generalisierte Angststörung, die Panikstörung, Anpassungsstörungen, die PTBS und Zwangsstörungen, die immer mit Angst gekoppelt sind (aus diesem Grund werden sie im US-amerikanischen Diagnosehandbuch DSM-V unter den Angststörungen aufgeführt).
6. An dritter Stelle (30–40 %) – wegen der Häufigkeit der Störung aber immer mehr zunehmend – stehen **Demenzerkrankungen** (Alzheimer Demenz; vaskuläre Demenz).
7. Ebenfalls an dritter Stelle (30–40 %) finden sich **Persönlichkeitsstörungen,** die oft als Zweitdiagnose gefragt werden („Welche Persönlichkeitsstörung war evtl. vorher

Tipp

Depressive Syndrome (auch in Zusammenhang mit einer Anpassungsstörung) gehen häufig mit Suizidalität einher. Wer es versäumt, beim geringsten Verdacht auf eine depressive Symptomatik die **Suizidalität abzuklären,** handelt unverantwortlich gegenüber dem Klienten und stellt somit eine Gefahr für die Volksgesundheit dar.
Häufig finden sich in diesem Zusammenhang Fallgeschichten, bei denen die depressiven Symptome nicht angesprochen werden, sondern *indirekt* zu erschließen sind. Bei der Häufung von Belastungssituationen in obiger Fallgeschichte ist davon auszugehen, dass die Frau an einer Anpassungsstörung leidet, die meist mit einer depressiven Reaktion einhergeht, sodass in jedem Fall die Suizidalität hinterfragt werden muss.

schon vorhanden?“). Auch Fallgeschichten zu Borderline sind bei den Prüfern beliebt.

8. Etwa gleich häufig (ca. 30–40 %) finden sich Fallgeschichten, in denen **körperliche Symptome** im Vordergrund stehen (somatoforme oder dissoziative Störungen, somatisierte Depression etc.).
9. An vierter Stelle (20–30 %) stehen Fragen und Fallgeschichten zu **psychotischen Erkrankungen** mit den Leitsymptomen Wahn, Halluzinationen, Illusionen und Ich-Störungen. Oft fragen die Prüfer ergänzend zur Fallgeschichte nach den Unterformen der Schizophrenie und – relativ häufig – nach Manie und Depression mit psychotischen Symptomen. Großen Wert legen die Prüfer hier auf die genauen Diagnosekriterien nach ICD-10.
10. An fünfter und sechster Stelle (ca. 10 %) stehen **Essstörungen** (Anorexie, Bulimie, Binge Eating) und **psychotrope Substanzen** wie Alkohol, Drogen und Beruhigungsmittel (Benzodiazepine).
11. Den Rest der Prüfungsthemen teilen sich Fragen zur **Kinder- und Jugendpsychiatrie,** zu **kognitiven Störungen** (außer Demenz, siehe Punkt 6) und zu ausgewählten neurologischen oder psychosomatischen Erkrankungen, die man mit psychogenen Störungen verwechseln könnte.

KAPITEL

2 Lerneinheiten mit Fallgeschichten und Prüfungsprotokollen

Wie im Vorwort genauer beschrieben, können Sie sich anhand der folgenden zwölf Lerneinheiten darin üben, in einem unbekannten Text die für die Diagnose wichtigen Wörter oder Sätze zu erkennen, um daraus eine oder auch mehrere Verdachtsdiagnosen abzuleiten. Bei der Textanalyse nennt man diese wichtigen Wörter „key words" (Schlüsselwörter), manchmal auch „signal words" (Signalwörter), die sich vom Rest des Texts dadurch unterscheiden, dass sie „ein Signal aussenden", das in unserem Fall den Weg zur richtigen Diagnose weist. Oder wenn wir beim Begriff „key words" bleiben: Einige Signalwörter, Symptome oder Verhaltensauffälligkeiten werden für den geübten Leser einer Fallgeschichte zum „Schlüssel", um die „Tür" zur richtigen Diagnose „aufzuschließen".

Wie eingangs beschrieben, sind die folgenden Lerneinheiten so konzipiert, dass Sie anhand vieler thematisch gebündelter Fallgeschichten lernen, die für bestimmte Störungen typischen „key words" zu erkennen, sie mit anderen „Schlüsselwörtern" im Text zu verknüpfen und auf diese Weise zu lernen, welche Symptome zusammenkommen müssen, um eine endgültige Diagnose zu rechtfertigen. Wie dies in der Praxis aussieht und welche zusätzlichen Fragen die Prüfer hierbei oft stellen, finden Sie zusammengefasst in den zahlreichen Prüfungsprotokollen, die so gestaltet sind, dass Sie in etwa wissen, was im Mündlichen auf Sie zukommt.

Um zu überprüfen, ob Sie alles verstanden und die wichtigsten Diagnosekriterien verinnerlicht haben, können Sie am Ende eines jeden Lernschritts in einem oder zwei Kurztests ihren Wissenstand überprüfen. Die Lösungen hierzu finden Sie im Lösungsteil (➤ 3).

2.1 Lerneinheit „Suizidalität"

2.1.1 Hinweise auf die drei Stadien der suizidalen Entwicklung nach Pöldinger

Schätzungen zufolge sterben in Deutschland jährlich etwa 12.000–15.000 Menschen durch Suizid, meist als Folge einer psychischen Erkrankung. Mehr als die Hälfte der Betroffenen hat in den sechs Monaten vor der Suizidhandlung einen Arzt oder Therapeuten aufgesucht. Experten gehen davon aus, dass viele Suizide verhindert werden könnten, wenn die versteckten Signale, Hilferufe oder indirekten Ankündigungen der Betroffenen erkannt würden. Gerade deshalb ist es den Prüfern sehr wichtig, dass Sie bei Ihren Klienten eine evtl. Suizidgefahr erkennen und entsprechend reagieren. Nach Pöldinger (1968) gibt es nur wenige Menschen, die sich in einer Kurzschlusshandlung umbringen; bei den meisten verläuft die Entwicklung bis hin zur Suizidhandlung in drei Stadien oder Phasen, die Pöldinger in seinem **Modell der präsuizidalen Entwicklung** dargestellt hat (➤ Abb. 2.1):

1. Im **Erwägungsstadium** wird der Suizid als *mögliche* Problem- oder Konfliktlösung in Betracht gezogen. Die in diese Richtung gehenden Gedanken werden oft durch psychische Erkrankungen – vor allem Depressionen – ausgelöst. Aber auch suggestive Einflüsse des Umfelds (Suizide in der Umgebung, Presseberichte etc.) oder Aggressionen, die sich gegen die eigene Person wenden, sind häufig an der weiteren Entwicklung hin zur suizidalen Krise beteiligt. In dieser ersten Phase können die Betroffenen ihre Gedanken und Handlungen noch steuern.
2. Im **Ambivalenzstadium** fühlen die Betroffenen sich hin- und hergerissen zwischen den konkreter werdenden Suizidimpulsen und den selbsterhaltenden Kräften, die sich dem Leben zuwenden wollen. In diesem Stadium drängen sich die Suizidgedanken phasenweise auf, dann wieder siegt der Wunsch nach Leben. In diesem Stadium kommt es häufig zu Hilferufen in Form von Andeutungen, manchmal auch ziemlich konkreten Aussagen wie „Es wäre besser, wenn ich nicht hier wäre" oder „Ich habe schon öfter daran gedacht, dem Ganzen ein Ende zu machen". Diese meist versteckten Hilferufe zu erkennen und entsprechend zu reagieren, ist eine wichtige Aufgabe für Ärzte und Therapeuten. Deshalb ist die Suizidalität nahezu immer ein Thema der mündlichen Prüfung.
3. Im **Entschlussstadium** erscheinen die Betroffenen oft gelöst und entspannt, in Wirklichkeit befinden sie sich jedoch in einer psychischen Ausnahmesituation, die oft als „Ruhe vor dem Sturm" bezeichnet wird. Oft drängen sich Suizidfantasien so sehr auf, dass die Betroffenen – wie es oft in der Prüfung heißt – nicht mehr ansprechbar sind. Ein Klient, der sich im Entschlussstadium befindet, muss schnellstmöglich in eine psychiatrische Klinik, sei es durch eine freiwillige Selbsteinweisung, sei es durch eine zwangsweise Unterbringung mithilfe der Polizei bzw. des Ordnungsamts und richterlicher Anordnung. Grundlage hierfür ist das „Unterbringungsgesetz" bzw. das „Psychischkrankengesetz" Ihres Bundeslands.

In der folgenden Übersicht finden Sie Auszüge aus Fallgeschichten mit typischen Beispielen für versteckte oder auch direkte Ankündigungen einer Suizidhandlung. Sie sollen Ihnen helfen, im Mündlichen entsprechende direkte oder versteckte Hinweise zu erkennen.

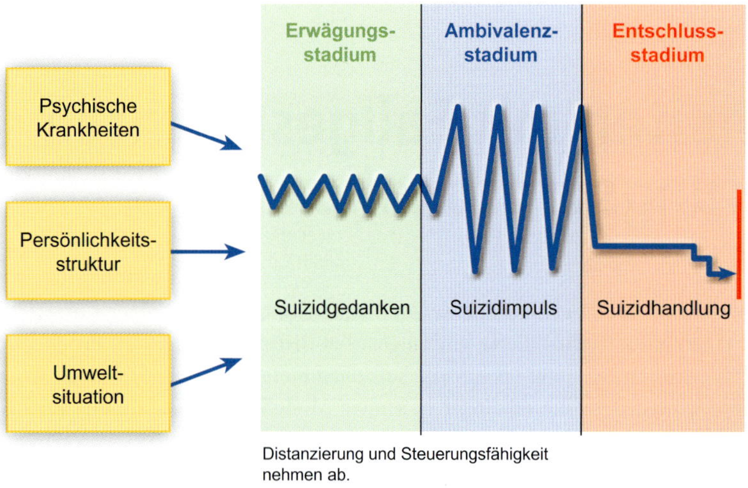

Abb. 2.1 Ursachen und Entwicklung der Suizidalität nach Pöldinger.

Tab. 2.1 Versteckte oder direkte Ankündigungen einer Suizidhandlung.

Hinweise im Text	Theoretischer Hintergrund	Vorgehensweise
• Der Mann spricht langsam und leise, seine Mimik ist wie versteinert. Er sagt, er wisse nicht, wie es weitergehen soll. • „Mir geht es sehr schlecht." • „Niemand kann mir helfen – Sie wahrscheinlich auch nicht." • „Alles ist hoffnungslos – am besten wäre ich nicht mehr hier." • „Manchmal schießt mir der Gedanke durch den Kopf: ‚Spring doch'." • „So kann es nicht weiter gehen." • „Mir ist alles zu viel. Ich will nicht mehr." • Um sich zu betäuben, trinkt er abends häufig größere Mengen Alkohol. Manchmal denkt er daran, sich das Leben zu nehmen. • Er sieht in seinem Leben keinen Sinn mehr und er schämt sich vor seinen Kollegen. • Eine Mutter kommt mit ihrem 15-jährigen Sohn in die Praxis, weil sie in seinem Tagebuch (offen in seinem Zimmer liegend) einen Eintrag gefunden hat, in dem er ankündigt, er wolle so nicht mehr weiterleben.	Hinweise auf die Ambivalenzphase nach Pöldinger mit Suizidimpulsen in Abwechslung mit non-suizidalen Phasen: • direkte oder indirekte Hilferufe („cry for Help"), oft in Verbindung mit Hinweisen auf Suizidgedanken • indirekte Suizidankündigung • Suizidimpulse, gegen welche die Betroffenen sich noch wehren können	Krisenintervention: • **Ansprechen der Suizidalität.** Hierbei Klärung, wie akut die Suizidalität einzuschätzen ist („Haben Sie sich schon mal Gedanken gemacht, wie Sie es tun wollen? Wo? Wann? Wie?") • **Einbeziehen des sozialen Umfelds** (Familie, Freunde, Verwandte. Achtung: Schweigepflicht!). Auf diese Weise Durchbrechen der sozialen Einengung • **Stabilisierung** der Betroffenen durch Eingehen auf ihre Gefühle der Angst, Verzweiflung, Hoffnungslosigkeit, dadurch Minderung des emotionalen Drucks • **„Talking down"**, um die gedankliche Einengung zu durchbrechen (z. B. „Was werden Sie direkt nach dieser Sitzung tun […] und anschließend? […] Und am Abend, was tun Sie da? Fernsehen? Lesen? Gibt es jemand, den Sie anrufen könnten? Wann gehen Sie zu Bett? Und morgen früh?"): gedankliches Planen der nächsten Stunden oder Tage • **Sinngebung:** gemeinsames Herausfinden von Dingen oder Aufgaben, die das Weiterleben notwendig und sinnvoll machen (Kinder, Partner, Hilfe für Menschen, die sich in einer ähnlichen Situation befinden etc.) • **„Suizidvertrag"/Non-Suizid-Bündnis** Achtung: Auf keinen Fall darf bei akuter Suizidgefährdung aufdeckend gearbeitet werden! Auch Gesprächspsychotherapie zählt zu den aufdeckenden Verfahren.

Tab. 2.1 Versteckte oder direkte Ankündigungen einer Suizidhandlung (Forts.).

Hinweise im Text	Theoretischer Hintergrund	Vorgehensweise
• Im Verlauf des Gesprächs wird der Mann immer wortkarger, starrt nur noch vor sich hin und ist nicht mehr ansprechbar. • Eine Frau (35) ist wegen Depressionen bei Ihnen. In mehreren Sitzungen war Suizidalität ein Thema. Nun sitzt sie lächelnd und gelöst vor Ihnen und verneint jegliche Suizidalität. Trotzdem haben Sie ein eigenartiges Gefühl. • Bei einer 45-Jährigen wurde ein Brustkarzinom in fortgeschrittenem Stadium diagnostiziert. Sie ruft Sie an, damit Sie ihr beim Abfassen eines Testaments behilflich sind. • Ein 67-jähriger Mann nimmt seit 15 Jahren Benzodiazepine. Seit dem Tod seiner Frau hat das Leben für ihn keinen Sinn mehr. Er erzählt ihnen, dass er inzwischen eine Menge Schlaftabletten gesammelt hat. • „Ich habe meinem Nachbarsjungen mein Mountainbike geschenkt. Ich brauche es nicht mehr. Wie Sie wissen, habe ich ja keine Kinder." • Die Frau eines Universitätsprofessors bittet sie um Hilfe, weil es ihrem Mann so schlecht geht: Er sitzt nur noch zu Hause in seinem Zimmer, hat die Fenster abgedunkelt und will nicht gestört werden. Wenn sie ihm anbiete, mit ihr über seine Probleme zu reden, meint er: „Lass mich in Ruhe. Ich will nicht darüber reden." Dann verstummt er für den Rest des Tages.	Hinweise auf die Entscheidungsphase nach Pöldinger: • Jemand ist nicht mehr ansprechbar. • Jemand spricht nicht über seine Probleme oder seinen psychischen Zustand. • Jemand ist nach einer längeren Phase der Suizidalität plötzlich heiter und wie gelöst. • Jemand trifft konkrete Suizidvorbereitungen (Sammeln von Tabletten, Besorgen des Stricks, Planungen, wo die Suizidhandlung stattfinden soll etc.). • Jemand trifft Vorbereitungsmaßnahmen für seinen bevorstehenden Tod (Testament, Verschenken von Dingen, Kündigung von Versicherungen, Sammeln von Tabletten etc.).	Unterbringung in einer psychiatrischen Einrichtung nach dem Unterbringungsgesetz des jeweiligen Bundeslandes: In unaufschiebbaren Fällen rufen Sie die Polizei an (manchmal auch die Kreisverwaltungsbehörde, die alles Weitere veranlasst). Die Unterbringung ist nur möglich mit einem psychiatrischen Gutachten des Leiters der Einrichtung und der Zustimmung des zuständigen Richters, der den Kranken persönlich sehen muss. Weitere Informationen zum Unterbringungsrecht finden Sie im Internet. Bitte daran denken, dass die Ausführungsbestimmungen von Bundesland zu Bundesland verschieden sind.

2.1.2 Hinweise auf das präsuizidale Syndrom nach Ringel

Manchmal geht es im Mündlichen nicht um die aufeinander folgenden Phasen der suizidalen Entwicklung, sondern um die typischen Symptome, die der Psychiater Erwin Ringel in den 50er-Jahren des letzten Jahrhunderts in seinem Modell des präsuizidalen Syndroms beschrieben hat (➤ Abb. 2.2). Nach Ringel gibt es drei Merkmale, die auf eine Entwicklung in Richtung Suizid hinweisen:

1. **Einengung** (im sozialen Bereich, im Denken, im Fühlen, im Bereich der Sinnhaftigkeit des Lebens)
2. **Aggressionshemmung** mit Wendung gegen die eigene Person (Autoaggression)
3. **Todesfantasien,** vom passiven Todeswunsch bis hin zur aktiven Planung der Suizidhandlung

Hinweise auf eines oder mehrere Symptome der Ringelschen Symptomtrias zeigen sich in den Fallgeschichten meist gegen Ende des Textes, sehr oft sogar im letzten Satz. Beispiele hierfür finden sich in der folgenden Übersicht.

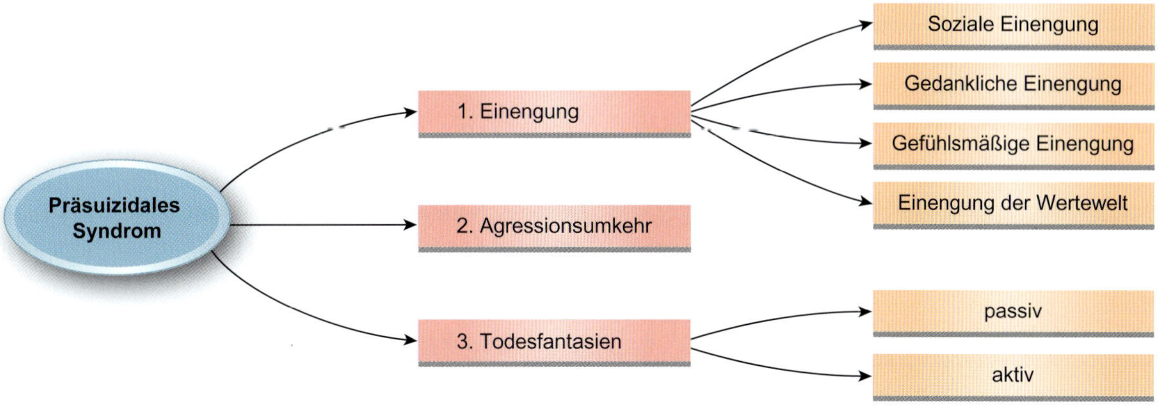

Abb. 2.2 Präsuizidales Syndrom nach Ringel.

Tab. 2.2 Symptome des präsuizidalen Syndroms nach Ringel.

Hinweise im Text	Theoretischer Hintergrund	Vorgehensweise
• Die Studentin geht kaum mehr aus dem Haus und hat sich von allen Freunden zurückgezogen. • Sie fühlt sich unverstanden und hat deshalb den Kontakt mit ihrer Familie abgebrochen. • Er sagt, er wisse nicht, wozu er noch auf der Welt sei. • „Ich bin unvorstellbar wütend auf den Fahrer, der meine Frau und meine beiden Kinder auf dem Gewissen hat. Doch ich weiß nicht wohin mit meiner Wut – der Mann hat Fahrerflucht begangen." • „Nachdem meine Lebensgefährtin mich verlassen hatte, fühlte ich mich wie tot. Seltsamerweise war und bin ich nicht wütend auf sie – Wut kenne ich eigentlich nicht." • Die Frau sieht keinen Sinn mehr in ihrem Leben und hat auch schon an Suizid gedacht. • „Manchmal stelle ich mir vor, ich wäre tot."	Hinweise auf das präsuizidale Syndrom nach Ringel: • soziale Einengung • Einengung der Gedanken und Gefühle • Einengung der Wertewelt • Aggressionsumkehr → Wendung gegen die eigene Person • Todesfantasien (Vorstellung, tot zu sein) • Suizidfantasien (Vorstellung, sich zu töten) Weitere Symptome müssten im Explorationsgespräch erfragt werden.	Je nach Einschätzung: Krisenintervention (➤ 2.1.1) oder Unterbringung in einer psychiatrischen Einrichtung nach dem Unterbringungsgesetz des jeweiligen Bundeslandes (➤ 2.1.1)

2.1.3 Prüfungsprotokoll 2

F: Bei welchen Erkrankungen muss man mit Suizid rechnen?

A: Bei Depressionen aller Art, vor allem bei einer depressiven Episode, bei Anpassungsstörungen, bei der posttraumatischen Belastungsstörung, bei Essstörungen, bei akuten Psychosen, bei Schizophrenien, bei Suchterkrankungen …

F: Gehen wir weg von den Krankheiten, was sonst kann noch ein Auslöser von Suizid sein?

A: Verlusterlebnisse, z. B. der Verlust eines Partners oder Kindes, der Verlust der Heimat, Verlust des Arbeitsplatzes, Organverlust, eine schwere Krankheit, chronische Schmerzzustände, Einsamkeit bzw. soziale Isolierung (vor allem im Alter), ein nicht lösbarer Konflikt (bei Frauen übrigens häufig im Bereich Partnerschaft, bei Männern häufig beruflicher Art).

F: Mit welchen Namen verbinden Sie das Thema Suizidalität?

A: Mit Pöldinger. Er hat die drei Stadien einer suizidalen Krise beschrieben. Und mit Ringel.

F: Was sagt Ringel?

A: Ringel beschreibt drei Merkmale, die vor einer Suizidhandlung auffallen: erstens eine Einengung im sozialen und gedanklichen Bereich, vor allem auch in Bezug auf die Sinnhaftigkeit des Lebens. Ein zweites Merkmal ist die Aggressionsumkehr, dazu kommen die mehr oder weniger konkreten Suizidgedanken.

Merke

Insbesondere zwei Namen sind eng mit dem Thema „Suizidalität" verknüpft:
- Pöldinger: die drei Stadien der suizidalen Krise
- Ringel: das präsuizidale Syndrom

F: Worauf müssen Sie in Bezug auf die Suizidgedanken besonders achten?

A: Ich muss herausfinden, wie konkret sich die Suizidgedanken gestalten: Ist jemand in der Erwägungsphase nach Pöldinger, dann spielt er lediglich mit dem Gedanken, wie es wohl wäre, wenn … In der Ambivalenzphase werden die Vorstellungen konkreter, unterliegen aber noch der Steuerungsfähigkeit des betroffenen Menschen. In der Entscheidungsphase wissen die Betroffenen schon, wie und wann sie den geplanten Suizid ausführen werden.

F: Wie finden Sie das heraus?

A: Ich spreche den Betroffenen direkt auf seine Gedanken an, z. B.: „Haben Sie schon einmal daran gedacht, sich das Leben zu nehmen?" Für viele Betroffene ist es eine große Erleichterung, wenn sie endlich mit jemandem über ihre Suizidgedanken reden können. Weitere Fragen wären: „Haben Sie schon daran gedacht, wie und wo Sie es tun werden? Haben Sie sich schon die Tabletten (o. Ä.) besorgt?" Hier geht es um das „Abklopfen" der verschiedenen Stadien bei der Planung einer Suizidhandlung:

1. passiver Todeswunsch
2. unkonkrete Suizidgedanken
3. konkreter Suizidplan
4. Abschiedsvorbereitungen
5. Suizidhandlung

F: Was tun Sie, wenn ein Klient sich bereits die Tabletten besorgt hat, einen Abschiedsbrief geschrieben hat und nicht mehr auf Ihre Hilfsangebote eingeht?

A: Dann ist meine erste Pflicht, ihn daran zu hindern, seinem Leben ein Ende zu setzen. Ich werde zunächst versuchen, ihn zu einer Selbsteinweisung zu überreden. Falls er dies ablehnt, bleibt nur noch eine zwangsweise Unterbringung in einer psychiatrischen Klinik.

F: Welche Rechtsgrundlage gibt es hierfür?

A: Das jeweilige landesübliche Unterbringungsgesetz.

F: Was sind die wesentlichen Punkte dieses Gesetzes?

A: Wenn jemand sich selbst oder andere gefährdet und gleichzeitig eine psychische Erkrankung hat oder auch eine psychische Störung in Folge von Drogen oder Schwachsinn, dann kann er gegen seinen Willen in einer psychiatrischen Anstalt untergebracht werden.

F: Was tun Sie in so einem Fall?

A: In „unaufschiebbaren Fällen" rufe ich die Polizei (nicht den Notarzt!), die den Betroffenen gegen seinen Willen in die Psychiatrie (→ geschlossene Abteilung!) einliefert. Die Polizei hat das zuständige Betreuungsgericht (vor dem 1. September 2009 hieß es Vormundschaftsgericht) und die zuständige Kreisverwaltungsbehörde (das Landratsamt, bei größeren Städten das Kreisverwaltungsreferat) unverzüglich von der Einlieferung zu verständigen. Der diensthabende Arzt der psychiatrischen Einrichtung hat die sofortige Untersuchung des Betroffenen zu veranlassen. Der Richter des Betreuungsgerichts kommt bis spätestens 12:00 Uhr des folgenden Tages *persönlich* in die Klinik, um die Einweisung zu unterzeichnen.

F: Was tun Sie, wenn die Polizei jemanden nicht mitnimmt?

A: Wenn die Polizei einen Suizidgefährdeten nicht mitnimmt, werde ich einen Arzt (z. B. den Notarzt) bitten, sofort zu kommen. Auch eine entsprechende ärztliche Bescheinigung kann die Polizei evtl. davon überzeugen, jemanden gegen seinen Willen einzuweisen. Die letzte Verantwortung dafür hat in jedem Fall die Polizei.

Merke

Bei einer Zwangseinweisung nach dem Unterbringungsgesetz Ihres Bundeslandes müssen *zwei* Dinge zusammenkommen:

1. Selbstgefährdung	+	1. psychische Erkrankung
Oder		2. psychische Störung als Folge von Sucht
2. Fremdgefährdung		3. psychische Störung als Folge von Geistesschwäche

Wichtig zu wissen: Bei Fremdgefährdung ohne das Vorhandensein einer psychischen Störung erscheint zwar die Polizei und nimmt den Betroffenen vorläufig fest, er kommt jedoch in Haftgewahrsam, nicht in die Psychiatrie!

2.1.4 Indirekte oder versteckte Hinweise auf Suizidalität

Tab. 2.3 Indirekte oder versteckte Hinweise auf Suizidalität.

Hinweise im Text	Theoretischer Hintergrund	Vorgehensweise
• Eine 36-jährige Frau kommt in Begleitung ihres Mannes in die Praxis, weil sie es nicht mehr schafft, ihre beiden Kinder zu versorgen und den Haushalt zu führen. Sie hat an nichts mehr Freude und fühlt sich wertlos. Wie gehen Sie hier therapeutisch vor?	Aufgrund der Symptomatik wahrscheinlich eine mittelgradige oder schwere depressive Episode. Bei *jeder* Form eines depressiven Syndroms ist die Suizidalität zu hinterfragen.	Als *Erstes* Fragen zur Suizidalität stellen! Falls akute Suizidalität vorliegt: Krisenintervention (➤ 2.1.1)
• Eine Frau mittleren Alters bittet Sie um Hilfe, weil ihr alles zu viel geworden ist: Vor einem Jahr hat ihr Mann sie verlassen, jetzt hat sie ihre Arbeit verloren. Was machen Sie mit der Frau?	Obwohl keine depressiven Symptome genannt sind, hat die Frau wahrscheinlich eine Anpassungsstörung mit depressiver Reaktion.	Als *Erstes* Fragen zur Suizidalität stellen! Falls akute Suizidalität vorliegt: Krisenintervention (➤ 2.1.1)
• Ein Mann kommt in Ihre Praxis, weil er bei einem Autounfall ein Auge verloren hat. Was machen Sie mit dem Mann?	Organverlust: Anpassungsstörung mit depressiver Reaktion! Bei *jeder* Art von Depression ist die Suizidalität zu hinterfragen.	Als *Erstes* Fragen zur Suizidalität stellen! Falls akute Suizidalität vorliegt: Krisenintervention (➤ 2.1.1)
• Einer 40-jährigen Frau wurde wegen eines Mammakarzinoms vor acht Monaten eine Brust amputiert. Sie kommt in die Praxis und bittet Sie um Hilfe.	Organverlust: Anpassungsstörung mit depressiver Reaktion! Bei *jeder* Art von Depression ist die Suizidalität zu hinterfragen.	Als *Erstes* Fragen zur Suizidalität stellen! Falls akute Suizidalität vorliegt: Krisenintervention (➤ 2.1.1)
• Ein Mann hat bei einem Autounfall einen Arbeitskollegen verloren, mit dem er auch privat befreundet war. Seitdem wird er von Albträumen geplagt, manchmal auch von bildhaften Erinnerungen an den Unfall, die sich plötzlich aufdrängen.	Der Mann hat eine PTBS. Die Erinnerungen können so quälend sein, dass die Betroffenen an Suizid denken! Oder die Flashbacks lösen plötzlich Gedanken aus wie „Wenn der nicht mehr lebt, möchte ich auch nicht leben" (Überlebensschuld). Bei *jeder* Art von PTBS ist die Suizidalität zu hinterfragen.	Als *Erstes* Fragen zur Suizidalität stellen! Falls akute Suizidalität vorliegt: Krisenintervention (➤ 2.1.1)

2.1.5 Prüfungsprotokoll 3

FALLGESCHICHTE

Eine 30-jährige Frau (geschieden) kommt auf Drängen von Freunden zu Ihnen, weil sie nach ihrer Brustoperation Zukunftsängste plagen. Sie hat Brustkrebs, kürzlich wurde ihr eine Brust amputiert. Sie hat sich einer Chemotherapie unterzogen, aber die hat nicht angeschlagen. Sie hat einen siebenjährigen Sohn, um dessen Zukunft sie sich große Sorgen macht. Sie ist eigentlich eingebunden in eine Großfamilie, fühlt sich aber unverstanden und will deshalb keine sozialen Kontakte.

F: Was sind Ihre Gedankengänge zu dem Fall?

A: Die Frau hatte zunächst die Krebsdiagnose zu verarbeiten. Sie ist belastet durch die Chemotherapie und hat überdies eine Brust verloren – ein sehr einschneidendes Ereignis im Sinne eines Organverlusts. Die Frau zählt in mehrerlei Hinsicht zu den Risikogruppen für eine Suizidgefährdung. Sie hat sicherlich eine Anpassungsstörung mit längerer depressiver Reaktion, evtl. auch eine depressive Episode. Dafür spricht der soziale Rückzug von Menschen, die ihr nahestehen. Ich werde als Erstes erfragen, wie akut die Frau suizidgefährdet ist.

F: Würden Sie mit der Klientin arbeiten?

A: Nicht psychotherapeutisch im Sinne von aufdeckend. Wichtig ist, dass die Frau sich verstanden fühlt. Ich gebe ihr das Gefühl, dass ich da bin für sie, dass ich sie verstehe und dass sie mit mir über ihre Todesangst, ihr Frausein und auch über ihre evtl. Suizidgedanken reden kann.

F: Sie rufen also nicht die Polizei und lassen Sie einweisen?

A: Nur wenn die Frau in eine ganz schwere Krise gerät oder sich evtl. Metastasen im Gehirn gebildet haben, die ihre Urteils- und Steuerungsfähigkeit beeinträchtigen. In der gegenwärtigen Phase geht es eher darum, das Vertrauen der Frau zu gewinnen und sie zu unterstützen, dass sie für die kurze Zeit, die ihr bleibt, einen Sinn im Leben findet (das könnte die Liebe zu ihrem siebenjährigen Sohn sein), dass sie nicht nur an die Krankheit denkt, sondern wieder Kontakt zu ihren Familienmitgliedern aufbaut und die Phasen genießen kann, in denen sie mit ihrem Sohn oder ihrer Familie zusammen ist.

2.1.6 Sonderfälle

Tab. 2.4 Sonderfälle „Suizidalität".

Hinweise im Text	Theoretischer Hintergrund	Vorgehensweise
• Eine 28-jährige Frau kommt zu Ihnen, weil ihre Beziehung, die sie als harmonisch und leidenschaftlich beschreibt, in die Brüche gegangen ist: „Wieder einmal hat ein Mann mich verlassen. Er meinte, er halte es mit meinen Stimmungsschwankungen nicht mehr aus."	Die Stimmungsschwankungen und die leidenschaftlichen, aber instabilen Beziehungen lassen an eine Borderline-Störung denken. Borderliner reagieren auf das Verlassen-Werden häufig mit suizidalen Impulsen. Deshalb ist bei Verdacht auf Borderline immer die Suizidalität zu hinterfragen.	Als *Erstes* Fragen zur Suizidalität stellen! Falls akute Suizidalität vorliegt: Krisenintervention (➢ 2.1.1)
• Eine junge Frau kommt zu Ihnen, weil sie sich in einer Lebenskrise befindet: „Mein Mann möchte sich nach nur zwei Jahren Ehe von mir trennen. Ich bin völlig am Ende – ohne ihn ist alles aus." An ihren Armen bemerken sie Brandstellen von Zigaretten. In der Therapie malt sie einen dürren Baum, darunter ein Beil, das einer Person den Kopf abhackt.	Hinweise auf eine Borderline-Störung (die Angst vor dem Verlassen-werden; die Brandstellen von Zigaretten). Die Zeichnung ist ein deutlicher Hinweis auf eine akute Suizidgefährdung.	Akute Suizidalität! Krisenintervention (➢ 2.1.1)
• Eine Woche nach der Geburt ihres ersten Kindes kann die Mutter immer noch keinen liebevollen Kontakt zu ihrem Neugeborenen herstellen. Sie entwickelt die Vorstellung, sie werde nie eine gute Mutter sein, ihrem Sohn sei ein schlimmes Schicksal vorherbestimmt. Deshalb trägt sie sich mit dem Gedanken, sich und ihr Kind zu töten.	Postpartale Psychose: Die Vorstellungen der jungen Mutter unbedingt ernst nehmen. In 4 % der Fälle von postpartaler Psychose kommt es zur Kindstötung.	Falls akute Suizidalität vorliegt: Krisenintervention (➢ 2.1.1)
• Eine 22-jährige Frau hat mehrmals pro Woche Heißhungerattacken mit anschließendem Erbrechen. Sie gibt zu, öfter schon an Suizid gedacht zu haben.	Suizidalität bei Essstörungen: Essstörungen haben oft eine depressive Begleitsymptomatik, in manchen Fällen ist es angebracht, als Zweitdiagnose eine mittelgradige oder schwere depressive Episode festzustellen.	Bei jeder Essstörung Fragen zur Suizidalität stellen! Falls akute Suizidalität vorliegt: Krisenintervention (➢ 2.1.1)

2.1.7 Prüfungsprotokoll 4: Sonderfall: Vorläufige Unterbringung und Antrag auf Betreuung

FALLGESCHICHTE

Eine Nachbarin ist verwirrt, läuft im Nachthemd auf die Straße und kennt Sie nicht mehr. Ihr Haushalt ist völlig verwahrlost, sie ist mehrmals hingefallen und hat sich dabei verletzt. Im Augenblick hat sie eine Platzwunde am Hinterkopf, weigert sich aber, einen Arzt kommen zu lassen.

F: Was tun Sie in so einem Fall?

A: Ich könnte beim zuständigen Betreuungsgericht eine Betreuung anregen.

F: Die Frau ist mehrmals gestürzt, könnte sich schwer verletzen, die Einleitung eines Betreuungsverfahrens dauert viel zu lange. Was schlagen Sie vor?

A: Wenn das Leben oder die Gesundheit der Frau gefährdet ist, ist es möglich, die Frau zu ihrem eigenen Schutz vorläufig in einer psychiatrischen Klinik unterzubringen. Dann kann das zuständige Betreuungsgericht eine Betreuung in die Wege leiten.

Ich rufe bei der zuständigen Kreisverwaltungsbehörde an, z. B. dem Landratsamt, und schildere den Fall. Die Behörde leitet dann die weiteren Schritte für die Unterbringung ein.

F: Was sind da die nächsten Schritte?

A: Die Behörde schickt einen Arzt zu der Frau, dieser erstellt dann ein Gutachten, aus dem hervorgeht, ob die Frau untergebracht werden soll.

F: Die Frau weigert sich, den Arzt hereinzulassen.

A: In diesem Fall beauftragt das Ordnungsamt des Landratsamts die Polizei, damit diese die Frau in die Psychiatrie einliefert. In der Regel kommt auch der Rettungs- oder Notarztwagen, um bei der Einlieferung zu helfen.

F: Gehen wir davon aus: Der Richter hat die Einweisung unterschrieben, wie geht es dann weiter mit der Betreuung?

A: Wenn es Verwandte gibt, können diese eine Betreuung anregen. Aber auch die Kreisverwaltungsbehörde kann dies tun, oder auch ich als Nachbar.

F: Und dann?

A: Dann beauftragt das Gericht einen Gutachter – in unserem Fall wohl einen Psychiater –, der die Patientin in der Psychiatrie aufsucht und dann ein Gutachten erstellt, aus dem hervorgeht, ob die Frau betreut werden muss oder nicht.

F: Wer sonst noch ist an dem Betreuungsverfahren beteiligt?

A: Natürlich der zuständige Richter, die zu Betreuende, später dann der Betreuer.

F: Da fehlt noch jemand?

A: Mhm …

F: In unserem Fall kann die Frau wohl kaum ihre Interessen vor Gericht vertreten …

A: Da gibt es den Verfahrenspfleger. Er vertritt in unserem Fall die Interessen der Frau: Er erklärt ihr, wie das gerichtliche Verfahren abläuft, kann ihre Wünsche an das Gericht übermitteln und z. B. auch darauf achten, ob alle möglichen freiwilligen Hilfen für die Frau ausgeschöpft sind.

F: Wenn das Gericht eine Betreuung ausspricht: Ist die Frau dann entmündigt?

A: Auf keinen Fall. Die Betreuung wird nur für Bereiche ausgestellt, welche die Frau nicht mehr selbstständig wahrnehmen kann – in unserem Fall wird es sicherlich der Aufgabenkreis „Gesundheitssorge“ sein. Wahrscheinlich auch der Bereich „Aufenthaltsbestimmung“. Auch für Vermögensangelegenheiten, Vertretung gegenüber Ämtern und Behörden kann ein Betreuer eingesetzt werden.

F: Und wie wird die Betreuung rechtskräftig?

A: Die Entscheidung über die Anordnung der Betreuung, die Aufgabenkreise und die Person des Betreuers wird vom Richter durch Beschluss getroffen. Wirksamkeit erlangt die Entscheidung mit der Bekanntgabe an den Betreuer. Zuständig hierfür ist der Rechtspfleger. Er händigt dem Betreuer eine Urkunde über die Bestellung aus.

2.2 Lerneinheit „Depressive Syndrome“

Depressive Syndrome (➤ Abb. 2.3) finden sich bei sehr vielen psychischen Störungen. In Fallgeschichten ist es sehr wichtig, die unter ICD-10 F3 aufgelisteten stoffwechselbedingten depressiven Störungen von den unter F4 aufgeführten psychogenen Depressionen (Anpassungsstörung, PTBS) zu unterscheiden. Auch Depressionen in Zusammenhang mit einer Borderline-Störung, einer Demenz oder einer Schilddrüsenunterfunktion sind immer wieder Thema im Mündlichen, ebenso auch depressive Verstimmungen als Begleitsymptom von Essstörungen oder als Folge des Missbrauchs oder Entzugs von Alkohol, Benzodiazepinen oder Drogen. Auch Sonderfälle wie die „agitierte Depression“, die „larvierte Depression“ und die Dysthymia müssen wir kennen, da man sie leicht mit ähnlichen psychischen Störungen verwechseln könnte. Aus demselben Grund gibt es diverse Fallgeschichten, in denen eine Depression von Wahn oder Halluzinationen begleitet ist und von Ungeübten mit einer Schizophrenie verwechselt werden könnte.

Die wichtigsten *prüfungsrelevanten* Beispiele sind in der nachfolgenden tabellarischen Übersicht aufgeführt. Zahlreiche weitere Fallgeschichten finden sich im Übungsteil (➤ 2.2.14 und ➤ 2.2.15).

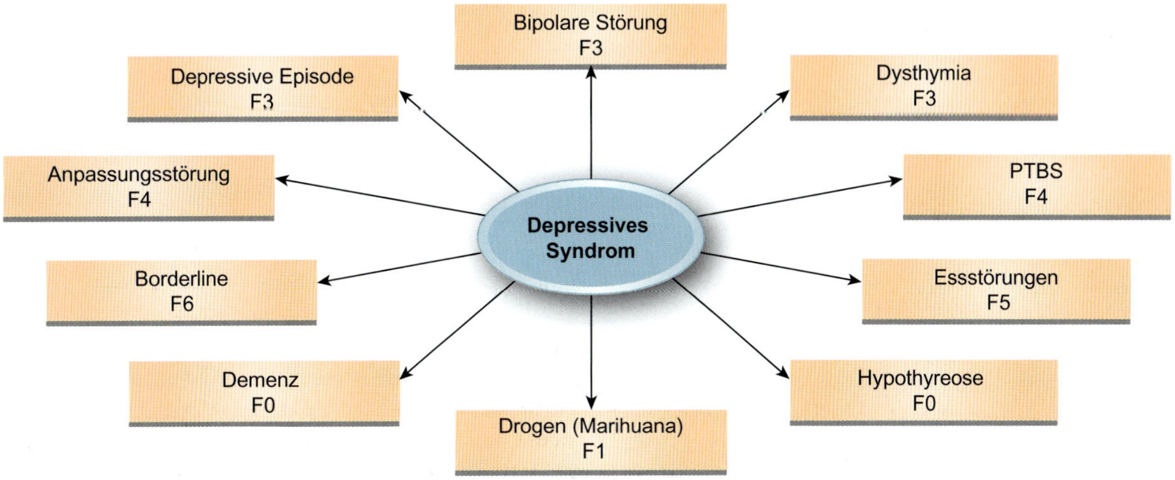

Abb. 2.3 Depressives Syndrom.

2.2.1 Depressive Episoden

Tab. 2.5 Depressive Episoden.

Kurzfälle mit Schlüsselsymptomen	Typische Merkmale und Symptome	Verdachtsdiagnose nach ICD-10
• Der Mann ist antriebslos, leidet unter gedrückter Stimmung und zeigt kein Interesse mehr an seiner Familie. Im Augenblick fühlt er sich so schlecht, dass er vom Arzt krankgeschrieben wurde.	• verminderter Antrieb (Kernsymptom) • depressive Stimmung (Kernsymptom) • Interessen- und Freudeverlust (Kernsymptom) Typische Symptome einer depressiven Episode. Schweregrad: Der Mann kann nicht mehr in die Arbeit gehen → schwere depressive Episode.	Schwere depressive Episode (F32.2)
• Die Studentin wirkt müde und „ausgepowert". Sie hat Probleme mit Konzentration und Gedächtnis und schafft es nicht, ihre Seminararbeiten termingerecht abzugeben. Sie geht kaum mehr an die Uni und hat sich von allen Freunden zurückgezogen.	• verminderter Antrieb bzw. gesteigerte Ermüdbarkeit • vermindertes Denk- und Konzentrationsvermögen • sozialer Rückzug Typische Symptome einer depressiven Episode, wahrscheinlich mittelgradig. Weitere Symptome müssten im Explorationsgespräch erfragt werden.	Mittelgradige depressive Episode (F32.1)
• Der Mann spricht langsam und leise, seine Mimik ist wie versteinert. Er sagt, er wisse nicht, wie es weitergehen soll.	• ausgeprägte psychomotorische Hemmung • Suizidgedanken Zusatzsymptome, wie sie für eine mittelgradige oder schwere depressive Episode typisch sind. Weitere Symptome müssten im Explorationsgespräch erfragt werden.	Mittelgradige oder schwere depressive Episode (F32.1 oder F32.2)
• „Es ist, als hätte ich keine Gefühle mehr", sagt die 45-jährige Frau mit tonloser, stockender Stimme. Sie sei unendlich müde, trotzdem habe sie seit Wochen nicht mehr durchgeschlafen. Am schlimmsten sei es zwischen 4:00 und 5:00 Uhr morgens. Sie fühle sich abgeschlagen, habe keinen Appetit, verspüre einen unangenehmen Druck auf der Brust und im Kopf. „Ähnlich ging es mir vor drei und vor sieben Jahren, aber so schlimm wie dieses Mal war es noch nie."	Typische Symptome einer schweren depressiven Episode. Die Frau hatte in der Vergangenheit schon zweimal eine ähnlich schwere depressive Episode. Deshalb die Diagnose: rezidivierende depressive Störung, gegenwärtig schwere depressive Episode.	Rezidivierende depressive Störung, gegenwärtig schwere depressive Episode (F33.2)
• Ein 29-jähriger Chemiestudent kommt mit ausgeprägter depressiver Symptomatik in die Praxis, weil er Probleme mit seinem Studium hat. Er habe Phasen, da sei er wie aufgedreht, arbeite nächtelang durch, genieße das Zusammensein mit seiner Freundin. Doch dann, von einem Augenblick auf den anderen, sei jedes Interesse weg. „Ich ziehe mich zurück, gehe kaum mehr an die Uni und versäume es, meine Arbeiten termingerecht abzuliefern oder mich für die nötigen Zwischenprüfungen anzumelden."	Symptome einer depressiven Episode im Zusammenhang mit einer bipolaren Störung. Phasenhafter Wechsel zwischen depressiven Episoden im Wechsel mit manischen Phasen. Der Schweregrad der gegenwärtigen depressiven Episode müsste durch Erfragen weiterer Symptome geklärt werde.	Bipolare affektive Störung, gegenwärtig mittelgradige oder schwere depressive Episode (F31.3 oder F31.4)

2.2.2 Prüfungsprotokoll 5

FALLGESCHICHTE

Eine 22-jährige Studentin kommt in die Praxis, weil sie sich seit vier Monaten ständig müde und erschöpft fühlt. Sie muss sich zwingen, an die Uni zu gehen, kann sich in den Vorlesungen nicht konzentrieren und ist unfähig, den Stoff zu Hause nachzubereiten. Zum Einkaufen geht sie nur noch, wenn sie nichts mehr zum Essen im Kühlschrank hat. Überdies leidet sie unter der ständigen Angst, in ihren Prüfungen zu versagen. Privat hat sie sich von Freunden und Bekannten zurückgezogen. Wenn sie allein ist, ritzt sie sich manchmal in die Oberarme. „Nichts macht mehr Freude", meint sie. „Meine Gefühle sind wie abgeschnitten. Ich habe keinen Freund und bin eine finanzielle Last für meine Eltern. Manchmal möchte ich einfach nur, dass das alles aufhört."

F: Was sind Ihre Gedankengänge zu dem Fall?

A: Die junge Frau hat Schlaf- und Konzentrationsstörungen, Versagensängste, Antriebsstörungen („Sie muss sich zwingen, an die Uni zu gehen") und hat keine Freude mehr an Dingen, die normalerweise Freude bereiten. Überdies leidet sie an einem Gefühl der Gefühllosigkeit und ritzt sich deswegen. Das alles sind typische Symptome für eine depressive Episode.

Auch das Zeitkriterium – die Mindestdauer ist zwei Wochen – trifft in diesem Fall zu.

Tipp

Merkwort **„A-I-DS"** für die drei Kernsymptome einer depressiven Episode:
- **A:** Antrieb
- **I:** Interesse
- **DS:** depressive Stimmung

F: Welche Formen der depressiven Episode gibt es? Was sind die wichtigsten Merkmale?

A: Die ICD-10 unterscheidet zwischen einer leichten, einer mittelgradigen und einer schweren depressiven Episode. Wichtig hierbei ist die Unterscheidung nach den drei Kernsymptomen „Antriebsstörung", „Verlust an Interesse oder Freude"und „depressive Stimmung" sowie diversen Zusatzsymptomen wie Schlafstörungen, Verlust des Selbstvertrauens, Schuldgefühle, Appetitverlust etc.

Bei einer *leichten* depressiven Episode müssen mindestens vier oder fünf depressive Symptome vorliegen: mindestens zwei Kernsymptome, dazu zwei oder drei Zusatzsymptome.

Bei einer *mittelgradigen* depressiven Episode müssen mindestens sechs oder sieben depressive Symptome vorliegen: wieder mindestens zwei Kernsymptome, dazu jedoch vier oder fünf Zusatzsymptome.

Bei einer *schweren* depressiven Episode müssen alle drei Kernsymptome vorhanden sein. Dazu kommen mindestens fünf Zusatzsymptome, sodass eine Gesamtzahl von acht oder mehr Symptomen vorliegt.

F: Wie schätzen Sie den Schweregrad in dieser Geschichte ein?

A: Aufgrund der vielen Symptome kommt eine mittelgradige oder schwere depressive Episode in Frage. Da sie noch einkaufen geht und die Uni besucht, gehe ich eher von einer mittelgradigen depressiven Episode aus.

F: Was tun Sie als erstes in diesem Fall?

A: Ich kläre ab, ob die Klientin suizidgefährdet ist. Bei jeder Art von Depression ist Suizidalität ein Thema.

F: Wie schätzen Sie in diesem Fall die Suizidalität ein?

A: Die Studentin hat sich von allen Bekannten zurückgezogen, sie hat keinen Freund und will nur, „dass alles aufhört". Sie ist wahrscheinlich akut suizidgefährdet. Hier ist Krisenintervention angesagt.

F: Wie sieht diese Krisenintervention aus?

➢ 2.1.1

2.2.3 Depressive Episode mit psychotischen Symptomen

Tab. 2.6 Depressive Episode mit psychotischen Symptomen.

Kurzfälle mit Schlüsselsymptomen	Typische Merkmale und Symptome	Verdachtsdiagnose nach ICD-10
• Nach einem Unfall mit diversen Brüchen und einem Schädel-Hirn-Trauma wird eine 36-jährige Frau nach zwei Monaten aus der Klinik entlassen. Zu Hause zieht sie sich von allen Menschen zurück, hat keine Gefühle mehr für ihren Mann und ihre zwei Kinder und entwickelt die Vorstellung, der Unfall sei eine Strafe Gottes für ihre Sünden. Außerdem habe sie mit den Krankenhauskosten ihre Familie in die Armut getrieben.	• Versündigungswahn • Verarmungswahn • in Verbindung mit Symptomen einer schweren Depression, in unserem Fallbeispiel: sozialer Rückzug, Gefühl der Gefühllosigkeit Typische Symptome einer wahnhaften Depression. Differenzialdiagnostisch sollte eine organische Depression ausgeschlossen werden.	Schwere depressive Episode mit psychotischen Symptomen (F32.3) (wahnhafte Depression)
• Ein 62-jähriger Mann wird von der Polizei in die Notaufnahme der Psychiatrie gebracht. „Kommt mir nicht nahe", meint er. „Ich habe eine ansteckende Krankheit. Das haben die Stimmen mir gesagt. Um meine Familie zu schützen, wollte ich von der Brücke springen. Eine der Stimmen hatte es mir befohlen."	• Wahn, an einer ansteckenden Krankheit zu leiden (hypochondrischer Wahn) • akustische Halluzinationen in Du-Form • akustische Halluzinationen in Form von imperativen (befehlenden) Stimmen Diverse psychotische Symptome im Rahmen einer schweren depressiven Episode. Weitere Symptome der Depression müssten im Explorationsgespräch erfragt werden.	Schwere depressive Episode mit psychotischen Symptomen (F32.3) (psychotische Depression)

2.2.4 Prüfungsprotokoll 6

FALLGESCHICHTE

Stellen Sie sich vor, die Studentin von vorhin erzählt Ihnen auf Nachfragen, sie gehe nicht mehr an die Uni, weil sie überzeugt ist, an einer ansteckenden Krankheit zu leiden. Eine weibliche Stimme habe ihr das gesagt. Manchmal auch höre sie die Stimme ihres Professors, der ihr befiehlt, zu Hause zu bleiben, damit sie niemanden anstecke.

F: Was halten Sie davon?

A: Die Studentin hat offensichtlich eine schwere depressive Episode mit psychotischen Symptomen: Sie hat einen Wahn und akustische Halluzinationen.

F: Wahn und Halluzinationen gibt es ja auch bei der Schizophrenie. Was ist hier anders?

A: Im Gegensatz zur Schizophrenie sind die Halluzinationen der Studentin nicht kommentierend oder in der dritten Person, sondern befehlend oder in Du-Form. Und ihr Wahn ist synthym, d.h. er passt zur Stimmungslage. Die Studentin hat offensichtlich einen hypochondrischen Wahn. Andere depressiv Erkrankte leiden an einem Schuld- und Versündigungswahn, einer wahnhaften Dysmorphophobie oder an einem Beziehungs- oder Verfolgungswahn mit dem Hintergrund: Ich habe mich schuldig gemacht, deshalb schauen mich alle so seltsam an. Oder auch: Deshalb werde ich von der Polizei verfolgt.

F: Wie ist Ihre weitere Vorgehensweise?

A: Ich erkläre der Studentin, dass sie unbedingt Medikamente braucht und motiviere sie, sich selbst in die Psychiatrie einzuweisen. Falls sie dazu nicht bereit ist, müsste sie gegen ihren Willen untergebracht werden, denn bei dieser Symptomatik ist die Patientin in jedem Fall akut suizidgefährdet.

ACHTUNG

Stimmen in Du-Form finden sich manchmal bei schweren depressiven oder manischen Episoden. Nicht verwechseln mit der Schizophrenie (→ Stimmen in der dritten Person oder kommentierende Stimmen).

2.2.5 Sonderformen einer depressiven Episode

Tab. 2.7 Sonderformen einer depressiven Episode.

Kurzfälle mit Schlüsselsymptomen	Typische Merkmale und Symptome	Verdachtsdiagnose nach ICD-10
• Seit seinem schweren Unfall ist Jürgen K. (38) wie gefühllos, unfähig, Freude zu empfinden. Er wacht morgens gegen 4:00 Uhr auf und kann wegen seiner pessimistischen Gedanken nicht mehr einschlafen. Er kommt am Morgen nur ganz schwer in die Gänge, isst kaum mehr und hat in den letzten vier Wochen acht Kilogramm abgenommen. In der Partnerschaft kriselt es, denn der Mann hat kein Bedürfnis mehr nach Sexualität und körperlicher Nähe.	• Gefühl der Gefühllosigkeit („mangelnde Fähigkeit, auf normalerweise angenehme Ereignisse emotional zu reagieren") • Früherwachen • Morgentief • deutlicher Appetitverlust • Gewichtsverlust (5 % oder mehr im vergangenen Monat) • Libidoverlust Typische Symptome eines somatischen Syndroms im Rahmen einer schweren depressiven Episode.	Schwere depressive Episode (F32.2) Das somatische Syndrom wird hier nicht speziell aufgeführt, da angenommen wird, dass schwere depressive Episoden in der Regel mit einem somatischen Syndrom einhergehen.
• Claudia S. (36) leidet seit längerer Zeit an einem Druck auf Herz und Brust, an chronischen Kopfschmerzen und Schmerzen im Lendenwirbelbereich, die sie nachts oft nicht schlafen lassen. Sie hat wenig Appetit und hat Muskelverspannungen im Nacken- und Schulterbereich. Die Symptome traten erstmals vor vier Jahren auf, nach der Trennung von ihrem langjährigen Freund. Alle fachärztlichen Untersuchungen waren ohne Befund.	• chronische Kopfschmerzen • Rückenschmerzen • Muskelverspannungen oder Muskelschmerzen • Druck auf Herz und Brust, Atemnot • Mangel an Appetit Dies sind typische Symptome einer larvierten (somatisierten) Depression. Die depressiven Symptome werden „somatisiert", d.h. sie „verstecken" sich hinter körperlichen Beschwerden, die normalerweise begleitend zu einer Depression zu finden sind.	Sonstige depressive Episoden (F32.8) (larvierte Depression) Die larvierte Depression findet sich in der ICD-10 unter F32.8 mit dem Hinweis: „Dazugehörige Begriffe: nicht näher bezeichnete einzelne Episoden der larvierten Depression".
• Die Frau berichtet jammernd und klagend: „Mein Problem ist: Ich muss zu viel denken. Manchmal meine ich, mein Kopf ist ein Hamsterrad, das sich nur um eines dreht: dass ich nichts kann, nichts wert bin und mein Leben vergeudet habe." Oft fühle sie sich wie gehetzt, deshalb schaffe sie es nicht, längere Zeit stillzuhalten oder jemandem zuzuhören. Nachts könne sie kaum schlafen und sei deshalb ständig müde und erschöpft.	• gedankliche Unruhe: Sie kann ihre Gedanken nicht abstellen, redet jammernd und klagend ohne Unterlass, deshalb die umgangssprachliche Bezeichnung „Jammerdepression". • motorische Unruhe: Unfähigkeit, stillzusitzen, häufig auch zielloses Handeln plus • depressive Symptome, hier: Gefühl der Wertlosigkeit, Schlaf- und Antriebsstörungen Typische Merkmale einer agitierten Depression: In der ICD-10 ist die agitierte Depression unter F32 über das Symptom C.5 (psychomotorische Agitiertheit oder Hemmung) in der Symptomatik einer „normalen" depressiven Episode enthalten.	Leichte oder mittelgradige depressive Episode (F32.0 oder F32.1) (agitierte Depression)

2.2.6 Prüfungsprotokoll 7

FALLGESCHICHTE

Ein 52-jähriger EDV-Fachmann wird vom Hausarzt in die Praxis geschickt. Der Mann leidet seit etwa zwölf Monaten an Kopfschmerzen, Rückenschmerzen, abdominellen Beschwerden und Muskelverspannungen, die sich in der letzten Zeit so gesteigert haben, dass er sich – wie er sagt – „kaum noch bewegen kann" und sich zum Aufstehen zwingen muss. Nachts spürt er einen unangenehmen Druck auf der Brust, sodass er schlecht schläft und sich am Morgen wie gerädert fühlt. Im Explorationsgespräch antwortet er auf Fragen des Therapeuten: „Tut mir leid, das habe ich vergessen. Das kenne ich an mir eigentlich nicht." Der Mann hat schon diverse Ärzte wegen seiner Beschwerden konsultiert. Eine körperliche Ursache war nicht zu finden.

F: Was sind Ihre Gedankengänge zu dem Fall? Und wie gehen Sie therapeutisch vor?

A: Der Mann leidet seit längerer Zeit an verschiedenen körperlichen Beschwerden, für die es medizinisch keinen Befund gibt. Außerdem hat er diverse Ärzte aufgesucht, die alle nichts Organisches feststellen konnten. Der Mann hat wahrscheinlich eine Somatisierungsstörung.

F: Was sind die typischen Merkmale einer Somatisierungsstörung?

A: Multiple wechselnde körperliche Beschwerden, häufiger Arztwechsel, kein ärztlicher Befund, Mindestdauer zwei Jahre, oft viel länger.

F: Liegt das alles hier vor?

A: Die Beschwerden existieren erst seit etwa einem Jahr; außerdem scheinen sie nicht zu wechseln, dafür gibt es in der Geschichte keinen Hinweis. Da müsste ich nachfragen.

F: Vielleicht gibt es ein paar Symptome, die eine andere Störung vermuten lassen. Was sonst noch könnte es Ihrer Ansicht nach sein?

A: Die Schlafstörungen, das Morgentief und die Gedächtnisstörungen lassen mich an ein depressives Syndrom denken. Somatisierungsstörungen gehen zwar oft mit Depressionen einher, aber es könnte sich hier auch um eine somatisierte bzw. larvierte Depression handeln.

F: Was ist typisch für die larvierte Depression im Gegensatz zur Somatisierungsstörung?

A: Bei der Somatisierungsstörung beginnt die Erkrankung meist im frühen Erwachsenenalter, der Mann in unserer Fallgeschichte ist 52 Jahre alt. Die wechselnden Beschwerden erstrecken sich oft über viele Jahre, in unserer Geschichte sind es gleichbleibende Beschwerden, die seit zwölf Monaten nahezu unverändert vorhanden sind. Zwölf Monate – so lange kann durchaus eine Depression andauern. Und nicht zu vergessen: Bei der Somatisierungsstörung sind zu 80–90 % Frauen betroffen – unser Mann wäre also eine große Ausnahme.

F: Wie ist Ihre weitere Vorgehensweise?

A: Zwei Dinge haben Vorrang: erstens die Abklärung der Suizidalität. Der Mann hat ja eine schwere Depression, die sich vorwiegend über den Körper äußert. Wichtig ist aber auch eine Aufklärung des Patienten über eine wirksame Therapie: Ich erkläre ihm die Wirksamkeit von Antidepressiva und motiviere ihn, einen Psychiater aufzusuchen – vorausgesetzt, er ist nicht akut suizidgefährdet.

ACHTUNG

Bei anhaltenden und *nicht wechselnden* körperlichen Beschwerden ist differenzialdiagnostisch an eine larvierte Depression zu denken.

2.2.7 Lang andauernde dysthyme Störungen (Dysthymia)

Tab. 2.8 Lang andauernde dysthyme Störungen (Dysthymia).

Kurzfälle mit Schlüsselsymptomen	Typische Merkmale und Symptome	Verdachtsdiagnose nach ICD-10
• „Sie sind der erste Therapeut, den ich aufsuche", sagt der 34-jährige junge Mann, der vor Ihnen sitzt. Seit seinem 16. Lebensjahr leidet er an Schlafstörungen und leichteren depressiven Verstimmungen. Er geht jeden Tag zur Arbeit, ist jedoch unzufrieden mit seinen Leistungen. Er kommt, weil seine Freundin sich darüber beklagt hat, dass er so wenig Interesse an Sexualität habe.	Jahrelang andauernde leichtere Depressionen. Hier Typ I: früher Beginn (seit der Adoleszenz). • Dauer: von der Adoleszenz bis zur Gegenwart • leichtere chronische (jahrelang andauernde) depressive Verstimmung • die depressiven Symptome (hier: Schlafstörungen, Verlust des Selbstvertrauens, Verlust der Freude an Sexualität etc.) sind geringer ausgeprägt als bei einer leichten depressiven Episode	Dysthymia (F34.1) Achtung: Die Dysthymia ist keine Persönlichkeitsstörung. Sie zählt zu den anhaltenden affektiven Störungen.

Tab. 2.8 Lang andauernde dysthyme Störungen (Dysthymia) (Forts.).

Kurzfälle mit Schlüsselsymptomen	Typische Merkmale und Symptome	Verdachtsdiagnose nach ICD-10
• Fall 1: Eine 34-jährige Frau kommt in Ihre Praxis. Sie ist alleinerziehend, Mutter eines dreijährigen Sohns. Der Vater des Kindes hat sie kurz nach der Geburt verlassen. Seither lebt Sie zurückgezogen, fühlt sich oft etwas niedergeschlagen und traurig und hat Probleme, Entscheidungen zu treffen. Trotz ihrer Doppelbelastung mit Beruf und Kindererziehung meistert sie die Routineanforderungen des Alltags. • Fall 2: Eine 46-jährige Frau leidet seit 20 Jahren an chronischer Müdigkeit, Konzentrationsstörungen und dem Gefühl, dass ihr Leben nichts Positives zu bieten habe. Die Anamnese ergibt, dass sie im Alter von 26 Jahren eine schwere depressive Episode hatte, die nach Gabe von Antidepressiva relativ rasch abklang.	Jahrelang andauernde leichtere Depressionen. Hier Typ II: später Beginn. • Dauer: mindestens zwei Jahre • oft Folgeerscheinung eines Traumas (Fall 1). Nicht verwechseln mit einer Anpassungsstörung: Diese dauert maximal zwei Jahre. • oft Folgeerscheinung einer schweren depressiven Episode (Fall 2) • die depressiven Symptome (in Fall 1: sozialer Rückzug, Traurigkeit, Probleme, Entscheidungen zu treffen; in Fall 2: verminderter Antrieb, Konzentrationsstörungen und pessimistische Zukunftsgedanken) sind geringer ausgeprägt als bei einer leichten depressiven Episode	Dysthymia (F34.1)

2.2.8 Prüfungsprotokoll 8

FALLGESCHICHTE

Die 34-jährige allein lebende Sozialpädagogin Maria H. kommt in die Praxis, weil sie sich seit mehreren Jahren müde und lustlos fühlt, pessimistische Zukunftsgedanken hat, schlecht schläft und kaum noch unter Menschen geht. Die Anamnese ergibt, dass sie bis zu ihrem 26. Lebensjahr eine normale Entwicklung durchlebte, bis sie ihren ersten Freund verlor: Er erhängte sich in seinem Zimmer, sie fand ihn mit einem Abschiedsbrief. In der Folge hatte sie eine schwere depressive Episode mit ausgeprägtem Schuld- und Versündigungswahn. Sie sprach gut auf die Medikamente an, doch nach Ausheilung der Erkrankung blieb ihre Neigung zu leichteren depressiven Verstimmungen, die ihre berufliche Tätigkeit und ihren häuslichen Alltag jedoch kaum beeinträchtigen.

F: Wie ist Ihre Diagnose?

A: Die Patientin leidet seit acht Jahren anhaltend unter leichteren depressiven Verstimmungen. Sie kann in die Arbeit gehen und ihre alltäglichen Aufgaben erfüllen. Sie hat meiner Meinung nach eine Dysthymia, eine mindestens zwei Jahre andauernde leichtere depressive Verstimmung.

F: Die depressive Verstimmung dauert – wie Sie sagen – viele Jahre an. Ist das dann eine Persönlichkeitsstörung?

A: Die ICD-10 spricht von einer Mindestdauer von zwei Jahren, bei einer Persönlichkeitsstörung müssen die Symptome immer vom Jugendalter bis zur Gegenwart andauern. Das ist hier nicht der Fall. Die Dysthymia steht auch unter einer völlig anderen Ziffer der ICD-10: Sie findet sich unter F3, unter den affektiven Störungen, für deren Verursachung man eine Störung des Hirnstoffwechsels annimmt.

Merke

Die Dysthymia ist *keine* Persönlichkeitsstörung. Sie steht in der ICD-10 unter F3 (Stoffwechselbedingte affektive Störungen). Eine depressive Persönlichkeitsstörung gibt es in der ICD-10 nicht mehr.

F: Wie kann man sich denn dann die Ursache einer Dysthymia vorstellen?

A: Hier spielt wahrscheinlich eine genetische Disposition eine Rolle, die bewirkt, dass jemand anfälliger ist für depressive Störungen als etwa andere Menschen. Diese erhöhte Vulnerabilität hat dann zur Folge, dass nach einem traumatischen Ereignis oder einer schweren depressiven Episode ein Rest der Depression über viele Jahre hinweg bleibt.

F: Welche Therapie ist hier angesagt?

A: Da es sich um eine Störung des Hirnstoffwechsels handelt, wäre an den Einsatz von Antidepressiva zu denken, kombiniert mit kognitiver Verhaltenstherapie.

F: Welche Medikamente gibt der Psychiater in diesem Fall?

A: Wahrscheinlich Antidepressiva – im Augenblick sind Serotonin-Wiederaufnahmehemmer besonders wirksam.

F: Welche Phasen der kognitiven Verhaltenstherapie unterscheidet man?

A: Als ersten Schritt gilt es, negative Kognitionen und verzerrte Einstellungen zu finden. In einem zweiten Schritt werden die negativen bzw. verzerrten Gedanken und Wahrnehmungen mithilfe des Therapeuten verändert (Realtribuierung). Der dritte Schritt ist dann die Einübung des neuen Verhaltens im Alltag.

2.2.9 Psychisch bedingte depressive Syndrome

Tab. 2.9 Psychisch bedingte depressive Syndrome.

Kurzfälle mit Schlüsselsymptomen	Typische Merkmale und Symptome	Verdachtsdiagnose nach ICD-10
• Ein 56-jähriger Mann kommt in die Praxis, weil er seit etwa einem Jahr an Schlafstörungen leidet, sich müde und energielos fühlt und keine Freude mehr am Leben hat. Der Mann hat vor einem Jahr seinen Job als Geschäftsführer eines großen Pharmakonzerns verloren. Trotz zahlreicher Bewerbungen hat er keine neue Arbeit gefunden. „Kann es sein, dass durch den Schock der Kündigung eine Demenz ausgelöst wurde? Ich habe seitdem Probleme mit Gedächtnis und Konzentration", meint der Mann.	Psychosozialer Auslöser: Anpassungsstörung (früher: reaktive Depression). • Auslöser hier: Verlust des Arbeitsplatzes, in anderen Fällen z. B. Trennung, Tod eines lieben Menschen, Scheidung, Diagnose einer schweren Erkrankung, Verlust der Heimat • Im Gegensatz zu einer depressiven Episode ist die Symptomatik weniger gravierend und bessert sich im Laufe der Zeit. • Dauer: maximal zwei Jahre • Achtung: Bei älteren Menschen können die depressionsbedingten Konzentrations- und Gedächtnisstörungen zur Fehldiagnose „Demenz" verleiten → Pseudodemenz.	Anpassungsstörung mit längerer depressiver Reaktion (F43.21)
• Eine 32-jährige Frau bittet Sie wegen ihrer Mutter um Hilfe, weil diese sich in den letzten Monaten von allen Freunden und Bekannten zurückgezogen hat. „Sogar die Einladung zu meiner Geburtstagsfeier hat sie unter einem Vorwand abgesagt." Auf Nachfragen erklärt die Tochter, ihr Vater sei vor zehn Monaten plötzlich verstorben.	Der soziale Rückzug ist Teil einer normalen Trauerreaktion.	Normale Trauerreaktion
• Eine 32-jährige Frau bittet Sie wegen ihrer Mutter um Hilfe, weil diese sich in den letzten Monaten von allen Freunden und Bekannten zurückgezogen hat. „Sogar die Einladung zu meiner Geburtstagsfeier hat sie unter einem Vorwand abgesagt. Sie verbringt Stunden am Grab meines Vaters, der vor zehn Monaten plötzlich verstorben ist. Sein Mantel, sein Anorak, sein Schal – all das hängt noch im Garderobenschrank. Auch sein Arbeitszimmer ist noch so wie damals. Sie weigert sich, es aufzulösen oder umzugestalten."	• Die Trauerreaktion beeinträchtigt das gesamte Gefühlsleben, aber auch den Alltag und die sozialen Beziehungen der Mutter. • Es handelt sich um eine abnorme Trauerreaktion, die in der ICD-10 in die Anpassungsstörung integriert wurde. • Bei der Verarbeitung des Verlusterlebnisses durchlaufen die Betroffenen vier Phasen: 1. Schock mit Erstarrung und Nicht-Akzeptieren oder Verleugnung des Verlusts 2. Wechselbad der Gefühle 3. Sich-Trennen von Bildern, Gegenständen, Kleidung 4. Neuorientierung In dieser Fallgeschichte ist die Mutter offensichtlich noch in Phase 1.	Anpassungsstörung mit längerer depressiver Reaktion (F43.21)
• Fall 1: Eine Frau, die den Tsunami erlebt hat, geht zunächst normal zur Arbeit. Nach drei Monaten kann sie nachts nicht mehr schlafen, hat Albträume, die sie an das Erlebnis erinnern und ist unfähig, zur Arbeit zu gehen. • Fall 2: Ein 34 Jahre alter Mann kommt in die Praxis, weil er jegliche Lebensfreude verloren hat. Er geht kaum mehr aus dem Haus, wirkt teilnahmslos bei gleichzeitig erhöhter Schreckhaftigkeit. Auf Nachfragen erzählt er, dass er immer wieder von Bildern eines Unfalls überrollt wird, bei dem eine Frau und ihre kleine Tochter vor seinen Augen im Auto verbrannt sind.	Depressive Symptomatik in Zusammenhang mit einer posttraumatischen Belastungsstörung (PTBS). • Wichtigstes Unterscheidungsmerkmal: Im Gegensatz zur Anpassungsstörung und zu einer depressiven Episode finden sich Flashbacks bzw. Albträume. • Die Symptome treten mit einer Verzögerung von bis zu sechs Monaten auf (in Ausnahmefällen kann die Latenzzeit länger sein. Nicht prüfungsrelevant!). • Achtung: Gefühl des Betäubtseins, Hypervigilanz, Schreckhaftigkeit, Reizbarkeit, mangelnde Affektkontrolle und Konzentrationsschwierigkeiten sind weitere typische Symptome einer PTBS. Sie sind im Mündlichen jedoch nur dann von Belang, wenn in einer Fallgeschichte Flashbacks oder Albträume vorhanden sind.	Posttraumatische Belastungsstörung (PTBS) (F43.1)

Tab. 2.9 Psychisch bedingte depressive Syndrome (Forts.).

Kurzfälle mit Schlüsselsymptomen	Typische Merkmale und Symptome	Verdachtsdiagnose nach ICD-10
• Gertrud (34) leidet seit ihrem 16. Lebensjahr an depressiven Einbrüchen. Häufig dauert die Verstimmung nur einige Stunden, manchmal Tage oder Wochen. Oft schlägt die Depression unvermittelt in Aggression um und umgekehrt. Dazwischen gibt es Phasen wechselnder Gefühle – Angst, innere Spannungen, Gefühl der Leere, Selbstverletzungen.	Typische Merkmale einer Borderline-Persönlichkeitsstörung: • Die depressiven Phasen sind meist kürzer als zwei Wochen. • plötzliches Umschlagen der Depression in Aggression und umgekehrt • Zusatzsymptome wie Gefühl der inneren Leere, große innere Spannungen, Selbstverletzungen	Emotional instabile Persönlichkeitsstörung, Borderline-Typ (F60.31)

2.2.10 Prüfungsprotokoll 9

FALLGESCHICHTE

Ein Mann kommt in Begleitung seiner Ehefrau in die Praxis und bittet Sie um Hilfe. Der Mann berichtet mit leiser, trauriger Stimme, ihr gemeinsamer Sohn sei bei einem Verkehrsunfall vor etwa acht Monaten ums Leben gekommen. Dabei kommen ihm die Tränen. Seitdem, so berichtet er, habe seine Frau sich von allen Freunden und Bekannten zurückgezogen, habe Schlafstörungen, vernachlässige den Haushalt und interessiere sich nicht mehr für die Probleme der 16-jährigen Tochter. Tagsüber sei sie stundenlang damit beschäftigt, Fotoalben mit Bildern des Sohnes anzuschauen oder seine Lieblingsmusik zu hören. Während des Gesprächs sagt die Frau kein Wort, sondern schaut wie geistesabwesend aus dem Fenster.

F: In welche Richtung geht Ihre Diagnose?

A: Der Mann und seine Frau haben vor über einem halben Jahr ihren Sohn verloren. Beide befinden sich sicher noch in der Trauerphase. Doch während der Mann über den Verlust sprechen und seine Gefühle ausdrücken kann, sagt die Frau kein Wort, sondern schaut wie geistesabwesend aus dem Fenster – offensichtlich ist sie mit den Gedanken bei ihrem Sohn. Dass jemand nach einem Verlusterlebnis trauert, sich zurückzieht, schlecht schläft und für einige Zeit keine Freude mehr am Leben hat, ist normal für eine Trauerreaktion. Wenn die Frau allerdings nach acht Monaten stundenlang Bilder des toten Sohnes betrachtet, seine Musik hört und den ganzen Tag nur an ihn denkt, ist das eine abnorme Trauerreaktion, die den Alltag, die Beziehung zu Mann und Tochter und das gesamte Gefühlsleben massiv beeinträchtigt. In der ICD-10 findet sich die abnorme Trauerreaktion unter den Anpassungsstörungen, in unserem Fall handelt es sich um eine Anpassungsstörung mit längerer depressiver Reaktion.

F: Was müssten Sie differenzialdiagnostisch noch in Betracht ziehen bzw. ausschließen?

A: Ich müsste die Frau fragen, ob sie Zeugin des Unfalls war und sie deswegen unter Albträumen leidet oder durch bestimmte Auslöser immer wieder Flashbacks an den Unfall bekommt. Das ist hier unwahrscheinlich.

F: Warum?

A: Weil sie bewusst die Erinnerungen an den Sohn pflegt – da müsste sie von Flashbacks überrollt werden. Außerdem ist in der Geschichte nicht die Rede davon, dass sie bei dem Unfall dabei war.

F: Was sonst noch müssten Sie in Betracht ziehen?

A: Die Frau hat viele depressive Symptome, die acht Monate nach dem Unfall immer noch vorhanden sind: die Schlafstörungen, der Verlust von Antrieb, Freude und Interesse, der soziale Rückzug – die Frau könnte auch eine depressive Episode haben. Da müsste ich den beiden weitere Fragen stellen.

F: Welche beispielweise?

A: Ob sie Schuldgefühle hat, sich evtl. unberechtigte Vorwürfe macht, unter Appetit- und Gewichtsverlust leidet, ob sie suizidale Gedanken hat oder gegen 4:00 bis 5:00 Uhr morgens aufwacht, grübelt und dann nicht mehr einschlafen kann. Und auch, ob sie früher schon einmal eine längere depressive Phase hatte, oder ob es in der Familie öfter depressive Erkrankungen gab.

F: Was ist die wahrscheinlichste Diagnose?

A: Abnorme Trauerreaktion bzw. Anpassungsstörung mit längerer depressiver Reaktion.

F: Wie gehen Sie in diesem Fall therapeutisch vor?

A: Ich müsste in jedem Fall die Suizidalität abklären. Da der Mann sich um seine Frau kümmert und sie überdies eine Tochter hat, denke ich, dass sie nicht akut suizidgefährdet ist. In jedem Fall würde ich den Mann aufklären, dass es günstig wäre, einen Facharzt mit einzubeziehen, der ihr in der augenblicklichen Situation Medikamente – wahrscheinlich Antidepressiva – verschreiben wird. Dass es längerfristig jedoch wichtig ist, dass die Frau ihren Verlust verarbeiten kann. Wie, das würde ich der Frau erklären. Dazu würde ich den Mann hinaus bitten, außer die Frau möchte, dass er da bleibt. Möglicherweise möchte sie ihren Mann nicht noch mehr belasten und hält deshalb ihre Emotionen zurück.

F: Und was erklären Sie der Frau?

A: Dass es bei der Verarbeitung von Trauer verschiedene Phasen gibt, die jeder Trauernde durchläuft. Dass es wichtig ist, die hierbei auftauchenden widerstreitenden Gefühle zuzulassen. Dass ich ihr mit meiner Therapie hierbei helfen kann.

F: Und wie machen Sie das praktisch?

A: Mit meiner Gesprächstherapie versuche ich, die Gefühle der Frau zu erspüren und sie ihr zu spiegeln. Ich lasse sie überdies in ihren Herzbereich hineinspüren oder auch in den Solarplexus, lasse sie wahrnehmen, was sie da spürt oder auch nicht spürt und ermögliche ihr auf diese Weise, über den Körper Zugang zu ihren Gefühlen zu finden. Oder auch …

F: Danke, das genügt uns schon. Wir sehen, dass Sie in diesem Bereich schon Erfahrungen gesammelt haben.

2.2.11 Depressive Syndrome: diverse Sonderfälle

Tab. 2.10 Sonderfälle „Depressive Syndrome".

Kurzfälle mit Schlüsselsymptomen	Symptome nach ICD-10	Verdachtsdiagnose nach ICD-10
• *Variante 1:* Eine 28-jährige Frau kommt in Begleitung ihres Mannes in die Praxis, weil sie eigenen Worten zufolge keine Muttergefühle zu ihrem zwei Wochen alten Säuglings empfinden kann, sich völlig erschöpft fühlt und Angst hat, bei der Pflege des Babys zu versagen.	Symptome einer schweren depressiven Episode: • Erschöpfung • Gefühllosigkeit (keine Muttergefühle) • Versagensängste • Angst um das Baby In schweren Fällen kommt es zu einer Vernachlässigung des Babys und Gedanken, sich und das Baby umzubringen. Dies müsste durch weitere Fragen geklärt werden.	Postpartale Depression (Wochenbettdepression) (leicht: F53.0, schwer: F53.1)
• *Variante 2:* Eine 28-jährige Frau kommt in Begleitung ihres Mannes in die Praxis, weil sie keine Gefühle zu ihrem zwei Wochen alten Säuglings empfindet, sich völlig erschöpft fühlt und Angst hat, das Baby könnte durch ihr falsches Verhalten zu Tode kommen. Neulich ist sie nachts schweißgebadet aufgewacht. Da war eine Frauengestalt im Zimmer, die zu ihr sagte: „Du hast es nicht verdient zu leben, und dein Kind auch nicht."	Neben der schweren depressiven Symptomatik (Gefühl der Gefühllosigkeit, völlige Erschöpfung, Insuffizienzgefühle) finden sich psychotische Symptome wie • Wahn • optische oder akustische Halluzinationen • illusionäre Verkennungen • Impuls, das eigene Kind zu töten • Symptome einer Wochenbettpsychose (postpartale psychotische Störung)	Postpartale Psychose (Puerperalpsychose) (F53.1) „puerperal": im Kindbett, im Wochenbett
• Eine 42-jährige Frau leidet seit sechs Monaten unter depressiven Verstimmungen, Gedächtnis- und Konzentrationsstörungen und düsteren Zukunftsgedanken. Sie schläft viel und hat in dieser Zeit zehn Kilogramm zugenommen. Die Frau hat schuppige Haut und strohige Haare. Sie bittet Sie, das Fenster zu schließen – ihr sei kalt.	• depressive Stimmung • Gedächtnis- und Konzentrationsstörungen • Müdigkeit und Erschöpfung aber: • Gewichtszunahme • großes Schlafbedürfnis • schuppige Haut, strohige Haare • Kälteempfindlichkeit Dies sind Symptome einer Schilddrüsenunterfunktion (Hypothyreose).	Organische depressive Störung (F06.32) Hier: als Folge einer Hypothyreose
• Eine Mutter kommt mit ihrem 15-jährigen Sohn in die Praxis, weil er so depressiv geworden ist. Er geht nicht mehr zum Fußball, hat keine Lust mehr auf Schule und Lernen und lungert den ganzen Tag in seinem Zimmer herum. Zum gemeinsamen Essen erscheine er oft nicht, doch neulich habe sie ihn nachts erwischt, wie er am Kühlschrank Essen gierig in sich hineinstopfte. „Er hatte gerötete Augen, das kam mir seltsam vor."	Typische Symptome für Cannabiskonsum (Haschisch, Marihuana etc.) und den daraus resultierenden Folgeerscheinungen. Merkmale: • Rückzug von Freizeitaktivitäten, Freunden, Familie • „Null-Bock-Mentalität" in Beruf oder Schule • Antriebsstörung, Bedürfnis nach Schlafen • Essanfälle nach dem Konsum • gerötete Bindehaut (konjunktivale Injektion)	Cannabinoidintoxikation (F12.0) und „gestörtes Verhalten" durch schädlichen Gebrauch (F12.1) von Cannabis

Tab. 2.10 Sonderfälle „Depressive Syndrome" (Forts.).

Kurzfälle mit Schlüsselsymptomen	Symptome nach ICD-10	Verdachtsdiagnose nach ICD-10
• Ein 58-jähriger Mann bittet sie um Rat wegen seiner zwei Jahre jüngeren Ehefrau, die in den letzten 12 Monaten auffallend passiv und energielos geworden sei. Sie schaffe den Haushalt nicht mehr, fühle sich ständig überfordert und vernachlässige ihre Körperpflege. „Sie redet kaum noch mit mir, interessiert sich nicht mehr für unsere Enkelkinder und läuft mit versteinerter Miene durch unsere Wohnung. Es ist, als habe sie sich in ein Schneckenhaus zurückgezogen", meint er. Auf Nachfragen ist zu erfahren, dass seine Frau zwischen ihrem 45. und 52. Lebensjahr drei schizophrene Episoden hatte. Eine Behandlung mit Depotneuroleptika hatte sie vor zwei Jahren abgebrochen.	Diverse Symptome, die denen einer Depression ähneln, sich jedoch im Anschluss an mehrere schizophrene Episoden entwickeln. Deshalb die Diagnose „schizophrenes Residuum". Die Erkrankung ist durch ein Vorherrschen von Minus-Symptomen gekennzeichnet, von denen viele in dieser Fallgeschichte zu finden sind: • psychomotorische Verlangsamung und Antriebsstörungen. Die Folge: Gefühl der Überforderung und verminderte Leistungsfähigkeit („Haushalt") • Vernachlässigung der Körperpflege • Passivität und Interesselosigkeit („Sie interessiert sich nicht mehr für ihre Enkelkinder") • Gefühlsverarmung und Affektverflachung („mit versteinerter Miene") • sozialer Rückzug bis hin zum Autismus („als habe sie sich in ein Schneckenhaus zurückgezogen") • Verarmung hinsichtlich Menge oder Inhalt des Gesprochenen („Sie redet kaum noch mit mir") • Dauer: mindestens 12 Monate	Schizophrenes Residuum (F20.5)
• Rainer S. (32) erscheint in Begleitung seines Vaters in der Praxis. Seine Haare sind verfilzt und ungepflegt, seine Kleidung hat er offensichtlich seit Tagen nicht gewechselt. Der Vater berichtet, Rainer habe sein Abitur mit 1,9 gemacht und anfangs voll Begeisterung in der 100 km entfernten Universitätsstadt sein Medizinstudium begonnen. Anfangs habe er alle Prüfungen „mit links" gemacht, doch dann sei es zu einem Leistungsknick gekommen. „Er hat sich in seine Studentenbude zurückgezogen, ist nicht mehr an die Uni gegangen und hat alle Kontakte zu Freunden und Bekannten abgebrochen. Wir haben ihm einen Aushilfsjob in einer Kneipe besorgt, doch da wurde er wegen seiner Streitsucht nach wenigen Tagen entlassen. Inzwischen hat er diverse Berufsabbrüche hinter sich und wohnt seit zwei Jahren wieder bei uns". Ein Arzt habe Rainer vor einiger Zeit Neuroleptika verschrieben, da habe er sich zum Positiven verändert. Rainer habe die Medikamente jedoch eigenmächtig abgesetzt. „Seitdem hängt er depressiv herum, liegt stundenlang im Bett und vernachlässigt seine Körperpflege. Sie sollten sein Zimmer sehen – wie eine Müllhalde", meint der Vater. Als Sie dem jungen Mann über seinen Zustand befragen wollen, erzählt er langatmig und umständlich davon, dass er die Nähe anderer Menschen nicht ertragen könne. Dabei starrt er ständig auf den Boden und wirkt apathisch und teilnahmslos.	Symptome, die denen einer Depression ähneln, sich jedoch langsam schleichend entwickeln. Der plötzliche Leistungsknick nach anfänglich vorhan dener normaler Leistungsfähigkeit, die häufigen Berufsabbrüche und das Vorherrschen von schizophrenen Minussymptomen lassen an eine „Schizophrenia simplex" denken. Typische Merkmale: • Abnahme der vorher vorhandenen (!!!) schulischen oder beruflichen Leistungsfähigkeit (z. B. wiederholter Abbruch der Berufsausbildung trotz vorhandener Intelligenz) • langsam progredienter Wesenswandel mit Negativ-Symptomen, die denen eines schizophrenen Residuums ähneln: sozialer Rückzug, Verlust von Antrieb und Interesse, Affektverflachung, Verarmung von Sprache, Mimik und Gestik, Vernachlässigung der Körperpflege, umständliche, langatmige, zerfahrene Sprache • Wichtig: Eine Medikation durch Neuroleptika bewirkt eine Besserung der Symptomatik.	Schizophrenia simplex (F20.6)

2.2.12 Prüfungsprotokoll 10

FALLGESCHICHTE

Klaus M. (22) kommt in Begleitung der Mutter in die Praxis. Er wirkt äußerlich ungepflegt und macht einen müden, desinteressierten Eindruck. Die Mutter ist besorgt, weil ihr Sohn sich im Vergleich zu früher so verändert habe. „Nach seinem Fachabitur wollte er Maschinenbau studieren, hat sich aber nicht rechtzeitig an der Uni eingeschrieben. Wir haben Gespräche mit einer Bank geführt, bei der er sich hätte bewerben können, aber er hat bis heute keine Bewerbung abgeschickt. Er geht nicht mehr mit Freunden aus, hat keine Freude mehr an Tennis und Handball ... da war er früher voll begeistert. Jetzt liegt er tagsüber meist im Bett und schläft, nachts sitzt er stundenlang vor seinem Computer." Auf Ihre Frage, wie es ihm augenblicklich gehe, antwortet er leise, mit etwas stockender Stimme: „Machen Sie sich keine Sorgen, mir geht es gut."

F: In welche Richtung geht Ihre Diagnose?

A: Der junge Mann zeigt diverse Auffälligkeiten, die an ein depressives Syndrom denken lassen: Er ist müde, desinteressiert, spricht leise, mit stockender Stimme. Er hat keine Freude mehr an Dingen, die ihm früher Spaß gemacht haben, hat sich sozial zurückgezogen, hat Probleme, Dinge in die Tat umzusetzen. Ich denke allerdings nicht, dass er eine depressive Episode hat: Da schlafen die Betroffenen nicht untertags, sie sitzen auch nicht nachts stundenlang am Computer. Und sie behaupten nicht, dass es ihnen gut gehe. Das Alter, das ungepflegte Äußere und seine Computersucht lassen mich eher daran denken, dass er häufig kifft. Die in der Fallgeschichte aufgeführten Symptome sind typisch für einen lang anhaltenden Missbrauch von Marihuana.

F: Was tun Sie, um Ihre Verdachtsdiagnose zu bestätigen?

A: Ich bitte die Mutter, mich und den jungen Mann alleinzulassen und spreche ihn dann direkt darauf an. Wenn er es nicht zugibt, kann ich ihm weitere Fragen stellen, z. B. wann und wie viel er gewöhnlich isst, was er in seiner Freizeit treibt, ob er Hobbys hat, wie seine Einstellung zur Schule ist und wie er seine weitere Zukunft plant

F: Wie ist Ihre weitere Vorgehensweise?

A: Ich verweise Mutter und Sohn an eine Drogenberatungsstelle. Deutschlandweit gibt es z. B. Condrobs oder die Caritas. In allen größeren Städten gibt es örtliche Suchtberatungsstellen im jeweiligen Gesundheitsamt.

Hinweise zu Abhängigkeit oder Missbrauch von psychotropen Substanzen ➢ 2.2.9

2.2.13 Prüfungsprotokoll 11

FALLGESCHICHTE

Ein 41-jähriger Angestellter kommt zu Ihnen in die Praxis, weil er seit sechs Monaten arbeitslos ist. Ihn quälen Zukunftssorgen, er weiß nicht, wie es beruflich und privat weitergehen soll. Er berichtet, dass er sich seit Wochen körperlich erschöpft fühlt, vergesslich geworden ist und trotz langen Schlafens morgens kaum aus dem Bett kommt. Er nimmt Antidepressiva, die aber nichts helfen. Körperlich klagt er über trockene, schuppige Haut. Überdies scheint er kälteempfindlich zu sein, denn trotz des warmen Wetters bittet er Sie, das Fenster zu schließen.

F: Was hat der Mann? Und wie ist Ihre weitere Vorgehensweise?

A: Der Mann hat zwar eine z. T. depressive Symptomatik. Was mir zu denken gibt, ist allerdings die Tatsache, dass Antidepressiva nichts helfen. Vergesslichkeit und körperliche Erschöpfung finden sich auch bei einer Schilddrüsenunterfunktion. Dafür spricht seine trockene Haut und seine Überempfindlichkeit gegenüber Kälte. Außerdem scheint er viel zu schlafen – auch das spricht für eine Hypothyreose. Ich werde dem Mann also ans Herz legen, sich so schnell wie möglich in internistische Behandlung zu begeben.

F: Gibt es noch andere organisch oder hormonell bedingte Depressionen?

A: Schwere Schädel-Hirn-Verletzungen, ein Hirntumor oder eine Schädigung des Gehirns durch eine Meningitis oder Enzephalitis können depressive Syndrome zur Folge haben. Auch eine Erkrankung der Nebennieren kann z. T. schwere Depressionen verursachen. Daneben gibt es auch pharmakogene Depressionen, die beispielsweise durch Mittel gegen Schmerzen oder Rheuma verursacht werden.

2.2.14 Kurztest 1

Welche der folgenden psychischen Störungen (A–J) passt zu welcher Fallgeschichte? Schreiben Sie den entsprechenden Buchstaben in das leere Kästchen. Jede der vorgeschlagenen Störungen kann ein- oder zweimal vorkommen. Die Lösungen finden Sie im Lösungsteil.

A Anpassungsstörung mit längerer depressiver Reaktion
B Entzugsdepression
C Pharmakogene Depression
D Organische depressive Störung
E Rezidivierende depressive Störung
F Dysthymia
G Erschöpfungsdepression
H Larvierte/somatisierte Depression
I Depressives Syndrom als Folge von Drogenmissbrauch
J Postpartale Depression (Wochenbettdepression)

2.2.14.01 ☐ Ein 41-jähriger Angestellter ist seit Längerem so antriebslos, dass er oft zwölf Stunden am Tag schläft. Seit einem halben Jahr arbeitet er nicht mehr. Er nimmt Antidepressiva, die aber nichts helfen. Er hat ein talgiges Gesicht, strohtrockene Haare, friert öfter. Ihn quälen Zukunftssorgen.

2.2.14.02 ☐ Die Mutter eines 23-jährigen Studenten kommt in die Praxis und erbittet Ihren Rat: Ihr Sohn leide in unregelmäßigen Abständen immer wieder an depressiven Verstimmungen mit aggressiven Ausbrüchen. Zu anderen Zeiten sei er wie aufgedreht, esse kaum etwas und könne für sein Studium nächtelang durcharbeiten.

2.2.14.03 ☐ Georg H. ist 59 Jahre alt. Seit etwa sechs Monaten leidet er an depressiven Verstimmungen, verbunden mit Gedächtnis- und Konzentrationsstörungen. Auf Nachfragen fällt ihm ein, dass er seit einem halben Jahr wegen Herzrhythmusstörungen und den damit verbundenen Ängsten Betablocker einnimmt.

2.2.14.04 ☐ „Nach meiner Bandscheiben-OP hat der Arzt mir zur Entspannung der Rückenmuskulatur Valiumtabletten verschrieben, die ich dreimal am Tag nehmen musste. Nach einem halben Jahr hat sich meine Stimmung mehr und mehr verschlechtert, ich bekam riesige Ängste, Schlafstörungen und eine schwere, lang andauernde Depression, wie ich sie noch nie zuvor erlebt hatte.“

2.2.14.05 ☐ „Seit dem Tod meiner Frau habe ich Schlafstörungen, fühle mich müde und energielos und habe keine Freude mehr am Leben. Das geht nun schon anderthalb Jahre so.“

2.2.14.06 ☐ „Wie vor drei und vor fünf Jahren kam die depressive Erkrankung meines Mannes wie aus heiterem Himmel. Er hat an nichts mehr Freude, hat nächtliche Angstanfälle, kann seinen Beruf nicht mehr ausüben und nimmt mich als Frau nicht mehr wahr."

2.2.14.07 ☐ „Seit dem Suizid meines Freundes vor zwölf Jahren habe ich Schlafprobleme und kann mich nur schwer konzentrieren. Mein Beruf als Grundschullehrerin macht mir keine rechte Freude mehr. Ich glaube, ich bin pädagogisch nicht besonders gut. Nach dem Suizid des Freundes hatte ich eine schwere depressive Episode, kam mit den Medikamenten jedoch gut zurecht. Inzwischen gehe ich wieder jeden Tag in die Schule, aber meine Stimmung ist nicht mehr so wie früher. Ich bin irgendwie pessimistisch geworden."

2.2.14.08 ☐ „Die Kinder, die Arbeit, meine kaputte Beziehung – und jetzt noch Probleme mit der Bandscheibe. Ich schlafe kaum noch, habe pessimistische Zukunftsgedanken und komme morgens kaum aus dem Bett. Ich weiß nicht, wie lange ich das noch aushalte. Ich bin einfach fertig."

2.2.14.09 ☐ „Vor drei Monaten bin ich von der Leiter gestürzt und mit dem Kopf aufgeschlagen. Zwei Monate war ich im Krankenhaus. Seit dem Unfall bin ich total missgestimmt, kann kaum mehr schlafen und habe pessimistische Zukunftsgedanken."

2.2.14.10 ☐ „Wir haben uns so auf die Geburt unserer Tochter gefreut. Am Anfang schien alles in Ordnung, aber jetzt – zwei Wochen nach der Geburt – weiß ich mir nicht mehr zu helfen: Meine Frau liegt regungs- und emotionslos im Bett und kümmert sich nicht um unser Baby – füttert es nicht, wickelt es nicht, nimmt es nicht in den Arm. Ich bin völlig verzweifelt. "

2.2.14.11 ☐ „Es begann vor sechs Monaten. Ich hatte ein Doppelstudium begonnen und arbeitete 16 Stunden am Tag. Nach einer schlaflosen Nacht kam ich am Morgen kaum aus dem Bett: Alle Muskeln taten weh, der Druck auf meiner Brust ließ mich kaum atmen, und ich hatte solche Herzschmerzen, dass ich mich sofort vom Arzt untersuchen ließ. Kein Befund. Auch in späteren Untersuchungen fanden die Ärzte keine körperliche Ursache für meine Beschwerden. Obwohl ich mich psychisch gesund fühlte, empfahl mir ein Studienkollege, doch mal zu seinem Vater zu gehen: Der ist Psychiater. Seine Verdachtsdiagnose bestätigte sich."

2.2.14.12 ☐ „Wenn ich mich nach einem Wochenende mit Feiern, Tanzen, Trinken und Drogen erholen will, fühle ich mich immer depressiv. Ich muss dann wieder trinken oder eine ‚E' einwerfen, um wieder gut drauf zu sein. "

2.2.15 Kurztest 2

Welche der folgenden psychischen Störungen (A–L) passt zu welcher Fallgeschichte? Schreiben Sie den entsprechenden Buchstaben in das leere Kästchen. Jede der vorgeschlagenen Störungen kann ein- oder zweimal vorkommen. Die Lösungen finden Sie im Lösungsteil.

A Schizophrenia simplex
B Anpassungsstörung, Angst und Depression gemischt
C Depressive Episode mit Dysmorphophobie
D Borderline-Persönlichkeitsstörung
E Mittelgradige oder schwere depressive Episode
F Schwere depressive Episode mit psychotischen Symptomen
G Bipolare Störung, gegenwärtig schwere depressive Episode
H Agitierte Depression
I Depressive Störung im Zusammenhang mit einer Demenz
J Depressives Syndrom als Folge von Drogenmissbrauch
K Double Depression (Dysthymia plus depressive Episode)
L Depressive Episode im Zusammenhang mit Essstörungen

2.2.15.01 ☐ „Wenn wir unsere Mutter besuchen, ist sie innerlich offensichtlich so unruhig, dass sie in ihrer kleinen Wohnung ziellos hierhin und dorthin rennt und nur mit Mühe bewegt werden kann, sich zu uns zu setzen. Dann ist ihr Mitteilungsbedürfnis so groß, dass sie uns klagend und jammernd von ihren Problemen erzählt und wir kaum zu Wort kommen."

2.2.15.02 ☐ Seit ihrem 16. Lebensjahr leidet Carla an Depressionen – manchmal dauert die Verstimmung nur einige Stunden, manchmal Tage oder Wochen. Dazwischen gibt es Phasen wechselnder Gefühle: Angst, Aggression, Selbstverletzungen. Oft schlägt die Depression unvermittelt in Aggression um und umgekehrt.

2.2.15.03 ☐ Ein 36-jähriger Mann kommt mit ausgeprägter depressiver Symptomatik in die Praxis. Er erzählt, dass er seinen Arbeitsplatz verloren hat und nicht weiß, wie er seine 20.000 Euro Schulden zurückbezahlen soll. Auf Nachfragen erklärt er, wie er zu den Schulden gekommen ist: „Ich bin drei Monate lang um die halbe Welt gereist und hab das Leben in vollen Zügen genossen. Zunächst habe ich mit meiner Kreditkarte bezahlt, später Geld von Freunden und Bekannten geborgt."

2.2.15.04 ☐ Eine Mutter macht sich Sorgen wegen ihres Sohns: „Bis zu seinem 16. Lebensjahr war er ein guter Schüler, hatte viele Freunde und war aktiver Turner. Nun hat er sich von seinen Sportskameraden zurückgezogen, vernachlässigt die Körperpflege und hat keinen Bock mehr auf Schule und Lernen. Nachts geht er öfter an den Kühlschrank, um seinen Heißhunger zu stillen. Und er hat etwas mit den Augen", meint die Mutter. „Die sind oft gerötet."

2.2.15.05 ☐ „Seit drei Wochen fühle ich mich wie versteinert, wache um 4:00 Uhr früh mit Ängsten auf, bin schon am Morgen wie ausgepowert und denke oft daran, dass es besser wäre, nicht hier zu sein."

2.2.15.06 ☐ „Ich habe schwer gesündigt, denn ich habe meine Familie in die Armut getrieben. Ich bin sicher, dass Gott mich für das, was ich getan habe, strafen wird. Oft höre ich beim Aufwachen eine Stimme, die sagt: „Du bist schuld, dass deine Kinder im Leben nicht zurechtkommen."

2.2.15.07 ☐ „Seit dem Umzug ins Altenheim vor drei Monaten leidet mein Vater an Zukunftsängsten, die ihn nachts kaum schlafen lassen. Er läuft ziellos umher, kann sich nichts mehr merken, zeigt wenig Interesse an seinen Enkelkindern und vernachlässigt seine Kleidung und seine Hygiene. Überdies hat er große Angst, plötzlich krank zu werden und dann die Pflege nicht mehr bezahlen zu können."

2.2.15.08 ☐ „Seit einigen Wochen liegt meine Mutter nur noch im Bett, isst kaum und erzählt mit düsterer Miene gruselige Begebenheiten aus ihrem Leben. Meine Mutter ist 82 Jahre alt. Sie leidet unter Gedächtnisstörungen und mangelnder Affektkontrolle."

2.2.15.09 ☐ Um weiterhin seine Hartz-IV-Bezüge zu erhalten, erscheint ein 40-jähriger Mann in Ihrer Praxis. Er erzählt, dass er seit seinem Abitur vor 20 Jahren unter Antriebsschwäche und Freudlosigkeit leidet, die dazu geführt haben, dass er bis heute keine seiner Ausbildungen abgeschlossen habe. Er komme mit anderen Menschen schwer zurecht und habe deshalb kaum soziale Kontakte. Aus finanziellen Gründen müsse er nun wieder bei der Mutter einziehen, die wegen einer Psychose schon mal in der Klinik war.

2.2.15.10 ☐ Ein 28-jähriger junger Mann – seit fünf Jahren verheiratet – hat seit der Pubertät leichtere lang andauernde depressive Verstimmungen, die seine berufliche Leistungsfähigkeit jedoch nicht beeinträchtigen. Er erscheint in der Praxis, weil er eigenen Worten zufolge seit sechs Wochen neben sich steht, völlig erschöpft ist, nachts nicht mehr schlafen kann und davon überzeugt ist, am Tod seiner Frau schuld zu sein. Seine Frau ist vor knapp zwei Monaten an den Folgen eines Brustkarzinoms verstorben.

2.2.15.11 ☐ „Ich schäme mich so für mein Essverhalten, aber ich kann nicht anders: Immer wenn ich versuche, von meiner Bulimie loszukommen, falle ich in eine schwere Depression. Da werden manchmal die inneren Spannungen so unerträglich, dass ich mich mit einer Rasierklinge ritze oder ernsthaft darüber nachdenke, mir das Leben zu nehmen. Wenn ich dann wieder Essen in mich hineinstopfe, ist das wie ein Rausch, die Depression und die Spannungen sind kaum mehr zu spüren, auch wenn ich mich wegen des Erbrechens vor mir ekle."

2.2.15.12 ☐ Eine Frau fühlt sich entstellt und hässlich wegen ihrer Zähne. Sie wandert von Zahnarzt zu Zahnarzt, aber keiner kann ihr helfen. Inzwischen geht sie kaum mehr aus dem Haus, schläft schlecht, isst kaum mehr und meint: „Ich bin völlig verzweifelt. Ich weiß nicht mehr, wie es weitergehen soll." Die Geschichte mit den Zähnen begann vor zweieinhalb Jahren, als sie entdeckte, dass ihr Mann eine Beziehung zu einer anderen Frau hat.

2.3 Lerneinheit „Angstsyndrome"

Bei sehr vielen psychischen Störungen finden sich Ängste als verursachender Faktor oder als Begleitsymptom. Deshalb ist es verständlich, dass in vielen mündlichen Prüfungen die Unterscheidung zwischen den verschiedenen Formen von Angst (➤ Abb. 2.4) eine wichtige Rolle spielt. In der folgenden Grafik finden Sie einen Überblick über die wichtigsten Störungen, die mit Angst gekoppelt sind.

Im Mündlichen besonders beliebt sind Fallgeschichten, in denen es z. B. darum geht, differenzialdiagnostisch zwischen einer Panikstörung, einer generalisierten Angststörung, einer PTBS oder einer Anpassungsstörung zu unterscheiden. Auch Ängste im Zusammenhang mit Zwangsstörungen oder körperlichen Erkrankungen werden immer wieder erfragt. Hintergrund hierfür ist die meist sich anschließende Frage: „Wie gehen Sie in diesem Fall vor?" Je nach Diagnose kann eine Behandlung mit Antidepressiva, eine klassische oder kognitive Verhaltenstherapie, eine Gesprächstherapie oder ein aufdeckendes Verfahren in Frage kommen. Mehr zu den Therapieverfahren ➤ 2.12

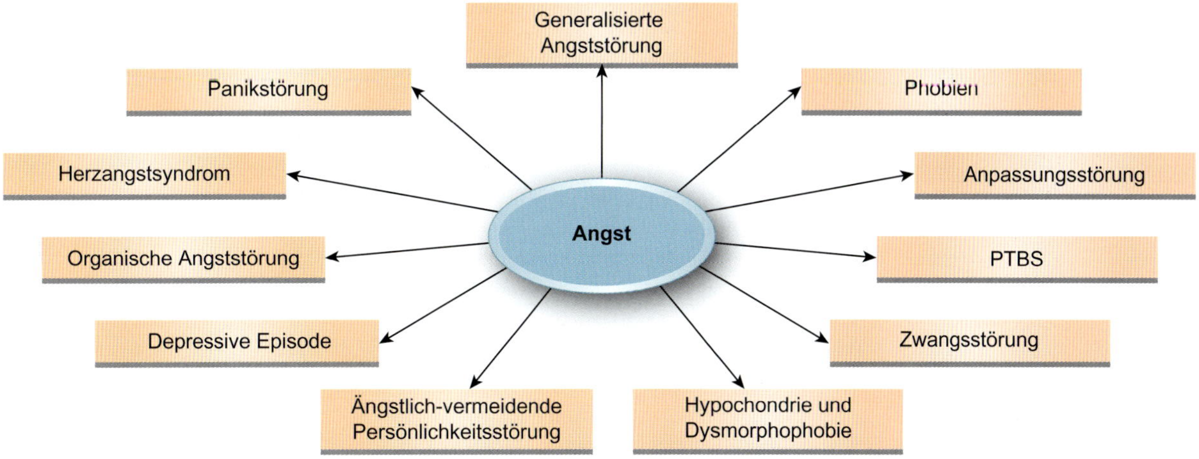

Abb. 2.4 Angstsyndrome.

2.3.1 Angstsyndrome in Zusammenhang mit Phobien und Angststörungen

„Eine junge Frau bekommt in der U-Bahn einen Angstanfall. Was könnte die Frau haben? Welche Fragen würden Sie ihr stellen, um zu einer schlüssigen Diagnose zu kommen?“ Bei dieser Frage aus dem Mündlichen (weiter unten ausführlich dargestellt) müssen Sie durch Zusatzfragen unter Beweis stellen, ob Sie sich bei den in der Folge aufgeführten Angststörungen (➤ Abb. 2.5) gut auskennen: Es kann sich in obigem Beispiel um eine Panikstörung handeln, um eine Agoraphobie, eine soziale Phobie oder eine Angst vor engen Räumen. Auch eine generalisierte Angststörung kann vorliegen. Evtl. leidet die Frau auch an einem Herzangstsyndrom, das im US-amerikanischen Diagnosehandbuch DSM-IV zur Panikstörung zählt und deshalb hier mit aufgenommen wurde.

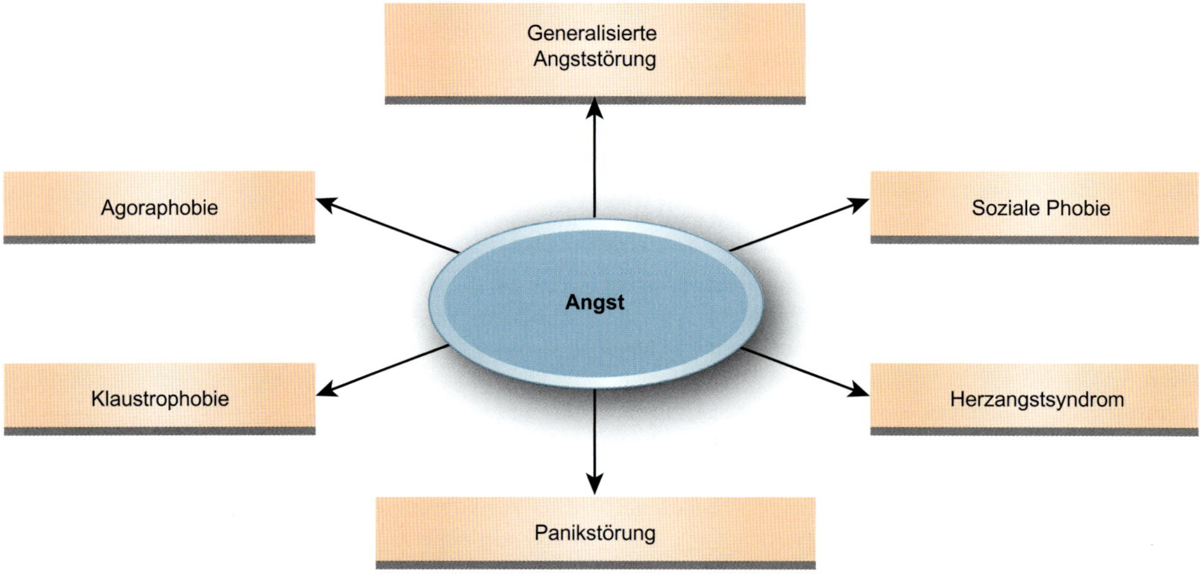

Abb. 2.5 Angstsyndrome in Zusammenhang mit Phobien und Angststörungen.

Tab. 2.11 Angstsyndrome in Zusammenhang mit Phobien und Angststörungen.

Kurzfälle mit Schlüsselsymptomen	Typische Merkmale und Symptome	Verdachtsdiagnose nach ICD-10
• Eine 35-jährige Frau verlässt kaum mehr das Haus, weil sie beim Betreten eines Geschäfts oder beim Anstellen an der Kasse im Supermarkt schon mehrmals eine Panikattacke hatte. Wenn sie mit der Bahn ihre 120 Kilometer entfernt lebenden Eltern besuchen will, muss ihr Mann oder ihre Tochter sie begleiten.	• Angst vor Menschenmengen • Angst vor dem Allein-Reisen mit Bahn, Bus oder Flugzeug. Dies sind typische Symptome einer Agoraphobie (zwei Merkmale müssen nach ICD-10 vorhanden sein). Die für eine phobische Panikattacke typischen Angstsymptome müssten durch weitere Fragen geklärt werden.	Agoraphobie (F40.00), ohne Panikstörung
• Auf dem Weg in die Arbeit bekommt ein 22-jähriger Bankangestellter in der Straßenbahn plötzlich Herzklopfen, Atemnot, Schweißausbrüche und ein extremes Schwächegefühl in den Beinen. Auf Nachfragen gibt er zu, auch bei anderen Gelegenheiten ähnlich reagiert zu haben, z. B. im Kaufhaus, beim Warten auf den Bus, einmal sogar beim Tanzen in einer Disco.	• Angst vor Menschenmengen, z. B. im Kaufhaus, in der Straßenbahn, beim Warten auf den Bus oder in einer Disco. Dies sind typische Merkmale einer Agoraphobie. • Dazu kommen mehr als zwei Angstsymptome aus der in der ICD-10 aufgeführten Liste: Herzklopfen, Atemnot, Schweißausbrüche, Schwächegefühl • Weitere Symptome wie Angst vor Plätzen oder Angst vor dem Allein-Reisen müssten durch Zusatzfragen geklärt werden.	Agoraphobie (F40.00), ohne Panikstörung

Tab. 2.11 Angstsyndrome in Zusammenhang mit Phobien und Angststörungen (Forts.).

Kurzfälle mit Schlüsselsymptomen	Typische Merkmale und Symptome	Verdachtsdiagnose nach ICD-10
• Eine junge Frau hat seit einem halben Jahr plötzlich auftretende Anfälle mit Zittern, Atemnot, Herzschmerzen, Schwindel, einem Taubheitsgefühl in den Beinen und dem Gefühl, nicht wirklich hier zu sein. Die körperlichen Symptome treten wie aus heiterem Himmel auf, erreichen innerhalb kürzester Zeit ihr Maximum und flachen dann innerhalb weniger Minuten wieder ab. Die konsultierten Ärzte finden keine körperliche Ursache. Die Frau berichtet zum Schluss, dass sie vor zwei Jahren in einen schweren Autounfall verwickelt war, bei dem sie glücklicherweise unverletzt blieb.	1. Die in der Fallgeschichte aufgeführten Symptome sind typisch für eine *Panikattacke*: • Zittern • Atemnot • Herzschmerzen • Schwindel • Taubheitsgefühl • Kribbeln am ganzen Körper oder in den Armen oder Beinen • Depersonalisation Panikattacken mit dieser Symptomatik treten bei vielen psychischen Störungen auf, z. B. bei Phobien, Depressionen, Anpassungsstörungen oder einer PTBS. 2. In der vorliegenden Fallgeschichte leidet die Frau an einer *Panikstörung*. Wichtig für diese Diagnose sind folgende Merkmale: • Die Panikattacken sind nicht vorhersehbar, sie treten „wie aus heiterem Himmel" auf, es gibt keine Auslöser für die Angstanfälle. • Die Symptome steigen innerhalb kurzer Zeit wellenförmig bis zum Höhepunkt der Angst an und gehen dann innerhalb weniger Minuten zurück. • Schweregrad: – mittelgradige Panikstörung: mindestens vier Panikattacken in vier Wochen – schwere Panikstörung: mindestens vier Panikattacken pro Woche, vier Wochen lang • Manchmal findet sich in der Vorgeschichte ein traumatisches Ereignis, auf das die Betroffenen erstmals mit einer Panikattacke reagierten. In vielen Fällen jedoch erleiden die Betroffenen ihren ersten Angstanfall ohne erkennbare Verursachung.	Panikstörung (F41.0)
• Walter F. (55) kommt in die Praxis, weil er nach dem Tod seiner Mutter mehrmals einen Herzanfall hatte, mit Herzschmerzen, Zittern, Erstickungsgefühlen, einem Stechen und Brennen an der Herzspitze, einem ziehenden Schmerz im linken Arm und der panikartigen Angst, an einem Herzinfarkt zu sterben. Seitdem ist die Angst sein ständiger Begleiter. Mehrere konsultierte Ärzte – auch Kardiologen – fanden keinen körperlichen Befund: Nach Ansicht der Mediziner ist sein Herz gesund.	• Walter F. hat Panikattacken, wobei die anfallsartig auftretenden Symptome stark herzbezogen erlebt werden (im Unterschied zu den Panikattacken bei der Panikstörung oder bei Phobien). • Die Symptome werden vom Patienten so empfunden, „als beruhten sie auf der körperlichen Erkrankung eines Organs" (hier des Herzens). • Das Organ ist „weitgehend vegetativ innerviert" (es handelt sich um eine Störung des vegetativen, also autonomen Nervensystems), deshalb der Überbegriff „somatoforme autonome Funktionsstörung". • Häufige Auslöser: Tod eines nahestehenden Menschen durch Herzinfarkt, Trennungserlebnisse u. a. • Die Betroffenen glauben den Ärzten nicht und konsultieren in der Regel diverse Spezialisten. • Die Erkrankung wird heute umgangssprachlich als „Herzangstsyndrom" bezeichnet. Frühere Bezeichnung hierfür: „Herzneurose".	Somatoforme autonome Funktionsstörung des kardiovaskulären Systems (F45.30) (Herzangstsyndrom)

Tab. 2.11 Angstsyndrome in Zusammenhang mit Phobien und Angststörungen (Forts.).

Kurzfälle mit Schlüsselsymptomen	Typische Merkmale und Symptome	Verdachtsdiagnose nach ICD-10
• Ein 25-jähriger Student war Zeuge eines brutalen Überfalls in der U-Bahn. Seitdem leidet er an immer wieder auftretenden Panikattacken mit Todesangst, die nicht länger als 10–15 Minuten andauern. „Ich habe dann ein Schmerzgefühl in der Brust, verbunden mit Schwindel, Übelkeit, Herzrasen und dem Gefühl, es zieht mir die Beine weg." Inzwischen meidet er die Orte, wo er so einen Angstanfall hatte. Er geht kaum mehr in Vorlesungen und Seminare, meidet öffentliche Verkehrsmittel, hat Angst vor Plätzen und Menschenmengen. Um den angstbesetzten Situationen auszuweichen, geht er nur noch selten aus dem Haus. Inzwischen bekommt er auch nachts Panikattacken, für die es keinen ersichtlichen Grund zu geben scheint.	• Angst vor Orten oder Situationen, in denen die Betroffenen das Gefühl haben, sich bei einem Angstanfall nicht in Sicherheit bringen zu können, ohne sich bloßzustellen → Agoraphobie • ohne erkennbare Auslöser auftretende Panikattacken mit starker körperlicher Symptomatik, oft mit Todesangst verbunden → Panikstörung • Auch nächtliche Panikattacken ohne depressive Symptomatik zählen zur Panikstörung. • Die Agoraphobie tritt in mehr als 95 % der Fälle zusammen mit einer Panikstörung auf.	Agoraphobie mit Panikstörung (F40.01)
• Eine junge Frau wird von ihrem Mann in die Praxis gefahren, weil sie im Auto schon ein paarmal einen Angstanfall hatte. Sie fährt inzwischen auch nicht mehr mit dem Bus oder mit der U-Bahn. Die räumliche Enge macht ihr so große Angst, dass sie schon seit langer Zeit Aufzüge meidet und nicht mehr in die Sauna gehen kann.	• Panikattacke in Zusammenhang mit engen Räumen • Im Gegensatz zur Agoraphobie steht die Angst vor dem Eingesperrt-Sein im Vordergrund. • Die Angst vor engen Räumen wird als Klaustrophobie bezeichnet.	Spezifische (isolierte) Phobie (F41.0), hier: Klaustrophobie
• Nachdem seine Firma mit einem zweiten Unternehmen fusioniert hat, soll ein 32-jähriger Programmierer nun junge Mitarbeiter einarbeiten, Teambesprechungen leiten und Fachvorträge halten. Er kommt in die Praxis, weil er bei einem ersten Treffen mit den jungen Kollegen kein Wort herausbrachte und von Ängsten geplagt wird, wenn er nur daran denkt, einen Vortrag zu halten. Ähnlich ergeht es ihm übrigens, wenn er bei einer Party zu spät kommt und alle – wie er glaubt – ihn mit kritischen Blicken mustern.	• Furcht vor Situationen, in denen die Betroffenen im Zentrum der Aufmerksamkeit stehen • In der Regel haben die Betroffenen ein geringes Selbstwertgefühl. • In den Fallgeschichten der mündlichen Prüfung fehlen meist die für die soziale Phobie typischen Angstsymptome wie Erröten, Zittern, Angst zu erbrechen, Harndrang etc.	Soziale Phobie (F40.1)
• Eine junge Friseurin hat auch beim zweiten Versuch ihre Meisterprüfung nicht geschafft. Als der Prüfer bei der zweiten Prüfung nur in ihre Nähe kam, war sie unfähig, einfachste Handgriffe auszuführen; zu guter Letzt ist ihr die Schere aus der Hand gefallen. Eine dritte Prüfung ist für sie der Horror. Wenn sie nur an die Prüfung denkt, beginnt sie zu zittern und zu schwitzen.	• Prüfungsangst zählt nur dann zu den psychischen Störungen, wenn die Angst und das Vermeidungsverhalten zu einer starken Beeinträchtigung der Betroffenen führen. In der ICD-10 ist sie nicht gesondert aufgeführt. • Eine Möglichkeit der Einordnung findet sich im US-amerikanischen Diagnosehandbuch DSM-IV. Dort zählt die Prüfungsangst zu den sozialen Ängsten (der Prüfling ist der Beobachtung und Bewertung durch andere ausgeliefert). • In der Literatur findet sich aber auch eine Zuordnung zu den spezifischen, also isolierten Phobien (ICD-10: F40.2). In diesem Fall stehen eher die Prüfungssituation und das damit verbundene Vermeidungsverhalten im Mittelpunkt.	Isolierte Phobie (F40.2), hier: Prüfungsangst oder Soziale Phobie (F40.1), hier: Prüfungsangst

Tab. 2.11 Angstsyndrome in Zusammenhang mit Phobien und Angststörungen (Forts.).

Kurzfälle mit Schlüsselsymptomen	Typische Merkmale und Symptome	Verdachtsdiagnose nach ICD-10
• Ein 25-jähriger junger Mann leidet seit Jahren an diversen Ängsten, die sich seit seiner Heirat vor etwa einem Jahr gesteigert haben: Er macht sich Sorgen um seinen Job – schließlich müsse er sich und seine zukünftige Familie ernähren, bei den vielen Entlassungen in den großen Unternehmen wisse man ja nie. Überdies hat er Angst, seiner neun Monate alten Tochter könne etwas zustoßen. Er sorgt sich auch um seine 72-jährige Mutter: Seit seiner Heirat lebt er in einer anderen Stadt und kann sie nicht mehr so oft besuchen wie früher – wie es ihr da wohl gehe mit ihrem Mann, der sie so gar nicht versteht. Er kommt in die Praxis, weil er wegen seiner vielen Ängste und Sorgen oft nicht einschlafen kann, dann stundenlang wach liegt und als Folge davon – wie er meint – oft nervös, reizbar und schreckhaft ist.	• Wechselnde Ängste und Befürchtungen in Bezug auf alltägliche Ereignisse und Probleme über einen Zeitraum von mindestens sechs Monaten. Dies ist das wichtigste Merkmal für die Diagnose „generalisierte Angststörung". • Anders als bei der Panikstörung und den Phobien haben die Betroffenen bei dieser Störung in der Regel *keine* Panikattacken. • Besonders häufige Themen: – Befürchtungen, ein Angehöriger oder ein Kind könne erkranken oder verunglücken – finanzielle Ängste – Ängste in Bezug auf die Leistungsfähigkeit im Beruf – Sorgen um alltägliche Dinge wie Haushalt, Auto, Verreisen, Einladungen, Verspätung bei einer Verabredung etc. • Die Ängste und Besorgnisse sind für die Umwelt nicht nachvollziehbar. • Die ständigen Sorgen führen zu einem erhöhten Angstpegel, als Folge davon zu diversen vegetativen Störungen: Einschlafstörungen, Schreckhaftigkeit, Reizbarkeit, Unfähigkeit zu entspannen, Magen- und Darmprobleme etc.	Generalisierte Angststörung (F41.1)

2.3.2 Prüfungsprotokoll 12

FALLGESCHICHTE

Eine 25-jährige junge Frau ist vom Land nach München gezogen. Auf dem Weg zu ihrer neuen Arbeitsstelle wird ihr in der U-Bahn plötzlich übel. Sie zittert, ringt nach Luft und verspürt einen starken Druck auf der Brust. Fluchtartig verlässt sie das Zugabteil und geht zu Fuß zur Arbeit.

F: Was sind Ihre Gedankengänge zu dem Fall?

A: Wenn es keine körperliche Ursache für die Symptome gibt, hat die Frau eine Panikattacke.

F: Eine körperliche Ursache ist nicht gegeben. Was sind die Merkmale einer Panikattacke?

A: Es ist ein Angstanfall, der sich vorwiegend über vegetative Symptome ausdrückt: Zittern, Atemnot, Druck auf der Brust, Übelkeit, Herzschmerzen, Schwächegefühl, oft mit dem Gefühl, „weit weg zu sein".

F: Wie unterscheidet sich so eine Panikattacke von einer normalen Angstreaktion?

A: Eine klassische Panikattacke dauert nur kurz an, meist 10–15 Minuten. Die Angst drückt sich in massiven Körpersymptomen aus, die schnell ansteigen, aber auch schnell wieder schnell abfallen.

F: Kommen wir zu unserer Fallgeschichte zurück: Was hat denn die junge Frau? Sie hat eine Panikattacke, das stimmt. Ist dies dasselbe wie eine Panikstörung?

A: Nein. Sie hat zwar eine Panikattacke, aber panikartige Angstanfälle gibt es bei den verschiedensten psychischen Störungen, vor allem bei Phobien. Um die Diagnose „Panikstörung" stellen zu können, müsste ich der Frau weitere Fragen stellen, z. B. ob sie öfter solche Anfälle hat und ob die Panikattacken ohne äußeren Anlass, „wie aus heiterem Himmel" auftreten. Das wären deutliche Hinweise auf eine Panikstörung.

ACHTUNG

Nicht verwechseln:
- Eine *Panikattacke* ist ein Symptom!
- Eine *Panikstörung* ist eine Erkrankung mit dem Leitsymptom „häufige Panikattacken ohne erkennbaren Auslöser".

F: Was könnte die Frau sonst noch haben?

A: Wenn sie den Anfall stark herzbezogen erlebt, könnte es sich auch um ein Herzangstsyndrom handeln. Da müsste Sie allerdings Schmerzen im Herzbereich haben, oder Schmerzen im linken Arm, oder ein extremes Herzklopfen, evtl. mit Extrasystolen.

F: Das hat sie nicht. Was könnte die Frau sonst noch haben?

A: Wenn der Bus überfüllt war und sie ganz allgemein Angst hat vor Menschenmengen und evtl. öfter schon im Kaufhaus, beim Anstellen an der Kasse oder auf öffentlichen Plätzen einen massiven Angstanfall hatte, könnte es sich um eine Agoraphobie handeln. Evtl. hat sie auch eine Agoraphobie, kombiniert mit einer Panikstörung.

F: Was könnte sie sonst noch haben?

A: Ich müsste die Frau fragen, ob sie ganz allgemein Angst vor engen Räumen hat – das wäre eine Klaustrophobie. Das Schließen der Bustür könnte dann den Angstanfall ausgelöst haben. Oder aber sie fühlte sich unsicher, fühlte sich von den Menschen in der U-Bahn beobachtet – sie lebte bisher ja auf dem Land und ist möglicherweise noch nie oder nur außerhalb der Stoßzeiten mit der U-Bahn gefahren. Ich müsste sie fragen, ob sie auch in anderen sozialen Situationen Angst hat, sich falsch oder peinlich zu verhalten: z. B. im Restaurant, bei einer Geburtstagsfeier, evtl. auch beim Sprechen vor mehreren Leuten.

F: Es stellt sich heraus, dass die Frau eine soziale Phobie hat. Wie gehen Sie in diesem Fall therapeutisch vor?

A: Bei Phobien aller Art hat sich die Verhaltenstherapie bewährt. Ich werde die Frau also motivieren, einen Verhaltenstherapeuten aufzusuchen.

F: Was macht der in diesem Fall?

A: Wahrscheinlich eine kognitive Verhaltenstherapie, evtl. kombiniert mit Phasen, in denen die Frau sich bewusst in Situationen begibt, die ihr normalerweise Angst machen: z. B. ein Restaurantbesuch, das Lösen eines Fahrscheins im Bus oder der Besuch einer Geburtstagsfeier. In einer Art Angsttagebuch wird sie aufgefordert, die mit ihren Ängsten verknüpften negativen Gedanken zu notieren, die dann in der Therapie umstrukturiert werden. Da Sozialphobiker meist ein niedriges Selbstwertgefühl haben, geht es in diesem Zusammenhang wohl auch um eine Stärkung des Selbstwertgefühls. Evtl. ist in diesem Zusammenhang auch ergänzend an ein soziales Kompetenztraining zu denken.

F: Kann man Phobien auch medikamentös behandeln?

A: Wenn die Ängste den Alltag extrem beeinträchtigen, könnte man an die Gabe von Antidepressiva denken – das müsste dann ein Facharzt entscheiden.

2.3.3 Ängste bei anderen psychischen Störungen

Tab. 2.12 Ängste bei anderen psychischen Störungen.

Kurzfälle mit Schlüsselsymptomen	Typische Merkmale und Symptome	Verdachtsdiagnose nach ICD-10
• Die 24-Jährige Studentin Anna H. leidet seit zwei bis drei Monaten unter Ängsten verschiedenster Art: Sie hat Angst, für ihren Freund nicht gut genug zu sein oder in ihren Prüfungen zu versagen. Sie hat Angst um ihre Gesundheit, da sie in letzter Zeit unter Appetitlosigkeit leidet und einige Kilos abgenommen hat. Sie hat pessimistische Zukunftsgedanken und hatte in der letzten Woche nachts zweimal einen massiven Angstanfall mit der Vorstellung, ihr Freund habe sie wegen einer anderen verlassen. Sie schläft schlecht, wacht oft schon frühmorgens mit Ängsten auf, fühlt sich müde und ausgepowert und hat keine Freude mehr am Studium, am Ausgehen und am intimen Zusammensein mit ihrem Freund.	• Angstsymptome ähnlich wie bei der generalisierten Angststörung • gleichzeitig Symptome einer depressiven Episode: Schlafstörungen, morgendliches Früherwachen, Verlust von Freude und Interesse, Versagensängste, Müdigkeit, Libidostörung, Appetitlosigkeit, Gewichtsverlust und Insuffizienzgefühle **Wichtig zu wissen:** Angst zählt zu den charakteristischen Symptomen einer depressiven Episode, auch wenn dies in der ICD-10 nicht ausdrücklich vermerkt wird. Meist haben die Betroffenen Ängste vor den Anforderungen des Alltags, aber auch Zukunfts- oder Versagensängste sind häufig. Zur depressiven Symptomatik passt auch die Angst, den Anforderungen der Umwelt nicht zu genügen. Bei einem Teil der Betroffenen steigert sich die Angst in einem Maße, dass sie Panikattacken erleiden, die einer Panikstörung ähneln. Die ICD-10 vermerkt hierzu: „Die Panikstörung soll nicht als Hauptdiagnose verwendet werden, wenn der Betroffene bei Beginn der Panikattacken an einer depressiven Störung leidet. Unter diesen Umständen sind die Panikattacken wahrscheinlich sekundäre Folge der Depression".	Mittelgradige depressive Episode (F32.1)

Tab. 2.12 Ängste bei anderen psychischen Störungen (Forts.).

Kurzfälle mit Schlüsselsymptomen	Typische Merkmale und Symptome	Verdachtsdiagnose nach ICD-10
• Marion S., eine 23-jährige Studentin der Sozialpädagogik, kommt in Begleitung einer Freundin in die Praxis. „Sie braucht eigentlich Hilfe, aber sie ist fürchterlich schüchtern und hatte Angst, einer unbekannten Person ihre Probleme zu erzählen", sagt die Freundin. Als Marion ein wenig Vertrauen gefasst hat, berichtet sie über ihre Probleme: Im Rahmen ihrer Ausbildung soll sie ein Praktikum in einem Kindergarten machen, hat davor aber so große Angst, dass sie am liebsten ihr Studium abbrechen würde. „In sozialen Situationen verhalte ich mich meist dumm und ungeschickt – nicht auszudenken, was passiert, wenn die Kindergärtnerinnen mich kritisch beobachten! Das tue ich mir nicht an." Auf Nachfragen erzählt sie, dass sie schon immer Angst vor sozialen Kontakten hatte: Schon in der Schule vermied sie es, auf Geburtstagsfeiern oder Partys zu gehen. Und obwohl sie sich nach einer Beziehung sehnt, hat sie es bis heute nicht geschafft, mit einem Jungen zu flirten oder gar sich mit einem zu treffen: „Ich hatte immer das Gefühl: So wie ich aussehe und mich verhalte, mag mich ohnehin keiner." Die einzigen, bei denen sie sich sicher fühlt, sind ihre beiden Freundinnen und ihre Mutter.	• Ängste vor sozialen Situationen, die an eine soziale Phobie denken lassen Wichtig: Die Ängste bestehen ohne Unterbrechung seit der Schulzeit. Es handelt sich also um eine Persönlichkeitsstörung. • Die Ängste kreisen um die Vorstellung, in sozialen Situationen dumm, minderwertig oder ungeschickt zu sein und deshalb von anderen abgelehnt zu werden. • Marion hat wenig persönliche Kontakte, und nur dann, wenn sie sich sicher ist, dass man sie mag. Meist sind das nur ganz wenige Freunde oder Verwandte, denen man vertraut, hier: die Mutter und zwei Freundinnen. **Nicht verwechseln:** Im Gegensatz zur schizoiden Persönlichkeitsstörung wünschen die Betroffenen sich eine Beziehung, haben aber so große Angst vor Kritik und Ablehnung, dass sie die sich hierfür bietenden Möglichkeiten meiden.	Ängstlich-vermeidende Persönlichkeitsstörung (F60.6)
• Ein 45-jähriger Lehrer kommt in die Praxis, weil er – wie er sagt – 14 Stunden am Tag mit der Schule beschäftigt ist und keine Zeit hat, Freunde zu finden oder eine Frau kennen zu lernen. „Es geht schon am Morgen los, wenn ich mit dem Auto zur Arbeit fahre: Jedes Mal, wenn ich über eine Bodenwelle fahre, denke ich, ich habe jemanden überfahren. Obwohl das völliger Unsinn ist, halte ich rechts an und überzeuge mich, dass ich niemanden verletzt oder getötet habe. Manchmal auch fahre ich mehrmals die halbe Strecke zurück, um ganz sicher zu gehen. Dann in der Schule sitze ich über Notenlisten oder Sitzungsprotokollen – stundenlang, damit ich ja keinen Fehler mache. Am Abend schließlich rufe ich meine Mutter an – wenn ich es versäume, fühle ich mich schuldig und bekomme panikartige Angst, es könnte ihr etwas zustoßen." Er sagt, er wolle das alles nicht, könne aber nichts dagegen tun.	• quälende Zwangsgedanken, die große Angst machen und durch passende Zwangshandlungen neutralisiert werden sollen: – Zwangsgedanke: Angst, jemanden überfahren zu haben. Daraus resultierende Zwangshandlung: rechts ranfahren, mehrmaliges Abfahren der Strecke – Zwangsgedanke: Angst, Fehler zu machen. Daraus resultierende Zwangshandlung: stundenlanges Überprüfen von Notenlisten und Protokollen – Zwangsgedanke: Angst in Bezug auf die Mutter Zwangshandlung: Er ruft sie jeden Abend an. • Die Zwangsgedanken und Zwangshandlungen zeigen folgende Merkmale: – Sie werden als eigene Gedanken bzw. eigene Handlungen empfunden (nicht von anderen eingegeben). – Die Gedanken und Handlungen werden als übertrieben oder unsinnig empfunden („obwohl das alles völliger Unsinn ist …"). – Werden Zwangshandlungen unterdrückt, verstärkt sich die Angst („Ich bekomme panikartige Angst"). Die Betroffenen leiden also unter ihren Zwängen. – Gegen mindestens einen Zwangsgedanken bzw. eine Zwangshandlung wird gegenwärtig erfolglos Widerstand geleistet („Er sagt, er wolle das alles nicht, könne aber nichts dagegen tun"). – Die Betroffenen werden in ihrer sozialen und individuellen Leistungsfähigkeit behindert, meist durch den besonderen Zeitaufwand (der Mann ist sozial isoliert: Er findet keine Freunde und hat keine Möglichkeit, eine Frau kennen zu lernen). – Dauer: mindestens zwei Wochen	Zwangsstörung (F42) Zwangsgedanken und Zwangshandlungen gemischt (F42.2)

Tab. 2.12 Ängste bei anderen psychischen Störungen (Forts.).

Kurzfälle mit Schlüsselsymptomen	Typische Merkmale und Symptome	Verdachtsdiagnose nach ICD-10
• Eine 45-jährige Frau kommt in die Praxis, weil sie Angst vor Nadeln und Reißzwecken hat. „Wenn ich nur schon eine Nadel sehe, überfällt mich panikartige Angst“, meint sie. Die Angst vor kleinen spitzen Gegenständen ist inzwischen so massiv geworden, dass sie nicht mehr zum Einkaufen gehen kann und den Haushalt vernachlässigt. Auf die Frage, warum sie solche Angst vor Nadeln und Reißzwecken habe, erklärt sie, sie befürchte, dass jemand sie verschlucken könne und sie dann schuld daran sei.	Zwangsstörung (*keine* Phobie!): • Die Frau hat nicht Angst, dass sie selbst durch Nadeln oder Reißzwecken zu Schaden kommen könne. Sie hat Angst, dass durch ihr Verschulden *andere* die spitzen Gegenstände verschlucken könnten. • Der ständige Gedanke daran ist typisch für (oft absurde) Zwangsgedanken, die große Angst auslösen. • Typisch ist auch, dass die Betroffenen ihre sich aufdrängenden Gedanken nicht dauerhaft unterdrücken können.	Zwangsstörung, vorwiegend Zwangsgedanken (F42.0)
• Eine 26-jährige junge Frau hat im Bus plötzlich das Gefühl, eine fremde Frau signalisiere ihr mit den Augen, dass sie gerne Sex mit ihr hätte. In Panik steigt sie bei der nächsten Station aus. Seitdem, sagt sie, bemerkt sie ständig, dass andere Frauen sie auf begehrliche Weise anschauen. Diese Vorstellung macht ihr große Angst, doch sie kann sich nicht dagegen wehren. Inzwischen reagiert sie auf Vorfälle dieser Art mit einer Art Ritual: Um sich zu beweisen, dass sie mit Frauen nichts „am Hut hat“, verabredet sie sich so schnell wie möglich mit ihrem Freund und verführt ihn. Sie ist hundertprozentig überzeugt, nicht lesbisch zu sein.	*Keine* Sexualstörung! Die wichtigsten Kriterien für Zwangsgedanken sind vorhanden: • Der Gedanke, evtl. lesbisch zu sein, wurde ihr nicht von außen eingegeben, er stammt von ihr. • Der Versuch, gegen die Gedanken Widerstand zu leisten, ist erfolglos. • Die Gedanken machen große Angst. • Um die Angst zu reduzieren, reagiert sie auf die angstmachenden Gedanken mit einer Zwangshandlung, die sich inzwischen zu einem Ritual entwickelt hat.	Zwangsstörung, vorwiegend Zwangsgedanken (F42.0)

2.3.4 Prüfungsprotokoll 13

FALLGESCHICHTE

Eine 28-jährige Studentin kommt zu Ihnen in die Praxis, weil sie es mit ihren Ängsten nicht mehr aushält. Überdies sei sie ständig müde, nichts mache ihr mehr Freude und sie leide an Schlafstörungen. Der Hausarzt, der sie zu Ihnen geschickt hat, habe ihr Schlafmittel verschrieben, die würden ihr zwar nachts helfen, aber tagsüber leide sie seit Jahren unter massiven Ängsten vor spitzen Gegenständen. Sie habe Angst, dass sie jemanden damit verletzen oder umbringen könne. Die Angst habe sich in den letzten Jahren so gesteigert, dass sie manchmal das Gefühl hat, vor Angst verrückt zu werden. Um niemanden zu verletzen, hat sie sich von allen Freunden und Bekannten zurückgezogen und mit ihrem Freund Schluss gemacht. Vor vier Wochen habe ihr jüngerer Bruder sie für ein paar Tage besucht. Da habe die Angst sich bis zur Panik gesteigert. „Ich sah mich in Gedanken mehrmals mit einem Messer oder einer Schere auf ihn los gehen – Sie können sich kaum vorstellen, wie ich mich da gefühlt habe.“

F: In welche Richtung geht Ihre Diagnose?

A: Die Studentin hat zwar Angst vor spitzen Gegenständen, allerdings ist es keine Phobie, denn da müsste sie Angst haben, dass sie selbst durch Messer, Scheren etc. verletzt wird. Die junge Frau hat jedoch panikartige Angst, andere – nicht zuletzt ihren Freund oder ihren Bruder – zu verletzen. Dies ist typisch für Zwangsgedanken, die sich aufdrängen, ohne dass die Betroffenen sich dagegen wehren könnten.

ACHTUNG

Angst vor spitzen Gegenständen

Nicht verwechseln:
- Jemand hat Angst, *selbst* verletzt zu werden → Phobie.
- Jemand hat Angst, *andere* zu verletzen → Zwangsstörung (Zwangsgedanken).

F: Was fällt Ihnen bei der Fallgeschichte sonst noch auf?

A: Die Antriebslosigkeit, die Schlafstörungen, der Verlust an Freude und Interesse und der soziale Rückzug – diese Symptome sind typisch für eine Depression. Zwangsstörungen sind ja oft mit Depressionen gekoppelt. Wahrscheinlich hat die Studentin eine mittelgradige depressive Episode.

F: Was machen Sie mit der jungen Frau?

A: Als Erstes stelle ich ihr Fragen zur Suizidalität – das ist bei Depressionen immer in Betracht zu ziehen.

F: Wenn sie nicht akut suizidgefährdet ist, was tun Sie dann?

A: Ich motiviere die Frau, zu einem Psychiater zu gehen, der ihr wahrscheinlich Antidepressiva verschreibt, um die Depression zu behandeln. Antidepressiva werden auch bei Angsterkrankungen verschrieben, da dürften auch die hinter den Zwangsgedanken steckenden Ängste reduziert werden.

F: Die junge Frau erzählt, dass sie schon seit Jahren Ängste hat. Welche Art von Therapie wäre noch in Betracht zu ziehen?

A: Wenn die Medikamente greifen, wäre begleitend eine Psychotherapie in Betracht zu ziehen.

F: Könnten Sie mit der Frau arbeiten?

A: Bei Zwangsstörungen hat sich die kognitive Verhaltenstherapie bewährt: die Frau leidet ja unter Zwangs-*Gedanken*. Wenn es gelingt, in der Therapie die Gedanken zu verändern, verändern sich auch die damit verknüpften Emotionen.

F: Wie kann man sich das Entstehen von Zwangsgedanken dieser Art vorstellen?

A: Die Verhaltenstherapie geht davon aus, dass Zwangsgedanken und Zwangsimpulse dieser Art irgendwann erlernt wurden und deshalb auch wieder verlernt werden können. Ich könnte mir vorstellen, dass eine aus der Kindheit stammende Geschwisterrivalität dahinter stehen könnte – auffällig ist, dass die aggressiven Impulse und die damit verbundenen Ängste sich beim Besuch ihres Bruders massiv verstärkt haben.

2.3.5 Ängste in Zusammenhang mit Belastungsstörungen

Tab. 2.13 Ängste in Zusammenhang mit Belastungsstörungen.

Kurzfälle mit Schlüsselsymptomen	Typische Merkmale und Symptome	Verdachtsdiagnose nach ICD-10
• Ein Feuerwehrmann liegt acht Wochen mit Verbrennungen zweiten und dritten Grades im Krankenhaus. Er wurde bei einem Feuerwehreinsatz vor etwa einem halben Jahr schwer verletzt, als er in ein brennendes Haus eindrang, um die dort eingeschlossenen Kinder zu retten. Er kommt auf Drängen seiner Frau in die Praxis, weil er seit vier Wochen extrem schreckhaft ist und die Familie mit seiner Launenhaftigkeit und seinen Wutausbrüchen in die Verzweiflung treibt. Außerdem leidet er an Albträumen und sich aufdrängenden Erinnerungen an den Hausbrand, auf die er meist mit Angstanfällen reagiert: Er verspürt dann ein Kribbeln an Armen und Beinen, ihm ist übel, er bekommt Atemnot und hat das Gefühl, das Bewusstsein zu verlieren. Im Moment ist er wegen seiner Ängste vom Dienst suspendiert. Er schämt sich deswegen vor seinen Kollegen und sieht in seinem Leben keinen Sinn mehr.	• Angstsymptome als Folge eines Traumas, einer „Situation mit außergewöhnlicher Bedrohung oder katastrophenartigem Ausmaß". • wiederholtes Erleben des Traumas in sich aufdrängenden Nachhallerinnerungen (Flashbacks) • Die Erinnerungen an das Trauma lösen Angst und Panik aus (hier mit den typischen Symptomen einer Panikattacke: Kribbeln, Übelkeit, Atemnot, Gefühl, das Bewusstsein zu verlieren). • Die ständige Alarmbereitschaft führt zu Schlafstörungen, Reizbarkeit und nicht kontrollierbaren Emotionen (Wutausbrüche). • Suizidgedanken • Auftreten der Symptome mit einer Verzögerung von Wochen bis Monaten (hier: fünf Monate)	Posttraumatische Belastungsstörung (PTBS) (F43.1)
• Eine 50-jährige Abteilungsleiterin kommt in die Praxis, weil sie unter Ängsten und Depressionen leidet und von Albträumen und Zukunftsängsten geplagt wird. Vor drei Monaten hat ihr Mann ihr verkündet, er werde mit einer anderen Frau ein neues Leben beginnen. „Zunächst konnte ich es nicht glauben, dann wurde ich von Wut und Verzweiflung gepackt. Inzwischen habe ich Phasen, in denen ich stundenlang weine; dann plötzlich eine gereizte Stimmung, in der mir niemand zu nahe kommen darf; ganz häufig allerdings Ängste, die mich nachts nicht schlafen lassen: Manchmal wache ich mitten in der Nacht mit Herzrasen aus einem meiner Albträume auf mit dem Gefühl: Was wird nun aus mir?"	• Ängste und depressive Verstimmungen in Zusammenhang mit einer psychosozialen Belastungssituation, die von anderen Menschen nicht als „Situation mit außergewöhnlicher Bedrohung oder katastrophenartigem Ausmaß" eingestuft wird • Ängste (vor allem Zukunftsängste) • Trauer (stundenlanges Weinen) • Anspannung, Ärger und Gereiztheit • Verzweiflung • Depression („in ein tiefes Loch fallen") • Albträume (über die Zukunft, nicht wie bei der PTBS über ein vergangenes Trauma) Typische Symptome einer Anpassungsstörung.	Anpassungsstörung (F43.2) genauer: Anpassungsstörung mit vorwiegender Störung von anderen Gefühlen (Angst, Depression, Besorgnis, Anspannung und Ärger) (F43.22)

2.3.6 Prüfungsprotokoll 14

FALLGESCHICHTE

Eine 27-jährige Schauspielerin war vor sechs Wochen Zeuge eines Unfalls auf der Autobahn, bei dem ein Fahrzeug Feuer fing und der Fahrer und seine kleine Tochter vor ihren Augen verbrannten. Sie habe fluchtartig den Unfallort verlassen. Noch Stunden habe sie neben sich gestanden, habe vor Angst gezittert und geschwitzt und nachts fast nicht geschlafen. Am nächsten Tag seien diese Symptome abgeklungen.

Allerdings habe sie bemerkt, dass ihr in der letzten Zeit die Arbeit auf der Bühne keine Freude mehr bereite, sie es kaum mehr schaffe, ihre Rollen einzuüben und sie überdies große Angst habe, auf der Bühne zu versagen. Auch in anderen Situationen verspüre sie auf einmal unerklärliche Ängste: beim Autofahren oder beim Zusammensein mit ihrem Freund zum Beispiel „Meine Gefühle zu ihm sind zurückgegangen; ich habe keine Lust mehr, mit ihm tanzen zu gehen, gleichzeitig habe ich Angst, ihn zu verlieren".

F: Was sind ihre differenzialdiagnostischen Überlegungen bei diesem Fall?

A: In der Fallgeschichte werden zwei verschiedene Störungsbilder beschrieben: Die spontanen Reaktionen der Schauspielerin wie Zittern, Schwitzen, Neben-sich-Stehen, Schlaflosigkeit etc. sind typisch für eine akute Belastungsreaktion, die in der Regel nicht länger als zwei bis drei Tage anhält. Das ist auch hier der Fall: Die Symptome sind am nächsten Tag abgeklungen.

Im zweiten Teil der Geschichte erzählt sie allerdings von ihrem Zustand vier bis sechs Wochen nach dem Unfall: Die Arbeit auf der Bühne macht ihr keine Freude mehr, sie hat Probleme mit dem Lernen neuer Rollen und leidet an Versagensängsten. Das alles sind Symptome einer Anpassungsstörung mit depressiver Reaktion. Auch der Rückgang der Gefühle zu ihrem Freund ist dafür typisch, sie hat allerdings auch diverse Ängste. Ich denke, die Diagnose ist in diesem Fall „Anpassungsstörung, Angst und depressive Reaktion gemischt".

F: Könnte es sich nicht auch um eine posttraumatische Belastungsstörung handeln?

A: Da müsste sie Flashbacks und Albträume haben und ein andauerndes Gefühl des Betäubtseins. Typisch wäre auch ein Vermeiden von Situationen, die an das Trauma erinnern. Das kann ich aus der Geschichte nicht ersehen.

F: Gehen wir davon aus, die Frau leidet an einer Anpassungsstörung. Wie gehen Sie in diesem Fall therapeutisch vor?

A: Ich kläre die Frau auf, dass es sich um eine natürliche Reaktion auf das Ereignis handelt. Dass die Symptome von Angst und Depression sich in der Regel abschwächen, ich ihr aber gerne helfe, im Gespräch evtl. abgespaltene Gefühle wahrzunehmen, die Ängste anzuerkennen und auf diese Weise die Selbstheilungskräfte des Organismus zu aktivieren.

F: Jetzt stellen Sie sich vor, die junge Schauspielerin erscheint zwölf Monate später wieder in Ihrer Praxis mit den Worten:

FALLGESCHICHTE

„Ich hatte gehofft, die Symptome von Angst und Depression würden zurückgehen. Aber das Gegenteil war der Fall. Nach einem Bagatellunfall vor ein paar Monaten hatte ich plötzlich wieder die Bilder von damals vor mir. Seitdem leide ich unter Albträumen und Ängsten, die ich nicht kontrollieren kann. Deshalb gehe ich kaum mehr unter Menschen. Die Beziehung zu meinem Freund ist inzwischen in die Brüche gegangen. Und seit einigen Monaten habe ich kein Engagement mehr. Ich habe nicht die Kraft und Energie, mich bei den Agenturen zu bewerben. Ich bin allein, ohne Freunde, ohne meinen früher geliebten Beruf – ich weiß eigentlich nicht, welchen Sinn mein Leben noch haben soll." Sie fährt nicht mehr mit dem Auto, benützt lieber die öffentlichen Verkehrsmittel. Als es klingelt und jemand etwas lauter die Tür ins Schloss fallen lässt, zuckt sie zusammen. „Ja, ich bin schreckhaft geworden", meint sie. „Und wenn ich Kinder spielen sehe oder sie schreien höre, breche ich in Tränen aus und könnte vor Verzweiflung laut schreien."

F: Welche Diagnose stellen Sie jetzt?

A: Die Frau hat Albträume, Ängste, ist schreckhaft, hat eine depressive Symptomatik und bekommt Flashbacks, wenn sie Kinder spielen sieht oder Kinder schreien hört. Die Frau hat nun eine posttraumatische Belastungsstörung, die typischerweise mit einer Verzögerung von mehreren Monaten auftreten kann – in unserem Fall ausgelöst durch einen Bagatellunfall, der die Erinnerungen an das ursprüngliche Trauma wachruft.

F: Arbeiten Sie mit der Frau?

A: Auf keinen Fall – dafür gibt es speziell ausgebildete Traumatherapeuten.

F: Was macht denn so ein Traumatherapeut?

A: Er hilft den Betroffenen zu erkennen, dass das traumatische Ereignis vorbei ist, sodass sie nicht Monate oder Jahre später darauf reagieren, als ob das Ereignis – in unserem Fall der Autounfall – gerade jetzt passiert. Traumatherapeuten, die mit Verhaltenstherapie arbeiten, verwenden zu diesem Zweck Techniken der kognitiven Verhaltenstherapie, aber sie konfrontieren auch die Betroffenen gedanklich oder real mit dem Erlebten. Eine andere Art der Traumatherapie ist das EMDR, bei dem versucht wird, über Links-Rechts-Augenbewegungen abgespaltene Teile der Erinnerung wieder in das neuronale Netzwerk des Gehirns zu integrieren.

F: Welche Phasen unterscheidet man bei der Traumaverarbeitung?

A: In einer ersten Phase – der Stabilisierungsphase – gilt es, den Klienten mit Ressourcentechniken zu stabilisieren. In der zweiten Phase geht es um eine graduierte Konfrontation mit dem Trauma. In der dritten Phase gilt es, die neuen Erkenntnisse und Erfahrungen im Alltag umzusetzen.

2.3.7 Ängste in Zusammenhang mit Körpersymptomen

Tab. 2.14 Ängste in Zusammenhang mit Körpersymptomen.

Kurzfälle mit Schlüsselsymptomen	Typische Merkmale und Symptome	Verdachtsdiagnose nach ICD-10
• Ein 50-jähriger Versicherungskaufmann wird von massiven Ängsten heimgesucht, weil er glaubt, an Magenkrebs erkrankt zu sein. Vor einem Jahr ist sein bester Freund an Darmkrebs gestorben. Seitdem tastet er regelmäßig seinen Bauch ab, untersucht seinen Stuhlgang und hat sich mehrmals von Fachärzten untersuchen lassen. Alle Untersuchungen inklusive einer Magen-Darm-Spiegelung waren ohne Befund. Dennoch ist er von seiner Krankheit überzeugt und kann an nichts anderes mehr denken.	• eine mindestens sechs Monate andauernde Überzeugung, an einer schweren Erkrankung – hier: Krebs – zu leiden • Die Ängste beeinträchtigen das tägliche Leben und die persönlichen Beziehungen. • hartnäckige Weigerung, den medizinischen Befund zu akzeptieren	Hypochondrische Störung (F45.2)

Tab. 2.14 Ängste in Zusammenhang mit Körpersymptomen (Forts.).

Kurzfälle mit Schlüsselsymptomen	Typische Merkmale und Symptome	Verdachtsdiagnose nach ICD-10
• Eine 35-jährige Frau – gutaussehend und elegant gekleidet – kommt in die Praxis mit den Worten: „Ich weiß nicht mehr, wie es weiter gehen soll." Vor zweieinhalb Jahren war sie wegen einer Zahnregulierung beim Zahnarzt, doch die Behandlung hatte nicht den gewünschten Erfolg. Seitdem fühlt sie sich hässlich und entstellt und wird von der andauernden Angst verfolgt, dass alle Menschen – wo immer sie hingeht – ständig auf ihre Zähne schauen und sie wegen ihres Aussehens bemitleiden. Deshalb verlässt sie nur noch selten das Haus, obwohl Freunde ihr bescheinigen, dass ihre Zähne absolut in Ordnung sind. Ergänzend fügt sie hinzu, sie habe vor zweieinhalb Jahren entdeckt, dass ihr Mann eine Freundin hat. Da habe sie sich die Zähne richten lassen. „Mein Mann hat sich nur darüber beschwert, dass das Ganze so viel Geld gekostet habe. Die Freundin hat er nach wie vor."	• Hauptsymptom: übermäßige angstvolle Beschäftigung mit einem nicht vorhandenen Makel in der äußeren Erscheinung • oder: verzerrte Wahrnehmung eines kleinen körperlichen Fehlers • häufig betroffen: Nase, Zähne, Haut, Brust, Gesicht • häufige Folge: sozialer Rückzug und Beziehungsideen („Alle schauen mich wegen meiner Zähne an")	Hypochondrische Störung (F45.2) Sonderfall: Dysmorphophobie, nicht wahnhaft (körperdysmorphophobe Störung)
• Eine 24-jährige Küchenhilfe eines Hotels erscheint in Begleitung einer Angestellten in der Praxis. „Wir wissen uns nicht mehr zu helfen", meint diese. Die Küchenhilfe sei wie versteinert, an Arbeit sei gar nicht zu denken. In der Küche starre sie unentwegt auf ihre Hände, mit vor Angst aufgerissenen Augen ... Dazwischen gehe sie immer wieder zum Spiegel, schaue sich an und murmele irgendetwas von „Oh Gott, was geschieht mit mir." Mit Mühe bringen Sie die junge Frau zum Reden. Sie streckt Ihnen die Hände entgegen mit den Worten: „Sehen Sie nicht, meine Hände, sie schrumpfen von Tag zu Tag. Und schauen Sie mein Gesicht an: Auch mein Gesicht schrumpft, so wie mein ganzer Körper: Ich werde kleiner und kleiner, bis nichts mehr übrig ist von mir". Sie schauen die Hände und das Gesicht der Frau an – sie sind ganz normal.	• Hauptsymptom: übermäßige angstvolle Beschäftigung mit einem nicht vorhandenen Makel in der äußeren Erscheinung. Hier: Hände, Gesicht und Körper • In dieser Fallgeschichte steht die Beurteilung des körperlichen Makels (schrumpfende Hände, Gesicht und Körper) so im Widerspruch zu dem, was andere wahrnehmen, dass man von einem Wahn, genauer von einer wahnhaften Dysmorphophobie ausgehen kann. • Wahn bedeutet: subjektive Gewissheit, Unkorrigierbarkeit, Gegensatz zu dem, was andere Menschen denken und wahrnehmen • Auffallend ist neben der verzerrten Wahrnehmung des eigenen Körpers eine depressive Symptomatik („Sie ist wie versteinert, redet nicht, an Arbeit ist nicht zu denken"). Möglicherweise leidet die Betroffene an einem nihilistischem Wahn („Ich bin ein Nichts"), wie er bei schweren Depressionen vorkommt. Auf Körperebene zeigt sich diese Vorstellung in einem „Schrumpfen" von Händen, Gesicht und Körper. Eine genaue Diagnose ist nur durch weitere Fragen zu erstellen. • Wenn die Symptome länger als drei Monate bestehen und keine ausgeprägten depressiven Symptome vorhanden sind, könnte es sich auch um eine anhaltende wahnhafte Störung handeln. Dies ist nur durch weitere Fragen zu klären.	Wahnhafte Dysmorphophobie im Rahmen einer schweren depressiven Episode mit psychotischen Symptomen (F33.3) oder Wahnhafte Dysmorphophobie im Rahmen einer anhaltenden wahnhaften Störung (F22.0 oder F22.8)
• Eine 68-jährige Frau kommt in Begleitung ihres Mannes (72) in die Praxis und bittet Sie um Hilfe. „Mein Mann hatte vor etwa sechs Monaten eine Bypass-Operation, die gut verlaufen ist. Seitdem überwacht er mich ständig: Wenn ich z. B. im Garten arbeite, steht er ständig am Fenster, um sicherzugehen, dass ich nicht unerwartet weggehe. Wenn ich zum Einkaufen fahre und nicht pünktlich zurückkomme, macht er mir eine Szene: Er habe Angst, mir könne etwas passieren." Auf Nachfragen erklärt der Mann: „Ich habe einfach große Ängste, vor allem, wenn ich allein bin. Vor meiner OP war das ganz anders."	Typische Folgeerscheinungen einer Herz-OP sind massive Ängste und oft auch Depressionen. Die hier geschilderten Symptome ähneln denen einer generalisierten Angststörung. Merke: Jede Art von Angststörung kann auch organisch bedingt sein! Herzerkrankungen sind eine häufige Ursache von Ängsten aller Art.	Organische Angststörung (F06.4) mit Merkmalen einer generalisierten Angststörung

Tab. 2.14 Ängste in Zusammenhang mit Körpersymptomen (Forts.).

Kurzfälle mit Schlüsselsymptomen	Typische Merkmale und Symptome	Verdachtsdiagnose nach ICD-10
• Eine 24-jährige Studentin kommt in die Praxis, weil sie seit ihrem 17. Lebensjahr immer wieder kurze, ohnmachtsähnliche Anfälle hat. Manchmal kommt ihr dabei alles weit entfernt vor. In den letzten Wochen und Monaten hatte sie überdies mehrmals Panikattacken mit Schwindel, Schwitzen, Zittern und einem eigenartigen Kribbeln am ganzen Körper. Im Anamnesegespräch beschreibt sie sich als sehr ehrgeizig. „Das war schon in der Schule so", meint sie. „Allerdings hatte ich damals schon Probleme, mich im Unterricht zu konzentrieren – da gab es Situationen, wo ich für ein paar Sekunden wie weggetreten war, die Stimme des Lehrers nicht mehr hörte und mir dann später alles zusammenreimen musste. Kürzlich wollte ich die Straße überqueren. Als ich auf der anderen Seite ankam, wusste ich nicht, wie ich dorthin gelangt war. In der letzten Zeit häufen sich Situationen wie diese, auch das macht mir Angst. Am schlimmsten jedoch sind die Panikattacken."	• Die „ohnmachtsähnlichen Anfälle" und die im zweiten Abschnitt beschriebenen Symptome deuten auf kurze Petit-Mal-Anfälle (Absencen) hin. • Beim Petit Mal gibt es keine epileptische Aura, keine Krämpfe, keinen Terminalschlaf. • Die Panikattacken dürften eine Folge der wiederholten epileptischen Anfälle sein, bei denen das Gehirn geschädigt wurde. So schnell wie möglich neurologisch abklären!	Organische Angststörung (F06.4) mit Merkmalen einer Panikstörung im Zusammenhang mit Petit-Mal-Anfällen (Absencen)

2.3.8 Prüfungsprotokoll 15

FALLGESCHICHTE

Karl S. (28) ist Schriftsteller. Er kommt in die Praxis, weil er panikartige Ängste vor einem Fototermin hat, der nächste Woche stattfinden soll. „Auf keinen Fall darf ein Foto von mir erscheinen. Das wäre eine Katastrophe", erklärt er und hält dabei wie schützend die Hand vor den Mund. Als der Therapeut den Grund für seine Panik erfahren möchte, deutet Karl S. auf die Gesichtspartie zwischen Mund und Nase, wo bei genauerem Hinsehen eine Unzahl von z. T. entzündlichen Hautverletzungen zu sehen ist. Er mache sich Sorgen um seinen viel zu dichten Bartwuchs oberhalb der Lippe. „Die Leute auf der Straße schauen mich alle mitleidig an. Es ist unerträglich. Mein Schnurrbart entstellt mein Gesicht und macht mich hässlich wie einen Gnom." Dies sei der Grund, warum er sich drei- bis viermal am Tag rasiere und sich dazwischen mit einer Pinzette die Barthaare ausreiße. „Das Ganze hat vor etwa acht Monaten angefangen. Da hat meine Freundin mich verlassen – ich bin sicher, mein Schnurrbart war schuld daran". Seitdem könne er sich an nichts mehr freuen: Er gehe kaum noch aus, leide an Schlafstörungen und esse kaum noch. „Das Schreiben war immer schon meine große Leidenschaft, aber jetzt fällt mir selbst das schwer – ich schaffe es nur unter größten Anstrengungen, mich an den Computer zu setzen und sinnvolle Sätze zu Papier zu bringen."

F: In welche Richtung geht Ihre Diagnose?

A: Der Mann hat seit acht Monaten Ängste wegen seines Aussehens, seit etwa derselben Zeit leidet er an Schlaf- und Essstörungen, kann sich an nichts mehr freuen und geht kaum mehr aus. Außerdem hat er offenbar Antriebsstörungen – er kann sich nur mit größter Mühe zur Arbeit zwingen. Der Mann zeigt alle Symptome eines depressiven Syndroms. Dafür gibt es einen Auslöser: Es könnte sich also um eine Anpassungsstörung mit längerer depressiver Reaktion handeln, allerdings sind die depressiven Symptome so ausgeprägt, dass er wohl an einer mittelgradigen oder schweren depressiven Episode leiden dürfte.

F: Was fällt Ihnen sonst noch dazu ein?

A: Die Sache mit dem Schnurrbart. Der Mann hat Angst, missgestaltet zu sein – er leidet an einer Dysmorphophobie.

F: Welche Arten von Dysmorphophobie kennen Sie?

A: Die Vorstellung, eine zu große Nase zu haben, oder missgestaltete Zähne, oder …

F: Das meine ich nicht. Wo in der ICD-10 steht denn die Dysmorphophobie?

A: Sie ist eine Form der hypochondrischen Störungen. Diese zählen zu den somatoformen Störungen. Die hypochondrische Störung steht in der ICD-10 unter F45.

F: Gibt es vielleicht noch eine andere Form der Hypochondrie bzw. Dysmorphophobie, die nicht unter F45 steht?

A: Ja, die ist aber eher selten. Es sind Störungen mit Wahn. Sie zählen dann zu den anhaltenden wahnhaften Störungen. Diese finden sich unter F2.

F: Schauen Sie sich nochmal unsere Fallgeschichte an: Welche Art von Dysmorphophobie hat der Mann?

A: Er reißt sich die Barthaare aus und denkt immer noch, er habe einen zu starken Bartwuchs. Das ist sicher wahnhaft, nicht mit der Realität in Einklang zu bringen.

ACHTUNG

- **psychogene Dysmorphophobie:** somatoforme Störungen (F4)
- **wahnhafte Dysmorphophobie** im Rahmen einer schweren depressiven Episode mit psychotischen Symptomen (F3)
- **wahnhafte Dysmorphophobie** als eine Form der anhaltenden wahnhaften Störung (F2)

F: Also?

A: Der Mann hat eine wahnhafte Dysmorphophobie.

F: Und was noch?

A: Eine depressive Episode.

F: Was fällt Ihnen dazu noch ein? Depression? Wahn?
A: Menschen mit schweren Depressionen entwickeln oft einen Wahn, der zu ihrer Stimmung und ihrem Zustand passt – einen Schuldwahn, einen Nichtigkeitswahn, einen hypochondrischen Wahn oder auch eine wahnhafte Dysmorphophobie.
F: Wie lautet jetzt Ihre Diagnose?
A: Schwere depressive Episode mit wahnhafter Dysmorphophobie.
F: Wie ist Ihr weiteres therapeutisches Vorgehen?
A: Als erstes kläre ich, ob der Mann suizidgefährdet ist. In diesem Fall ist Krisenintervention angesagt.
F: Und die Dysmorphophobie?
A: Die wird wohl verschwinden, wenn die Depression sich bessert oder vorbeigeht. Der Mann braucht unbedingt Antidepressiva. Ich werde ihn also motivieren, zu einem Psychiater zu gehen, vorausgesetzt, er ist nicht akut suizidgefährdet.

2.3.9 Kurztest 3

Welche der folgenden psychischen Störungen (A–L) passt zu welcher Fallgeschichte? Schreiben Sie den entsprechenden Buchstaben in das leere Kästchen. Jede der vorgeschlagenen Störungen kann ein- oder zweimal vorkommen. Die Lösungen finden Sie im Lösungsteil.

A Soziale Phobie
B Generalisierte Angststörung
C Trennungsangst im Kindesalter
D Isolierte Phobie
E Zwangsstörung, vorwiegend Zwangsgedanken
F Agoraphobie
G Anhaltende Panikstörung
H Zwangserkrankung
I PTBS
J Klaustrophobie
K Akute psychotische Störung
L Angst bei einem Delir

2.3.9.01 ☐ Carla (22) berichtet: „Ich habe Angst vor spitzen Gegenständen wie Messern, Scheren, Schraubenziehern oder Nadeln. Aus Angst, jemanden damit zu verletzen, meide ich alle spitzen Gegenstände. In der letzten Zeit ist die Angst so groß geworden, dass ich meine Wohnung nicht mehr verlasse."

2.3.9.02 ☐ Carla (22) berichtet: „Ich habe Angst vor spitzen Gegenständen, vor allem vor Messern, Brieföffnern oder Scheren. Als ich neulich bei einer Freundin eingeladen war, lag das Brotmesser auf dem Tisch. Ich fing an zu zittern, mein Herz schlug bis zum Hals, unter einem Vorwand habe ich den Raum verlassen."

2.3.9.03 ☐ „Menschenansammlungen im Bus oder im Supermarkt machen mir so große Angst, dass ich schon mehrmals mit Schwindel, Übelkeit und Atemproblemen zusammengebrochen bin."

2.3.9.04 ☐ „Ich hatte vor längerer Zeit im Aufzug einen massiven Angstanfall. Seitdem meide ich Aufzüge. Neulich habe ich im Kaufhaus einen Panikanfall bekommen, als ich in der engen Umkleidekabine eine Jeans anprobieren wollte."

2.3.9.05 ☐ „Nachdem ich erfahren hatte, dass ich von meinem Freund – einem Schwarzafrikaner – schwanger war, ergriff mich panikartige Angst. Ich rannte auf die Straße, schrie: „Papa, Papa, hilf mir" und wollte mich vor ein Auto werfen. Ein Autofahrer hielt gerade noch rechtzeitig an und rief per Handy die Polizei. „Nur das nicht", schrie ich und ergriff weinend die Flucht. Zusammengekauert fand die Polizei mich drei Tage später in einem Gartenhaus. „Bitte verhaften Sie mich", sagte ich, „ich habe mein Kind getötet."

2.3.9.06 ☐ Wenn Tim morgens in die Schule soll, reagiert er mit Übelkeit, Bauchweh und Erbrechen, Wenn die Mutter ihn trotzdem freundlich, aber bestimmt verabschieden will, klammert er sich voll Angst an seine Mutter mit den Worten: „Ich gehe nicht mehr in die Schule. Lieber bring ich mich um." Tim besucht die erste Klasse Grundschule. Vor sechs Wochen hat er ein Schwesterchen bekommen, um das sich in der Familie augenblicklich alles zu drehen scheint.

2.3.9.07 ☐ „Es begann mit nächtlichen Panikattacken ohne ersichtlichen Grund. Später bekam ich wie aus heiterem Himmel massive Angstanfälle: im Bus, in der Mensa, beim Spazierengehen im Park, ja sogar in meiner Yoga-Gruppe. Die Anfälle dauern etwa 15–20 Minuten. Eine körperliche Ursache haben die Ärzte ausgeschlossen."

2.3.9.08 ☐ Frau K. (36) leidet seit Jahren an diversen Ängsten: „Ich habe Angst, ich könnte krank werden und meinen Job verlieren – welcher Arbeitsplatz ist denn heute noch sicher. Ich mache mir auch Sorgen wegen meines jüngeren Bruders, der weit weg wohnt und in dessen Ehe es kriselt. Auch meine Mutter geht mir ständig im Kopf herum: hoffentlich wird sie nicht mal ein Pflegefall – ich weiß nicht, was ich dann tun soll."

2.3.9.09 ☐ Walter H. (42) berichtet: „Immer, wenn ich auf der Landstraße eine langgezogene Linkskurve vor mir sehe, beginne ich zu zittern, der Hals geht zu, mein Herz schlägt wie verrückt – ich habe riesige Angst und weiß nicht warum." Im Explorationsgespräch stellt sich heraus, dass Herr H. vor fünf Jahren einen Autounfall hatte, bei dem ihm auf der Landstraße in einer langgezogenen Linkskurve ein PKW auf seiner Seite entgegenkam. Herr H. wurde bei dem Frontalzusammenstoß lebensgefährlich verletzt und war monatelang in der Klinik.

2.3.9.10 ☐ Eine 23-jährige Studentin kommt in Begleitung ihrer Mutter in die Praxis. Seit drei Monaten isst sie keinen Salat und wäscht sich ständig die Hände – aus Angst, sich mit EHEC zu infizieren. Wenn jemand zu Besuch kommt, desinfiziert sie sofort alles, was der Besucher angefasst hat. Inzwischen geht sie nicht mehr aus dem Haus, hält sich nur noch in ihrem Zimmer auf und hat ihr Studium aufgegeben.

2.3.9.11 ☐ Nach einem schweren Motorradunfall mit mehrstündiger OP schaut Frank O. (35) in Panik um sich, reißt sich in einem unbeobachteten Moment den Versorgungsschlauch aus dem Arm und versucht, das Zimmer zu verlassen. „Die kommen gleich, um meine Organe zu entnehmen. Ich muss hier weg, sonst bin ich ein toter Mann", sagt er.

2.3.9.12 ☐ Ein 42-jähriger Computerfachmann kann plötzlich nicht mehr telefonieren. Allein schon der Anblick des Telefons erzeugt in ihm Panik. Deshalb deckt er das Telefon zu. Wenn sein Chef ihn zu einem Gespräch bittet, weicht er seinem Blick aus, beginnt innerlich zu zittern und bringt kaum ein Wort heraus. Den Kontakt mit seinen Mitarbeitern meidet er, soweit möglich. Kürzlich hat eine junge Kollegin ihn um Rat gefragt, da verließ er in Panik den Raum mit den Worten: „Entschuldigen Sie, aber ich muss dringend auf die Toilette."

2.3.10 Kurztest 4

Welche der folgenden psychischen Störungen (A–L) passt zu welcher Fallgeschichte? Schreiben Sie den entsprechenden Buchstaben in das leere Kästchen. Jede der vorgeschlagenen Störungen kann ein- oder zweimal vorkommen. Die Lösungen finden Sie im Lösungsteil.

A Organische Angststörung
B Hypochondrie
C Anpassungsstörung, Depression und Angst gemischt
D Anhaltende Panikstörung
E Ängstlich-vermeidende Persönlichkeitsstörung
F Depressive Episode
G Herzangstsyndrom
H Borderline-Persönlichkeitsstörung
I Entzugssyndrom bei Benzodiazepinen
J Schizophrenie
K Panikattacken bei Alkoholentzug
L Dysmorphophobie

2.3.10.01 ☐ Eine 25-jährige Frau arbeitet im Supermarkt an der Kasse. Sie kommt zu Ihnen, weil sie in der Arbeit oft unerklärliche Ängste hat. Seit etwa drei Monaten leidet sie an Kopfschmerzen, die sich in der letzten Zeit gesteigert haben. Nachts sind die Kopfschmerzen besonders schlimm. Auch in der Arbeit bekommt sie oft kürzere Angstanfälle, kann sich nur schwer auf ihre Aufgaben konzentrieren und leidet unter Gedächtnisstörungen.

2.3.10.02 ☐ Eine 24-jährige Studentin kommt in die Praxis, weil sie so gerne einen Freund hätte, aber nicht weiß, wie sie es anstellen soll. „Wenn ich eingeladen werde, habe ich Angst, mich falsch zu benehmen. Und wenn mich ein junger Mann anspricht, habe ich sofort das Gefühl, mit den anderen Mädchen nicht mithalten zu können. Deshalb gehe ich nur selten aus – und nur dann, wenn ich die Leute besser kenne. Das war schon im Gymnasium so."

2.3.10.03 ☐ Es ist 5:00 Uhr morgens. Kurt S. hat seit mehr als 24 Stunden nichts mehr getrunken. Ihm ist übel, er zittert und friert und nestelt ständig an der Kleidung. Er sucht Zuflucht in einer U-Bahn-Station, wo auf dem Sitz gegenüber plötzlich ein kleines Äffchen herumturnt. Dann auf einmal sind es zwei, drei, das kann doch nicht sein! Er bekommt Angst. Als ein Affe zum Sprung auf ihn ansetzt, ergreift er in voller Panik die Flucht, taumelt, fällt zu Boden, wo er zusammengekrümmt liegenbleibt, bis der Krankenwagen ihn in die Klinik fährt.

2.3.10.04 ☐ Karin S. ist 23 Jahre alt. Sie geht kaum mehr aus dem Haus, weil sie Angst hat, wegen ihrer übergroßen Nase ausgelacht und ausgegrenzt zu werden. Sie hat bereits eine Nasen-OP hinter sich, doch sie fühlt sich nach wie vor entstellt und geht kaum mehr unter Menschen.

2.3.10.05 ☐ Ein 48-jähriger Mann hat Angst, an Magenkrebs erkrankt zu sein. Er beobachtet deshalb täglich seinen Stuhlgang und tastet wiederholt seinen Bauch ab. Mehrere ärztliche Untersuchungen erbrachten keinen Befund.

2.3.10.06 ☐ Nach einem Telefonat bekommt ein 46-jähriger selbstständiger Unternehmer in seinem Büro einen Panikanfall mit Zittern, Atemnot, Schmerzen in der Brust und Todesangst. Eine Untersuchung in der Klinik ist ohne Befund. Er bringt den Anfall mit einem Telefonat mit seiner Ex-Frau in Verbindung. Es ging um eine Trennungsvereinbarung für die bevorstehende Scheidung. Den zweiten Anfall bekommt er sechs Wochen später, nach dem Tod seiner Mutter. Seitdem hat er immer wieder herzinfarktähnliche Anfälle. Diverse Besuche bei Herzspezialisten erbrachten alle keinen Befund.

2.3.10.07 ☐ „Als mein Freund mir sagte, er müsse beruflich für drei Monate ins Ausland, ergriff mich panikartige Angst. Wenn er geht, will ich nicht mehr leben, dachte ich. Weinend beschwor ich ihn, mich nicht zu verlassen. Als er mir klarmachen wollte, dass das für ihn eine Riesenchance sei, schrie ich ihn an, flüchtete ins Schlafzimmer und zog die Decke über den Kopf. Am nächsten Morgen tat mir alles furchtbar leid."

2.3.10.08 ☐ Eine 48-jährige Lehrerin kommt in die Praxis, weil sie, wie sie sagt, „ihre Ängste nicht mehr im Griff hat." „Ich habe Angst vor dem Alleinsein, Angst, krank zu werden, Angst vor dem bevorstehenden Umzug, inzwischen auch Angst vor dem Unterrichten, was mir in der letzten Zeit sehr schwerfällt: Ich kann mich kaum konzentrieren, vergesse wichtige Dinge und raste bei Provokationen schnell aus. Nachts kann ich kaum schlafen, grüble stundenlang und gebe mir die Schuld, dass unsere Ehe zerbrochen ist." Ihr Mann hat sie vor acht Monaten nach fast 20-jähriger Ehe von heute auf morgen verlassen und bereits einen Anwalt für die Modalitäten der Scheidung beauftragt.

2.3.10.09 ☐ Ein 28-jähriger Mann wird auf der Straße aufgegriffen, als er mit angsterfüllten Augen um sich schaut und laut ruft: „Hört auf damit! Nein, das mach' ich nicht." Bei der Aufnahme in die Psychiatrie berichtet er von fremden Mächten, die ihn beeinflussen und von Stimmen, die ihn wiederholt aufgefordert haben, von einer Brücke oder einem Hochhaus zu springen oder sich vor die U-Bahn zu werfen. „Das geht nun schon sechs Wochen so. Bitte helfen Sie mir!"

2.3.10.10 ☐ „Nach meiner Bandscheiben-OP hat der Arzt mir zur Entspannung der Muskeln Tabletten verschrieben, die ich dreimal am Tag nehmen musste. Ich glaube, es war Valium. Nach einem halben Jahr bekam ich panikartige Angst vor allen möglichen und unmöglichen Dingen, wälzte mich nachts mit Zukunftsängsten schlaflos im Bett und habe seitdem meine Wohnung kaum noch verlassen. Die Angst ist seitdem mein ständiger Begleiter."

2.3.10.11 ☐ „Wenn die Nacht kommt, kommt die Angst", sagt Karin S., eine 28-jährige junge Frau, die in Begleitung ihres Mannes in der Praxis erscheint. „Die Angst kriecht langsam in mich hinein, ich weiß mir dann nicht mehr zu helfen, wecke mitten in der Nacht meinen Mann, rede mit ihm, doch die Angst bleibt – Angst vor der Zukunft, Angst, den Haushalt, das Kochen, die Kinder nicht mehr zu schaffen. Ich fühle mich unendlich müde und habe kein Interesse mehr an Freunden, Essen gehen, Spielen mit den Kindern. "

2.3.10.12 ☐ Eine 32-jährige MTA arbeitet im Labor einer Arztpraxis. Zwei Stunden nach einer Auseinandersetzung mit einer Kollegin bekommt sie im Labor einen Angstanfall mit Herzrasen, Übelkeit, Zittern und Todesangst. Sie rennt auf die Straße, da geht es ihr schlagartig besser. Einige Wochen später bekommt sie einen zweiten Anfall – wieder ist sie allein im Labor. Inzwischen hat sie die Anfälle auch nachts im Bett, auf dem Weg zur Arbeit oder beim Spazierengehen im Park. Sie hat – so erzählt sie – weder private noch berufliche Probleme.

2.4 Lerneinheit „Körpersymptome"

Somatische Syndrome (➤ Abb. 2.6) finden sich bei ganz vielen psychischen Störungen, sodass es im Mündlichen wichtig ist, nicht nur auf körperliche Symptome zu achten, sondern zusätzliche Merkmale in den Diagnosevorschlag mit einzubeziehen. Wichtig hierbei ist es, ob es sich um Beschwerden handelt, an denen das vegetative Nervensystem maßgeblich beteiligt ist (somatoforme Störungen), ob die körperlichen Probleme auf der Körperebene einen Konflikt oder eine Belastungssituation ausdrücken (dissoziative Störungen), ob es sich um bloße Ängste vor einer körperlichen Erkrankung handelt (hypochondrische Störungen) oder ob die Betroffenen unter Schmerzen oder Beschwerden leiden, die entweder ein Organ oder einen Körperteil betreffen (somatoforme Schmerzstörung) oder aber häufig wechseln (Somatisierungsstörung).

Differenzialdiagnostisch nicht zu vergessen sind Körpersymptome, die in Zusammenhang mit anderen psychischen oder auch körperlichen Erkrankungen auftreten, z. B. bei Depressionen, Angststörungen, Epilepsie, Multipler Sklerose oder einem Hirntumor.

Merke

Bei Klienten mit Körpersymptomen unbedingt eine **körperliche Ursache** ausschließen:
1. Untersuchung durch einen Facharzt veranlassen (Internist, Neurologe, Kardiologe etc.)
2. Erst dann psychotherapeutisch arbeiten

2.4.1 Körpersymptome mit Schwerpunkt „Schmerz"

Viele Fallgeschichten mit psychisch bedingten Schmerzsymptomen enthalten meist schon zu Beginn der Fallgeschichte den Hinweis „Der Mann bzw. die Frau wird vom Hausarzt, Internisten etc. zu Ihnen geschickt" oder auch „Alle ärztlichen Untersuchungen waren bisher ohne Befund". In diesem Fall ist es wichtig, ob jemand über Jahre hinweg oder nur für einige Wochen oder Monate unter den körperlichen Beschwerden leidet, ob es sich um einen ausgeprägten Schmerz in einem Körperteil oder um häufig wechselnde Beschwerden handelt und ob es evtl. Begleitsymptome gibt, die an eine andere psychische Erkrankung – z. B. eine depressive Episode – denken lassen.

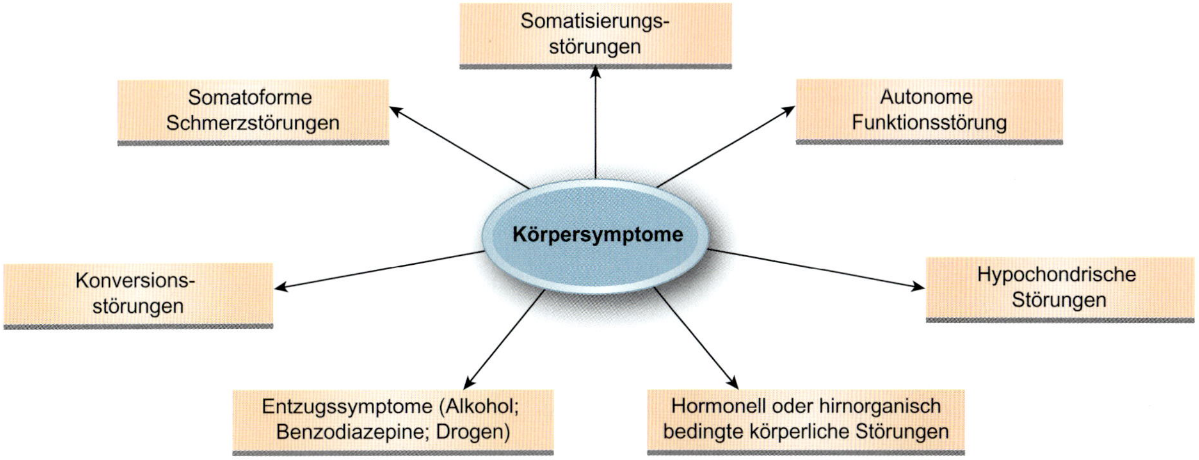

Abb. 2.6 Körpersymptome.

Tab. 2.15 Körpersymptome mit Schwerpunkt „Schmerz".

Kurzfälle mit Schlüsselsymptomen	Typische Merkmale und Symptome	Verdachtsdiagnose nach ICD-10
• Eine 29-jährige Frau leidet seit zehn Jahren an Kopfschmerzen, die – wie sie sagt – in die Wirbelsäule ausstrahlen. „Manchmal ist es so schlimm, dass mir der ganze Rücken weh tut", sagt sie. Zusammen mit den Kopfschmerzen leide sie seit Jahren an Durchfall, Übelkeit und Erbrechen. Manchmal verspüre sie ein Taubheits- oder Kribbelgefühl in den Oberarmen. Seit sie denken kann, leidet sie unter einer Unverträglichkeit von Milch und Getreide. Alle ärztlichen Untersuchungen waren ohne Befund.	• multiple körperliche Symptome (Schmerzen oder Beschwerden), die wechseln und durch keine diagnostizierbare körperliche Erkrankung erklärt werden können • Dauer: mindestens zwei Jahre, oft viele Jahre lang • viele ärztliche Untersuchungen ohne medizinischen Befund	Somatisierungsstörung (F45.0)
• Ein 32 Jahre alter Mann kommt auf Anraten seines Orthopäden in die Praxis, weil er seit etwa zwei Jahren an „grässlichen Schmerzen" im Lendenwirbelbereich leidet, für die es ärztlicherseits keine Erklärung gibt. Die Schmerzen sind so stark, dass er nicht mehr Auto fahren kann. „Glücklicherweise arbeite ich zu Hause, aber unsere Urlaubsfahrt nach Italien habe ich halb liegend im Auto verbracht: Meine Frau musste die gesamte Strecke fahren. Die Schmerzen waren einfach unerträglich." Auf Nachfragen gibt der Mann etwas zögerlich zu, seine Frau habe seit längerer Zeit ein Verhältnis mit ihrem Chef. Seit etwa zwei Jahren wisse er davon. „Ich habe die Beziehung stillschweigend geduldet. Ich wollte meine Frau nicht verlieren."	• andauernder belastender Schmerz in einem Körperteil, der von den Betroffenen oft als „quälend", „grässlich", „unerträglich" etc. beschrieben wird • Dauer: mindestens sechs Monate • am häufigsten betroffen: Wirbelsäule, manchmal auch Kopf oder Unterleib • Das erste Auftreten des Schmerzes steht meist in Verbindung mit einem emotionalen Konflikt oder einer psychosozialen Belastung (in unserem Fall tritt der Schmerz zum ersten Mal auf, als er von der Beziehung seiner Frau mit ihrem Chef erfährt).	Anhaltende somatoforme Schmerzstörung (F45.4)
• Eine 52-jährige in Scheidung lebende Sekretärin hat seit drei Monaten Schmerzen im Lendenwirbelbereich, ein Druckgefühl auf der Brust und Muskelschmerzen am ganzen Körper, sodass jede Bewegung weh tut. Wenn sie sich hinlegt, sagt sie, werden die Schmerzen zwar besser, aber sie habe dadurch Einschlafprobleme und wache durch die Schmerzen schon früh am Morgen auf. „Mein ganzer Körper fühlt sich müde und ausgelaugt an", meint sie und ergänzt: „Erst wenn ich gegen Mittag etwas mehr in die Gänge komme, geht es mir mit den Rücken- und Muskelschmerzen ein wenig besser." Sie fühlt sich durch ihre Schmerzen so sehr belastet, dass ihr das Essen nicht mehr schmeckt, sie ihre zwei geliebten Enkelkinder nicht mehr besucht und sich in letzter Zeit nur schwer konzentrieren kann. Sie war mehrmals bei verschiedenen Ärzten. Eine körperliche Ursache war nicht zu finden.	• Die Rückenschmerzen, das Druckgefühl auf der Brust und die Muskelschmerzen am ganzen Körper sind andauernd vorhanden, wechseln also nicht wie bei der Somatisierungsstörung. • Es besteht auch kein quälender Schmerz in *einem* Körperteil wie bei der somatoformen Schmerzstörung. • Die Beschwerden dauern seit drei Monaten an, erfüllen also nicht die Kriterien einer Somatisierungsstörung (mindestens zwei Jahre) oder einer somatoformen Schmerzstörung (mindestens sechs Monate). • Stattdessen haben wir diverse Symptome, die auf eine depressive Episode hinweisen: Müdigkeit, Schlafstörungen, Früherwachen, Langsam-in-die-Gänge-kommen, Konzentrationsprobleme, Verlust an Freude und Interesse (Enkelkinder!).	Larvierte/somatisierte Depression (F32.8: Sonstige depressive Episoden)

2.4.2 Prüfungsprotokoll 16

FALLGESCHICHTE

Eine 41-jährige Floristin kommt in die Praxis und klagt über starke Schmerzen im Rücken und in den Armen und Beinen seit etwa drei Jahren. Mit ihren Beschwerden fällt es ihr schwer, die Arbeit im Blumengeschäft weiterhin auszuüben. Zu Hause, meint sie, sei alles eigentlich in Ordnung. Sie habe drei Kinder, einen Jungen mit 14 und zwei Mädchen mit 11 und 16 Jahren. Die Kinder hätten oft keine Lust, sich alleine um den Haushalt zu kümmern. Vor drei Jahren wurde sie von ihrem Mann geschieden. „Er hat mich nach 18 Jahren Ehe einfach sitzengelassen", sagt sie. Untersuchungen beim Orthopäden, Internisten und Neurologen haben nichts ergeben. Der Orthopäde meinte nur, dass der Rücken altersbedingte Abnutzungserscheinungen aufweise. Auf Anraten ihres Hausarztes ist sie nun bei Ihnen. „Der Arzt vermutet etwas Psychisches, aber ich bin doch nicht verrückt, ich bilde mir die Schmerzen doch nicht ein. Trotzdem bin ich jetzt nun mal hier bei Ihnen."

F: Was sind Ihre differenzialdiagnostischen Überlegungen? Wie sprechen Sie konkret mit der Frau?

A: Ich nehme ihre Beschwerden ernst und gebe ihr zu verstehen, dass ich ihre Belastung durch Kinder, Haushalt und Beruf nachvollziehen kann. Ich frage sie auch, ob es Möglichkeiten einer Hilfe im Haushalt gibt – eine Oma oder evtl. sogar eine Haushaltshilfe.

F: Wo findet die Frau denn eine Haushaltshilfe?

A: Bei der Agentur für Arbeit, denke ich.

F: Jetzt mal psychotherapeutische Überlegungen – in welche Richtung geht ihre Diagnose?

A: Die Frau hat Schmerzen im Rücken und in den Armen und Beinen. Die Schmerzen sind in einem Organ oder Körperteil andauernd vorhanden. Meine Diagnose wäre „somatoforme Schmerzstörung".

F: Die Frau hat doch Schmerzen an verschiedenen Stellen des Körpers – könnte es sich da nicht um eine Somatisierungsstörung handeln?

A: Bei einer Somatisierungsstörung hätte die Frau häufig wechselnde Beschwerden in ganz verschiedenen Organen oder Körperstellen, das ist hier nicht der Fall. Eine Belastung der Wirbelsäule strahlt häufig in die Arme und Beine aus, das findet sich oft bei der somatoformen Schmerzstörung. Außerdem haben wir hier einen konkreten Auslöser für die Schmerzstörung – die Trennung und Scheidung vom Ehemann.

F: Kann man bei der Scheidung von einem Trauma sprechen?

A: Nein! Da müsste die Frau Albträume haben oder Flashbacks, und sie würde unter Schreckhaftigkeit oder Depressionen leiden.

F: Gut, dass Sie hier eine klare Unterscheidung treffen. Der Begriff „Trauma" wird heute oft vorschnell verwendet. Aber nun zu etwas anderem: Was wäre denn, wenn die Frau berichtet, dass sie manchmal eine Art von „Rieseln" in ihren Armen verspürt oder ihre Beine als „nicht zu ihr gehörig" erlebt?

A: Das wäre evtl. ein Beispiel für Zönästhesien. Das sind Leibhalluzinationen, die man normalerweise mit der Schizophrenie in Verbindung bringt.

F: Zurück zu der Frau mit der somatoformen Schmerzstörung – wie gehen Sie jetzt therapeutisch vor?

A: Mittel der Wahl ist die kognitive Verhaltenstherapie.

F: Wie funktioniert die?

A: Zunächst gilt es herauszufinden, welche Gedanken die Frau mit den Schmerzen verbindet. Ich könnte mir vorstellen, dass die Frau ein Schmerztagebuch führt über Situationen, in denen die Schmerzen besonders stark sind. Da wäre es wichtig herauszufinden, welche Gedanken sie hierbei hat. In einem zweiten Schritt wird sie versuchen, mithilfe des Therapeuten diese negativen Kognitionen zu verändern, um sie dann im Alltag einzuüben.

F: Was käme sonst noch in Frage?

A: Da es einen engen Zusammenhang gibt zwischen der Scheidung und ihren Schmerzen, könnte man der Frau helfen, die Trennungssituation und die daraus resultierende Überlastung mit Beruf, Haushalt und Kindern in den Mittelpunkt der Therapie zu rücken – die Gesprächs- und Focusingtherapie wäre hier gut geeignet. Ich würde die Frau bewusst in ihre Wirbelsäule und auch in die Arme und Beine hineinspüren lassen und sie dann fragen, welche Emotionen sie hierbei wahrnehmen kann: Wut? Schmerz? Trauer? Oder auch, was ihr die schmerzenden Arme und Beine gerne sagen möchten. Wenn sie ihre Emotionen wahrnehmen und verbal äußern kann, braucht der Körper sie nicht mehr über den Schmerz zum Ausdruck bringen.

F: Wie sieht es mit Medikamenten aus?

A: Natürlich wäre an Analgetika zu denken, aber langfristig besteht hier die Gefahr der Abhängigkeit.

F: Was könnte man noch geben?

A: Schwierig für mich zu sagen: Wenn depressive Elemente stärker wären, könnte man auch an Antidepressiva denken.

F: Nur dann?

A: Ich bin kein Mediziner, aber ich habe gelesen, dass Antidepressiva bei chronischen Schmerzen die Schmerzwahrnehmung bzw. die Schmerzweiterleitung im Gehirn beeinflussen. Die Schwelle des Schmerzempfindens wird, soviel ich weiß, dadurch erhöht.

F: Richtig. Bei einem chronischen Schmerzsyndrom können Antidepressiva „Wunder wirken". Was machen Sie noch?

A: Sicherlich ist hier Psychoedukation sehr wichtig – über den Zusammenhang von Körper und Psyche aufklären; auch, dass uns der Körper oft Signale sendet, die wir verstehen sollten: In ihrem Falle könnte ich ihr helfen, die Signale ihres Körpers zu deuten und entsprechend darauf zu reagieren.

2.4.3 Körpersymptome mit Schwerpunkt „Herzbeschwerden"

Da unser Herz sehr sensibel auf unser emotionales Befinden reagiert, ist es ganz natürlich, dass sich bei kurzzeitigen Belastungssituationen, aber auch bei Konflikten oder psychischen Störungen unser Herz „meldet". Herzbezogene Symptome finden sich deshalb bei ganz vielen psychischen Störungen, von denen hier die wichtigsten aufgeführt sind.

Tab. 2.16 Körpersymptome mit Schwerpunkt „Herzbeschwerden".

Kurzfälle mit Schlüsselsymptomen	Typische Merkmale und Symptome	Verdachtsdiagnose nach ICD-10
• Walter F. (55) kommt in die Praxis, weil er nach dem Tod seiner Mutter mehrmals einen Herzanfall hatte mit Herzschmerzen, Zittern, Erstickungsgefühlen, Stechen und Brennen an der Herzspitze, einem ziehenden Schmerz im linken Arm und der panikartigen Angst, an einem Herzinfarkt zu sterben. Seitdem ist die Angst sein ständiger Begleiter. Mehrere konsultierte Ärzte – auch Kardiologen – fanden keinen körperlichen Befund: Nach Ansicht der Mediziner ist sein Herz gesund.	• Walter F. hat Panikattacken, wobei die anfallsartig auftretenden Symptome stark herzbezogen erlebt werden – im Unterschied zu den Panikattacken bei der Panikstörung oder bei Phobien. • Die Symptome werden vom Patienten so empfunden, „als beruhten sie auf der körperlichen Erkrankung eines Organs" (hier des Herzens). • Das Organ ist „weitgehend vegetativ innerviert" (es handelt sich um eine Störung des vegetativen, also autonomen Nervensystems), deshalb der Überbegriff „somatoforme autonome Funktionsstörung".	Somatoforme autonome Funktionsstörung des Herzens (F45.30) früher: Herzneurose, Herzangstsyndrom

Tab. 2.16 Körpersymptome mit Schwerpunkt „Herzbeschwerden" (Forts.).

Kurzfälle mit Schlüsselsymptomen	Typische Merkmale und Symptome	Verdachtsdiagnose nach ICD-10
	• Häufige Auslöser: Tod eines nahe stehenden Menschen durch Herzinfarkt, Trennungserlebnisse etc. • Die Betroffenen glauben den Ärzten nicht und konsultieren in der Regel diverse Spezialisten. • Die Erkrankung wird auch als „Herzangstsyndrom" bezeichnet. • Frühere Bezeichnung hierfür: „Herzneurose"	
• Eine 36 Jahre alte Frau hat seit drei Monaten fast täglich Anfälle mit Herzrasen, Schwindel, Atemnot, Stechen in der Brust, Schwäche in den Beinen und Zittern und Kribbelgefühle am ganzen Körper. Die Anfälle treten ohne erkennbaren Anlass auf, dauern meist nicht länger als 15 Minuten und sind mit Todesangst verbunden. Besuche bei verschiedenen Ärzten erbrachten keinen körperlichen Befund.	• typische Symptome einer Panikstörung • ohne erkennbaren Anlass auftretende Panikattacken mit diversen hierfür charakteristischen Symptomen, die sich nicht nur auf das Herz beziehen (Zittern, Kribbelgefühle, Schwäche in den Beinen etc.). Näheres zur Symptomatik ➤ 2.3.1 **Panikstörung oder Herzneurose?** • Im US-amerikanischen Diagnosehandbuch DSM-IV gibt es kein Herzangstsyndrom. • Die somatoforme autonome Funktionsstörung des Herzens ist dort eine Unterform der Panikstörung. • Bei Recherchen im Internet und in US-amerikanischen Filmen oder Büchern finden Sie deshalb eine Diagnose, die nicht mit der in der ICD-10 übereinstimmt.	Panikstörung (F41.0)
• Ein 52-jähriger leitender Angestellter leidet seit etwa einem halben Jahr in gewissen Abständen an einer Enge in der Brust mit massiven Schmerzen und Missempfindungen im Herzbereich, die vom Brustbein in den linken Arm ausstrahlen und ihm große Angst machen. Die Schmerzen lassen sich durch Ruhe nicht lindern und dauern manchmal mehrere Stunden an. Er erscheint in der Praxis, weil das Belastungs-EKG eines Internisten und eine eingehende Untersuchung in einem Herzzentrum ohne Befund blieben. „Mein Hausarzt meinte, die Herzschmerzen könnten psychisch bedingt sein und hat mich zu Ihnen geschickt. Aber psychisch ist mit mir alles in Ordnung, denke ich."	• typische Symptome einer „Angina pectoris" ohne körperlichen Befund • Eine emotionale Dauerbelastung, Arbeitsstress oder auch eine nicht lösbare Konfliktsituation können zu einer psychisch bedingten Verengung der Herzkranzgefäße führen, die durch das vegetative bzw. autonome Nervensystem verursacht wird. Die Symptomatik ähnelt der einer „echten" Angina pectoris, die durch eine körperlich bedingte Verengung der Herzkranzgefäße (z. B. durch Arteriosklerose) verursacht wird. • Die Enge in der Brust (lat. „angina pectoris"), die massiven Herzschmerzen und das Ausstrahlen in den linken Arm sind typische Symptome einer Angina pectoris. • Allerdings dauert ein „echter" Angina-pectoris-Anfall nur 2–20 Minuten. Er tritt fast nur bei körperlicher oder seelischer Belastung auf. Die Beschwerden verschwinden innerhalb von wenigen Minuten, wenn sich der Betroffene ausruht oder ein Nitropräparat einnimmt. • Bei einer psychogenen Angina pectoris (früher: „Angina pectoris nervosa") dauern die Symptome nicht nur ein paar Minuten, sondern Stunden, manchmal sogar Tage an und lassen sich nicht durch Ruhe lindern.	Somatoforme autonome Funktionsstörung des kardiovaskulären Systems (F45.30) früher: Angina pectoris nervosa
• Eine junge Frau (24) kommt in die Praxis, weil sie es mit ihrem Freund (26) kaum mehr aushält. „Er ist überzeugt davon, einen Herzfehler zu haben und als Folge davon demnächst einen Herzinfarkt zu erleiden. Seit inzwischen sechs bis acht Monaten misst er mehrmals am Tag seinen Puls, horcht auf sein Herz und vermeidet jede sportliche Betätigung – dabei sind wir vor zwei Jahren noch regelmäßig mit unseren Mountainbikes durch die Wälder gefahren. Mehrmals schon musste ich den Notarzt oder	• Symptome einer Hypochondrie: Der Freund hat zwar ständig Angst um sein Herz, aber er hat keine massiven Angstanfälle. • Die beharrliche Beschäftigung mit der Möglichkeit, einen Herzinfarkt zu erleiden, führt zu einer übertriebenen Beschäftigung mit normalen körperlichen Phänomenen und als Folge davon zu körperlichen Leiden und einer Beeinträchtigung des alltäglichen Lebens.	Hypochondrische Störung (F45.2)

Tab. 2.16 Körpersymptome mit Schwerpunkt „Herzbeschwerden" (Forts.).

Kurzfälle mit Schlüsselsymptomen	Typische Merkmale und Symptome	Verdachtsdiagnose nach ICD-10
sogar die Sanitäter rufen: Jedes Mal war die Diagnose: ‚Sein Herz ist gesund.' Doch er ist von seiner Krankheit überzeugt – das belastet unsere Beziehung sehr."	• Er ist von seiner „Krankheit" überzeugt und weigert sich, den Untersuchungsergebnissen der Ärzte zu glauben. • Die Störung dauert mindestens sechs Monate an.	

2.4.4 Prüfungsprotokoll 17

FALLGESCHICHTE

Variante 1: Ein 54-jähriger selbstständiger Elektriker kommt in Begleitung seiner Frau in Ihre Praxis. Er berichtet über wiederholte Beschwerden im Bereich des Herzens – einem Druck auf der Brust, Atemprobleme, Herzstolpern und Herzjagen, vor allem, wenn er joggt oder im Garten arbeitet. „Dann spüre ich mein Herz, wie es bis zum Hals schlägt, bekomme Atemprobleme, einen Druck auf der Brust. Ja, und dann kommt die Angst, einen Herzinfarkt zu bekommen. Wenn die Angst kommt, kann ich keinen klaren Gedanken mehr fassen, spüre nur noch das Pochen des Herzens, die Atemnot, den Druck auf der Brust. Mehrmals hat meine Frau den Notarzt gerufen, dreimal hat man mich in die Klinik gefahren und untersucht – immer ohne Befund. Das Joggen habe ich inzwischen ganz aufgegeben, und die Gartenarbeit überlasse ich größtenteils meiner Frau." Losgegangen ist alles vor vier Jahren, als der damals 50-Jährige beim Arbeiten einen Stromschlag erlitt und mit Herzbeschwerden in die Klinik kam. Seit dieser Zeit schläft er schlecht, fühlt sich erschöpft und energielos und hat zu nichts mehr Lust: Das Kegeln hat er aufgegeben, ebenso seine wöchentliche Skatrunde. Die Beziehung zu seiner Frau und seinen zwei Kindern ist inzwischen sehr problematisch geworden: „Er läuft oft wie geistesabwesend herum, nimmt nicht mehr Anteil am Leben seiner Kinder und hat kein Interesse mehr, mit mir zu schlafen", meint seine Frau. „Bitte helfen Sie uns. So kann das nicht weiter gehen."

F: An was denken Sie differenzialdiagnostisch?

A: Auffällig ist für mich zunächst die Herzsymptomatik: Nach dem Stromschlag hat der Mann offensichtlich Angst, dass sein Herz dadurch Schaden erlitten hat. Trotz diverser ärztlicher Untersuchungen bleibt die Angst vor einem Herzinfarkt. Typischerweise verstärken sich die Symptome bei körperlicher Belastung – im Gegensatz zur Herzangstneurose, wo die Symptome eher in einer Ruhephase auftreten. Der Mann hat offensichtlich eine hypochondrische Störung, die sich in diesem Fall auf das Herz bezieht.

F: Was sonst noch fällt Ihnen bei diesem Fall auf?

A: Die Schlafprobleme, die Erschöpfung, der Verlust von Freude und Interesse – er geht nicht mehr zum Kegeln, hat seine Skatrunde aufgegeben –, das sind deutliche Hinweise auf ein depressives Syndrom. Auch die Probleme im familiären Bereich gehen in diese Richtung.

F: Und Ihre Diagnose?

A: Der Mann hatte anfangs sicher eine Anpassungsstörung mit depressiver Reaktion, die dauert aber nicht vier Jahre an. Auch für eine depressive Episode ist der Zeitraum zu lang, normalerweise müsste es da zwei oder mehr Episoden mit ausgeprägter Symptomatik geben, die sich mit relativ gesunden Phasen abwechseln. Und für eine Dysthymia sind die Symptome in meinen Augen zu stark ausgeprägt. Allerdings leiden viele Menschen mit Hypochondrie als Begleitsymptom oft unter mehr oder weniger ausgeprägten depressiven Verstimmungen, die – wie in unserem Falle – für die Betroffenen und ihr Umfeld zu einer großen Belastung werden können.

F: Wie gehen Sie in diesem Fall therapeutisch vor?

A: Angesichts der schwierigen familiären Situation wäre eine medikamentöse Behandlung durch Antidepressiva – ich denke hier an Serotonin-Wiederaufnahmehemmer – sinnvoll. Die helfen auch gegen die Ängste. Ich werde den beiden erklären, dass für die Gabe von Medikamenten ein Psychiater zuständig ist und den Mann motivieren, sich dort helfen zu lassen. Wenn es ihm dann besser geht, ist an Psychotherapie zu denken.

F: Behandeln Sie den Mann mit Ihrer Therapie?

A: Nein. Der Mann hat ja ständige Gedanken an Krankheit – die kognitive Verhaltenstherapie ist hier sicherlich sinnvoll, evtl. kombiniert mit Biofeedback und der Ermutigung, sich körperlich wieder mehr zu betätigen, sodass er erkennt, dass ein erhöhter Puls oder ein pochender Herzschlag eine normale Reaktion des Körpers darstellen.

2.4.5 Prüfungsprotokoll 18

FALLGESCHICHTE

Variante 2: Ein 54-jähriger selbstständiger Elektriker kommt in Ihre Praxis. Er berichtet über sich wiederholende Angstanfälle mit massiven Herzschmerzen, die in den linken Arm ausstrahlen, einem Stechen und Brennen in der Mitte der Brust, Zittern, Erstickungsgefühlen verbunden mit der panikartigen Angst, an einem Herzinfarkt zu sterben. Wenn er joggt, im Garten arbeitet oder sich sonst wie körperlich anstrengt, geht es ihm gut. Sobald er allerdings zur Ruhe kommt, für sich alleine ist oder seine Mutter besucht, tauchen die Beschwerden wieder auf. Er war schon einmal bei einem Internisten, aber der hat nichts gefunden. Mehrmals wurde er mit Verdacht auf Herzinfarkt in die Klinik gefahren, doch das Ergebnis war immer dasselbe: kein organischer Befund. Losgegangen ist alles, als er vor 15 Jahren einen Stromschlag erlitt und mit Herzbeschwerden in die Klinik kam. Er wurde als gesund entlassen, doch seitdem hat er immer wieder Herzanfälle mit Todesangst. Im Explorationsgespräch stellt sich heraus, dass sein Vater vor 20 Jahren an einem Herzinfarkt starb. Der Vater war damals 52 Jahre alt. Der Elektriker hatte sich damals viel um die Mutter gekümmert. Jetzt kommt er selbst allmählich in das Alter, in dem sein Vater an einem Infarkt starb, meint er. Die Beziehung zu seiner Frau und seinen zwei Kindern ist inzwischen sehr problematisch geworden: „Er läuft oft wie geistesabwesend herum, nimmt nicht mehr Anteil am Leben seiner Kinder und hat kein Interesse mehr, mit mir zu schlafen", meint seine Frau. „Bitte helfen Sie uns. So kann das nicht weiter gehen."

F: An was denken Sie differenzialdiagnostisch?

A: Der Mann hat Panikattacken, die er stark herzbezogen erlebt und die mit Todesangst verbunden sind. Die Symptome treten nicht bei großer Belastung auf, sondern wenn sein Körper zur Ruhe kommt. Der Mann hat ziemlich sicher eine Herzneurose.

F: Die heißt heute anders. Wie ist die Bezeichnung nach ICD-10?

A: Somatoforme autonome Funktionsstörung des kardio-vaskulären Systems: Ärzte sprechen in diesem Zusammenhang häufig auch von einem Herzangstsyndrom.

F: Inwieweit unterscheidet sich eine normale Panikattacke von der Symptomatik eines Herzangstsyndroms?

A: Bei einer Panikattacke haben wir zahlreiche Symptome von Angst, von denen viele nicht direkt mit dem Herzen zu tun haben, z. B. Zittern, Sprachlosigkeit, Schwächegefühl, Übelkeit, Hyperventilation, Gefühllosigkeit, Hitzewallungen, Kälteschauer, Derealisation etc. Im Zusammenhang damit finden sich auch einige Herzsymptome. Beim Herzangstsyndrom hingegen werden die anfallsartig auftretenden Symptome stark herzbezogen erlebt. Im Vordergrund stehen Herzrasen (120–160 Herzschläge pro Minute), unregelmäßiger Herzschlag (Extrasystolen), Blutdrucksteigerung, Brennen und Hitzegefühl an der Herzspitze, Stiche, Schmerzen oder Ziehen im (linken) Brustbereich oder im linken Arm, begleitet von zusätzlichen Angstsymptomen, die jedoch nicht im Vordergrund stehen. In unserem Fall gibt es einige für das Herzangstsyndrom typische Auslöser: das Gefühl von Alleinsein, Gedanken an die alleinstehende Mutter, die Erinnerungen an den Herztod des Vaters wachrufen. Und den Tod des Vaters durch Herzinfarkt in einem Alter, in das er jetzt auch kommt.

ACHTUNG

Panikstörung? Herzangstsyndrom? Oder Hypochondrie?

- Bei der **Panikstörung** (F41.0) finden sich nicht vorhersehbare Panikattacken mit den dafür typischen *Angstsymptomen* verschiedenster Art wie z. B. Zittern, Sprachlosigkeit, Hitzewallungen, Schwächegefühl. Herzsymptome sind häufig beteiligt, stehen jedoch nicht an erster Stelle.
- Beim **Herzangstsyndrom** werden die anfallsartig auftretenden Symptome *stark herzbezogen* erlebt. Vor allem das Brennen an der Herzspitze oder die Schmerzen im linken Brustbereich bzw. Arm werden als extrem bedrohlich erlebt. In der ICD-10 steht diese Erkrankung an ganz anderer Stelle als die Panikstörung: unter den Somatoformen autonomen Funktionsstörungen (F45.3), hier des Herzens bzw. des kardiovaskulären Systems.
- Davon zu unterscheiden ist eine Form der **hypochondrischen Störung**, bei der die Betroffenen *Angst vor einem Herzanfall* haben, jedoch nie oder nur selten einen massiven psychogenen Herzanfall erleiden. Typisch sind übertriebene Kontrollen wie häufiges Pulszählen und Blutdruckmessen. Das ständige Vergewissern der Herzfunktion führt zu einem abnormen Herzbewusstsein und verstärkt die hypochondrische Angst.

F: Was fällt Ihnen sonst noch bei diesem Fall auf?

A: Die Schlafprobleme, die Erschöpfung, der Verlust von Freude und Interesse: Er geht z. B. nicht mehr zum Kegeln und hat seine Skatrunde aufgegeben – das sind deutliche Hinweise auf ein depressives Syndrom. Auch die Probleme im familiären Bereich gehen in diese Richtung.

F: Wie gehen Sie in diesem Fall therapeutisch vor?

A: Angesichts der schwierigen familiären Situation wäre eine medikamentöse Behandlung durch Antidepressiva sinnvoll. Diese helfen auch gegen die Ängste. Ich werde den Mann motivieren, sich von einem Psychiater helfen zu lassen. Wenn es ihm dann besser geht, ist an Psychotherapie zu denken.

F: Dem Mann geht es inzwischen besser. Wie gehen Sie hier mit Ihrer Therapie vor?

A: Ein Herzangstsyndrom ist ein klassisches Störungsbild für die kognitive Verhaltenstherapie: krankmachende Gedanken erkennen, diese umstrukturieren und die Erkenntnisse im Alltag einüben. Ich würde den Mann zunächst das Zusammenspiel von Psyche und Körper psychoedukativ erklären und supportiv arbeiten. Um ihn zu einer Verhaltenstherapie zu motivieren, werde ich ihm die Grundprinzipien der kognitiven Verhaltenstherapie erklären und ihn dann an einen Verhaltenstherapeuten verweisen.

2.4.6 Konversionsstörungen

Eine psychische Störung, die einen Konflikt oder eine psychische Belastung nicht durch Angst, Depression oder Aggression zum Ausdruck bringt, sondern sie in ein Körpersymptom „umwandelt", heißt in der Sprache der Psychiatrie „Konversionsstörung" oder „Konversionssyndrom" (von lat. „convertere": umwandeln). Beim Konversionssyndrom gibt es keinen körperlichen Befund. Die Störung steht meist in enger zeitlicher Verbindung mit einem belastenden Erlebnis oder einem emotionalen Konflikt. Die Körpersymptome haben hierbei meist symbolischen Ausdruckscharakter. Sie verkörpern oft die laienhaften Vorstellungen der entsprechenden Erkrankung (z. B. einer Lähmung oder eines Krampfanfalls).

Die Konversionsstörung ist heute eine Unterform der dissoziativen Störungen, bei denen neben somatischen Symptomen auch Störungen von Gedächtnis und Wahrnehmung aufgelistet sind. Da es in dieser Lerneinheit um körperliche Symptome geht, finden sich in der Folge nur dissoziative Störungen, die mit somatischen Symptomen oder Ausfällen gekoppelt sind.

Tab. 2.17 Konversionsstörungen.

Kurzfälle mit Schlüsselsymptomen	Typische Merkmale und Symptome	Verdachtsdiagnose nach ICD-10
• Eine 34-jährige Frau lebt alleine mit ihrer fünfjährigen Tochter. Der Vater des Kindes hat sie kurz nach der Geburt verlassen. Seither lebt sie etwas zurückgezogen, fühlt sich manchmal niedergeschlagen, hat öfter Schwierigkeiten mit dem Schlafen. Um sich und ihre Tochter „durchzubringen", arbeitet sie seit zwei Jahren als Sekretärin in einem Großraumbüro. Seit einigen Wochen verspürt sie immer wieder ein Kribbeln, manchmal auch ein Taubheitsgefühl in den Fingern. Und vor etwa einer Woche hat es ihr auf dem Weg zur Arbeit die Beine weggezogen und sie ist mit extremen Schwindelgefühlen wie ohnmächtig zusammengebrochen.	• teilweiser Verlust der Bewegungsfähigkeit von Teilen des Körpers (hier: der Hände), die normalerweise der willkürlichen Muskelkontrolle unterliegen • kein Nachweis einer körperlichen Krankheit, die den Verlust der Bewegungsfähigkeit erklären könnte • Die Störung steht im Zusammenhang mit einer belastenden Auslöse- oder Lebenssituation. • Die Symptome haben einen „symbolischen Ausdruckscharakter": – Auf dem Weg zur Arbeit zieht es der Frau die Beine weg, sie bricht zusammen → sie ist so überlastet, dass sie nicht mehr in die Arbeit will oder kann. – Sie verspürt ein Kribbeln oder ein Taubheitsgefühl in den Fingern → auf diese Weise kann sie nicht mehr am Computer schreiben. • Zweitdiagnose wahrscheinlich: Dysthymia (leichte depressive Symptomatik, länger als zwei Jahre andauernd) • Differenzialdiagnostisch sollte durch einen Neurologen geklärt werden, ob nicht eine MS oder eine Hirnerkrankung als Ursache für die Symptome auszumachen ist.	Dissoziative Bewegungsstörung (F44.4) früher: Konversionsstörung Zweitdiagnose: Dysthymia (F34.1)
• Eine 19-jährige Schülerin lebt noch bei ihren Eltern. Sie kommt in Begleitung ihrer besorgten Mutter in die Praxis, weil sie ihre Fäuste nicht mehr öffnen kann. Vor drei Tagen sei sie morgens mit geballten Fäusten aufgewacht – seitdem könne sie die Fäuste nicht mehr öffnen. Sie war bereits beim Neurologen, der konnte nichts feststellen. Im Anamnesegespräch stellt sich heraus, dass der Vater seit Jahren alkoholabhängig ist.	• teilweiser Verlust der Bewegungsfähigkeit von Teilen des Körpers (hier: der Hände), die normalerweise der willkürlichen Muskelkontrolle unterliegen • kein Nachweis einer körperlichen Krankheit, die den Verlust der Bewegungsfähigkeit erklären könnte • Die Störung steht in Zusammenhang mit einer belastenden Auslösesituation (hier wohl ein Konflikt mit dem Vater, gegen den die Tochter sich mit Fäusten wehren möchte). Die Symptome haben in diesem Zusammenhang „symbolischen Ausdruckscharakter". • Die Symptome verschwinden meist nach einigen Tagen oder Wochen von selbst.	Dissoziative Bewegungsstörung (F44.4) früher: Konversionsstörung
• Die 16-jährige Hauptschülerin Christiane kommt auf Veranlassung des Hausarztes in Begleitung ihrer Mutter in die Praxis. Die Mutter berichtet, Christiane sei vor etwa sechs Wochen plötzlich vor der Haustür zusammengebrochen und habe dabei mit den Armen und Beinen seltsame krampfartige Bewegungen ausgeführt. Dies sei in der Folge noch dreimal passiert. Christiane ergänzt, sie spüre vor dem Anfall eine Art „Wegdriften", dann liege sie am Boden und mache mit den Armen und Beinen seltsame, krampfartige Bewegungen, die sie willentlich nicht steuern könne. Im Explorationsgespräch zeigt sich, dass Liliane in der Schule gemobbt und gehänselt wird. Dem ersten Anfall ging eine Situation voraus, in der eine Gruppe von Jungen sexuell übergriffig wurde. Seitdem ist sie nicht mehr zur Schule gegangen. Mehrmals hat sie versucht, wieder den Unterricht zu besuchen: Jedes Mal bekam sie einen ähnlichen Anfall.	• plötzliche und unerwartete krampfartige Bewegungen, die an epileptische Anfälle erinnern • im Gegensatz zu einem epileptischen Anfall: kein Bewusstseinsverlust, stattdessen ein tranceartiger Zustand • im Gegensatz zu einem epileptischen Anfall: kein Zungenbiss, keine Urininkontinenz, keine Verletzungen aufgrund des Sturzes • Die Anfälle stehen in enger zeitlicher Verbindung mit einem Trauma oder einem unlösbaren Konflikt (hier: Mobbing, sexuelle Übergriffe).	Dissoziative Krampfanfälle (F44.5) (Konversionsstörung mit Anfällen, psychogener Krampfanfall)

Tab. 2.17 Konversionsstörungen (Forts.).

Kurzfälle mit Schlüsselsymptomen	Typische Merkmale und Symptome	Verdachtsdiagnose nach ICD-10
• Ein 24-jähriger Tunesier kommt mit einem Arbeitskollegen in die Praxis, weil er seit acht Tagen völlig blind ist. Er kommt auf Anraten seines Neurologen, der keine körperliche Verursachung feststellen kann: Die Pupillen ziehen sich bei Licht zusammen, trotzdem kann der Mann nicht mehr sehen. Der Mann ist vor zehn Jahren aus Tunesien ausgewandert, mit dem Ziel, hier in Deutschland viel Geld zu verdienen und so die kranke Mutter zu unterstützen. Doch er fand keine gutbezahlte Arbeit, geriet auf die schiefe Bahn und vergaß, was er seiner Mutter versprochen hatte. Vor kurzem erhielt er die Nachricht von ihrem Tod. Verzweifelt und mit Tränen in den Augen wiederholte er immer wieder die Worte: „Ich kann sie nie mehr sehen."	• vollständiger Verlust des Sehens (psychogene Blindheit) • kein Nachweis einer körperlichen Krankheit, die den Verlust des Sehens erklären könnte • Die Störung steht im Zusammenhang mit dem Tod der Mutter, die der Mann nun „nie mehr sehen kann". Wie im vorherigen Fall hat das Symptom symbolischen Ausdruckscharakter. • Die Symptome verschwinden meist nach einigen Tagen oder Wochen von selbst. • Ein Bewusstmachen des Zusammenhangs von Körper und Psyche kann hier hilfreich sein.	Dissoziative Sensibilitäts- und Empfindungsstörung (F44.4) früher: Konversionsstörung (psychogene Blindheit)
• Ein 52-jähriger in Trennung lebender Mann leidet seit Jahren an Schwindel und hat deshalb schon diverse Spezialisten aufgesucht – immer ohne Befund. Seit etwa einer Woche sind seine Schwindelanfälle so massiv geworden, dass er sein Gleichgewicht nicht mehr halten kann und schon zweimal gestürzt ist. Auf Nachfragen erzählt er, seine Ehe sei immer schon sehr schwierig gewesen. Inzwischen lebe er in Trennung. Vor einer Woche sei seine Frau zusammen mit dem zwölfjährigen Sohn wieder bei ihm eingezogen mit den Worten: „Bis wir eine neue Wohnung gefunden haben, bleiben wir hier. Das Haus ist doch groß genug für uns alle."	• Der Schwindel steht in engem Zusammenhang mit einer Konflikt- und Belastungssituation. • Medizinisch gibt es keine erkennbare Ursache für den Schwindel. • Schwindel ist ein Symptom von Dissoziation bei Angst, z. B. im Zusammenhang mit einem Schock oder einer Belastungssituation.	Dissoziativer Schwindel (dissoziative Bewegungsstörungen) (F44.4)

2.4.7 Prüfungsprotokoll 19

FALLGESCHICHTE

Eine 22-jährige junge Frau bittet Sie wegen ihrer Schwester Nathalie um Hilfe. „Nathalie wollte vor sechs Tagen zu mir ‚Guten Morgen' sagen, brachte aber keinen Ton heraus. Sie konnte einfach nicht mehr sprechen! Meine Eltern haben sie sofort in die Klinik gebracht: Alle Untersuchungen (inklusive einer Computertomografie und einer Entnahme von Nervenwasser) blieben ohne Befund. Seitdem kommuniziert Nathalie mit mir über Zettel. Schauen Sie, auf dem hier steht: ‚Bin mit Albtraum aufgewacht. Hatte Todesangst … Schock. Seitdem Sprachverlust. Kann nichts machen'."

F: Was sind Ihre Gedankengänge zu dem Fall?

A: Mir fällt auf, dass die Schwester der Klientin von einem Augenblick zum anderen ihre Sprache verloren hat. Ein Sprachverlust kann die Folge einer entzündlichen Hirnerkrankung sein, das ist es hier aber nicht. Offensichtlich handelt es sich um einen psychisch bedingten Sprachverlust. Die ICD-10 spricht in diesem Zusammenhang von einer „psychogenen Aphonie". Sie findet sich als Sonderfall unter den dissoziativen Störungen.

F: Wo genau?

A: Unter den dissoziativen Störungen der Bewegung.

Merke

Sprachverlust zählt nach ICD-10 zu den „Dissoziativen Bewegungsstörungen"(F44.4).

F: Wieso das?

A: Die Muskelbewegungen der Sprechwerkzeuge unterliegen normalerweise der willkürlichen Kontrolle. Bei einem Schock, einem nicht lösbaren Konflikt oder einer subjektiv empfundenen Gefahrensituation kann es zu einer kurzzeitigen Lähmung der Sprechwerkzeuge kommen. In seltenen Fällen kann z. B. ein Albtraum oder ein Flashback zu einem traumatischen Ereignis der Vergangenheit dissoziative Symptome auslösen.

F: Was sagen Sie der Schwester?

A: Ich erkläre ihr anhand von Beispielen aus dem Alltag, dass es einen Zusammenhang zwischen Körper und Psyche gibt; dass ein Symptom wie das ihrer Schwester normalerweise mit einer belastenden, manchmal auch einer traumatischen Situation zusammenhängt; dass ein Albtraum von den Betroffenen zunächst als real erlebt wird, sodass der Körper wie bei einem realen Trauma mit Angst und körperlichen Symptomen reagiert. Und auch wichtig: dass die Sprache wahrscheinlich nach einiger Zeit von selbst zurückkommen wird, wie dies bei dissoziativen Störungen in der Regel der Fall ist.

F: Gibt es noch etwas, was die junge Frau ihrer Schwester Nathalie ausrichten könnte?

A: Da es einen Auslöser für den Sprachverlust gibt, könnte ich Nathalie anbieten, ohne Sprache – über Zeichnen und Malen – die belastende Situation aufzuspüren, die sich hinter ihrem Traum und dem damit verbundenen Sprachverlust verbirgt. Das könnte die junge Frau ihrer Schwester ausrichten. Sollte Nathalie das Angebot annehmen und ich hierbei feststellen, dass sie häufig unter Albträumen, evtl. auch unter Flashbacks leidet, würde ich sie an einen Traumatherapeuten abgeben; dann leidet sie wohl an einer PTBS.

2.4.8 Prüfungsprotokoll 20

FALLGESCHICHTE

Eine 25-jährige Thailänderin hat vor knapp zwei Jahren in ihrer Heimat einen deutschen Urlauber kennen gelernt und ihn nach Deutschland begleitet. Inzwischen haben die beiden geheiratet. Das junge Paar lebt in einer Eigentumswohnung, die noch nicht abbezahlt ist. Um etwas Geld für die monatlichen Darlehensraten beizusteuern, geht sie in der Nachbarschaft putzen. Da ihr Mann kaum ausgeht und auf Bekanntschaften wenig Wert legt, hat sie bis jetzt keine sozialen Kontakte aufbauen können. Sie fühlt sich deshalb oft einsam. Schon seit Monaten fühlt sie sich müde und erschöpft und leidet an Schlafstörungen. Seit einiger Zeit klagt sie über ein Taubheitsgefühl in den Hände und eine Art Kribbeln in den Beinen. Neulich waren ihre Beine wie gelähmt, da ist sie in ihrer Wohnung zusammengebrochen. Nun kommt Sie in Ihre Praxis.

F: Was machen Sie mit der Patientin?

A: Das Taubheitsgefühl in den Händen, das Kribbeln in den Beinen und das Zusammenbrechen könnten eine neurologische Ursache haben – ich bitte die Frau, sich von einem Neurologen durchchecken zu lassen.

F: Der Arzt findet nichts. Was sonst könnte der Patientin fehlen?

A: Das Kribbeln, das Taubheitsgefühl in den Händen und das Versagen der Beinmuskulatur lassen mich an eine dissoziative Störung denken.

F: Welche Formen der dissoziativen Störungen unterscheidet die ICD-10?

A: Da gibt es zunächst die dissoziativen Bewegungsstörungen, z. B. Lähmungen oder – wie in unserem Fall – die Unfähigkeit, ohne Hilfe zu stehen.

F: Sie haben hier etwas Wichtiges vergessen.

A: Ach ja, auch der Verlust der Sprache hat mit der Willkürmotorik zu tun. Ein psychisch bedingter Sprachverlust zählt ebenfalls zu den dissoziativen Bewegungsstörungen.

F: Gibt es in unserer Geschichte noch eine andere Form der dissoziativen Störungen?

A: Das Taubheitsgefühl und das Kribbeln sind offensichtlich die Folge eines Verlusts der normalen Hautempfindungen an den Händen und den Beinen. Sie finden sich in der ICD-10 unter den dissoziativen Sensibilitäts- und Empfindungsstörungen. Daneben gibt es auch dissoziative Krampfanfälle, dann die dissoziative Amnesie, die dissoziative Fugue, den dissoziativen Stupor und die dissoziative Identitätsstörung.

F: Wie kann man sich die Entstehung der diversen dissoziativen Symptome in unserer Geschichte erklären?

A: Man geht davon aus, dass es einen Zusammenhang gibt zwischen den Symptomen und einem belastenden Ereignis oder einem Konflikt, der symbolhaft über den Körper ausgedrückt wird. Ich könnte mir vorstellen, dass das Kribbeln in den Beinen und das Taubheitsgefühl in den Händen unbewusst zum Ausdruck bringen, dass sie nicht mehr putzen gehen möchte. Hinter den Lähmungserscheinungen an den Beinen steht wahrscheinlich der Wunsch, den Mann zu verlassen und in die Heimat zurückzukehren. Ein Teil von ihr kann das nicht zulassen, also werden ihre Beine gelähmt.

F: Könnte es sich in diesem Fall nicht auch um eine somatoforme Störung handeln?

A: Ich denke nein. Die Frau hat keine Somatisierungsstörung, da hätte sie häufig wechselnde Beschwerden. Sie hat auch keine somatoforme Schmerzstörung und auch keine Symptome, die sich auf eine Reaktion des autonomen Nervensystems zurückführen lassen.

F: Was ist denn der Unterschied zwischen einer somatoformen Störung und einer dissoziativen Störung?

A: Bei einer dissoziativen Störung gibt es einen konkreten Anlass; die Symptome drücken über den Körper symbolhaft einen Konflikt oder eine Reaktion auf eine Belastungssituation aus. Überdies dauern die Konversionssymptome nur kurz an und verschwinden meist nach einigen Wochen von selbst.

F: Was ist denn das Ganser-Syndrom? Kennen Sie das? Wo gehört das denn hin?

A: Das Ganser-Syndrom zählt zu den dissoziativen Störungen. Typisch dafür ist ein sinnloses Vorbeireden oder Vorbei-Antworten, man spricht in diesem Zusammenhang auch von Scheinblödsinn. Meist ist das Ganser-Syndrom begleitet von mehreren anderen dissoziativen Phänomenen.

F: Kommen wir zurück zu unserer Fallgeschichte. Was fällt Ihnen da noch auf?

A: Die junge Thailänderin ist müde, erschöpft, sozial isoliert, hat Schlafstörungen – das sind Merkmale eines depressiven Syndroms.

F: Um welche Art von Depression könnte es sich hier handeln?

A: Es gibt einen psychosozialen Auslöser: den Verlust der Heimat, aber auch das Verhalten des Mannes. Viel spricht dafür, dass es sich um eine Anpassungsstörung mit längerer depressiver Reaktion handelt.

F: Was machen Sie nun mit der Patientin? Wie werden Sie mit ihr therapeutisch arbeiten?

A: Ich werde versuchen, ihr anhand einiger Beispiele aus dem Alltag den Zusammenhang von Körper und Psyche bewusst zu machen.

F: An welche Beispiele denken Sie da?

A: An Herzklopfen bei Aufregung, an den berühmten „Kloß im Bauch" bei einem Streit oder bei Angst, an Kopfschmerzen, wenn man sich über etwas den Kopf zerbricht etc.

F: Was tun Sie sonst noch?

A: Wenn Sie eine Anpassungsstörung hat, kann ich ihr helfen, im Gespräch ihre Gefühle wahrzunehmen und zum Ausdruck zu bringen. Auch ein Bewusstmachen des zugrunde liegenden Konflikts wäre wichtig: Wenn die junge Frau ihre Emotionen im Gespräch zulassen kann, braucht sie diese nicht mehr symbolhaft über den Körper auszudrücken.

F: Gibt es noch etwas, auf das Sie achten müssen?

A: Die Frau ist depressiv, da muss ich auf Signale von Suizidalität achten und bei Bedarf das Thema auch direkt ansprechen.

2.4.9 Vegetativ bedingte Körpersymptome

Die von den Patienten geschilderten Symptome stehen im Zusammenhang mit einem Organ oder System, das weitgehend oder vollständig durch das autonome (vegetative) Nervensystem gesteuert wird, deshalb die Bezeichnung „Somatoforme autonome Funktionsstörung." Da das autonome Nervensystem empfindlich auf Angst, Trauer oder Wut reagiert, reagieren bei Belastungssituationen z. B. das Herz, die Atmung, der Magen oder der Darm. Früher sprach man in diesem Zusammenhang oft von „funktionellen Beschwerden". Die Symptome sind psychisch bedingt, medizinisch findet sich kein Befund, der die Beschwerden erklären könnte. Anbei sind einige prüfungsrelevante Beispiele aufgeführt, die häufig gefragt wurden.

Tab. 2.18 Vegetativ bedingte Körpersymptome.

Kurzfälle mit Schlüsselsymptomen	Typische Merkmale und Symptome	Verdachtsdiagnose nach ICD-10
• Der Ladenbesitzer Rüdiger K. leidet seit drei Jahren an krampfartigen Bauchschmerzen, Blähungen und Durchfall. Oft überfallen ihn seine Beschwerden mitten im Kundengespräch. Eine Magen-Darm-Spiegelung, Blutentnahmen, Allergietests und Ultraschall blieben ohne Befund.	• typische Symptome eines Reizdarms (Colon irritabile) mit verstärkter Tätigkeit des Dickdarms • Folge: Bauchkrämpfe, Blähungen und häufiger Durchfall • Die Symptome gehören zu einem Organ, das weitgehend vegetativ gesteuert wird. • Die Beschwerden sind nicht die Folge einer körperlichen Erkrankung. • Die Symptome müssen mindestens ein halbes Jahr bestehen und mindestens dreimal im Monat auftauchen.	Somatoforme autonome Funktionsstörung des unteren Verdauungssystems (des unteren Gastrointestinaltrakts) (F45.32) Colon irritabile (Reizdarm)
• Ein 25-jähriger junger Mann hat seit zwölf Monaten immer wieder Angstanfälle mit Herzrasen, Atemnot, Schmerzen in der Brust und Todesangst. Mehrmals wurde er vom Notarzt in die Klinik gefahren, doch organisch war nichts feststellbar. Die Beschwerden begannen, nachdem vor etwa einem Jahr sein Vater an einem Herzinfarkt verstorben war.	• Panikattacken, die stark herzbezogen erlebt werden • Ausgelöst wurden die Anfälle – wie häufig beim Herzangstsyndrom – durch den Herzinfarkt seines Vaters. • Eine organische Ursache kann ausgeschlossen werden.	Somatoforme autonome Funktionsstörung des Herzens (des „kardiovaskulären Systems") (F45.30) (Herzangstsyndrom)
• Eine 39-jährige Frau hat seit zweieinhalb Jahren immer wieder länger andauernde Schmerzen im linken Arm. In der letzten Zeit wacht sie öfter nachts auf und bekommt große Angst. Deshalb erscheint sie jetzt in Ihrer Praxis. Sie war bei verschiedenen Ärzten, die konnten jedoch keine körperliche Ursache finden. Die Frau ist seit zehn Jahren geschieden und lebt seitdem allein.	• typische Symptome einer Angina pectoris ohne körperlichen Befund • psychisch bedingte Verengung der Herzkranzgefäße. Die Symptomatik ähnelt der einer „echten" Angina pectoris, allerdings können die Beschwerden mehrere Stunden andauern, während sie bei einer echten Angina pectoris nach wenigen Minuten abflauen. • Die Enge in der Brust (lat. „angina": Enge; „pectoris": der Brust), das Ausstrahlen in den linken Arm, Ängste und Herzschmerzen sind typische Symptome einer Angina pectoris.	Somatoforme autonome Funktionsstörung des kardio-vaskulären Systems (F45.30) (psychogene Angina pectoris)
• Beim Besuch einer französischen Schülergruppe bei ihren deutschen Austauschpartnern beginnt die 15-jährige Mireille im Bus plötzlich krampfartig zu atmen. Dem herbeigerufenen Lehrer fällt auf, dass sie den Mund eigenartig verzieht und ihre Hände wie „Pfötchen" verkrampft sind. „Das kennen wir bei ihr schon", meint ihre Freundin. „Sie hat einfach Angst vor dem Jungen, bei dem sie wohnen soll. Wenn sie Angst hat, bekommt sie öfter solche Anfälle. Haben Sie eine Plastiktüte?". Sie lässt das Mädchen in die Plastiktüte atmen und redet beruhigend auf sie ein. Kurze Zeit später ist der Anfall vorüber.	• Symptome eines Hyperventilationssyndroms (Hyperventilationstetanie) • Parästhesien im Mundbereich und Pfötchenhaltung sind typische Begleitsymptome.	Somatoforme autonome Funktionsstörung des Atmungssystems (des respiratorischen Systems) (F45.33)

2.4.10 Prüfungsprotokoll 21

FALLGESCHICHTE

Die 52-jährige alleinstehende Angestellte Marlis M. kommt in die Praxis, weil die Ärzte keine organische Ursache für Ihren Blähbauch finden konnten. Ihr Hausarzt hat ihr geraten, es mal mit Psychotherapie zu versuchen. Im Explorationsgespräch erzählt sie, dass die Symptome seit etwa fünf Jahren bestehen. „Da wurde die Firma umstruk turiert, ich arbeitete oft zehn Stunden am Tag, immer mit der Angst im Nacken, meinen Job zu verlieren. Etwa zur gleichen Zeit starb unerwartet meine Mutter: Seitdem kümmere ich mich verstärkt um meinen 81-jährigen Vater, der sich nicht mehr alleine versorgen kann. Da fing es an mit den Bauchschmerzen und den nicht abgehenden Blähungen. Vor einem Jahr musste ich sogar Schwangerschaftskleidung tragen, weil ich in nichts mehr hineingepasst habe. Der Internist hat mir zwar Tabletten gegen meinen trägen Darm verschrieben, wirklich geholfen hat es nicht."

F: In welche Richtung geht Ihre Diagnose?

A: Die Frau leidet unter psychisch bedingten Problemen mit ihrer Verdauung: Sie hat Blähungen, die nicht abgehen, leidet unter Verstopfung und einem extrem dicken Bauch. Die Verdauung wird weitgehend vom vegetativen Nervensystem gesteuert, sodass es sich hier um eine „funktionelle Störung" handelt, genauer um eine somatoforme autonome Funktionsstörung des unteren Gastrointestinaltrakts. Früher sprach man in diesem Zusammenhang von einem psychisch bedingten „Colon irritabile".

F: Wie erklären Sie der Frau dies?

A: Ich könnte mir vorstellen, dass ich ihr den Zusammenhang erkläre zwischen unseren Emotionen und den Reaktionen des vegetativen (autonomen) Nervensystems: dass die Menschen z. B. bei Angst zu zittern beginnen oder Herzklopfen bekommen, dass sich bei anderen der Magen zusammenzieht, wenn sie erschrecken oder einen Schock erleben und dass es Menschen gibt, die auf Stress, äußeren Druck und Belastungssituationen mit Verstopfung und Blähungen reagieren.

F: Und weiter?

A: Ich frage die Frau, ob sie Sport macht – das regt normalerweis die Bewegung des Darms an. Wenn sie nicht dazu kommt, würde ich ihr raten, sich regelmäßig Zeit zu nehmen, um spazieren zu gehen oder sich sonstwie körperlich zu betätigen. Ich könnte sie auch anleiten, eine Entspannungstechnik zu erlernen, die ihr helfen wird, mit Aufregung und Stress besser umzugehen.

F: Sonst noch etwas?

A: Ich empfehle ihr, sich bezüglich ihrer Ernährung beraten zu lassen. Falls noch nicht geschehen, sollte sie austesten lassen, ob eine Unverträglichkeit von bestimmten Lebensmitteln wie z. B. Getreide, Milch, Gemüse etc. vorliegt. Dann müsste sie ihre Ernährung entsprechend umstellen.

F: Arbeiten Sie bei der Frau mit Ihrer Therapie?

A: Möglicherweise – wenn die Frau sich darauf einlässt. Die meisten Betroffenen können bei körperlichen Symptomen dieser Art nur schwer zugeben, dass es da einen Zusammenhang mit ihrer Lebenssituation geben könnte. Ich würde der Frau mit meiner Art von Therapie helfen, besser mit Belastungssituationen umzugehen. Vielleicht ist es wichtig, dass sie auch einmal an sich denkt, nicht nur an den Chef oder den Vater. Dass sie sich Zeiten gönnt, in denen sie sich entspannen kann und darf – und dass sie offen mit mir über ihre Probleme, ihre Gefühle, ihr Verhältnis zu ihrem Körper reden kann.

Merke

Nicht nur psychogener Durchfall, sondern auch Verstopfung, nicht abgehende Blähungen und Blähbauch sind Erscheinungsformen eines **Reizdarms** („Colon irritabile"). Genaue Bezeichnung nach ICD-10: Somatoforme autonome Funktionsstörung des unteren Gastrointestinaltrakts (F45.32).

2.4.11 Sonderfälle

Tab. 2.19 Sonderfälle „Körpersymptome".

Kurzfälle mit Schlüsselsymptomen	Typische Merkmale und Symptome	Verdachtsdiagnose nach ICD-10
• Eine 25-jährige Frau arbeitet im Supermarkt an der Kasse. Sie kommt zu Ihnen, weil sie seit sechs Wochen an Kopfschmerzen leidet, die sich in der letzten Zeit gesteigert haben. Nachts sind die Schmerzen besonders schlimm, nach dem Aufstehen wird es besser. „Die Schmerzen machen mich völlig fertig", meint sie. „Ich fühle mich so erschöpft, dass ich nichts mehr auf die Reihe kriege. Neulich, beim Abräumen des Tischs, ist mir sogar vor Schwäche eine Tasse aus der Hand gefallen."	• Die Kopfschmerzen sind ständig vorhanden. Sie sind im Lauf der Zeit stärker geworden. • Die Kopfschmerzen verschlimmern sich bei Ruhe oder Schlaf, sie bessern sich bei Bewegung. • Das Fallenlassen der Tasse könnte ein erster Hinweis auf eine neurologische Schädigung sein. • Verdacht auf Hirntumor! So schnell wie möglich zum Neurologen bzw. in die neurologische Klinik. • Zusatzsymptome sind – je nach Lokalisierung des Tumors – oft Ängste, Erschöpfung, depressive Zustände.	Kein psychogener Kopfschmerz! Verdacht auf Hirntumor!
• Ein 47-jähriger Versicherungsvertreter kommt wegen seiner Probleme in der Arbeit in die Praxis. Er ist oft müde, hat Schlafstörungen und fühlt sich von Kollegen gemobbt. „Und das nur, weil ich ein paar Mal einen Termin versemmelt habe. Das kann doch jedem passieren." Der Mann wirkt unruhig, ist zittrig, hat Kopfschmerzen und Probleme, sich im Gespräch zu konzentrieren. Auf Nachfragen fügt er ergänzend hinzu, er leide ganz häufig an Oberbauchschmerzen – deshalb war er in letzter Zeit häufig krankgeschrieben. Auf seinen Alkoholkonsum angesprochen, erzählt er Ihnen, er trinke zwar ab und zu ein oder zwei Gläschen, aber nicht mehr als andere.	• viele Symptome, die auf Missbrauch oder Abhängigkeit von Alkohol hinweisen: – Oberbauchschmerzen → Gastritis? Zwölffingerdarm? Bauchspeicheldrüse (Pankreatitis)? – Schlafstörungen – Probleme in der Arbeit (Vergessen von Terminen, angebliches Mobbing, häufige Krankschreibungen) – Entzugssymptome (Unruhe, Zittern, Konzentrationsprobleme) – Durch den letzten Satz nicht täuschen lassen! Alkoholiker verleugnen ihre Abhängigkeit!	Abhängigkeitssyndrom (F10.2) Alkoholentzugssyndrom (F10.3)

Tab. 2.19 Sonderfälle „Körpersymptome" (Forts.).

Kurzfälle mit Schlüsselsymptomen	Typische Merkmale und Symptome	Verdachtsdiagnose nach ICD-10
• Eine 24-jährige schlanke junge Frau kommt zu Ihnen und klagt, dass sie unter Durchfall leidet. Im Alter von 16 bis 20 Jahren hatte sie das schon Stunden vor einem Rendezvous, einer Party oder einem Vorstellungsgespräch. Im letzten halben Jahr sei der Durchfall jedoch immer häufiger aufgetreten. Sie sei auch oft nervös, zittrig und unkonzentriert. Enge Räume mit vielen Menschen kann sie kaum ertragen: Neulich habe sie in der überfüllten Straßenbahn Angstzustände bekommen, mit Schwitzen und einem Engegefühl in der Brust.	• Das Leitsymptom „Durchfall" tritt hier zusammen mit Symptomen auf, die für ein Reizdarmsyndrom untypisch sind. • Nicht verwechseln: Nervosität, Zittern, häufiges Schwitzen, Konzentrationsprobleme und die Angst vor engen Räumen lassen eher an eine Schilddrüsenüberfunktion (Hyperthyreose) denken. • Zur Untersuchung der Schilddrüse an einen Internisten verweisen.	Hyperthyreose (E05)
• Eine 56-jährige Frau geht zum Internisten, weil sie ziehende, brennende Schmerzen in den Unterarmen, im Nacken und im Nierenbereich hat. Sie war schon bei vielen Ärzten, niemand konnte jedoch etwas feststellen. Immer, wenn der Arzt die schmerzende Stelle berührte, verschwand dort der Schmerz und verlagerte sich stattdessen an eine andere Stelle des Körpers. Auch beim Röntgen war kein Befund feststellbar. Den Worten der Patientin zufolge lag der Grund darin, dass sich der krankhafte Befund hinter dem gesunden Gewebe versteckte.	• Die Frau hat sich ähnelnde ziehende Schmerzen an Körperstellen, die nicht zusammenpassen: Arme, Nacken, Nierenbereich. • Die Vorstellung, dass der Schmerz sich bei Berührung an eine andere Stelle des Körpers verlagert oder sich der krankhafte Befund hinter dem gesunden Gewebe versteckt, ist sehr bizarr und lässt eine psychotische Erkrankung vermuten. • Wahrscheinlich handelt es sich um Körperhalluzinationen (Zönästhesien) im Zusammenhang mit einer schizophrenen Erkrankung ohne sonstige schizophrene Symptome (zönästhetische Schizophrenie).	Leibhalluzinationen in Zusammenhang mit einer zönästhetischen Schizophrenie Sie findet sich in der ICD-10 unter F20.8 (sonstige Schizophrenieformen).
• Eine 48-jährige Frau, gepflegte Erscheinung, kommt in die Praxis, weil sie seit einigen Wochen unter starken Kopfschmerzen, Vergesslichkeit und Ängsten leidet und sich ständig müde und abgeschlagen fühlt. Überdies ist sie sehr geräuschempfindlich. Sie arbeitet in einem Großraumbüro: Die Stimmen der Kollegen dort stören sie sehr. Oft hat sie das Gefühl, dass die Stimmen in ihren Kopf eindringen. Sie redet sehr viel und ist dabei gedanklich sprunghaft und unkonzentriert. Sie leidet sehr unter Vergesslichkeit: Neulich war sie beim Einkaufen und wusste im Geschäft nicht mehr, was sie kaufen wollte. Oft fühlt sie sich unwohl, hat Kopfschmerzen und das Gefühl, dass Gehirn und Mund nicht zusammenpassen. Vor Kurzem hat sie eine Urlaubsreise nach Afrika unternommen. Gegen Ende der Reise hat sie an einer Folkloreveranstaltung teilgenommen. Dort ist sie zusammengebrochen, danach konnte sie sich an nichts mehr erinnern. Jetzt ist sie in Ihrer Praxis.	• Diverse Symptome, die auf eine hirnorganische Verursachung hinweisen: andauernde Kopfschmerzen, Vergesslichkeit, Geräuschempfindlichkeit, körperlicher Zusammenbruch mit Amnesie • Die Symptome begannen vor der Reise nach Afrika, wo sie zusammenbricht. Die körperlichen Symptome legen den Verdacht nahe, dass eine Erkrankung des Gehirns vorliegt. Zu denken wäre an einen Hirntumor. Nähere Einzelheiten müssten durch Fragen geklärt werden. • Ganz wichtig allerdings sind dezente Hinweise auf eine Schizophrenie: Die Stimmen dringen in ihren Kopf (hört sie die Stimmen dann in ihrem Kopf?). Sie hat das Gefühl, dass Gehirn und Mund nicht zusammenpassen (Zönästhesien). Und sie redet viel und ist dabei sprunghaft und unkonzentriert. Dies kann eine Folge einer Hirnerkrankung sein, aber auch ein Hinweis auf die für die Schizophrenie typische Denkzerfahrenheit (Inkohärenz). • Da eine hirnorganische Ursache anzunehmen ist, muss die Frau unbedingt neurologisch untersucht werden. • Hinweis: Die Frau leidet unter starker Vergesslichkeit, deshalb scheidet eine organische schizophrenieforme Störung aus (F06.2), da wäre das Gedächtnis intakt.	Schizophrenieforme Störung als Folge einer primären zerebralen Erkrankung (F06)

Tab. 2.19 Sonderfälle „Körpersymptome" (Forts.).

Kurzfälle mit Schlüsselsymptomen	Typische Merkmale und Symptome	Verdachtsdiagnose nach ICD-10
• Eine Kunststudentin kommt zusammen mit ihrer Freundin in die Praxis. Sie leidet seit einigen Wochen unter Kopfschmerzen, Libidostörungen und Übelkeit. Eine Schwangerschaft scheidet aus. Während des Sprechens stoppt die Studentin plötzlich für einige Sekunden und redet dann weiter, als sei nichts gewesen. Darauf angesprochen, kann sie sich nicht daran erinnern.	• Die Studentin leidet an Absencen (einer Sonderform der Epilepsie). • Durch Fragen an die Freundin wäre zu klären, ob sie schon immer Absencen hatte oder diese erst in letzter Zeit aufgetreten sind. • Wenn die Absencen schon lange vorhanden sind, sind die Kopfschmerzen, die Übelkeit und die Libidostörungen wahrscheinlich eine Folge der Epilepsie. • Wenn die Absencen erst kürzlich – in Zusammenhang mit den Kopfschmerzen, der Übelkeit und den Libidostörungen – aufgetreten sind, liegt der Verdacht eines Hirntumors nahe. Die Absencen sind in diesem Fall eine Folge der Tumorerkrankung.	Absencen (G40.3) in Zusammenhang mit einem Hirntumor
• Ein Mann sitzt vor Ihnen, wird unruhig und fängt an zu schwitzen und zu zittern.	• Entzugssyndrom im Zusammenhang mit Alkohol oder Benzodiazepinen • Die Ursache müsste durch weitere Fragen geklärt werden. Weitere Behandlung durch einen Facharzt.	Entzugssyndrom (F10.3), alkoholbedingt oder Entzugssyndrom (F13.3) als Folge von Sedativa
• Eine 42-jährige ledige Krankenschwester kommt in die psychiatrische Notaufnahme mit der Bitte um Hilfe: Sie fühle sich verfolgt, sehe immer wieder eine männliche Gestalt, die ihr etwas antun wolle, berichtet sie mit klagender, jammernder Stimme. In diesen Situationen krampfe sich ihr ganzer Unterleib zusammen. „So wie eben jetzt", sagt sie und presst dabei die Hände auf ihren Bauch. Sie erzählt von einer Stimme, die aus ihrem Unterleib komme und sie beschimpfe. Des Öfteren habe sie überdies das Gefühl, von einer Person in eine andere zu wechseln. Sie habe dann unerträgliche Kopfschmerzen und das Gefühl, von fremden Mächten „weggetragen" zu werden. „So wie eben jetzt, Herr Doktor", sagt sie mit leidender Stimme. „Sehen Sie, dort ist er wieder, der Mann, der hinter mir her ist", ruft sie plötzlich und deutet dabei auf das halboffene Fenster. „Bitte helfen Sie mir!" Als der Arzt als Erstes eine körperliche Untersuchung vorschlägt, steht sie abrupt auf und verlässt wortlos die Praxis.	• Die von der Krankenschwester geschilderten Symptome passen zu keiner psychiatrischen und auch zu keiner körperlichen Erkrankung. • Der Verfolgungswahn und die Stimme aus dem Unterleib passen zur Schizophrenie, nicht jedoch die Krämpfe und Kopfschmerzen. Und: Die optischen Halluzinationen haben Betroffene eher bei einer organischen Erkrankung, der Wechsel von einer Person zur anderen (mit begleitenden Kopfschmerzen) gehört zur dissoziativen Identitätsstörung (multiple Persönlichkeitsstörung), die Laien gerne mit einer Schizophrenie verwechseln. • Die leidende, jammernde, klagende Stimme und die mehrfache Bitte an den Arzt, ihr doch zu helfen, lassen an ein Münchhausen-Syndrom denken. Dabei werden psychische oder körperliche Symptome vorgetäuscht, um „die Krankenrolle einzunehmen". Oft finden sich unter den Betroffenen Personen aus helfenden Berufen (Krankenschwestern, Krankenpfleger etc.). • In der ICD-10 heißt das Münchhausen-Syndrom „Artifizielle Störung" und steht unter F68: „Andere Persönlichkeits- und Verhaltensstörungen bei Erwachsenen".	Artifizielle Störung (F68.1) (umgangssprachlich: Münchhausen-Syndrom)

2.4.12 Prüfungsprotokoll 22

FALLGESCHICHTE

Eine 30-jährige Frau kommt auf Drängen von Freunden zu Ihnen, weil sie nach ihrer Brustoperation Zukunftsängste hat. Sie hat Brustkrebs, kürzlich wurde ihr eine Brust amputiert. Sie hat sich einer Chemotherapie unterzogen, aber die hat nicht angeschlagen. Sie hat einen siebenjährigen Sohn, um dessen Zukunft sie sich große Sorgen macht. Sie ist eigentlich eingebunden in eine Großfamilie, fühlt sich aber unverstanden und will deshalb keine sozialen Kontakte. Sie klagt über Kopfschmerzen, Schwindel, Magenprobleme und Herzbeschwerden.

F: Wie akut schätzen Sie den Fall ein?

A: Die Frau hat einen Organverlust hinter sich, deshalb muss die Suizidgefährdung hinterfragt werden. Da sie einen siebenjährigen Sohn hat, um dessen Zukunft sie sich Sorgen macht, ist es in der augenblicklichen Situation unwahrscheinlich, dass sie sich etwas antut, obwohl sie sehr belastet ist.

F: Was sind Ihre differenzialdiagnostischen Überlegungen?

A: Die Frau leidet ziemlich sicher an einer Anpassungsstörung mit längerer depressiver Reaktion. Die im letzten Satz aufgeführten Symptome könnten eine Folge davon sein. Zu bedenken ist allerdings, dass die Frau eine Chemotherapie hinter sich hat, die ähnliche Symptome zur Folge hat.

F: Was ist sonst noch in Betracht zu ziehen?

A: Da die Chemotherapie nicht angeschlagen hat, haben sich evtl. schon Metastasen gebildet – die können auch im Gehirn auftreten und Kopfschmerzen, Schwindel, Übelkeit und Depressionen verursachen.

F: Was machen Sie nun mit der Frau?

A: Ich gehe sicher, dass sie in fachärztlicher Behandlung ist und versuche, der Frau in ihrer augenblicklichen Not zu helfen.

F: Mit Ihrer Therapie?

A: Nein, die Frau hat genug Therapien hinter sich. Was sie braucht, ist jemand, der ihr zuhört. Freunde und Verwandte sind in dieser Hinsicht oft hilflos – nicht umsonst fühlt sie sich von ihrer „Großfamilie" unverstanden und hat sich deshalb zurückgezogen. Ich werde versuchen, mich in ihre Ängste und Nöte einzufühlen, sie zu ermutigen, ehrlich darüber zu sprechen und so hoffentlich ihr Vertrauen gewinnen. In der Folge kann es sinnvoll sein, über ihren Sohn zu sprechen – dass sie so lange wie nur möglich für ihn da ist. Auf diese Weise kann ich hoffentlich ihrem Leben Sinn geben und ihr helfen, dass sie die Zeit, die sie mit ihrem Sohn verbringt, bewusst erlebt und genießt.

F: Und die Suizidalität?

A: Ich habe in meinem Freundeskreis mehrere Fälle dieser Art erlebt. Wenn die Betroffenen sich gehört und verstanden fühlen, denken sie nicht mehr an Suizid, vor allem dann nicht, wenn sie – wie in unserem Fall – ein Kind haben, das sie noch braucht. Vielleicht ist es dann auch möglich, der Frau dabei zu helfen, dass sie wieder Kontakte zu ihren Familienmitgliedern aufbaut.

2.4.13 Prüfungsprotokoll 23

FALLGESCHICHTE

Ein 38-jähriger Krankenpfleger wird vom Hausarzt in die Praxis geschickt. Vorher hat er schon diverse Ärzte wegen seiner Beschwerden konsultiert und in diesem Zusammenhang eine Magen-Darm-Spiegelung, eine aufwendige Herzuntersuchung und diverse neurologische Tests über sich ergehen lassen. Eine körperliche Ursache war bisher nicht zu finden. Der Mann leidet eigenen Worten zufolge seit längerer Zeit an häufig wechselnden Beschwerden wie Kopfschmerzen, Rückenschmerzen, Atemnot, Verdauungsproblemen und einem tauben Gefühl in den Händen und Füßen. Im Gespräch wirkt er unkonzentriert, hat Erinnerungslücken und redet teilweise an den Fragen vorbei. Wenn man ihn auf seine körperlichen Beschwerden anspricht, verfällt er in Jammern und Klagen, so als würden die Symptome sich plötzlich verstärken. Als der Therapeut versucht, vorsichtig einen möglichen Zusammenhang zwischen Körper und Psyche in Erwägung zu ziehen, wird der Mann unruhig, fast wütend und erklärt: „Hören Sie auf damit. Ich bilde mir die Schmerzen doch nicht ein!" Der Mann wurde im Alter von drei Jahren vom Jugendamt seiner alkoholkranken Mutter weggenommen. Er war lange Jahre in einem Heim, wo er auch die mittlere Reife machte und dann beschloss, Krankenpfleger zu werden.

F: Was sind Ihre differenzialdiagnostischen Überlegungen?

A: Die häufig wechselnden Beschwerden lassen mich zunächst an eine Somatisierungsstörung denken. Die Beschwerden müssten mindestens zwei Jahre andauern – das ist hier durchaus möglich. Das Jammern und Klagen, die Erinnerungslücken und die Tatsache, dass der Mann „fast wütend" wird, wenn der Therapeut auf die Zusammenhänge zwischen Körper und Psyche eingeht: Das alles passt eigentlich nicht zur Somatisierungsstörung.

F: Was sonst müssten Sie differenzialdiagnostisch in Betracht ziehen?

A: Da müsste ich dem Mann einige Fragen stellen, z. B. wie lange die Erkrankung schon andauert – „seit längerer Zeit" ist ein sehr vager Begriff. Vielleicht ist ja etwas in seinem Leben passiert, das man mit den Symptomen in Zusammenhang bringen könnte. Er könnte evtl. eine Anpassungsstörung haben, vorausgesetzt, die Störung liegt nicht länger als zwei Jahre zurück. Bei einer Anpassungsstörung können auf der körperlichen Ebene Kopfschmerzen, Verspannungen, Verdauungsprobleme, manchmal auch leichtere dissoziative Phänomene auftreten.

F: Was würden Sie den Mann sonst noch fragen?

A: Wie es mit seinem Schlaf aussieht? Ob er sich sozial zurückgezogen hat oder gern mit Freunden ausgeht? Ob er oft depressiv verstimmt ist? Ob er in einer Partnerschaft lebt und es dort evtl. Probleme gibt?

F: An welche Probleme denken Sie da?

A: Wenn er sich von seiner Partnerin zurückzieht, keine Emotionen mehr zeigen kann und kein sexuelles Verlangen mehr verspürt, hat er möglicherweise eine larvierte Depression. Die von ihm geschilderten Symptome passen eigentlich dazu.

F: Schauen Sie nochmals auf den Beginn des zweiten Abschnitts. Da gibt es etwas, was nicht zu einer larvierten Depression passt.

A: Der Mann leidet an „häufig wechselnden Beschwerden". Sie haben Recht: Bei einer larvierten Depression bleiben die Symptome gleich. Es ist also keine larvierte Depression. Ehrlich gesagt, hänge ich jetzt etwas … Mir fällt keine psychische Erkrankung ein, die zu den Symptomen passt.

F: Vielleicht ist er ja gar nicht krank! Denken Sie daran: Der Mann ist Krankenpfleger …

A: … und holt sich die Zuwendung von Ärzten und Therapeuten durch erfundene Symptome. Er könnte unter dem Münchhausen-Syndrom leiden.

F: Wie heißt das Münchhausen-Syndrom in der ICD-10?

A: Artifizielle Störung. Diese zählt zu den Verhaltensstörungen bei Erwachsenen. Sie steht unter F6.

F: Wie gehen Sie in diesem Fall therapeutisch vor?

A: Die artifizielle Störung ist sehr schwer zu therapieren. Voraussetzung wäre die Einsicht des Klienten, dass er an einer psychischen Störung leidet. Dies ist häufig nicht der Fall, sodass die Aussichten auf eine Heilung oder Linderung der Störung sehr gering sind. Wichtig für mein weiteres Vorgehen wäre der Aufbau einer vertrauensvollen Beziehung, in der es darum gehen wird, die Symptome ernst zu nehmen, ihn evtl. auch über seine Kindheitserfahrungen reden zu lassen – und ihn dann an einen Therapeuten zu verweisen, der es evtl. schafft, eine Verbindung herzustellen zwischen den Kindheitserlebnissen und dem Bedürfnis nach Zuwendung. Das müsste sehr, sehr vorsichtig geschehen. Ich könnte mir vorstellen, dass er am ehesten in eine psychosomatische Klinik gehen würde, wo er körperlich und psychisch betreut wird. Da müsste ich Kontakt mit seinem Arzt herstellen, der für eine Überweisung zuständig ist.

F: Wie machen Sie das?

A: Wenn ich das Vertrauen des Klienten gewonnen habe, bitte ich ihn, mich schriftlich von der Schweigepflicht gegenüber seinem Hausarzt zu entbinden und umgekehrt den Hausarzt von der Schweigepflicht mir gegenüber. Dann können wir uns über den Klienten austauschen und die weitere Vorgehensweise besprechen.

Merke

- Beim **Münchhausen-Syndrom** (ICD-10 F68.1: Artifizielle Störung) täuschen die Betroffenen körperliche oder psychische Symptome vor, um in Kliniken oder Arztpraxen Zuwendung zu bekommen.
- In der *Biografie* finden sich häufig gravierende Störungen der frühkindlichen Entwicklung
- Die Betroffenen *simulieren nicht bewusst*, um sich äußere Vorteile (z. B. eine Krankschreibung) zu erschleichen. Menschen mit einer artifiziellen Störung sind psychisch schwer krank.
- In vielen Fällen leiden die Betroffenen unter einem inneren *Drang, die Krankenrolle einzunehmen* und produzieren deshalb ihre körperlichen oder psychischen Symptome.
- Obwohl ein Patient mit einer artifiziellen Störung kaum je in Ihre Praxis kommt, um gegen Bezahlung von 60–100 Euro „die Krankenrolle einzunehmen“ (ICD-10), wurde das Münchhausen-Syndrom mehrmals im Mündlichen verlangt.

2.4.14 Kurztest 5

Welche der folgenden psychischen Störungen (A–I) passt zu welcher Fallgeschichte? Schreiben Sie den entsprechenden Buchstaben in das leere Kästchen. Jede der vorgeschlagenen Störungen kann ein- oder zweimal vorkommen. Die Lösungen finden Sie im Lösungsteil.

A Herzangstsyndrom
B Somatoforme Schmerzstörung
C Depressive Episode mit somatischem Syndrom
D Somatisierungsstörung
E Somatoforme autonome Funktionsstörung
F Dissoziative Störung
G Hypochondrische Störung
H Larvierte Depression
I Hypothyreose

2.4.14.01 ☐ Bei einem 35-jährigen Mann besteht eine anhaltende Angst vor einem Herzinfarkt. Er misst deshalb mehrmals am Tag seinen Puls, hört auf seinen Herzschlag und registriert sofort jede Art von Schmerz oder Verspannung im Herzbereich. Wiederholte Untersuchungen erbrachten keinen Hinweis auf eine körperliche Erkrankung.

2.4.14.02 ☐ Bei einer 28-jährigen Frau wurden in den vergangenen fünf Jahren diverse Untersuchungen des Gastrointestinal- und Urogenitaltrakts durchgeführt: ohne medizinischen Befund. Auch für ihre Rücken- und Schulterbeschwerden und die häufig wechselnden Gelenkschmerzen ergaben sich keine Hinweise auf eine körperliche Ursache.

2.4.14.03 ☐ Rainer F. (24) hat in den letzten sechs Wochen zehn Kilogramm abgenommen. Er fühlt sich müde und kraftlos, wacht morgens um 4:00 Uhr grübelnd auf und hat öfter Herzschmerzen. Er hat pessimistische Zukunftsgedanken, leidet an Konzentrationsstörungen und hat keine Lust mehr, mit seiner Freundin tanzen zu gehen oder mit Freunden zu feiern. Seine Freundin klagt darüber, dass er ihren Worten zufolge „nichts mehr fühlt“ und sie sexuell nicht mehr begehrt, obwohl sie sich erst seit zwei Jahren kennen.

2.4.14.04 ☐ Eine 50-jährige Frau kommt wegen diverser körperlicher Beschwerden in die Praxis ihres Hausarztes: Sie hat seit etwa anderthalb Jahren massive Rückenschmerzen, ein brennendes Druckgefühl im Brustbereich, Atemprobleme und Muskelschmerzen, die sie nachts kaum schlafen lassen. Die Beschwerden begannen kurz nachdem ihr Mann sie wegen einer jüngeren Frau von heute auf morgen verlassen hatte.

2.4.14.05 ☐ Walter F. ist leitender Geschäftsführer eines renommierten Verlags. Er kommt auf Anraten seines Hausarztes in die Praxis, weil er unter Herzanfällen leidet, für die es medizinisch keine Erklärung gibt. Den ersten Anfall, an den er sich erinnert, hatte er vor zwei Jahren: Seine 19-jährige Tochter hatte ihm eröffnet, sie wolle in einer anderen Stadt studieren und werde deshalb aus dem elterlichen Haushalt ausziehen. Wenig später hatte er einen zweiten Anfall allein zu Hause: Seine Frau war für einige Tage zu ihrer Mutter gefahren. Den dritten Anfall bekam er, als er erfuhr, dass ein Onkel von ihm an einem Herzinfarkt verstorben war. Inzwischen häufen sich die Anfälle. Er war bei verschiedenen Herzspezialisten, aber keiner konnte etwas finden.

2.4.14.06 ☐ Eine 36-jährige Frau hat seit zweieinhalb Jahren wiederkehrende starke Schmerzen im linken Arm. Seit zwei Monaten hat sie – vor allem nachts – Herzrasen und Herzstolpern. Untersuchungen bei verschiedenen Ärzten ergaben keinen Befund.

2.4.14.07 ☐ Ein 28-jähriger junger Mann hat geschäftlich in Thailand zu tun, verliebt sich in eine 19-jährige Thailänderin und nimmt sie mit nach Deutschland. Die beiden leben zusammen in einer Mietwohnung. Seit einigen Wochen klagt die junge Frau über Kribbeln in den Beinen und ohnmachtsähnliche Anfälle. Mehrmals haben ihre Beine versagt und sie ist in ihrer Wohnung zusammengebrochen. Ein Besuch bei Ärzten erbrachte keinen organischen oder neurologischen Befund.

2.4.14.08 ☐ Ein 55-jähriger Mann leidet seit etwa zwei Jahren an quälenden Schmerzen im Rückenbereich: Zu Beginn waren es nur Schmerzen in der Wirbelsäule, inzwischen sind auch Arme und Beine betroffen. Schlaf und Appetit sind unauffällig, Ängste oder eine Tendenz zu depressiven Verstimmungen werden verneint. Die Schmerzen begannen, nachdem die Ehefrau des Patienten sich nach 24 Jahren Ehe von ihm getrennt hatte.

2.4.14.09 ☐ Ein 56-jähriger Mann kommt in die Praxis, weil er sich so müde und kraftlos fühlt und von düsteren Zukunftsgedanken geplagt wird. Er hat schuppige Haut und strohige Haare und friert oft. Wegen seiner Erschöpfungszustände schläft er zwölf Stunden am Tag.

2.4.14.10 ☐ Bei einem Austauschprogramm zwischen deutschen und französischen Schülern beginnt die 15-jährige Mireille im Bus plötzlich zu hyperventilieren. Dem herbeigerufenen Lehrer fällt auf, dass sie den Mund eigenartig verzieht und ihre Hände wie „Pfötchen" verkrampft sind. „Das kennen wir schon, das kommt bei ihr öfter vor", meinen ihre Freundinnen. „Sie hat einfach Angst vor dem Jungen, bei dem sie wohnen soll. Wenn sie Angst hat, bekommt sie öfter solche Anfälle."

2.4.14.11 ☐ Helga H. (58) kommt in Ihre Praxis und überreicht Ihnen einen Zettel mit der handgeschriebenen Notiz: „Ich habe die Sprache verloren." Im Anamnesegespräch antwortet sie auf Ihre Fragen mit einem Nicken oder Schütteln des Kopfes oder durch ein Wort oder einen kurzen Satz auf ihrem Zettel. Daraus geht hervor, dass sie einen Tag zuvor in der U-Bahn-Station von drei Jugendlichen überfallen wurde. Die Täter flohen mit ihrer Handtasche, sie blieb unverletzt, konnte der herbeigerufenen Polizei jedoch nichts über den Tathergang sagen: Ihre Stimme versagte.

2.4.14.12 ☐ Irene H. kommt mit der Diagnose „chronischer Unterbauchschmerz, Ursache unklar" in die psychosomatische Klinik. Sie hat seit drei Jahren stechende Schmerzen im Genitalbereich. Die Schmerzen begannen mit einer akuten Eileiterentzündung. Eine Eileiter-OP, später eine Entfernung der Gebärmutter brachten keine Linderung der Schmerzen. Seit zwei Jahren ist sie geschieden. „Mein damaliger Mann war oft verbal verletzend und hat mich nur als Sexualobjekt benutzt", erklärt sie der Psychotherapeutin in der Klinik.

2.5 Lerneinheit „Persönlichkeits- und Verhaltensstörungen"

Viele Fallgeschichten beschreiben Menschen, deren Verhalten in den Augen der Umwelt „nicht normal" oder gar gestört ist. Da Sie beim ersten Lesen einer Fallgeschichte nicht von vornherein wissen, ob es sich hierbei um eine Persönlichkeitsstörung oder um eine Folge- oder Begleiterscheinung einer andernorts definierten psychischen Störung handelt, finden Sie hier Fallgeschichten mit Verhaltensauffälligkeiten, die erst im Zusammenhang mit weiteren Symptomen eine endgültige Diagnose ermöglichen. Der Schwerpunkt der Fallgeschichten und Prüfungsprotokolle liegt auf Störungen, die man leicht verwechseln kann und die deshalb in Prüfungen immer wieder auftauchen.

Für die Unterscheidung der verschiedenen Persönlichkeitsstörungen hat sich die Einteilung des DSM-IV in drei Hauptgruppen (Cluster) als hilfreich erwiesen. Da es in dieser Lerneinheit um Verhaltensmuster geht, die nicht unbedingt einer Persönlichkeitsstörung zuzuordnen sind, wurden in die drei Cluster auch Auffälligkeiten des Verhaltens aufgenommen, die nicht zu den Persönlichkeitsstörungen gezählt werden, die man jedoch in der Prüfung damit verwechseln könnte.

Die **drei Hauptgruppen von Persönlichkeits- und Verhaltensstörungen** in Anlehnung an die Einteilung des amerikanischen Diagnosehandbuchs DSM-IV sind:

- Gruppe A: ängstlich, sozial zurückgezogen
- Gruppe B: emotional, dramatisch, aggressiv
- Gruppe C: sonderbar, bizarr, exzentrisch

Verhaltensstörungen gibt es natürlich auch häufig bei Kindern und Jugendlichen. Sie sind in diesem Kapitel nicht enthalten, sondern finden sich zusammengefasst in der Lerneinheit „Störungen bei Kindern und Jugendlichen" (➤ 2.11).

2.5.1 Gruppe A: Ängstlichkeit und sozialer Rückzug

In dieser Gruppe finden sich Auffälligkeiten oder Störungen, bei denen Angst, Befürchtungen und Rückzugsverhalten das Symptombild bestimmen (➤ Abb. 2.7). Dazu zählen neben den im Schaubild aufgeführten drei Persönlichkeitsstörungen auch länger andauernde psychische Störungen, die durch Passivität und Vermeidungsverhalten gekennzeichnet sind: z. B. die Dysthymia, die soziale Phobie oder das Rückzugsverhalten bei PTBS, bei Anpassungsstörungen oder bei Missbrauch von Cannabis. Diese finden sich unter „Sonderfälle" (➤ 2.5.4).

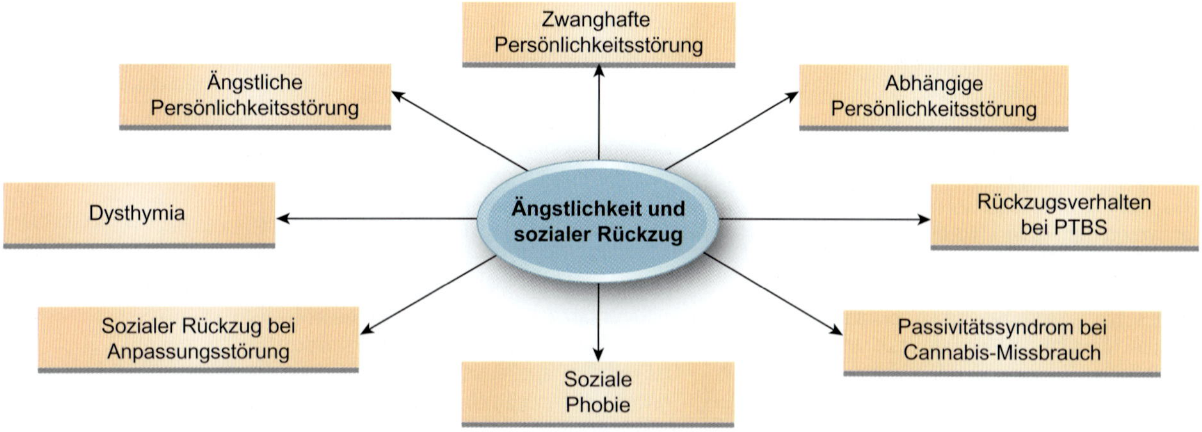

Abb. 2.7 Ängstlichkeit und sozialer Rückzug.

2.5.2 Gruppe A: Persönlichkeitsstörungen mit den Merkmalen Ängstlichkeit und sozialer Rückzug

Tab. 2.20 Gruppe A: Persönlichkeitsstörungen mit Ängstlichkeit und sozialem Rückzug.

Kurzfälle mit Schlüsselsymptomen	Typische Merkmale und Symptome	Verdachtsdiagnose nach ICD-10
• Eine 47-jährige Frau wird vom Hausarzt geschickt. Ihr geht es schon längere Zeit ganz schlecht, ihr Arzt muss sie immer wieder krankschreiben, ohne dass eine körperliche Ursache zu finden wäre. Die Frau erzählt, dass ihr Mann trinkt, und wenn er betrunken ist, schlägt er sie. Wenn er wieder nüchtern ist, ist er jedoch sehr nett zu ihr. Vor einiger Zeit wollte sie sich von ihm trennen und zu ihrer Mutter ziehen, aber da war er so nett zu ihr, dass sie zurückgekehrt ist. „Ich kann ihn doch nicht im Stich lassen", meint sie, „ich würde für meinen Mann auch lügen, um ihn zu schützen". Wenn sie durch seine Gewalttätigkeiten Verletzungen erlitten habe, erzähle sie dem Arzt, sie sei gestürzt.	• Unterordnung eigener Bedürfnisse unter die anderer Personen • Wichtige Entscheidungen werden anderen Personen überlassen. • typisches Beispiel für Co-Abhängigkeit • Das Verhalten ist wahrscheinlich seit der Jugendzeit durchgehend vorhanden. Es handelt sich somit um eine Persönlichkeitsstörung.	Abhängige Persönlichkeitsstörung (F60.7)
• Eine 23-jährige Germanistikstudentin kommt in die Praxis, weil sie sich so allein und einsam fühlt. „Schon in meiner Schulzeit mied ich Partys und Feste. Und auch jetzt noch sitze ich allein in meiner Studentenbude, während andere ausgehen, feiern, flirten, mit ihrem Freund die Nacht verbringen. Einen Freund zu haben, ist eigentlich mein größter Wunsch. Doch wenn es darum geht, mit einem Jungen ins Gespräch zu kommen oder gar seine Blicke zu erwidern, komme ich mir so dumm und unbeholfen vor, dass ich mich unter einem Vorwand entferne und das nächste Mal nicht mehr hingehe."	• Die Studentin meidet soziale Kontakte, weil sie Angst hat, unattraktiv zu erscheinen oder abgelehnt zu werden. • Sie fühlt sich einsam, obwohl sie gerne ausgehen und feiern würde. Aus Angst, sich zu „blamieren", bleibt sie lieber zu Hause. • Im Gegensatz zur schizoiden Persönlichkeitsstörung sehnt sie sich nach einer engen sexuellen Beziehung mit einem Jungen. • Das Verhalten ist seit der Schulzeit durchgehend vorhanden – es handelt sich also um eine Persönlichkeitsstörung.	Ängstliche (vermeidende) Persönlichkeitsstörung (F60.6)
• Ein 32-jähriger Bankangestellter hat vor zwei Wochen die Beziehung zu seiner langjährigen Freundin abgebrochen. Er kommt in die Praxis, weil er unter der Trennung leidet. Er liebe zwar seine Ex-Freundin sehr, aber seine Mutter habe klar zum Ausdruck gebracht, dass sie die Hochzeitspläne der beiden missbillige. „Also habe ich Schluss gemacht. Das konnte ich meiner Mutter nicht antun." Der Mann lebt bei seiner Mutter. Beruflich hat er mehrere Angebote einer Beförderung abgelehnt, mit der Begründung, er fühle sich nicht berufen, als Vorgesetzter anderen Vorschriften zu machen oder für sie Entscheidungen zu treffen. Seit seiner Schulzeit hat er zwei enge Freunde, mit denen er fast täglich telefoniert oder auch sich trifft, um sie um Rat zu fragen.	• überlässt wichtige Entscheidungen (hier: Heirat) anderen Personen • Unterordnung eigener Bedürfnisse unter die der Mutter, zu der eine Abhängigkeit besteht • kann sich gegenüber der Mutter nicht durchsetzen oder eigene Bedürfnisse zum Ausdruck bringen • kann oder will keine Verantwortung übernehmen oder Entscheidungen treffen • fragt andere häufig um Rat • Das Verhalten ist seit der Schulzeit durchgehend vorhanden – es handelt sich also um eine Persönlichkeitsstörung.	Abhängige Persönlichkeitsstörung (F60.7)

Tab. 2.20 Gruppe A: Persönlichkeitsstörungen mit Ängstlichkeit und sozialem Rückzug (Forts.).

Kurzfälle mit Schlüsselsymptomen	Typische Merkmale und Symptome	Verdachtsdiagnose nach ICD-10
• Ein 65-jähriger Mann kommt in Begleitung seiner etwa gleichaltrigen Ehefrau in die Praxis, weil es mit der Hausgemeinschaft große Probleme gibt. Die Frau beklagt sich, dass die Mitbewohner ihr ausweichen und sie auch nicht mehr grüßen. Auch der Kontakt zu den beiden Söhnen sei fast abgebrochen: Sie kämen kaum mehr zu Besuch, sodass Opa und Oma ihre Enkelkinder nur noch selten zu sehen bekommen. Im Anamnesegespräch gibt der Mann zu, dass man es mit seiner Frau nicht leicht habe: „Sie überprüft jede Nacht um 23:00 Uhr, ob die Haustür abgeschlossen ist. Sie führt Strichlisten darüber und gibt einmal im Monat einen Bericht an die Hausverwaltung, wer wann die Haustüre offengelassen hat oder nach 22:00 Uhr die Waschmaschine laufen ließ." Auch mit den Enkelkindern gebe es wegen ihres Perfektionismus massive Probleme: „Beim Essen müssen sie ruhig sitzen, dürfen sich ja nicht bekleckern und nur sprechen, wenn sie gefragt werden. Und wenn sie die Wohnung verlassen, müssen sie vor dem Weggehen ihr „Spielzimmer" aufräumen."	• Probleme mit der Umwelt aufgrund von Perfektionismus, übertriebener Gewissenhaftigkeit und dem Bedürfnis nach ständiger Kontrolle • ständige Beschäftigung mit Regeln und Listen • übertriebener Ordnungssinn • übertriebene Befolgung sozialer Konventionen (Essensregeln) • Im Gegensatz zur Zwangserkrankung besteht kein Leidensdruck und keine Krankheitseinsicht. • Das Verhalten ist offensichtlich lebenslang vorhanden – es handelt sich somit um eine Persönlichkeitsstörung.	Anankastische (zwanghafte) Persönlichkeitsstörung (F60.5)

ACHTUNG

Nicht verwechseln:

- **zwanghafte Persönlichkeitsstörung**
  - *kein* Leidensdruck, *keine* Krankheitseinsicht: Die Betroffenen leiden nicht unter ihrer Störung, kommen deshalb auch nicht freiwillig in die Praxis.
  - Oft sind sie stolz auf ihr Verhalten.
- **Zwangsstörung/Zwangserkrankung**
  - Leidensdruck: Die Betroffenen leiden unter ihren Zwängen und versuchen meist vergeblich, sich dagegen zu wehren.
  - Krankheitseinsicht: Die Erkrankung beeinträchtigt das Leben der Betroffenen in einem Maße, dass sie von sich aus Hilfe suchen.

2.5.3 Prüfungsprotokoll 24

FALLGESCHICHTE

Ein 20-jähriger junger Mann hat erfolgreich sein Abitur gemacht und zieht in eine andere Stadt, um dort sein Physikstudium zu beginnen. Er kommt auf Anraten seiner Eltern in die Praxis, weil er Probleme mit seinem Studium hat: Er geht nur ungern zu den Vorlesungen, fühlt sich unwohl, wenn er in Seminaren aufgerufen wird und hat in Gesellschaft ständig das Gefühl, sich falsch oder ungeschickt zu benehmen und mit den anderen nicht mithalten zu können. Auf Nachfragen gibt er zu, dass er gerne eine Freundin hätte, es aber noch nie dazu gekommen sei. „Ich bin einfach zu schüchtern", meint er. „Das war schon in der Schule so. Lange Jahre hatte ich nur einen einzigen Freund. Dem habe ich vertraut. Ansonsten war ich oft allein."

F: In welche Richtung geht Ihre Diagnose?

A: Die Symptome, die in der Fallgeschichte genannt werden, dauern seit der Schulzeit an und lassen mich deshalb an eine Persönlichkeitsstörung denken, genauer gesagt an eine ängstlich-vermeidende Persönlichkeitsstörung: Der Student fühlt sich in sozialen Situationen unwohl und hat häufig das Gefühl, sich nicht richtig zu verhalten. Obwohl er sich deshalb zurückzieht, hätte er gerne eine Freundin.

F: Mit welcher anderen Persönlichkeitsstörung könnte man die ängstlich-vermeidende verwechseln?

A: Mit der schizoiden. Auch Menschen mit einer schizoiden Persönlichkeitsstörung meiden soziale Kontakte, doch differenzialdiagnostisch gibt es einige wichtige Unterscheidungsmerkmale.

F: Und die wären?

A: Menschen mit einer schizoiden Persönlichkeitsstörung sind Eigenbrötler, Einzelgänger, die von ihren Mitmenschen als seltsam und exzentrisch empfunden werden: Sie sind am liebsten allein und haben kein Interesse an Freundschaften oder gar an einer sexuellen Beziehung. In Gesellschaft verstoßen sie oft gegen die gängigen Umgangsformen, weil sie Gesellschaft einfach nicht gewohnt sind.

F: Es gibt noch eine psychische Störung, die man leicht mit der ängstlich-vermeidenden Persönlichkeitsstörung verwechseln könnte. Fällt Ihnen da eine ein?

A: Da muss ich überlegen …

F: Stellen Sie sich vor, im Explorationsgespräch erzählt der Student mehr über sich: Schon am Morgen leidet er an Übelkeit und Durchfall, sodass er oft zu spät zu den Vorlesungen kommt. In der Mensa fühlt er sich extrem unwohl. Oft sitzt er stumm und mit zugeschnürtem Hals da und bringt kaum ein Wort heraus, wenn man ihn anspricht. Deshalb geht er inzwischen nicht mehr hin. Besonders schlimm ist es, wenn er in einem Seminar aufgerufen wird. „Da fange ich an zu zittern, bekomme schweißnasse Hände und fühle mich von allen beobachtet." Partys und Ausgehen mit Freunden meidet er. „Das macht mir richtiggehend Angst, also bleibe ich lieber zu Hause und lese." In welche Richtung geht jetzt Ihre Diagnose?

A: Jetzt berichtet der Student von vegetativen Angstsymptomen wie Zittern, schweißnassen Händen, aber auch von Übelkeit und Durchfall. Auch das Verstummen, der zugeschnürte Hals, das extreme Unwohlsein sind Symptome, die nicht mehr zu einer ängstlich-vermeidenden Persönlichkeitsstörung passen. Der junge Mann hat eine soziale Phobie.

F: Und was ist mit den Auffälligkeiten in der Schulzeit?

A: Die ursprüngliche Diagnose bleibt: Der junge Mann hat auch eine Persönlichkeitsstörung. Bei Menschen mit einer ängstlich-vermeidenden Persönlichkeitsstörung ist allerdings oft zu beobachten, dass die sozialen Ängste sich im Laufe des Lebens so verstärken, dass sich daraus eine soziale Phobie entwickelt. Auch Personen mit einer sozialen Phobie wünschen sich übrigens eine sexuelle Beziehung, haben aber so große Angst vor einer Verabredung, dass sie oft keine Beziehung eingehen können.

F: Und Ihre Diagnose?

A: Soziale Phobie, Zweitdiagnose: ängstlich-vermeidende Persönlichkeitsstörung.

2.5.4 Gruppe A: Sonderfälle

Tab. 2.21 Gruppe A: Sonderfälle „Verhaltensstörungen" mit Rückzugsverhalten.

Kurzfälle mit Schlüsselsymptomen	Typische Merkmale und Symptome	Verdachtsdiagnose nach ICD-10
• Eine 28-jährige Frau kommt wegen Problemen in der Partnerschaft in die Praxis. Sie habe keine rechte Freude an Tanzen, Partys, gemeinsamen Unternehmungen. Auch in sexueller Hinsicht seien ihre Vorstellungen und die ihres Freundes sehr verschieden. Fragen nach Suizidgedanken werden von ihr verneint. Die Frau ist Berufsschullehrerin. Sie geht jeden Tag zur Arbeit. Ihre augenblicklichen Leistungen beurteilt sie mit „gerade noch ausreichend", obwohl sie ihre Ausbildung mit Note „gut" abgeschlossen hat. Die Frau ergänzt, sie leide seit ihrer Kindheit an depressiven Verstimmungen mit vermindertem Antrieb und pessimistischen Gedanken. „Das Ganze begann im Alter von 14 Jahren", meint sie. „Da starb mein Vater an Magenkrebs."	• leichtere chronische (also jahrelang andauernde) depressive Verstimmungen • Dauer: von der Kindheit oder Adoleszenz bis zur Gegenwart • Die depressiven Symptome sind geringer ausgeprägt als bei einer leichten depressiven Episode (wichtig: keine Suizidgedanken!). • typische Symptome: leichtere depressive Verstimmungen, Verlust der Freude an Sexualität und gemeinsamen Unternehmungen, sozialer Rückzug, Gefühl von Unzulänglichkeit (sie beschreibt ihre Leistungen als „gerade noch ausreichend") • Die Störung ist in diesem Falle zwar seit der Adoleszenz vorhanden, es ist trotzdem keine Persönlichkeitsstörung, denn die Dysthymia beginnt manchmal auch erst im frühen oder späteren Erwachsenenalter. **Wichtig zu wissen:** Fritz Riemann beschreibt in seinem Buch „Grundformen der Angst" eine depressive Persönlichkeitsstörung, die es in der ICD-10 nicht mehr gibt. Die dort aufgeführte **Dysthymia** hat zwar eine ähnliche Symptomatik, zählt jedoch zu den „anhaltenden affektiven Störungen" (F3, nicht F6!).	Dysthymia (F34.1)
• Ein Student der Kommunikationswissenschaften kommt in die Praxis, weil er seit Jahren an depressiven Verstimmungen leidet. Augenblicklich geht er kaum mehr an die Uni, meidet soziale Kontakte und hat die Beziehung zu seiner Freundin abgebrochen. Er leidet an Schlaflosigkeit und mangelndem Appetit. Einer Einladung zur Geburtstagsfeier seines Vaters ist er ohne Entschuldigung ferngeblieben. Einen Auslöser für die Störung scheint es nicht zu geben. Auf Nachfragen berichtet er, er habe in Abständen immer wieder Phasen, in denen er in ein schwarzes Loch falle. Zweimal habe er deshalb von seinem Hausarzt Medikamente bekommen, die seine Symptome weitgehend zum Verschwinden brachten.	• Der junge Mann ist eigentlich an Kommunikation interessiert, meidet aber aufgrund seiner depressiven Stimmungslage alle sozialen Kontakte. • Der Bruch der Beziehung zur Freundin hängt sicher zusammen mit dem Verlust an Freude, dem Verlust an Emotionen und sexuellem Verlangen – typische Symptome eines depressiven Syndroms. Auch die Appetit- und Schlaflosigkeit sind hierfür typische Symptome. • Die wahrscheinlichste Diagnose ist: depressive Episode, hier im Rahmen einer rezidivierenden depressiven Störung (er hatte schon mehrmals depressive Episoden mit dazwischenliegenden Remissionsphasen). • keine durchgehende Störung ab Jugendalter, also keine Persönlichkeitsstörung	Rezidivierende depressive Störung (F33.1/F33.2) gegenwärtig mittelgradige oder schwere depressive Episode

Tab. 2.21 Gruppe A: Sonderfälle „Verhaltensstörungen" mit Rückzugsverhalten (Forts.).

Kurzfälle mit Schlüsselsymptomen	Typische Merkmale und Symptome	Verdachtsdiagnose nach ICD-10
• Eine 22-jährige leicht adipöse junge Frau kommt in Begleitung ihrer Mutter in die Praxis. Sie wirkt ungepflegt. Die Mutter macht sich Sorgen, weil ihre Tochter sich in den letzten drei Jahren so verändert hat. Nach dem Abitur habe sie ein soziales Jahr begonnen, einige Wochen später jedoch abgebrochen. Dann wollte sie Sozialpädagogik studieren, habe das dafür nötige Praktikum jedoch nie gemacht. Dann hatte sie die Idee, eine Ausbildung zur Reiseverkehrskauffrau zu machen, habe jedoch nur zwei, drei Bewerbungen geschrieben, auf die sie keine Antwort bekam. Tagsüber liege sie meist im Bett, nachts sitze sie am PC oder vor dem Fernseher. Außerdem habe sie in den letzten Monaten ganz schön zugenommen. Im Anamnesegespräch macht die junge Frau einen gelangweilten, unkonzentrierten Eindruck. Auf ihre berufliche Zukunft angesprochen, meint sie, sie habe eigentlich an nichts Interesse.	• Passivität und Interesselosigkeit mit z. T. depressiver Symptomatik • Das Alter und das ungepflegte Aussehen lassen an Missbrauch von Marihuana denken. • Die Gewichtszunahme kommt wahrscheinlich von der Appetitsteigerung nach dem Konsum von Marihuana. • keine durchgehende Störung ab Jugendalter, also keine Persönlichkeitsstörung	Schädlicher Gebrauch oder Abhängigkeit von Cannabis (F1.2.1 oder F1.2.2)
• Eine 26 Jahre alte junge Frau kommt in die Praxis, weil sie sich nach einer Beziehung mit einem Mann sehnt, es aber nicht schafft, sich auf eine Verabredung einzulassen. „Wenn mich ein Mann nur anschaut, werde ich rot, mein Herz klopft bis zum Hals, ich bekomme schweißnasse Hände und bringe kein Wort heraus." Um Situationen wie dieser aus dem Weg zu gehen, meidet sie soziale Kontakte. Wenn man sie auf eine Party einlädt, bleibt sie unter einem Vorwand zu Hause. Die Angst, sich vor ihren Freunden und Bekannten zu blamieren, ist einfach zu groß.	• deutliche Angst vor sozialen Situationen, in denen man im Zentrum der Aufmerksamkeit steht • Vermeidung von entsprechenden Situationen (Partys, Ausgehen mit Freunden etc.) • Herzklopfen, schweißnasse Hände, kein Wort herausbringen etc. als Angstsymptome in sozial belastenden Situationen • Sie wünscht sich eine Beziehung, schafft es aber nicht, sich zu verabreden – offensichtlich aus Angst, sich peinlich oder ungeschickt zu verhalten. • Im Gegensatz zur ängstlich-vermeidenden Persönlichkeitsstörung ist die junge Frau nicht nur „ängstlich", sie leidet unter ausgeprägten vegetativen Angstsymptomen.	Soziale Phobie (F40.1)
• Der 28-jährige Berufssoldat Jochen H. hat sich seit knapp vier Jahren von seinen Freunden und Bekannten zurückgezogen. Seine langjährige Freundin hat sich wegen seiner Gefühlskälte, seiner ständigen Gereiztheit und seiner unkontrollierten Wutausbrüche von ihm getrennt. Der Mann schläft schlecht, hat oft Albträume und leidet an erhöhter Schreckhaftigkeit. Um besser mit seiner Situation zurechtzukommen, trinkt er abends häufig größere Mengen Alkohol. Er hat auch schon öfter daran gedacht, sich das Leben zu nehmen. Jochen H. war vor vier Jahren Zeuge, wie bei einem Militäreinsatz in Afghanistan sein bester Freund bei einem Bombenattentat ums Leben kam. Dieser verbrannte vor seinen Augen, als in einem vorbeifahrenden Wagen eine Bombe explodierte.	• Traumafolge-Erkrankung mit den Symptomen: – Albträume – sozialer Rückzug – Gefühl von Betäubtsein und emotionaler Stumpfheit (→ „Gefühlskälte") – Schreckhaftigkeit und Schlafstörungen als Folge von vegetativer Übererregtheit (engl. „hyper-arousal") – Suizidgedanken – Konsum von Alkohol, um sich zu betäuben und so die (im Text nicht genannten) Flashbacks nicht zu spüren.	Posttraumatische Belastungsstörung (PTBS) (F43.1)

2.5.5 Prüfungsprotokoll 25

FALLGESCHICHTE

Herr A. (35) ist ein erfolgreicher Steuerberater. Er kommt in Begleitung seiner Frau in die Praxis. Diese hatte geäußert, sie könne seine wiederkehrenden depressiven Zustände nicht länger ertragen. Sie denke deshalb an Scheidung. Im Explorationsgespräch gibt Herr A. zu, dass er schon in seiner Jugend an unerklärlichen Schuldgefühlen litt, kaum Freunde hatte und sich extrem anstrengen musste, um in der Schule befriedigende Leistungen zu erzielen. Damals war er ziemlich schüchtern und ging deshalb nur selten zu Geburtstagspartys oder Schulfesten: Er blieb lieber zu Hause, um sich in seinem Zimmer mit Lesen oder Computerspielen zu beschäftigen. Die Ehefrau ergänzt seine Schilderung: Seit Jahren spreche er zu Hause kaum ein Wort, zeige kein Interesse am Leben der Familie und habe seit Langem kein Bedürfnis mehr, mit ihr zu schlafen. Nur selten gab es kürzere Phasen, in denen es ihm etwas besser ging. Seit sie von Scheidung gesprochen habe, sei das Zusammenleben mit ihm noch schwieriger als zuvor. Auf weitere Fragen gibt Herr A. zu, dass er sich im Moment so müde und ausgelaugt fühle, dass er schon eine Woche nicht mehr in seiner Kanzlei war. Er schlafe kaum noch, wache frühmorgens mit Ängsten vor der Zukunft auf und habe manchmal auch Gedanken an Suizid. Solche Gedanken habe er in der Vergangenheit noch nie gehabt. Seine Gefühle seien wie abgeschnitten, und er fühle sich völlig unfähig, in der jetzigen Situation Entscheidungen zu treffen. Als der Therapeut ihn fragt, ob in seiner Jugend etwas passiert sei, was er mit seinen Depressionen in Verbindung bringe, meint er: „Im Alter von 14 hat meine Mutter sich mit Schlaftabletten umgebracht. Vorher war ich – so hat man mir erzählt – ein fröhlicher, aufgeweckter Junge. Nach dem Tod der Mutter war alles anders."

F: Was sind Ihre differenzialdiagnostischen Überlegungen zu dem Fall?

A: Mir fällt auf, dass der Mann seit seiner Jugend an depressiven Symptomen leidet, die leichter ausgeprägt sind als bei einer depressiven Episode. Die Symptome sind seit etwa 20 Jahren durchgehend vorhanden. Der Mann dürfte an einer Dysthymia leiden mit den hierfür typischen Symptomen wie Antriebsminderung, sozialer Rückzug, verminderte Gesprächigkeit, Verlust der Freude an Sexualität, Verlust des Interesses an Familie und Kindern. Wichtig in diesem Zusammenhang: Er hatte keine Suizidgedanken, die traten erst auf, nachdem die Frau ihm mit Scheidung gedroht hat.

F: Was fällt Ihnen bei dem Fall noch auf?

A: Dass der Mann auf die Scheidungsgedanken der Frau mit einer depressiven Episode reagiert: Er leidet an starken Antriebsstörungen, hat keine Gefühle mehr, kann keine Entscheidungen mehr treffen, hat Schlafstörungen mit morgendlichem Früherwachen, Zukunftsängsten und Suizidgedanken. All das sind Symptome einer mittelgradigen oder schweren depressiven Episode.

F: Was hat der Mann denn nun – eine Dysthymia oder eine depressive Episode?

A: Er hat beides, das gibt es häufig. In der US-amerikanischen Fachliteratur spricht man in diesem Fall von einer „Double Depression". Wenn jemand über Jahre hinweg an einer Dysthymia leidet, kann er trotzdem – wie in unserer Geschichte – auf ein belastendes Ereignis mit einer depressiven Episode reagieren. Die Erstdiagnose ist dann „mittelgradige oder schwere depressive Episode", die Zweitdiagnose „Dysthymia".

Merke

Wenn jemand mit einer Dysthymia für kürzere Zeit an einer depressiven Episode leidet, hat er zwei Arten von Depressionen zur selben Zeit. Das amerikanische DSM-IV spricht in diesem Zusammenhang von einer **„Double Depression"** (doppelte Depression).

F: Kommen wir zunächst nochmals zur Dysthymia zurück: Was fällt Ihnen da in der Geschichte noch auf?

A: Der Suizid der Mutter. Vorher war er ein fröhlicher, aufgeweckter Junge, nach dem Trauma wurde er depressiv und das dann lebenslang. Ein traumatisches Erlebnis dieser Art kann dazu führen, dass jemand anschließend durchgehend depressiv verstimmt ist.

F: Eine in der Jugend beginnende durchgehende Störung wäre dann ja eine Persönlichkeitsstörung, oder?

A: Die Dysthymia ist keine Persönlichkeitsstörung. Sie kann auch in späteren Jahren als Folgeerscheinung eines traumatischen Ereignisses oder einer schweren depressiven Episode auftreten. Sie zählt deshalb nicht zu den Persönlichkeitsstörungen und findet sich in der ICD-10 auch unter einer völlig anderen Ziffer: unter F3, genauer unter den anhaltenden affektiven Störungen.

F: Stellen Sie sich vor, der Mann hat nur eine Dysthymia – behandeln Sie ihn?

A: Nein. Es handelt sich bei der Dysthymia – ähnlich wie bei den affektiven Störungen ganz allgemein – um eine Störung des Hirnstoffwechsels. Deshalb ist zunächst an eine Behandlung durch Antidepressiva zu denken. Begleitend wird oft eine kognitive Verhaltenstherapie eingesetzt mit dem Ziel, die krankhaften Denkmuster durch kognitive Umstrukturierung so zu verändern, dass die negativen und pessimistischen Gedanken sich zum Positiven verändern.

Merke

Die **Dysthymia** zählt zu den affektiven Störungen (F3), die durch eine Störung des Hirnstoffwechsels verursacht werden. Bei der Therapie ist deshalb zunächst an Antidepressiva zu denken, die in der Regel durch kognitive Verhaltenstherapie ergänzt werden.

F: Zurück zu unserem Fall: Sie sagten, der Mann habe auch eine depressive Episode. Könnte es sich nicht auch um eine Anpassungsstörung handeln?

A: Dazu sind die Symptome zu ausgeprägt. Außerdem scheint die Mutter an Depressionen gelitten zu haben, das würde ihren Suizid erklären. Wir haben also wahrscheinlich eine genetische Disposition für eine Störung der Botenstoffe Serotonin und Noradrenalin, die an der Entstehung von Depressionen maßgeblich beteiligt sind.

F: Was machen Sie nun mit dem Mann?

A: Da er Suizidgedanken geäußert hat, kläre ich zunächst, wie akut seine Suizidalität ist. Wenn er akut suizidgefährdet ist, müsste ich dafür Sorge tragen, dass der Mann sich freiwillig in die Psychiatrie einliefert. Da er in Begleitung seiner Frau erschienen ist, könnte diese das bewerkstelligen.

F: Gehen wir davon aus, dass der Mann nicht akut suizidgefährdet ist.

A: Dann motiviere ich ihn, sich so bald wie möglich bei einem Psychiater Hilfe zu holen. Wichtig ist in diesem Zusammenhang ein aufklärendes Gespräch über die Ursache der Erkrankung und die Behandlung durch Antidepressiva.

F: Was können Sie sonst noch tun?

A: Falls möglich, noch in der Praxis den Psychiater anrufen und den Hörer an den Mann oder die Frau weitergeben, damit die einen Termin vereinbaren.

2.5.6 Gruppe B: Emotionales, theatralisches oder aggressives Verhalten

Die Gruppe B umfasst vier Persönlichkeitsstörungen, bei denen die Betroffenen stark von ihren Emotionen gesteuert werden (➤ Abb. 2.8): Sei es, dass sie ein theatralisches Verhalten an den Tag legen (histrionisch, narzisstisch), sei es, dass sie schnell die Kontrolle verlieren und aggressiv reagieren (dissozial) oder dass sie emotional instabil sind und ihre Emotionen deshalb häufig wechseln (emotional instabil). Besonders die emotional-instabile Persönlichkeitsstörung vom Borderline-Typ wird im Mündlichen häufig gefragt, denn obwohl sie in der ICD-10 unter den Persönlichkeitsstörungen aufgelistet ist, darf ein Heilpraktiker für Psychotherapie nicht (oder bestenfalls begleitend) mit Borderlinern arbeiten. Wegen der Nähe zu psychotischen Erkrankungen und der Gefahr suizidaler Impulse gehört die Behandlung der Borderline-Störung in die Hände eines Psychiaters.

Neben den zur Gruppe B gehörenden Persönlichkeitsstörungen gibt es diverse psychische Erkrankungen, die man aufgrund der Symptomatik mit einer Persönlichkeitsstörung verwechseln könnte: die multiple Persönlichkeitsstörung beispielsweise, die eigentlich keine Persönlichkeitsstörung ist, sondern zu den dissoziativen Störungen zählt. Oder auch Störungen wie ADS und ADHS, die mit dem Übertritt ins Erwachsenenalter meist nicht verschwinden, sondern weiterhin das Leben der Betroffenen beeinträchtigen. Besonders beliebt im Mündlichen: die Differenzialdiagnose zwischen dissozialer Persönlichkeitsstörung, Borderline und ADHS im Erwachsenenalter. Die hierzu gehörigen Fallgeschichten finden sich unter „Sonderfälle" (➤ 2.5.9).

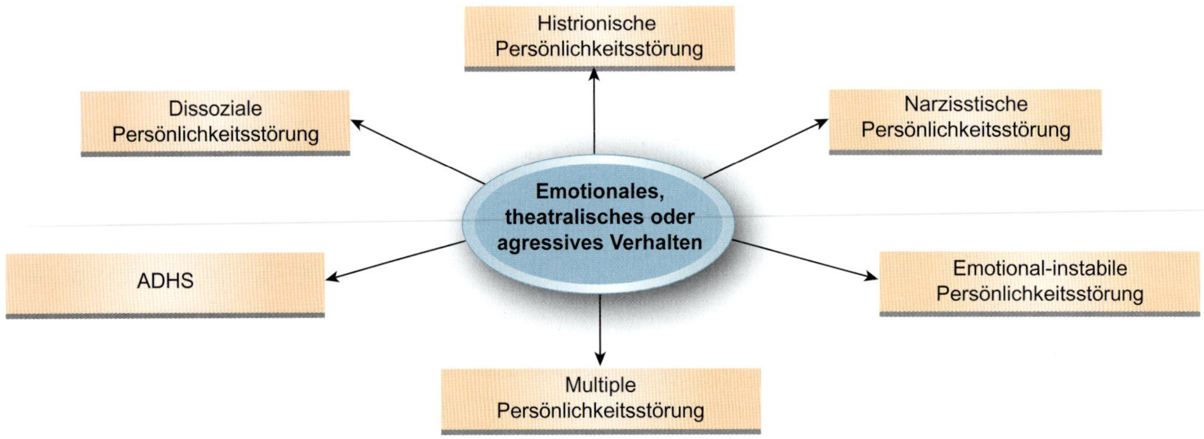

Abb. 2.8 Emotionales, theatralisches oder aggressives Verhalten.

2.5.7 Gruppe B: Persönlichkeitsstörungen (emotionales, theatralisches oder aggressives Verhalten)

Tab. 2.22 Gruppe B: Persönlichkeitsstörungen (emotionales, theatralisches oder aggressives Verhalten).

Kurzfälle mit Schlüsselsymptomen	Typische Merkmale und Symptome	Verdachtsdiagnose nach ICD-10
• Ein 42 Jahre alter Mann kommt in die Praxis mit den Worten: „Mein Leben ist völlig aus den Fugen! Seit meine Freundin mich vor zwei Monaten verlassen hat, bin ich untröstlich." Als der Therapeut ihn bittet, seine Freundin zu beschreiben, meint er: „Schön, wunderschön. Wir haben uns nur fünfmal getroffen, doch schon beim ersten Mal wusste ich: Sie ist die Liebe meines Lebens." Der Mann redet ziemlich laut. Manchmal schluchzt er, dann wieder lächelt er die Therapeutin an, fragt sie, was sie bei seiner Geschichte empfindet und berührt dabei mehrmals ihren Arm. Seine Stimmung beschreibt er als „grauenhaft depressiv".	• Der Mann ist nicht depressiv, sondern theatralisch („Mein Leben ist völlig aus den Fugen"). • übertriebener Ausdruck von Gefühlen („untröstlich", „grauenhaft depressiv") • oberflächliche wechselnde Affekte (er schluchzt, lächelt die Therapeutin an) • z. T. distanzlos und unangemessen verführerisch (er fragt die Therapeutin nach ihren Gefühlen, berührt ihren Arm) • Das Verhalten ist wahrscheinlich seit der Adoleszenz durchgehend vorhanden – es handelt sich also um eine Persönlichkeitsstörung.	Histrionische Persönlichkeitsstörung (F60.4)

Tab. 2.22 Gruppe B: Persönlichkeitsstörungen (emotionales, theatralisches oder aggressives Verhalten) (Forts.).

Kurzfälle mit Schlüsselsymptomen	Typische Merkmale und Symptome	Verdachtsdiagnose nach ICD-10
• Nach fünf Jahren Ehe kommt eine junge Frau verzweifelt in die Praxis und bitte um Hilfe wegen ihres Mannes. „Mein Mann ist Modefotograf, ich war eines der Models und habe ihn bewundert wegen seines Charmes, seines weltmännischen Auftretens und seiner guten Manieren. Er hat dann auch eine prunkvolle Hochzeit inszeniert mit vielen Gästen aus der PR-Branche. Zu Hause war er jedoch ganz anders: Er liebte es, von seinen beruflichen Erfolgen zu erzählen, von den vielen Frauen, die ihn umschwärmen. Als ich ihm sagte, dass ich schwanger bin, interessierte er sich nicht für meinen Zustand, später – nach der Geburt unserer Tochter – war er nur noch unterwegs und warf mir vor, ich tue nicht genug für meine Karriere. Seit einiger Zeit weiß ich, dass er eine Freundin hat. Er gibt das auch offen zu: Bei seiner Energie und seiner erotischen Ausstrahlung brauche er das. Inzwischen hat die Lage sich zugespitzt: Als meine jetzt zweijährige Tochter zwei Wochen lang ziemlich krank war und ich dachte, er hilft mir etwas, legte er sich klagend ins Bett: Er sei so erschöpft von seiner Arbeit und brauche jetzt Ruhe. Nur wenn wir mal ausgehen, spielt er den liebenden Ehemann und lässt sich mit mir fotografieren. Doch kaum sind wir ohne Publikum, ist er ein völlig anderer Mensch. Bitte helfen Sie mir – was soll ich nur tun?"	• Der Mann inszeniert eine prunkvolle Hochzeit, ist liebevoll, höflich und nett, um von anderen bewundert zu werden. • Er zeigt einen Mangel an Empathie, kann sich nicht in die Gefühle und Bedürfnisse anderer einfühlen. • Er fühlt sich in Bezug auf sein Aussehen und seine Ausstrahlung als etwas Besonderes. *Eine* Frau genügt ihm nicht. • Wenn seine Frau sich nicht genug um ihn kümmert, empfindet er das als Kränkung und geht weg oder wird selbst krank. • Das Verhalten ist seit der Schulzeit durchgehend vorhanden – es handelt sich also um eine Persönlichkeitsstörung. • Dies sind typische Symptome einer narzisstischen Persönlichkeitsstörung, die im US-amerikanischen Diagnosehandbuch DSM-IV detailliert beschrieben ist. In der ICD-10 findet sich die Störung unter „Sonstige spezifische Persönlichkeitsstörungen" (F60.8). Im Anhang allerdings findet sich unter F60.80 die narzisstische Persönlichkeitsstörung mit den Merkmalen des DSM-IV wieder.	Narzisstische Persönlichkeitsstörung (F60.80), sonstige spezifische Persönlichkeitsstörungen
• Ein 25-jähriger Student fürchtet, seine Freundin werde ihn verlassen. Es hat deswegen auch schon mehrere heftige Auseinandersetzungen in der Partnerschaft gegeben. Bei einem Streit mit der Freundin habe er z. B. einmal aus Wut ihre Parfümflasche zerschlagen. Dabei seien auch ein Spiegel und eine Schranktür zu Bruch gegangen. Wie schon so oft habe er sich kurze Zeit später wie ein Häufchen Elend gefühlt – wertlos und absolut schuldig. Er erwähnt, dass die Menschen und die Dinge ihm manchmal eigenartig fremd erscheinen. „Das liegt vielleicht daran, dass ich eigentlich selbst nicht weiß, wer ich bin. Oft komme ich mir wie ein Schauspieler vor, der übergangslos von einer Rolle in die andere springt. Das ist krass, sag' ich Ihnen – eine Person leidenschaftlich zu lieben und sie wenig später hasserfüllt wegzustoßen. Oder von einem Augenblick zum anderen von einem glücklichen in einen depressiven Zustand zu fallen." Im Anamnesegespräch berichtet er, dass sein Vater ein Alkoholproblem hatte und oft gewalttätig war.	• übertriebene Angst vor dem Verlassenwerden • Neigung zu Ausbrüchen von Wut und Gewalt • Affektlabilität • Unsicherheit bezüglich Selbstbild • Gewalterfahrungen in der Kindheit • Das Verhalten ist seit der Schulzeit durchgehend vorhanden – es handelt sich also um eine Persönlichkeitsstörung.	Borderline-Persönlichkeitsstörung (F60.31)

Tab. 2.22 Gruppe B: Persönlichkeitsstörungen (emotionales, theatralisches oder aggressives Verhalten) (Forts.).

Kurzfälle mit Schlüsselsymptomen	Typische Merkmale und Symptome	Verdachtsdiagnose nach ICD-10
• Die Mutter des 22-jährigen René kommt in die Praxis und bittet Sie um Rat. „Wir haben den Jungen im Alter von zwei Jahren adoptiert, aber schon in der Schule neigte er zu aggressivem Verhalten. Als er zwölf Jahre alt war, kam die Polizei mehrmals zu uns, weil René z. B. einer Frau die Handtasche entrissen hatte, im Supermarkt eine Stange Zigaretten mitgehen ließ oder in der Schule gestohlene Klamotten verkaufte. Schon damals rauchte er Haschisch, trank Alkohol und blieb mehrmals nachts weg, ohne uns zu informieren. Inzwischen war er schon zweimal in einer Jugendstrafanstalt. Der nächste Prozess wegen Raubs und versuchten Totschlags beginnt in zwei Wochen. Wenn wir mit ihm reden wollen, ist er völlig uneinsichtig und gibt uns oder den anderen die Schuld. Bitte sagen Sie mir: Was ist los mit meinem Sohn?"	Zwei Diagnosen: 1. In der Kindheit und frühen Jugend: Störung des Sozialverhaltens – früher Konsum von Alkohol und Drogen – Neigung zu aggressivem Verhalten – kriminelle Handlungen, z. B. Diebstähle – nächtliches Wegbleiben entgegen dem Verbot der Eltern 2. Im frühen Erwachsenenalter: dissoziale Persönlichkeitsstörung – Neigung zu gewalttätigem Verhalten – Wegen ihrer Missachtung sozialer Normen und Regeln kommen die Betroffenen oft in Konflikt mit dem Gesetz (hier: Aufenthalte in der Jugendstrafanstalt, Prozess wegen Totschlags). – fehlendes Schuldbewusstsein – Neigung, andere zu beschuldigen Eine Störung des Sozialverhaltens geht häufig (aber nicht immer!) in eine dissoziale Persönlichkeitsstörung über.	Dissoziale Persönlichkeitsstörung (F60.2)

2.5.8 Prüfungsprotokoll 26

FALLGESCHICHTE

Walter F. (32) kommt in die Praxis und bittet Sie um Hilfe. Es geht um seine Freundin Sabine (27), mit der er seit etwa einem Jahr zusammenlebt. „Ich habe noch nie eine so leidenschaftliche Frau erlebt, das intime Zusammensein mit ihr ist unbeschreiblich. Probleme gibt es allerdings im Alltag, vor allem, wenn ich beruflich ein oder zwei Tage verreisen muss oder mal mit Geschäftskollegen ausgehen möchte: die Szenen, die ich da immer wieder erlebe, machen mich völlig fertig. In solchen Augenblicken ist sie völlig unberechenbar: mal bricht sie in Tränen aus, mal wird sie wütend und aggressiv und wirft mir vor, ich sei ein Egoist, der nur an sich denkt. Einmal hat sie mir beim Weggehen sogar den Schlüssel an den Kopf geworfen und gedroht, sich etwas anzutun, wenn ich sie allein lasse – wo es ihr augenblicklich doch so schlecht gehe. Es geht ihr auch wirklich oft nicht gut mit ihren unvermittelt auftretenden Ängsten, Stimmungsschwankungen und depressiven Einbrüchen".

F: In welche Richtung geht Ihre Diagnose?

A: Mir fällt auf, dass die junge Frau große Angst davor hat, wenn Walter F. das Haus verlässt. Ihre übertriebenen Bemühungen, das Verlassenwerden zu vermeiden lassen mich in Verbindung mit den Stimmungsschwankungen, den Ängsten und den depressiven Einbrüchen an eine Borderline-Störung denken.

F: Gibt es noch weitere Hinweise im Text, die Ihre Diagnose stützen?

A: Die Beziehung zwischen den beiden ist in sexueller Hinsicht offensichtlich sehr intensiv und leidenschaftlich – ein Hinweis auf die Tendenz von Borderlinern, sich auf intensive aber instabile Beziehungen einzulassen. Auch das manipulative Verhalten, die mangelnde Impulskontrolle – sie wirft ihm den Schlüsselbund an den Kopf – und die Suiziddrohungen stützen die Diagnose.

F: Die junge Frau leidet offensichtlich unter Ängsten und Depressionen. Inwiefern unterscheidet sich die depressive Symptomatik bei einer Borderline-Störung von der einer depressiven Episode?

A: Typisch für Borderline sind depressive Einbrüche, die das Zeitkriterium für eine depressive Episode nicht erfüllen: Die depressive Verstimmung dauert meist nur wenige Stunden oder Tage und wird oft von aggressiven oder selbstverletzenden Verhaltensweisen abgelöst. Allerdings kann auch im Rahmen einer Borderline-Störung eine depressive Episode auftreten. Dann ist diese vorrangig zu therapieren. Dies ist in unserer Geschichte jedoch nicht der Fall.

F: Die Borderline-Störung zählt zu den Persönlichkeitsstörungen. Wie kann man sich die Entstehung einer Persönlichkeitsstörung erklären?

A: Da spielen verschiedene Faktoren eine Rolle: ein Faktor ist sicher die Genetik. Einen prägenden Einfluss hat auch die Kindheit: soziale Vernachlässigung, Gewalterfahrungen, sexueller Missbrauch, kriminelles Umfeld …

F: Wie kann man sich in diesem Zusammenhang die Entstehung einer Borderline-Störung vorstellen?

A: Da geht man heute von einer Vielfach-Traumatisierung in der Kindheit aus: durch körperliche oder sexuelle Gewalt, aber auch durch soziale Vernachlässigung. Bei vielen Borderline-Patienten lässt sich übrigens eine frühe Bindungsstörung nachweisen.

F: Kommen wir zu Walter F. in unserer Fallgeschichte zurück. Welchen Rat geben Sie ihm?

A: Eigentlich müsste ich ihm raten, seine Freundin zu einem Psychiater zu schicken. Das wird sie wohl kaum tun. Ich kann ihn jedoch bitten, das nächste Mal seine Freundin mitzubringen. Nach einem gemeinsamen Einführungsgespräch könnte ich den Mann hinausschicken und das Gespräch mit ihr allein weiterführen. Wenn meine Diagnose sich bestätigt, werde ich sie motivieren, sich in die fachkundigen Hände eines Psychiaters zu begeben, der ihr Medikamente gibt, wenn sie sich allein nicht mehr zu helfen weiß. Vielleicht auch ist die Frau bereit, sich in Therapie zu begeben. Bewährt hat sich bei der Borderline-Störung die Dialektisch-behaviorale Therapie (DBT) nach Marsha M. Linehan. Es ist eine Mischung von kognitiver Verhaltenstherapie und Übungen zur Achtsamkeit. Ich könnte der Frau helfen, einen Therapeuten zu finden, der diese Therapieform praktiziert.

ACHTUNG

Menschen mit einer **Borderline-Störung** darf ein Heilpraktiker für Psychotherapie nicht oder nur begleitend behandeln. Wegen der Nähe zu psychotischen Erkrankungen gehört die Borderline-Störung in die Hände eines Psychiaters, der im Bedarfsfall Medikamente gibt.

F: Sie wissen sicherlich, dass es mehrere Monate dauern kann, bis die Frau einen Therapieplatz findet. Was machen Sie, wenn sie in Ihrer Praxis erscheint und Sie bittet, in der Zwischenzeit mit ihr zu arbeiten?

A: Ich kann mir vorstellen, dass ich mit der Frau ich-stärkend arbeite, mit Ressourcen- und Stabilisierungstechniken – vorausgesetzt, sie ist inzwischen in psychiatrischer Behandlung.

F: Sie sprachen vorher von traumatisierenden Kindheitserlebnissen als mögliche Ursache einer Borderline-Störung. Bietet es sich da nicht an, mit Ihrer Therapie die verdrängten Kindheitserlebnisse aufzuspüren und zu verarbeiten.

A: Auf keinen Fall! Das hätte eine Retraumatisierung zur Folge. Aufdeckende Therapieverfahren sind bei Borderline kontraindiziert.

F: Bevor Sie die Frau zum Psychiater oder zum Psychotherapeuten schicken – an was müssen Sie da noch denken?

A: An die Suizidgefährdung. Durch die mangelnde Impulskontrolle und die plötzlichen depressiven Einbrüche sind Borderliner immer suizidgefährdet.

F: Was tun Sie, um zu klären, wie akut suizidgefährdet die Patientin ist?

A: Das ist Thema des Prüfungsprotokolls ➤ 2.1.3 zum Thema „Suizidalität".

2.5.9 Gruppe B: Sonderfälle Verhaltensstörungen (emotionales, theatralisches oder aggressives Verhalten)

Tab. 2.23 Gruppe B: Sonderfälle Verhaltensstörungen (emotionales, theatralisches oder aggressives Verhalten).

Kurzfälle mit Schlüsselsymptomen	Typische Merkmale und Symptome	Verdachtsdiagnose nach ICD-10
• Eine 25-jährige junge Frau kommt wegen Gedächtnisproblemen in die Praxis. Im Anamnesegespräch kann sie sich an bestimmte Phasen ihres Lebens nicht erinnern. Besonders auffällig sind die Erinnerungslücken in Bezug auf die Tage und wenigen Wochen vor dem Praxisbesuch. Des Öfteren findet sie in ihrem Kleiderschrank ein Kleid, einen Rock, eine Bluse, die sie – wie sie glaubt – nicht gekauft haben kann, denn sie findet sie schrecklich. Manchmal erscheint sie bei einem Treffen mit Freunden und kann nicht sagen, wo sie vorher war und wie sie dorthin gelangt ist. Freunde haben ihr gesagt, dass sie manchmal mit kindlicher Stimme spricht, in anderen Situationen laut und aggressiv wird oder sich von einem Augenblick zum anderen sexuell anzüglich verhält. Wenn man sie später darauf anspricht, kann sie sich meist nicht daran erinnern.	• biografische Lücken: Unfähigkeit, sich an wichtige Informationen aus ihrem persönlichen Leben zu erinnern. Die Erinnerungslücken sind zu ausgeprägt für eine normale Vergesslichkeit. • plötzliche Veränderungen in Bezug auf Stimme, Emotionen und Verhalten • Die Symptome sind ein deutlicher Hinweis auf ein Vorhandensein verschiedener – z. T. widersprüchlicher – Persönlichkeitsanteile, von denen zu einem bestimmten Zeitpunkt nur eine Person in Erscheinung tritt. • Jede Persönlichkeit hat ihr eigenes Gedächtnis, ihre eigenen Vorlieben und Verhaltensweisen und übernimmt zeitweise die volle Kontrolle über das Verhalten der Betroffenen. • Dies sind typische Merkmale einer „multiplen Persönlichkeitsstörung". **Nicht verwechseln:** Die multiple Persönlichkeitsstörung ist keine Persönlichkeitsstörung. Sie zählt in der ICD-10 zu den dissoziativen Störungen (F44).	Multiple Persönlichkeitsstörung (dissoziative Identitätsstörung) (F44.81)

Tab. 2.23 Gruppe B: Sonderfälle Verhaltensstörungen (emotionales, theatralisches oder aggressives Verhalten) (Forts.).

Kurzfälle mit Schlüsselsymptomen	Typische Merkmale und Symptome	Verdachtsdiagnose nach ICD-10
• Die 24-jährige Studentin Sandra S. studiert Anglistik und Germanistik für das Lehramt an Gymnasien. Sie kommt in die Praxis, weil sie wiederholt eine Zwischenprüfung verschieben musste und große Probleme hat, ihre Seminararbeiten termingerecht abzuliefern. „Manchmal vergesse ich einfach Termine. Und wenn ich dann über einer Seminararbeit sitze, geht ganz schnell die Konzentration weg, ich werde innerlich unruhig, schweife in Gedanken ab und muss zwei bis drei Tassen starken Kaffees trinken, um mich wieder zum Arbeiten zu zwingen. Oft ist die Unruhe im Kopf so stark, dass ich ins Fitnessstudio gehe und mich völlig verausgabe. Anschließend geht es mir besser." Auf Nachfragen gesteht sie, dass sie schon in der Schule als leicht ablenkbar galt, oft die falschen Bücher dabeihatte und bei längeren Tests meist nur die ersten 15–20 Minuten etwas Sinnvolles zu Papier brachte.	• typische Symptome eines Aufmerksamkeits-Defizit-Syndroms *ohne* Hyperaktivität (ADS) • Um die „Unruhe im Kopf" in den Griff zu bekommen, trinkt sie Kaffee oder treibt Sport. Dieses „Suchtverhalten" findet sich häufig bei Erwachsenen, die an ADS oder ADHS leiden. • Typisch für ADS und ADHS ist ein früher Beginn. Die Störung zeigt sich in der Regel schon im Kindergarten und in der Grundschule. • Bei vielen Betroffenen bleibt die Störung ein Leben lang bestehen.	Aufmerksamkeits-Defizit-Syndrom (ADS) bei Erwachsenen (F90)
• Rainer M. (24) hat mit Müh und Not den Hauptschulabschluss geschafft. Zwei Versuche, eine Schreinerlehre und eine Lehre als Kfz-Mechaniker zu absolvieren, scheiterten daran, dass er nicht fähig war, einen Arbeitsauftrag zu Ende zu führen und seinen Chef mit Schimpfwörtern belegte, wenn er ihn ermahnte, konzentrierter und sorgfältiger zu arbeiten. Es kam auch vor, dass er seine Kollegen beschimpfte oder tätlich angriff, wenn ihm etwas nicht in den Kram passte. Wegen seines aggressiven Verhaltens bei Schulfesten, aber auch im Bus oder in der U-Bahn geriet er schon als 14-Jähriger mehrmals in Konflikt mit der Polizei. Bereits im Kindergarten machte er wegen seines impulsiven, oft auch aggressiven Verhaltens Probleme: Er hielt sich nicht an Spielregeln, machte die Spielsachen anderer kaputt, konnte nicht still sitzen oder zuhören und war oft in Raufereien verwickelt. „Nachträglich habe ich immer eingesehen, dass mein Verhalten nicht richtig war, aber irgendwie konnte ich nichts dagegen tun", meint Rainer M. rückblickend.	• *keine* dissoziale Persönlichkeitsstörung: Da müsste Rainer eine verantwortungslose Haltung an den Tag legen und „herzlos unbeteiligt sein gegenüber den Gefühlen anderer". Das ist hier nicht der Fall (siehe letzter Satz). • viele Symptome, wie sie für ADHS typisch sind: mangelnde Impulskontrolle, schnelles Ausrasten, Unfähigkeit, längere Zeit konzentriert zu arbeiten, Auffälligkeiten im Kindergarten etc.	Hyperkinetische Störung bei Erwachsenen (F90), Aufmerksamkeits-Defizit-Hyperaktivitäts-Syndrom (ADHS)
• Eine 42-jährige Frau leidet schon seit langem unter schlechter Laune. Immer wieder wird sie aggressiv und schreit dann ihre Tochter an. Manchmal schlägt sie die Tochter sogar. Das stört sie sehr, sie möchte das ändern. Die Frau ist alleinerziehend und arbeitet den ganzen Tag über im Supermarkt. Um sich weiterzubilden, besucht sie zurzeit einen Volkshochschulkurs. Oft fühlt sie sich überlastet und nach geringer Anstrengung völlig erschöpft. „Ich kann mich einfach nicht entspannen", meint sie. „Bitte helfen Sie mir!"	• seit Langem heißt nicht: seit der Jugend. Also *keine* Persönlichkeitsstörung! • anhaltende quälende Müdigkeit und Schwäche nach nur geringer körperlicher Anstrengung • Reizbarkeit • Unfähigkeit, sich zu entspannen Erschöpfungssyndrom: Neurasthenie. Durch Nachfragen klären, ob sie unter Schlafstörungen oder Muskelschmerzen leidet. Dies würde die Diagnose erhärten.	Neurasthenie (F48.0

2.5.10 Gruppe C: Sonderbares, exzentrisches Verhalten

Die Gruppe C umfasst mit der schizoiden und der paranoiden Persönlichkeitsstörung zwei Typen von Menschen, deren Verhalten von Außenstehenden als eigentümlich, sonderbar, exzentrisch oder gar bizarr empfunden wird (➤ Abb. 2.9). Aber auch Menschen mit einer organischen Persönlichkeitsstörung, mit dem Asperger-Syndrom oder der schizotypen Störung werden von der Umwelt als Außenseiter oder Sonderlinge bezeichnet. Bei diesen Störungen sind die Symptome oft jahrelang oder gar lebenslang vorhanden, deshalb können sie leicht mit einer „echten" Persönlichkeitsstörung verwechselt werden. Da es bei manchen Formen der Schizophrenie ebenfalls zu einem länger andauernden seltsamen oder bizarren Verhalten kommen kann, wurde eine typische (im Mündlichen vorgelegte) Fallgeschichte hierzu mit aufgenommen.

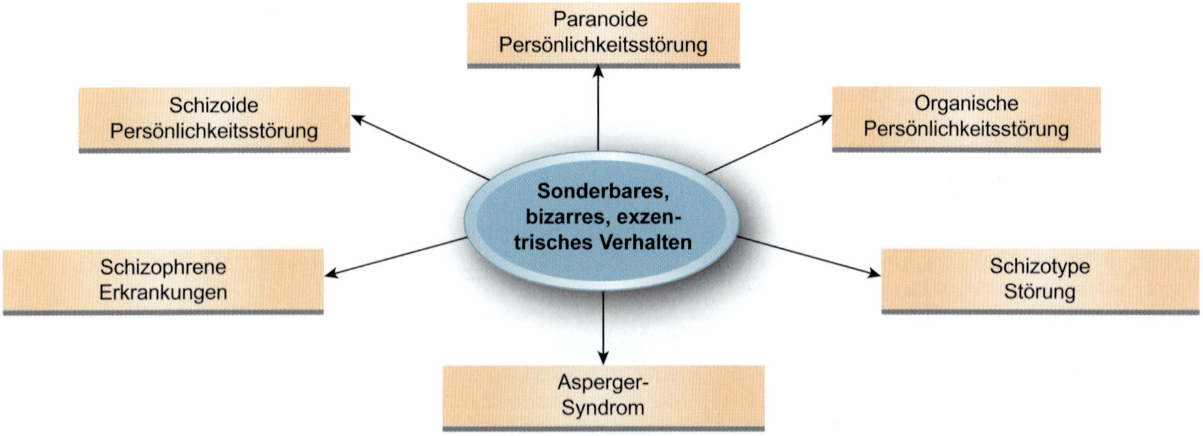

Abb. 2.9 Sonderbares, exzentrisches Verhalten.

2.5.11 Gruppe C: Verschiedenste Verhaltensstörungen (bizarres, exzentrisches Verhalten)

Tab. 2.24 Gruppe C: Verschiedenste Verhaltensstörungen (bizarres, exzentrisches Verhalten).

Kurzfälle mit Schlüsselsymptomen	Typische Merkmale und Symptome	Verdachtsdiagnose nach ICD-10
• Karl M. (52) kommt in Begleitung seiner Frau in die Praxis. „Er hatte schon immer die Tendenz, anderen zu misstrauen und streitsüchtig auf seinem Standpunkt zu beharren. Aber seit er eine neue Abteilung leitet, ist es mit ihm kaum auszuhalten. Jetzt hat er sogar die verrückte Idee, ich hätte eine Affäre mit seinem Chef". Herr M. gibt zu, dass er manchmal an der Treue seiner Frau zweifelt. In der Arbeit tuschle man hinter seinem Rücken, deshalb habe er gerade eben einen seiner Kollegen zur Rede gestellt. Der habe natürlich alles geleugnet. Nach Aussagen seiner Frau ist Karl M. ständig gereizt und streitsüchtig, auch gegenüber seinen neuen Kollegen. „Jetzt denkt er sogar, einer seiner Mitarbeiter habe einen Bericht gefälscht, um ihm zu schaden." Bei näherer Befragung muss Herr M. zugeben, dass er in Bezug auf die neue Abteilung vielleicht überreagiert und seine Frau ohne Grund beschuldigt, „aber wem kann man in der heutigen Zeit denn noch trauen?" „Die tun alle so, als wären sie meiner Meinung, doch in Wirklichkeit sind sie gegen mich", meint er. „Schon in der Schule waren die Lehrer gegen mich und haben mich ungerecht behandelt, weil ich aus einfachen sozialen Verhältnissen stamme."	• streitsüchtiges, situationsunangemessenes Bestehen auf eigenen Rechten • durchgängiges Muster von Misstrauen • Tendenz, Erlebtes zu verdrehen • Tendenz, das Verhalten anderer fälschlicherweise als Verschwörung gegen die eigene Person zu deuten • häufig: ungerechtfertigtes Misstrauen gegenüber der sexuellen Treue der Ehefrau • Das Verhalten ist seit der Schulzeit durchgehend vorhanden – es handelt sich also um eine Persönlichkeitsstörung.	Paranoide Persönlichkeitsstörung (F60.0)
• Die Mutter eines 26-jährigen Studenten der Germanistik bittet Sie wegen ihres Sohnes um Hilfe. Sie macht sich große Sorgen, weil er keine Freunde hat, nie ausgeht und selbst Familienfeiern fernbleibt. Ihres Wissens hat er noch nie eine engere Freundschaft oder gar eine sexuelle Beziehung zu einem Mädchen gehabt, was er – wie er ihr einmal sagte – auch nicht vermisse. Am liebsten sitzt er abends allein zu Hause, liest Bücher oder schreibt an seiner Doktorarbeit. Tagsüber ist er in seinen Vorlesungen oder verbringt Stunden in der Universitätsbibliothek. Auch in seiner Schulzeit war er ein Einzelgänger, der sozialen Kontakten aus dem Weg ging.	• Der junge Mann meidet soziale Kontakte. • Im Studium wie auch im Privaten bevorzugt er Tätigkeiten, bei denen er allein ist. • Er hatte seit seiner Schulzeit keine Freunde. • Er hat offensichtlich kein Interesse an einer engeren Freundschaft oder gar einer sexuellen Beziehung mit einem Mädchen. • Das Verhalten ist seit der Schulzeit durchgehend vorhanden – es handelt sich also um eine Persönlichkeitsstörung.	Schizoide Persönlichkeitsstörung (F60.1)

Tab. 2.24 Gruppe C: Verschiedenste Verhaltensstörungen (bizarres, exzentrisches Verhalten) (Forts.).

Kurzfälle mit Schlüsselsymptomen	Typische Merkmale und Symptome	Verdachtsdiagnose nach ICD-10
• Ein 22-jähriger Student kommt widerstrebend in Begleitung seiner Mutter in die Praxis. „Er geht nie aus, hat keine Freunde, verbringt seine gesamte Freizeit damit, mit seinen Kanarienvögeln zu reden. Wenn wir ihn auf eine Familienfeier mitnehmen, benimmt er sich einfach unmöglich. Schauen Sie nur mal, wie er sich kleidet!" Der junge Mann trägt eine auffällig gelbe Hose, einen gelben Pullover, darunter ein weißes T-Shirt mit einem dunkelbraunen Tuch. „Ich will zu ihnen gehören und sie besser verstehen", meint er. „Zu wem wollen Sie gehören?" „Zu meinen Vögeln. Manchmal fliege ich mit ihnen um die halbe Welt." Auf seine sozialen Kontakte angesprochen, erklärt er, er meide das Zusammensein mit anderen Menschen, „weil ihre dunklen Energien sich oft auf mich stürzen und meine Stimmung negativ beeinflussen." Er habe überdies noch nie das Bedürfnis gehabt, mit einem Mädchen zusammen zu sein oder gar mit ihr zu schlafen. Warum er hier sei, könne er nicht verstehen.	• einzelgängerisches Verhalten (wenig soziale Kontakte, Ähnlichkeit mit der schizoiden Persönlichkeitsstörung) • kein Bedürfnis nach körperlicher Nähe, kein Bedürfnis nach Sexualität mit dem anderen Geschlecht (ähnlich wie bei der schizoiden Persönlichkeitsstörung) • exzentrische Erscheinung (er kleidet sich farblich wie ein Kanarienvogel) • exzentrisches Verhalten (er redet in der Freizeit mit seinen Kanarienvögeln) • magisches Denken („die dunklen Energien anderer Menschen stürzen sich auf ihn und beeinflussen seine Stimmung") • ungewöhnliche Wahrnehmungen (Depersonalisationserleben → er fliegt mit den Vögeln um die halbe Welt) • durchgehende Störung ab Jugendalter, aber keine Persönlichkeitsstörung • Symptome, die schizophren wirken, aber nie die Kriterien für eine Schizophrenie erfüllen. Die Störung findet sich in der ICD-10 unter F2 (schizophrener Formenkreis).	Schizotype Störung (F21)
• Joachim K. (42) arbeitet seit zwölf Jahren bei der Post. Er kommt auf Veranlassung seiner Vorgesetzten in die Praxis, die sich nicht sicher sind, ob er seinen Job – die Verteilung der Briefe – behalten kann. Bis vor zwei Jahren war Herr K. ein zuverlässiger Mitarbeiter, doch dann hatte er einen Verkehrsunfall, bei dem er ein schweres Schädel-Hirn-Trauma erlitt. Seit dieser Zeit habe er sich so verändert, dass seine Kollegen meinten, er sei ein anderer Mensch geworden: Vor dem Unfall hatte er viele Freunde und mehrere sexuelle Beziehungen, jetzt bleibt er lieber allein und hat jedes Interesse an Sexualität verloren. Vorher war er in seiner Arbeit pflichtbewusst und gewissenhaft, jetzt reagiert er auf Verbesserungsvorschläge mit Ausbrüchen von Wut und Aggression. In seinem Job fühlt er sich häufig überlastet und verlässt deshalb ohne weitere Begründung seinen Arbeitsplatz, um „eine zu rauchen" oder in der Kantine Kaffee zu trinken. Mehrmals hat er versucht, Briefe stapelweise zu „entsorgen", wenn ihm das Sortieren zu lange dauerte. Im Anamnesegespräch beschreibt Herr K. umständlich und langatmig seine Probleme. Er ist nur schwer von einem Thema abzubringen und wechselt bei der Beschreibung der Unfallfolgen zwischen kurzem Weinen, ironischem Lächeln und einem Ballen der Fäuste. Er ist bei klarem Bewusstsein und in allen Bereichen voll orientiert.	• Nachweis einer Schädigung des Gehirns (Unfall mit schwerem Schädel-Hirn-Trauma) • auffällige Veränderung der „prämorbiden Persönlichkeit" (seine Kollegen meinen, „er sei ein anderer Mensch geworden") • verändertes Sexualverhalten (hier: Hyposexualität) • emotionale Labilität (Wechsel zwischen Weinen, ironischem Lächeln und aggressiven Impulsen) • mangelnde Impulskontrolle (Reizbarkeit mit Wutausbrüchen) • ungehemmte Äußerung von Bedürfnissen oder Impulsen ohne Berücksichtigung sozialer Konventionen (Kaffeetrinken während der Arbeitszeit, Entsorgen von Briefen) • reduzierte Fähigkeit, zielgerichtete Aktivitäten (das Sortieren von Briefen) über längere Zeit durchzuhalten • auffällige Veränderungen der Sprache mit Umständlichkeit, Perseveration und Problemen, „auf den Punkt zu kommen". • *keine* Bewusstseinstrübung • *keine* Orientierungsstörungen	Organische Persönlichkeitsstörung (F07.0)

Tab. 2.24 Gruppe C: Verschiedenste Verhaltensstörungen (bizarres, exzentrisches Verhalten) (Forts.).

Kurzfälle mit Schlüsselsymptomen	Typische Merkmale und Symptome	Verdachtsdiagnose nach ICD-10
• Jochen K. (32) kommt in die Praxis, weil er große zwischenmenschliche Probleme hat, Er hätte gerne eine Freundin, bisher aber ist es nicht dazu gekommen. Und er hat Probleme mit den Mitbewohnern seiner WG: „Die nervt es, dass ich das Decken des Frühstückstischs wie ein kleines Ritual zelebriere oder darauf Wert lege, dass der Zeitplan beim Belegen des Bads eingehalten wird. Ich fühle mich unwohl, wenn Regeln nicht eingehalten werden." Seit seiner Kindheit ist Jochen ein Einzelgänger. Anstatt mit Kindern zu spielen, beschäftigte er sich lieber mit mathematischen Problemen, zeichnete Dreiecke, Vierecke, Kreise. Später eignete er sich selbst das Programmieren an, das er heute zu seinem Beruf gemacht hat: als Quereinsteiger, denn einen Berufsabschluss hat er nicht. Trotz seiner überdurchschnittlichen Intelligenz war er in der Schule ablenkbar, konnte sich oft nicht konzentrieren. Einer seiner Lehrer vermutete, er leide an ADS, eine Untersuchung bei einem Facharzt lehnten die Eltern ab. Im Moment liest er Bücher über zwischenmenschliche Beziehungen. Seine Sprache ist konkretistisch. Im Gespräch mit dem Therapeuten meidet er den Augenkontakt und wirkt emotional unbeteiligt.	• einzelgängerisches Verhalten • Bedürfnis nach stereotypen, z. T. ritualisierten Verhaltensmustern (z. B. das Decken des Tischs) • Sonderinteressen (schon in der Kindheit) • überdurchschnittlich intelligent • leicht ablenkbar • Bedürfnis nach sozialen Kontakten, die aber nicht zustandekommen • Mangel an Einfühlungsvermögen („emotional unbeteiligt") • meidet Augenkontakt • konkretistische Sprache • viele typische Symptome des Asperger-Syndroms, das oft mit ADS/ADHS verwechselt wird → durchgehende Störung ab früher Kindheit. Kann in leichteren Fällen mit einer Persönlichkeitsstörung verwechselt werden → *keine* Persönlichkeitsstörung!	Asperger-Syndrom (F84.5)
• Der Sohn eines Beamten und einer Lehrerin fiel den Eltern schon von klein an auf wegen seines Verhaltens als Sonderling. Im Alter von zwölf Jahren zerlegte er die Wanduhr, weil er den Dingen auf den Grund gehen wollte. Beim ersten Aufenthalt in der Psychiatrie hängte er einen Ast mit Blättern in seinem Zimmer auf, um zu sehen, wie sich das auf den Sauerstoffgehalt des Raums auswirken würde. Beim zweiten Aufenthalt in der Psychiatrie setzte er sich in einen engen Schrank, um herauszufinden, wie lange man es in Bezug auf die Sauerstoffversorgung aushalten würde. Der Patient ist inzwischen erwachsen. Seine Sprache ist gekünstelt und manieriert, seine Bewegungen wirken hölzern und unharmonisch.	• bizarres Verhalten zusammen mit diversen schizophrenen Ausdruckssymptomen (hölzerne Bewegungen, gekünstelte Sprache) • Der Patient war mehrmals in der Psychiatrie. • Weitere Symptome müssten erfragt werden.	Wahrscheinlich: Paranoide Schizophrenie (F20.0)

2.5.12 Prüfungsprotokoll 27

FALLGESCHICHTE

Ein 36 Jahre alter Softwareentwickler kommt in die Praxis, weil er seit zwei Monaten unter Stress, Schlafstörungen und Ängsten leidet. Bis vor zwei Monaten entwickelte er für die Firma Computerprogramme, doch dann wurde aus Spargründen sein Job gestrichen. Man eröffnete ihm, er könne in der Firma bleiben, wenn er in die Verkaufsabteilung wechsle. „Ich habe notgedrungen zugestimmt", sagt er, „Doch die vielen Leute machen mich krank! Ich halte das nicht mehr aus." Auf Nachfragen erzählt er mehr aus seinem Leben: Schon in seiner Schulzeit war er ein Außenseiter, der keine Freunde hatte, Partys mied und nie das Bedürfnis hatte, mit einem Mädchen eine Beziehung einzugehen. Auch heute ist er am liebsten allein. Den größten Teil seiner Freizeit verbringt er damit, im Internet zu surfen. Eine sexuelle Beziehung mit einer Frau kann er sich nicht vorstellen. „Das wäre absoluter Stress für mich", meint er. Obwohl er unter der augenblicklichen Situation zu leiden scheint, berichtet er seltsam distanziert und emotionslos von seinem Stress und seinem Genervtsein.

F: Was – denken Sie – hat der Mann?

A: Der Mann ist ein Einzelgänger. Er meidet seit seiner Kindheit soziale Kontakte und hat kein Bedürfnis nach einer sexuellen Beziehung. Im Gespräch ist er distanziert und emotionslos – alles typische Merkmale einer schizoiden Persönlichkeitsstörung.

F: Wie unterscheidet diese sich von der sog. schizotypischen Persönlichkeitsstörung?

A: Die Bezeichnung „Schizotypische Persönlichkeitsstörung" entstammt dem US-amerikanischen Diagnosehandbuch DSM-IV. In der ICD-10 heißt sie „Schizotype Störung" und zählt zu den Erkrankungen aus dem schizophrenen Formenkreis. Ähnlich wie bei der schizoiden Persönlichkeitsstörung meiden die Betroffenen soziale Kontakte, sind gefühlskalt und haben kein Interesse an Sexualität. Allerdings findet man bei der schizotypen Störung oft ein exzentrisches Aussehen und Verhalten, bizarre oder magische Ideen, manchmal auch kurz andauernde psychotische Symptome.

ACHTUNG

Die **schizotype Störung** ist *keine* Persönlichkeitsstörung. Im Gegensatz zur schizoiden Persönlichkeitsstörung haben die Betroffenen fixe Ideen mit bizarren, wahnähnlichen Inhalten und z. T. magischem Denken.

F: Sie sagten soeben, die schizotype Störung sei keine Persönlichkeitsstörung. Wie erkennen Sie, ob jemand eine Persönlichkeitsstörung hat?

A: Die ICD-10 nennt hier vier verschiedene Merkmale, von denen mindestens zwei seit der Adoleszenz vorhanden sein müssen. Ein wesentliches Merkmal ist eine Abweichung von den Normen der Gesellschaft, und zwar entweder im kognitiven Bereich, in Bezug auf die Emotionen oder was die Beziehungsgestaltung betrifft.

F: Was ist unter „Beziehungsgestaltung" zu verstehen?

A: Gemeint ist die Art und Weise, wie jemand seine Beziehungen zu anderen Menschen gestaltet: Der Mann in unserer Geschichte z. B. möchte keine engen Beziehungen; eine Person mit einer abhängigen Persönlichkeitsstörung klammert sich hingegen an andere und überlässt ihnen wichtige Entscheidungen. Und ein Mensch mit einer Narzissmusstörung kann sich nicht in andere Menschen einfühlen und nutzt sie deshalb emotional aus. Andere wiederum können ihre Emotionen nicht kontrollieren, was für eine Beziehung sehr belastend sein kann – ich denke hier an die Borderline-Persönlichkeitsstörung. Die Borderline-Störung wäre gleichzeitig auch ein Beispiel für eine Störung im Bereich der Affektivität und der Emotionen.

F: Sie haben eben auch von Abweichungen im kognitiven Bereich gesprochen – was ist damit gemeint?

A: Die ICD-10 spricht hier von den Ideen oder Einstellungen, die jemand von sich oder anderen hat: Hat jemand die Idee, in Gesellschaft mit anderen Menschen unbeholfen oder unattraktiv zu sein und meidet deshalb soziale Kontakte? Das wäre eine Person mit einer ängstlich-vermeidenden Persönlichkeitsstörung. Oder deutet er alltägliche Begebenheiten als Verschwörung gegen sich? Dann leidet er unter einer paranoiden Persönlichkeitsstörung. Hat er die Vorstellung, alles müsse nach festen Regeln ablaufen, leidet er evtl. an einer zwanghaften Persönlichkeitsstörung.

F: Kommen wir zurück zum Softwareentwickler in unserer Geschichte. Was kann man da therapeutisch tun?

A: Eigentlich sehr wenig, denn der Mann leidet zwar unter der Situation an seinem Arbeitsplatz, aber nicht unter seinem Wesen. Das Beste wäre, er sucht sich eine Arbeit, bei der er wieder alleine arbeiten kann.

F: Und was ist mit den anderen von Ihnen genannten Persönlichkeitsstörungen? Wie sieht es da mit Psychotherapie aus?

A: Da die Auffälligkeiten meist schon über Jahre oder Jahrzehnte bestehen, ist es sehr schwierig, therapeutisch etwas zu verändern. In manchen Fällen hat man neue Wege der Psychotherapie versucht, die zumindest das Leben der Betroffenen leichter machen. Bei der Borderline-Störung beispielsweise wird inzwischen häufig die Dialektisch-behaviorale Therapie (DBT) nach Marsha M. Linehan eingesetzt. Es ist eine Mischung von kognitiver Verhaltenstherapie und Übungen zur Achtsamkeit. Viele neuere Studien belegen inzwischen die Wirksamkeit der DBT speziell bei Borderline (> Abb. 2.10).

2.5.13 Prüfungsprotokoll 28

FALLGESCHICHTE

Ein 58 Jahre alter Mann kommt in Begleitung seiner älteren Schwester in die Praxis. Er sagt, er wisse eigentlich nicht, was er hier solle. Der Mann wirkt wie ein „Blumenkind" der 60er-Jahre: geblümtes Hemd, grüne Hose, Schlapphut und bunt bemalte Schuhe, auf die er – wie er sagt – in mühseliger Arbeit eine Gebirgs- und eine Meereslandschaft gepinselt hat. Seine Schwester berichtet, dass er Zeit seines Lebens sozial isoliert war und kein Bedürfnis hatte, Freundschaften zu schließen. Er habe noch nie eine sexuelle Beziehung zu einer Frau gehabt. „Meine einzige Freundin war meine Mutter", ergänzt er. „Die litt an Schizophrenie und sprang mitten im Winter von der Brücke. Man hat sie erst drei Tage später gefunden." In der Schulzeit – so erzählt er – galt er als Sonderling. Er meint, das komme daher, dass sein Gesicht so hässlich sei und jeder merke, dass ein Bein kürzer sei als das andere. Damals dachte er oft stundenlang darüber nach, warum gerade er so entstellt sei. Um eine Antwort darauf zu erhalten, meditierte und betete er schon als Jugendlicher täglich mehrere Stunden. Das tue er auch heute noch, sonst würde er mit seinen unreinen Gedanken anderen Menschen Schaden zufügen. Manchmal

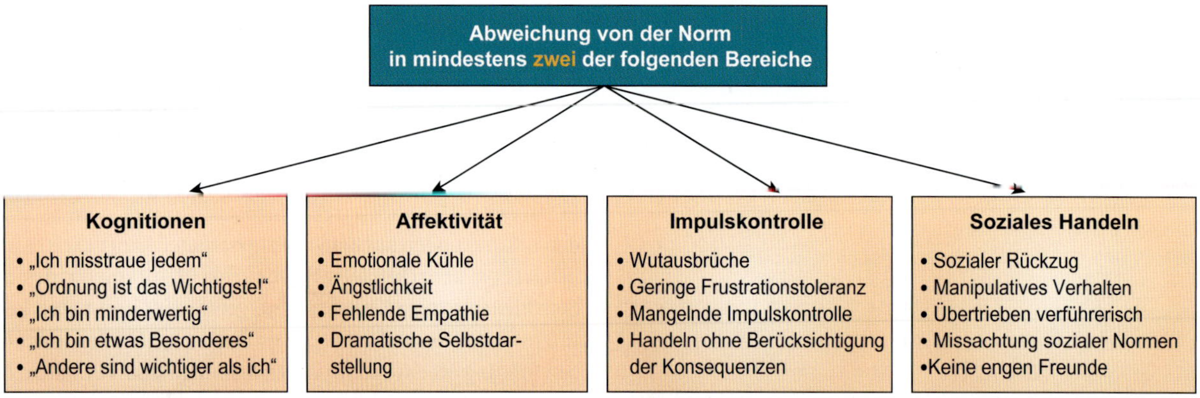

Abb. 2.10 Diagnosekriterien einer Persönlichkeitsstörung.

sieht er in der Meditation ein göttliches Wesen, das zu ihm spricht und ihn auffordert, dem Vorbild von Jesus zu folgen und das Leid der vielen sündigen Menschen auf sich zu nehmen. Das sei der Preis, den man für den Frieden der Welt bezahlen müsse. Im Gespräch ist der Mann distanziert, misstrauisch, ohne erkennbare Gefühlsregungen. Manchmal geht sein Blick ins Leere, so als ob er nicht ganz hier wäre. Auf mehrmaliges Nachfragen berichtet er umständlich und langatmig von seinem Alltag, beispielsweise, dass ihm neulich eine junge Frau begegnet sei, die ihn an Maria Magdalena erinnerte. „Als sie mich anschaute, durchfuhr es mich wie ein Blitzschlag – das war ein Zeichen von drüben, dass ich auf dem richtigen Weg bin", meint er.

F: Was sind Ihre differenzialdiagnostischen Überlegungen?

A: Mir fällt auf, dass der Mann seit seiner Kindheit und Jugend als Sonderling gilt, keine sozialen Kontakte pflegt und nie eine sexuelle Beziehung zu einer Frau hatte. Das sind Symptome, die eigentlich typisch sind für eine schizoide Persönlichkeitsstörung. Auch die Distanziertheit und emotionale Kühle im Gespräch mit dem Therapeuten passen hierzu. Allerdings gibt es diverse Symptome, die nicht zu einer schizoiden Persönlichkeitsstörung passen.

F: An was denken Sie da?

A: Auffällig ist sein ungewöhnliches Erscheinungsbild. Dazu kommen seine bizarren Ideen und Handlungsweisen: Er meditiert und betet schon in der Jugend mehrere Stunden am Tag. Er glaubt, dass er mit seinen Gedanken anderen Menschen schaden könne. Er grübelt stundenlang über sein hässliches Gesicht und sein verkürztes Bein. Er hat die Idee, dem Vorbild von Jesus folgen zu müssen, um der Welt Frieden zu bringen. In seinen Meditationen hat er manchmal optische oder akustische Halluzinationen. Und er bezieht Dinge im Außen auf sich und seine Vorstellungswelt: Eine junge Frau beispielsweise, die ihm zufällig begegnet, erinnert ihn an Maria Magdalena. Als sie ihn kurz anschaut, ist das für ihn ein Zeichen von drüben. Der Mann könnte an einer Schizophrenie leiden.

F: Was sind denn die wichtigsten Symptome für eine schizophrene Erkrankung?

A: Da gibt es die Erstrangsymptome, z. B. Gedankenlautwerden, Gedankenbeeinflussung, Gedankenausbreitung, kommentierende Stimmen und ein anhaltender kulturell unangemessener Wahn. Dazu kommen Zweitrangsymptome wie z. B. optische Halluzinationen, Zerfahrenheit des Denkens oder Gedankenabreißen. Symptome wie diese finden sich häufig bei der paranoiden Schizophrenie.

F: Und wie lange dauert so eine Erkrankung?

A: Die Mindestdauer ist vier Wochen. In der Regel verläuft die Erkrankung in Phasen.

F: Ist das hier der Fall?

A: In unserer Geschichte beginnt die Störung schon in der ausgehenden Kindheit und dauert bis zur Gegenwart durchgehend an – das kann keine Schizophrenie sein. Überdies hat er die optischen und akustischen Halluzinationen nur dann, wenn er meditiert. Und: Seine religiösen Vorstellungen sind in unserem Kulturkreis nicht „bizarr". Auch sein Grübeln über sein Aussehen und seine umständliche, langatmige Redeweise passen nicht zur Schizophrenie, für die eher Zerfahrenheit und Gedankenabreißen typisch sind.

F: Von der Jugend bis zur Gegenwart andauernd, ein Sonderling mit bizarrem Aussehen, exzentrischem Verhalten und kurz andauernden leicht psychotischen Symptomen: Was fällt Ihnen dazu noch ein?

A: Es könnte sich um eine schizotype Störung handeln. Die findet sich oft bei Angehörigen von Schizophrenen. Sie findet sich in ICD-10 unter den schizophrenen oder wahnhaften Störungen (F2), nicht unter den Persönlichkeitsstörungen.

F: Was machen Sie mit dem Mann?

A: Die schizotype Störung zählt zu den psychotischen Erkrankungen. Der Mann braucht also Medikamente: Neuroleptika. Zuständig dafür ist der Psychiater. Ob der Mann allerdings freiwillig dorthin gehen wird, ist fraglich. Er hat offensichtlich keinen Leidensdruck und auch keine Einsicht in seine Erkrankung.

ACHTUNG

Wie unterscheidet sich die **schizotype Störung** von einer **Schizophrenie**?

- Die Schizophrenie verläuft in Phasen. Die schizotype Störung ist von der Adoleszenz bis zur Gegenwart durchgängig vorhanden.
- Typisch für die Schizophrenie ist eine Beschleunigung des Denkens mit Denkzerfahrenheit und Gedankenabreißen. Bei der schizotypen Störung haben wir stattdessen ein verlangsamtes, umständliches Reden und Denken.
- Bei der Schizophrenie haben wir einen ausgeprägten Wahn, bei der schizotypen Störung Beziehungsideen, die nicht die Kriterien eines ausgeprägten Wahns erfüllen.
- Wenn psychotische Symptome auftreten, sind sie nur kurzzeitig vorhanden. Bei der Schizophrenie müssen Symptome wie Wahn, Halluzinationen und Ich-Störungen mindestens vier Wochen lang andauernd vorhanden sein.

2.5.14 Kurztest 6

Welche der folgenden psychischen Störungen (A–K) passt zu welcher Fallgeschichte? Schreiben Sie den entsprechenden Buchstaben in das leere Kästchen. Jede der vorgeschlagenen Störungen kann ein- oder zweimal vorkommen. Die Lösungen finden Sie im Lösungsteil.

A Paranoide Persönlichkeitsstörung
B Schizoide Persönlichkeitsstörung
C Dissoziale Persönlichkeitsstörung
D Emotional instabile Persönlichkeitsstörung (impulsiver Typ)
E Emotional instabile Persönlichkeitsstörung (Borderline-Typ)
F Histrionische Persönlichkeitsstörung
G Anankastische Persönlichkeitsstörung
H Ängstliche (vermeidende) Persönlichkeitsstörung
I Abhängige (asthenische) Persönlichkeitsstörung
J Narzisstische Persönlichkeitsstörung
K Keine Persönlichkeitsstörung

2.5.14.01 ☐ Ein 30-jähriger Mann hat sein Philosophiestudium mit Doktortitel abgeschlossen und hält nun Vorträge an der Volkshochschule. Seitdem leidet er an massiven Angstanfällen, vor allem, wenn wieder einmal ein Vortrag ansteht oder die Teilnehmer ihm Fragen stellen wollen. „Beim Studium der Fachliteratur in der Unibibliothek und beim Abfassen meiner Doktorarbeit ging es mir hervorragend. Jetzt ist das alles anders. Was ist bloß los mit mir?"

2.5.14.02 ☐ Eine 65-jährige Frau kommt in Begleitung ihres Mannes in die Praxis. Sie weiß nicht, was sie hier soll und ist nur auf sein Drängen mitgekommen. „Ich kann keine Nacht mehr durchschlafen", berichtet der Mann. „Jeden Morgen um 3:00 Uhr stellt sie den Wecker und überprüft, ob die Haustüre abgeschlossen ist. Abends kurz nach zehn geht sie in den Keller. Wenn da noch eine Waschmaschine läuft, stellt sie diese kurzerhand ab. Im Haus grüßen uns die Leute inzwischen nicht mehr. Meiner Frau macht das nichts aus, im Gegenteil. Sie zeigt mir voll Stolz Strichlisten über ihre Beobachtungen und schickt jeden Monat einen Bericht über alle von ihr beobachteten Unregelmäßigkeiten an die Hausverwaltung."

2.5.14.03 ☐ Martina S. (25) kommt in Ihre Praxis, weil sie seit dem Tod ihrer Mutter vor drei Monaten nicht mehr zurechtkommt. Sie war schon immer schüchtern und überließ es deshalb ihrer Mutter, den Haushalt zu führen, den Urlaub zu planen oder ihre Kleidung auszuwählen. „Ich habe mit 18 einmal eine kürzere Beziehung gehabt, aber das hat nicht lange gehalten", erzählt sie. „Mein damaliger Freund konnte es nicht ertragen, dass ich ihn ständig um Rat fragte und ihm bei falschen Entscheidungen die Schuld gab."

2.5.14.04 ☐ Jochen K., ein 34-jähriger Programmierer, wird von seinem Arbeitgeber zu Ihnen geschickt, weil er unfähig ist, in einem Projektteam mit Kollegen zusammenzuarbeiten. Während der letzten sieben Jahre hat Jochen K. zu Hause oder in seinem Büro selbstständig Programme erstellt, für die er von seinen Vorgesetzten großes Lob erntete. Inzwischen sind die Aufträge so gewachsen, dass vier neue Mitarbeiter eingestellt wurden, die Jochen K. einarbeiten sollte. Drei davon haben inzwischen gekündigt, mit der Begründung, man könne mit dem Mann nicht im Team zusammenarbeiten; außerdem sei er unfähig, sie in ihre neuen Aufgaben einzuweisen. Im Erstgespräch beschreibt Jochen K. sich als Einzelgänger. Er hatte nie einen engen Freund, auch kein Interesse an Mädchen, Partys, sexuellen Erfahrungen. „Am liebsten arbeite ich alleine", meint er.

2.5.14.05 ☐ Ein 55-jähriger Hauptschullehrer wurde vor drei Jahren in eine Kleinstadt versetzt, wo er das Gefühl hat, dass die Leute ihn nicht leiden können, ihn bewusst nicht grüßen und nachts Steine gegen seine Fenster werfen. Er hat deshalb zwei Video-Überwachungsanlagen installiert, von denen immer eine aufzeichnet, wenn ein Missetäter die andere zu zerstören versucht. In den letzten Jahren häufen sich die Anzeigen bei der Polizei: gegen Dackelbesitzer, die ihre Hunde frei laufen lassen, gegen Nachbarn, die nach 22 Uhr laut feiern oder gegen seinen Dienstherrn, der ihn längst hätte befördern müssen. Schon als Jugendlicher traute er niemandem und fühlte sich in der Schule gemobbt.

2.5.14.06 ☐ Ein 24-jähriger Student kommt in Begleitung seiner Freundin in die Praxis. „Seit wir zusammengezogen sind, ist es kaum mit ihm auszuhalten: Bevor wir weggehen, überprüft er 10–20-mal, ob er die Haustür wirklich abgeschlossen hat. Bei Aussteigen aus dem Auto prüft er mehrmals Licht, Handbremse und Türschloss, bis wir endlich einkaufen oder Freunde besuchen können. Wenn er das nicht tut, bekommt er panikartige Angst."

2.5.14.07 ☐ Rolf S. (23) kommt in die Praxis, weil sein Bewährungshelfer ihn geschickt hat. „Nach einem Fußballspiel hat er einen Besucher brutal zusammengeschlagen. Leid tue ihm das Ganze nicht". „Schließlich hat der Typ mich provoziert", meint er. Seit seiner Kindheit ist Rolf S. immer wieder mit dem Gesetz in Konflikt geraten: wegen Gewalttätigkeiten, Diebstahls, Widerstands gegen die Staatsgewalt. Beziehungen zu Mädchen dauerten nur kurz. „Keine von denen hat mich wirklich geliebt", sagt er.

2.5.14.08 ☐ Nach einem Suizidversuch mit Schlaftabletten wird eine 22-jährige junge Frau in die Psychiatrie eingeliefert. Auslöser war die Trennung von ihrem Freund. „Als er mir sagte, dass er sich in eine andere verliebt hat und sich von mir trennen wolle, überfiel mich panikartige Angst, gefolgt von einem Wutausbruch. Ich habe ihm den Koffer mit seinen Habseligkeiten vor die Haustür geworfen und dann die Tabletten genommen." Im Anamnesegespräch gibt sie zu, dass sie seit ihrer Pubertät ihre wechselnden Emotionen nicht regulieren kann, sich oft fremd und leer fühlt und immer wieder depressive Einbrüche erlebt.

2.5.14.09 ☐ Ein 45-jähriger elegant gekleideter Mann – Privatdozent an der Universität – erzählt von einem Streit mit seiner Frau vor einigen Tagen. „Die hat gesagt, sie trennt sich von mir, wenn ich meine Freundin nicht aufgebe. Dabei verwöhne ich sie, wo es nur geht: Ich kaufe ihr Designerkleidung, im Restaurant bekommen wir immer den besten Tisch, wir fahren jedes Jahr in ein Fünf-Sterne-Hotel zum Urlaubmachen – ich weiß nicht, was die hat." Der Mann erzählt von seinem Abitur mit 1,1, von seiner Hochschulkarriere, aber auch davon, dass seine Kollegen an der Uni es nicht ertragen könnten, wie beliebt er bei seinen Studenten sei. „Das war schon in der Schule so", meint er. Als der Therapeut ihn darauf aufmerksam macht, dass er jetzt einen neuen Klienten erwarte und die Sitzung beenden müsse, steht der Mann beleidigt auf und verabschiedet sich mit den Worten: „Ich weiß nicht, warum ich gerade zu Ihnen gekommen bin. Ich werde mir einen fähigeren Therapeuten suchen".

2.5.14.10 ☐ Eine junge Frau kommt in die Praxis und berichtet mit theatralischer Gestik und Stimmlage von einem für sie nicht lösbaren Konflikt: Einerseits liebe sie ihren Freund, andererseits sehe sie nicht ein, dass sie ihm zuliebe darauf verzichten solle, sich sexy zu kleiden und mit anderen Männern zu flirten. Die junge Frau ist stark geschminkt, auffällig gekleidet und schaut den Therapeuten mit Tränen in den Augen hilfesuchend an.

2.5.14.11 ☐ „Bitte sagen Sie mir, was ich tun soll!" Die Frau, die vor Ihnen sitzt, erzählt Ihnen, sie sei seit acht Jahren mit einem Mann befreundet, der sie jetzt auch heiraten und mit ihr zusammenziehen wolle. Doch sie weiß nicht so recht, ob es das Richtige ist. Einerseits kann sie sich ein Leben ohne ihn nicht so recht vorstellen, andererseits ist sie sich unsicher, ob sie ihn wirklich heiraten wolle. Außerdem könne sie seine sozialen Aktivitäten nie so richtig teilen: An den Unternehmungen mit seinen Freunden und Bekannten hat sie keine rechte Freude, sie legt sich lieber auf die Couch und liest. „Schon in meiner Schulzeit war das so", meint sie. Auch der gemeinsame Urlaub kommenden Sommer mache ihr ein wenig Angst: „Die Leute im Hotel, beim Essen, an der Bar – wenn wir ausgehen, habe ich ständig das Gefühl, unangenehm aufzufallen."

2.5.14.12 ☐ Holger B. (32) kommt in Begleitung seiner Freundin Beate in die Praxis. Es kriselt in der Beziehung, weil Beate ihm angedroht hat, sie werde sich von ihm trennen, wenn er es nicht schaffe, seine Emotionen besser unter Kontrolle zu haben. „Schon in der Schule bin ich ausgerastet, wenn ich mich provoziert fühlte oder jemand mich verspottet oder ausgelacht hat. Später – in meiner Ausbildung – hat mir das schwer geschadet: Ich habe meinem Chef einfach meine Meinung gesagt und wurde dann fristlos entlassen." Selbstschädigendes Verhalten, übermäßiger Konsum von Alkohol oder Phasen mit depressiver Symptomatik werden verneint.

2.5.14.13 ☐ Ein 21-jähriger Mann hat vor sechs Monaten mit Erfolg sein Abitur bestanden und möchte Jura studieren. Nun soll er umziehen, doch er hat Angst vor allem, was da Neues auf ihn zukommt: vor dem Umzug, der neuen Umgebung, den vielen Menschen. Schon in seiner Kindheit und Jugend hatte er diverse Ängste: Angst vor dem häufig alkoholisierten Vater, Angst um die Mutter, Angst vor sozialen Kontakten, Angst vor Mädchen. „Dabei wünsche ich mir so sehr eine Beziehung. Aber wenn ich dann eine kennen lerne und sie mit mir spricht oder sich neben mich setzt, bekomme ich Angst und verlasse unter einem Vorwand den Raum."

2.5.14.14 ☐ Helga F. (25) kommt wegen Eheproblemen in die Praxis. „Vor einigen Wochen lag ich mit einer schweren Grippe im Bett und hoffte darauf, dass mein Mann mich am Wochenende pflegen würde. Doch er meinte, er müsse mit seinen Freunden eine zweitägige Fahrradtour machen. Nach seiner Rückkehr lag er drei Tage im Bett und ließ sich von mir pflegen. " „Ich bin einfach völlig erschöpft", meinte er. „Wenn Freunde uns besuchen, ist er der Kavalier in Person, macht mir Komplimente, bedient mich und die Gäste. Kaum ist der Besuch aus dem Haus, zieht er sich in sein Büro zurück und will nicht gestört werden. Eine Paartherapie lehnt er ab. Ich bin so unglücklich! Was soll ich nur tun?"

2.6 Lerneinheit „Wahn"

In vielen mündlichen Prüfungen kommt die Frage: „Was ist ein Wahn?" Hier wird von Ihnen erwartet, dass Sie die hierfür wichtigsten Diagnosekriterien nennen können:

- subjektive Gewissheit
- Unkorrigierbarkeit
- Gegensatz zur objektiven Realität bzw. zur Überzeugung der Mitmenschen

Die nächste Frage ist dann meist: „Wo überall kommt Wahn vor?". Die folgende Abbildung gibt einen Überblick über die wichtigsten Erkrankungen mit Wahn (➤ Abb. 2.11).

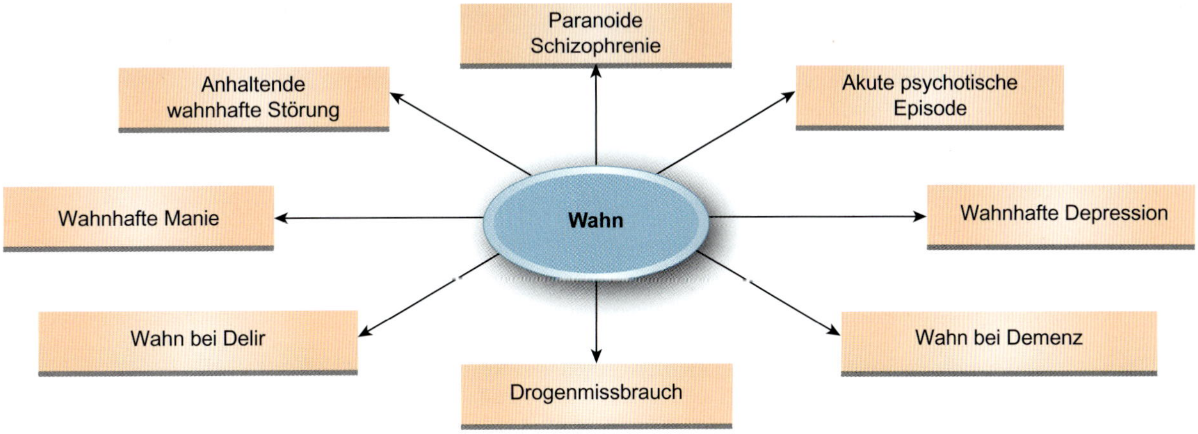

Abb. 2.11 Wahn.

2.6.1 Wahn bei Erkrankungen aus dem schizophrenen Formenkreis

Tab. 2.25 Wahn bei schizophrenen Erkrankungen.

Kurzfälle	Typische Merkmale und Symptome	Verdachtsdiagnose nach ICD-10
• Ein 30-jähriger Mann kommt in Ihre Praxis. Er schaut ängstlich um sich und fragt nach, ob der Raum auch abhörsicher sei. In der Arbeit nämlich – so erzählt er – seien alle gegen ihn und wollen ihn „weghaben". Sein Chef suche einen Grund, um ihn zu entlassen, deshalb habe er Mikrofone in seinem Büro versteckt, um ihn abzuhören. Draußen auf dem Gang nehme man ihm seine Gedanken weg, sodass er oft Dinge tue, die er nicht wolle. Das gehe nun schon seit sechs Wochen so. Er wisse nicht, wie lange er diesen Kampf noch durchstehen könne.	• bizarrer Wahn, mehr als vier Wochen andauernd (Verfolgungswahn: „Alle sind gegen mich und wollen mich weghaben …, abgehört") • Ich-Störungen (man nimmt ihm die Gedanken weg, er muss Dinge tun, die er nicht will)	Paranoide Schizophrenie (F20.0)
• Eine Frau mittleren Alters macht sich Sorgen wegen ihres 26-jährigen Sohns. Seit mehreren Wochen habe er sich so verändert, dass sie ihn nicht wiedererkenne. Kürzlich stürzte er ins Wohnzimmer, packte den Fernseher und warf ihn aus dem Fenster mit den Worten: „Ich werde verhindern, dass ich über das Fernsehen abgehört und abgefühlt werde." – Vor 1½ Jahren war er überzeugt davon, man beeinflusse ihn über Telefon und Handy. Er müsse dann tun, was er nicht wolle: Mich – seine Mutter – anspucken oder die Suppe unter den Tisch schütten. Manchmal schaue er ängstlich um sich und rede mit jemandem, obwohl niemand zu sehen sei.	• Beeinflussungswahn („abgehört und abgefühlt", „Er müsse dann tun, was er nicht wolle") • Stimmenhören (akustische Halluzinationen) • bizarres Verhalten • phasenhafter Verlauf (vor anderthalb Jahren)	Paranoide Schizophrenie (F20.0)
• Ein 32-jähriger Halb-Inder wird von seiner Freundin in die Praxis gebracht. Der junge Mann spricht fließend Deutsch, hat auch in Deutschland studiert. Die Freundin berichtet, dass er vor zwei Jahren Suizidabsichten geäußert habe. Damals habe er beim Theater gearbeitet, doch nach kurzer Zeit kamen ihm die Schauspieler, die Kulissenarbeiter und auch die Leute im Publikum fremd und merkwürdig vor. „Die arbeiten alle zusammen", dachte er. „Die wollen mir sagen: Mach dich auf den Weg." Er nimmt eine neue Stellung in einem Einkaufszentrum an. Wenig später hat er das Gefühl, alle schauen ihn seltsam an. „Jetzt arbeiten auch die gegen mich. Sie wollen mir sagen: Mach dich auf den Weg." Er kündigt seinen Job, lebt zurückgezogen bei seiner Freundin. Wenn er die Wohnung verlässt, trifft er überall auf Menschen, die ihn eigenartig anschauen. Wieder ist er überzeugt davon: „Die wollen mir sagen: Mach dich auf den Weg." Im Gespräch wirkt der Mann nicht ängstlich, sondern eher ruhig und gelöst.	• nichtbizarrer Wahn, mindestens drei Monate andauernd • kein phasenhafter Verlauf • keine Schizophrenie-Symptome (keine Ich-Störungen, keine akustischen Halluzinationen) • Die wahnhafte Botschaft „Mach dich auf den Weg" muss genauer hinterfragt werden: auf den Weg nach Indien? Oder auf den Weg nach „drüben" (→ Suizidgedanken)? • In Zusammenhang mit den „Suizidabsichten" vor zwei Jahren ist der letzte Satz von besonderer Bedeutung: Der Mann ist „ruhig" und „gelassen", sehr wahrscheinlich also in der suizidalen Entschlussphase. • also: als Erstes die Suizidalität abklären	(Anhaltende) wahnhafte Störung (F22.0) plus akute Suizidgefahr
• Ein 66-jähriger ehemaliger Gymnasiallehrer ist davon überzeugt, an einer Vergiftung zu leiden. Er glaubt, sich auf einer kurz zurückliegenden Reise durch das Polsterreinigungsmittel des Flugzeugs eine Vergiftung zugezogen zu haben. Er leide deshalb an Kopfschmerzen, Schwindel, Schlaflosigkeit und Übelkeit. Schon früher war er wegen Vergiftungssymptomen bei verschiedenen Ärzten: Einmal war er überzeugt davon, die Wandfarbe in den Klassenzimmern enthalte giftige Substanzen, ein andermal warf er seine Latexmatratze auf den Sperrmüll mit der Begründung, er könne nicht auf einer Ansammlung von Umweltgiften die Nacht verbringen.	• nichtbizarrer Wahn • Dauer: mehrere Jahre • Die Ideen von Vergiftung durch diverse schädliche Substanzen (Vergiftungswahn) sind nicht völlig unmöglich, sondern könnten in der Realität vorkommen. • keine Schizophrenie-Symptome (keine Ich-Störungen, keine akustischen Halluzinationen)	(Anhaltende) wahnhafte Störung (F22.0)

Tab. 2.25 Wahn bei schizophrenen Erkrankungen (Forts.).

Kurzfälle	Typische Merkmale und Symptome	Verdachtsdiagnose nach ICD-10
• Eine 35-jährige Frau erzählt, sie habe seit Monaten das Gefühl, zu Hause vergiftet zu werden. Sie bemerke dies am Essen, denn immer nach den Mahlzeiten spüre sie, wie ihr Magen sich wie ein Globus um die eigene Achse drehe. Auch das Wasser sei vergiftet, das könne sie ganz deutlich daran erkennen, dass sich nach dem Waschen ihre Haut verfärbe und die Haare grün würden. Das alles habe vor etwa drei Monaten nach einem Streit mit der Schwester begonnen, die nun alles daran setze, sie aus dem Weg zu schaffen.	• nichtbizarrer Wahn, drei Monate andauernd • Vergiftungs- und Verfolgungswahn • keine anhaltende wahnhafte Störung, denn es finden sich schizophrene Zusatzsymptome (Leibhalluzinationen: der Magen, der sich um die eigene Achse dreht, die sich verfärbende Haut, die grünen Haare)	Paranoide Schizophrenie (F20.0)
• Die Ehefrau eines 60-jährigen Beamten ist überzeugt, an Vergiftungen zu leiden, die von der Anwendung eines Flohmittels für die Hauskatze vor mehreren Jahren herrühren. Der Mann war anfangs symptomfrei, doch nach etwa sechs Monaten zeigten sich auch bei ihm Vergiftungssymptome. Von ärztlicher Seite konnte bei beiden nichts festgestellt werden. Beide gingen mit ihrer Vergiftungstheorie viele Jahre in die Medien und strengten mehrere Prozesse an, die sie alle verloren. Bei ihren Vorwürfen brachten sie auch Substanzen ins Spiel, die in dem fraglichen Flohmittel gar nicht enthalten waren. Im Zusammenhang mit einer Hüftoperation kam der Mann vier Wochen auf Kur. In dieser Zeit reduzierten sich seine Wahngedanken. Kurze Zeit nach seiner Entlassung jedoch teilte er seinen Wahn wieder mit seiner Frau. Auf Nachfragen erzählt der Mann, die Frau sei seine große Liebe. „Wir sind so eng verbunden, dass wir jede Minute genießen, die wir allein miteinander verbringen. Wir haben deshalb keine engen Freunde und pflegen auch kaum soziale Kontakte."	• nichtbizarrer Wahn, Dauer: mehrere Jahre, also eine anhaltende wahnhafte Störung • Die Idee und die Symptome einer Vergiftung durch ein Flohmittel (Vergiftungswahn) sind nicht völlig unmöglich, sondern könnten in der Realität vorkommen. • keine Schizophrenie-Symptome (keine Ich-Störungen, keine akustischen Halluzinationen) • Der Wahn des Mannes verschwindet, wenn er von der Frau getrennt ist und kommt wieder, wenn er mit ihr zusammen ist. • Für diese wahnhafte Erkrankung gibt es traditionsgemäß verschiedene Bezeichnungen: – symbiotischer Wahn – symbiontischer Wahn – Folie à deux – ICD-10: „Induzierte wahnhafte Störung"	Induzierte wahnhafte Störung (F24)
• Variante 1: Nachdem ihr langjähriger Freund mit ihr Schluss gemacht hat, um mit seiner jungen Geliebten in Urlaub zu fahren, bucht eine 35-jährige Frau einen Last-Minute-Flug auf die Balearen. Sie mietet sich im siebten Stock eines Hotels mit Namen „Bella" ein, auf einer Nachbarinsel gibt es – so glaubt sie – das Hotel „Bello", in dem ihr spiritueller Geliebter wohnt, mit dessen Seele sie sich in ihren Meditationen unterhält. Wiederholt empfindet sie dabei intensive Glücksgefühle, die immer wieder von massiven Zukunftsängsten unterbrochen werden. Um sich abzulenken, geht sie bis zum frühen Morgen tanzen. Da fühlt sie sich begehrt und absolut glücklich. Am nächsten Morgen, beim Verlassen des Zimmers, erblickt sie ihren Zimmernachbarn, der ihr in seinem dunklen Anzug wie Luzifer vorkommt. In Panik schließt sie sich in ihr Zimmer ein, zündet einige Kerzen an, hört Entspannungsmusik und redet in Gedanken mit ihrem Geliebten. Plötzlich hat sie das Gefühl, dass die Energie Luzifers die Wand durchdringt und sie angreift. In Panik schlägt sie um sich und schreit so laut, dass man einen Arzt holt, der ihr eine Beruhigungsspritze gibt. Nach fünf Tagen geht es ihr wieder gut. Drei Wochen später kommt sie zu Ihnen und meint: „Ich habe mich dort ganz toll gefühlt und die ganze Nacht getanzt. Das war wohl etwas viel für mich."	• akut beginnende, z. T. wechselnde Wahnideen, begleitet von häufig wechselnden Emotionen (Glücksgefühle, Ängste etc.) • Die Störung ist begleitet von einer Verkennung von Orten und Personen, die bei der sog. Angst-Glücks-Psychose häufig vorkommt. • Die Störung beginnt abrupt und ist durch eine „schwere Störung des normalen Verhaltens" charakterisiert. • Die Symptome bilden sich innerhalb weniger Tage zurück. • Die Störung steht in Zusammenhang mit einer akuten Belastung. • In der ICD-10 heißt diese psychische Störung „Akute polymorphe psychotische Störung" (polymorph: vielgestaltig). Früher hieß sie „Angst-Glücks-Psychose".	Akute polymorphe psychotische Störung (F23.0)

Tab. 2.25 Wahn bei schizophrenen Erkrankungen (Forts.).

Kurzfälle	Typische Merkmale und Symptome	Verdachtsdiagnose nach ICD-10
• Variante 2: Nachdem ihr langjähriger Freund mit ihr Schluss gemacht hat, um mit seiner jungen Geliebten in Urlaub zu fahren, bucht eine 35-jährige Frau einen Last-Minute-Flug auf die Balearen. Sie mietet sich im siebten Stock eines Hotels mit Namen „Bella" ein, auf einer Nachbarinsel gibt es – so glaubt sie – das Hotel „Bello", in dem ihr spiritueller Geliebter wohnt, mit dessen Seele sie sich in ihren Meditationen unterhält. Beim Einschlafen und Aufwachen hört sie seine Stimme, die sie tröstet. Manchmal allerdings reden zwei Personen über sie und machen ihr Vorwürfe: Durch ihr launisches Verhalten habe sie ihren Freund in die Arme der anderen Frau getrieben. Sie geht kaum unter Leute, weil sie überzeugt davon ist, dass deren Gedanken und Gefühle ihr Denken und Fühlen negativ beeinflussen. Doch eines Morgens, auf dem Weg zum Frühstück, trifft sie auf ihren Zimmernachbarn, der sie – wie sie glaubt – eigenartig anschaut. „Ich habe seine sexuellen Energien körperlich gespürt", erklärt sie später, „und auch seine Gedanken, mit denen er mich willenlos machen wollte. Ich habe mich in mein Zimmer eingeschlossen, doch dann merkte ich, wie seine besitzergreifenden Energien durch die Wand drangen und sich auf mich legten – da habe ich laut um Hilfe gerufen." Man holt einen Arzt, der ihr eine Beruhigungsspritze gibt. In der Klinik verabreicht man ihr Neuroleptika, die bewirken, dass sie nach zwei Wochen symptomfrei entlassen werden kann.	• akut beginnende, relativ stabile Wahnideen, die kürzer als vier Wochen andauern: esoterischer Liebeswahn und Beeinflussungswahn, z. T. sexuellen Inhalts • Die Störung ist begleitet von akustischen Halluzinationen, wie sie für eine Schizophrenie typisch sind (dialogische Stimmen). • Begleitend finden sich bizarre Wahrnehmungsstörungen („ich habe seine sexuellen Energien körperlich gespürt", die „besitzergreifenden Energien", die durch die Wand dringen und sich auf sie legen). • Die Störung beginnt abrupt und ist durch eine „schwere Störung des normalen Verhaltens" charakterisiert. • Die Symptome bilden sich nach Gabe von Neuroleptika innerhalb von zwei Wochen zurück. • Die Störung steht in Zusammenhang mit einer akuten Belastung. • In der ICD-10 heißt diese psychische Störung „Akute schizophrenieforme psychotische Störung".	Akute schizophrenieforme psychotische Störung (F23.2)

2.6.2 Prüfungsprotokoll 29

FALLGESCHICHTE

Variante 1: Ein jüngerer Mann kommt in die Praxis und bittet Sie um Rat wegen seiner Mutter: „Sie ist jetzt 52 Jahre alt und lebt allein in einer Drei-Zimmer-Wohnung. Seit dem Tod meines Vaters vor etwa drei Jahren ist sie äußerst seltsam geworden. Sie behauptet allen Ernstes, das Ehepaar nebenan wolle sie weghaben, um in ihre große, schöne Wohnung einzuziehen. Manchmal klingle die Nachbarin unter einem Vorwand, um sich schon mal in der Wohnung umzuschauen. Oder der Mann parke seinen Lieferwagen direkt neben dem Hauseingang. Die warten nur darauf, dass ich länger weg bin, dann räumen sie die Wohnung leer und ich kann sehen, wo ich bleibe", sagte sie neulich. Sie verlasse inzwischen nur noch zum Einkaufen das Haus. An der Haustür und sogar an den Fenstern habe sie Spezialschlösser angebracht, damit niemand in ihrer Abwesenheit in die Wohnung einbrechen könne. Auf Versuche, sie von dieser Idee abzubringen, reagiere sie völlig uneinsichtig, oft wütend und aggressiv. „Letzte Woche hat sie Anzeige gegen die Nachbarn erstattet, das ist mir sehr, sehr peinlich."

F: Was sind Ihre differenzialdiagnostischen Überlegungen?

A: Die Frau hat ziemlich sicher einen Wahn, der in Zusammenhang steht mit einem für sie einschneidenden Lebensereignis – dem Tod des Mannes vor drei Jahren. Die Vorstellung, dass die Nachbarn sie weghaben wollen, um in ihre Wohnung einzuziehen, ist nicht völlig abwegig, die Frau hat also keinen bizarren Wahn. Sie hat auch keine Symptome einer paranoiden Schizophrenie – ich denke, die Frau hat eine anhaltende wahnhafte Störung.

F: Welche Fragen müssten Sie der Frau stellen, um differenzialdiagnostisch eine Schizophrenie auszuschließen?

A: Ob sie Stimmen hört oder sich beeinflusst fühlt. Wie es mit ihren Gedanken ist, ob sie manchmal das Gefühl hat, dass andere ihre Gedanken lesen können oder sie über Funk und Fernsehen Botschaften bekommt, die zu ihrem Wahn passen.

F: Was sind denn die Diagnosekriterien für eine anhaltende wahnhafte Störung?

A: Um die Diagnose zu rechtfertigen, muss die Wahnerkrankung mindestens drei Monate andauern. Meist bleibt die Erkrankung ohne Behandlung jahrelang (hier: drei Jahre) bestehen.

F: Wie wird so eine Störung behandelt?

A: Üblicherweise mit Neuroleptika. Zuständig dafür ist ein Psychiater. Das werde ich dem jungen Mann und seiner Mutter sagen.

2.6.3 Prüfungsprotokoll 30

FALLGESCHICHTE

Variante 2: Ein jüngerer Mann kommt in die Praxis und bittet sie um Rat wegen seiner 52-jährigen Mutter. „Seit Vaters Tod vor etwa drei Jahren ist sie etwas seltsam und eigenbrötlerisch geworden. Besonders schlimm ist es seit etwa zwei Monaten: Sie behauptet allen Ernstes, das Ehepaar von nebenan wolle sie weghaben, um in ihre große, schöne Wohnung einzuziehen. Manchmal höre sie die beiden spöttisch über sie reden." „Die gehören zum russischen Geheimdienst. Die brauchen meine Wohnung, um ihr Spionagenetzwerk auszubauen. Die hören inzwischen auch mein Telefon ab, aber seit ich es weiß, lege ich bei jedem Anruf sofort auf", habe die Mutter neulich erzählt. Früher sei sie noch einkaufen gegangen, jetzt lässt sie sich vom Supermarkt beliefern. Der Grund: In ihrer Abwesenheit seien die Nachbarn in die Wohnung eingedrungen. Sie habe das an den Stühlen gesehen, die bei ihrer Rückkehr anders standen als zuvor. Sie ist auch überzeugt davon, dass die Nachbarn eine versteckte Kamera installiert haben, über die sie genau kontrollieren könnten, wann sie das Haus verlässt.

F: Was sind Ihre differenzialdiagnostischen Überlegungen?

A: Die Frau leidet offensichtlich an einem Verfolgungswahn. Der Wahn ist bizarr und begleitet von Symptomen, die für eine schizophrene Erkrankung typisch sind: dialogischen Stimmen, die in der dritten Person über die Frau reden und eine wahnhafte Umdeutung der Realität: Ihrer Ansicht nach kann sie an den Stühlen sehen, dass die Nachbarn in ihrer Abwesenheit in der Wohnung waren. Dies ist ein Beispiel für eine Wahnwahrnehmung.

F: Ist die Wahnwahrnehmung denn eine Wahrnehmungsstörung? Vielleicht geben Sie noch ein anderes Beispiel hierfür.

A: Nein, bei der Wahnwahrnehmung handelt es sich nicht um eine Wahrnehmungsstörung, sondern um eine wahnhafte Umdeutung von etwas real Vorhandenem. Ein typisches Beispiel: Der Mann im weißen Kittel sieht zwar aus wie ein Arzt, aber in Wirklichkeit ist das ein verkleideter Geheimagent. Oder in unserem Falle: Die Anordnung der Stühle sieht zwar ganz normal aus, aber bei genauem Hinschauen stehen sie anders als zuvor – ein klares Zeichen, dass die Nachbarn in der Wohnung waren.

F: Was fällt Ihnen sonst noch bei dieser Fallgeschichte auf?

A: Dass die Frau seit dem Tod des Vaters seltsam und eigenbrötlerisch geworden ist. Oft gibt es ja vor dem Ausbruch einer schizophrenen Erkrankung eine Prodromalphase, bei der die Betroffenen sich mehr und mehr zurückziehen und ein seltsames, eigenbrötlerisches Verhalten an den Tag legen. Das scheint hier der Fall zu sein.

F: Wie ist Ihr weiteres therapeutisches Vorgehen?

A: Die Frau müsste mit Neuroleptika behandelt werden. Zuständig hierfür ist ein Psychiater. Ich werde Sohn und Mutter erklären, wie man sich die Entstehung einer Schizophrenie erklären kann, wie Neuroleptika hier wirken und sie dann motivieren, zu einem Psychiater zu gehen.

ACHTUNG

Nicht verwechseln:

- **Wahnwahrnehmung:** Etwas real Vorhandenes wird mit den Sinnen als real wahrgenommen, aber mit dem Verstand *wahnhaft umgedeutet*. Beispiel: Der Postbote sieht zwar aus wie ein Postbote, ist in Wirklichkeit aber ein Geheimagent. Und in dem Päckchen, das er mir geben will, ist eine Briefbombe, mit der er mich vernichten will.
- **Illusionäre Verkennung:** Etwas real Vorhandenes wird mit den Sinnen *als etwas anderes wahrgenommen*: Vor der Tür klingelt der Postbote. Ich blicke hinaus und sehe stattdessen einen Geheimagenten, der kein Päckchen, sondern eine Bombe in der Hand hält, mit der er mich vernichten will.

2.6.4 Wahn bei affektiven Störungen

Besonders wichtig in Prüfungen sind Formen des Wahns, wie sie bei schweren affektiven Erkrankungen des Öfteren auftreten. Meist ist der Wahn synthym, d.h. die wahnhaften Ideen passen zur Stimmung des Kranken. Bei schweren depressiven Episoden finden wir häufig einen Schuld-, Verarmungs- oder Versündigungswahn. Auch wahnhafte hypochondrische oder dysmorphophobe Ideen können bei einer depressiven Episode mit psychotischen Symptomen auftreten. Typisch für eine schwere manische Episode hingegen ist ein Größen- oder Sendungswahn.

Tab. 2.26 Wahn bei affektiven Störungen.

Kurzfälle mit Schlüsselsymptomen	Typische Merkmale und Symptome	Verdachtsdiagnose nach ICD-10
• Eine 45-Jährige kommt gebeugt und geknickt in die Praxis. Vor fünf Jahren hat sie ihren Mann durch ein Krebsleiden verloren, sie konnte vor seinem Tod nicht mehr mit ihm sprechen. Der Herrgott strafe sie, sie fühle sich vollkommen leer, könne nicht mehr denken, nicht mehr arbeiten. Es kämen ihr von Zeit zu Zeit so „dumme Gedanken" in den Kopf. Sie wisse nicht mehr ein noch aus. Sie fühle sich schuldig am Tod ihres Mannes, da sie ihn nicht richtig gepflegt habe und jetzt erfahre sie die Strafe Gottes dafür.	• Schuld-, Verarmungs- oder Versündigungswahn bei depressiver Symptomatik • Sie kann nicht mehr denken, nicht mehr arbeiten, hat große Schuldgefühle und Suizidgedanken. Sie leidet an einer schweren depressiven Episode.	Wahnhafte Depression (schwere depressive Episode mit psychotischen Symptomen) (F32.3)

Tab. 2.26 Wahn bei affektiven Störungen (Forts.).

Kurzfälle mit Schlüsselsymptomen	Typische Merkmale und Symptome	Verdachtsdiagnose nach ICD-10
• Volker B. (56) ist überzeugt davon, an einer ansteckenden Krankheit zu leiden. Um andere nicht zu infizieren, geht er nicht mehr in die Arbeit und meidet den Kontakt zu seinen beiden Kindern. Er gibt sich die Schuld am Tod seiner Frau, die vor drei Jahren an einem Lungenkarzinom gestorben ist. Vor einigen Wochen ist ein guter Freund von ihm an Lungenentzündung gestorben, seitdem quälen ihn Schuldgedanken. Er isst kaum mehr, kann nachts nicht schlafen, hat an nichts mehr Freude und fühlt sich innerlich rastlos und wie getrieben. „Ich bin schuld! Ich habe ihn mit meiner Krankheit angesteckt", meint er. Nachts höre er des Öfteren eine weibliche Stimme, die ihm Vorwürfe macht.	• hypochondrischer Wahn in Verbindung mit einem Schuldwahn • Symptome einer schweren depressiven Episode: Verlust von Freude und Interesse, quälende Schuldgedanken, sozialer Rückzug, Schlafstörungen, agitiertes Denken („innerlich rastlos"), Appetitstörungen • Zusatzsymptom: akustische Halluzinationen in Du-Form	Wahnhafte Depression (schwere depressive Episode mit psychotischen Symptomen) (F32.3)
• Eine 57-jährige Geschäftsfrau lebt in einem kleinen Ort, wo sie gut integriert ist. Dann fährt sie mit ihrem Mann zum Segeln. Sie kommen in einen Sturm, der Mann geht über Bord und ertrinkt. Als sie nach Hause kommt, ist sie ruhelos, kann nachts nicht schlafen, redet viel und springt dabei von einem Gedanken zum anderen. Nach zehn Tagen bringen ihre Kinder sie in ein psychiatrisches Krankenhaus. Dort nimmt sie sofort Kontakt mit den Patienten auf und erzählt allen, sie habe die Fähigkeit, sie von ihrer Erkrankung zu heilen. Sie ermutigt sie, keine Medikamente mehr zu nehmen und verspricht ihnen: „Wenn wir hier raus sind, machen wir bei mir ein großes Fest. Wir schaffen das schon."	• Größenwahn in Verbindung mit manischen Symptomen: Überzeugung, die anderen Patienten von ihrer Erkrankung heilen zu können • typische Symptome einer manischen Episode, hier ausgelöst durch ein traumatisches Erlebnis: – motorische Ruhelosigkeit, Rededrang, Ideenflucht, übermäßige Vertraulichkeit mit den Patienten der Klinik – Die Störung dauert länger als sieben Tage an.	Wahnhafte Manie (Manie mit psychotischen Symptomen) (F30.2)
• Der Freund einer 25-jährigen Kunststudentin kommt in die Praxis, weil er sich nicht mehr zu helfen weiß: „Ich habe meine Freundin bei einem Griechenlandurlaub vor fünf Jahren kennen gelernt – da haben wir nächtelang gefeiert. Dabei hat sie mir erzählt, sie sei eine Wiedergeburt von Venus, der Göttin der Liebe. Ich habe das als Liebeserklärung verstanden, aber in den letzten Wochen und Monaten läuft sie mit weißen, wallenden Kleidern durch die Gegend, malt nächtelang Venusbilder. Und vor wenigen Tagen wollte sie – nur mit einer halbdurchsichtigen weißen Toga bekleidet, auf ein Fest von Freunden gehen. Sie meinte, das Outfit sei für sie als Wiedergeburt der schaumgeborenen Venus genau das Richtige." Auf Nachfragen berichtet der Freund, vor einem Jahr sei sie ganz anders drauf gewesen: „Da kam sie kaum aus dem Bett, ging nicht mehr an die Akademie und trug sich mit düsteren Zukunftsgedanken."	• Symptome einer Manie: gehobene Stimmung, vermindertes Schlafbedürfnis, Verlust normaler sozialer Hemmungen • Größenwahn • keine typisch schizophrenen Symptome • Die Studentin hatte schon vor fünf Jahren eine manische Episode, vor einem Jahr eine Depression. Genaue Diagnose nach ICD-10: Bipolare affektive Störung, gegenwärtig manische Episode mit psychotischen Symptomen (F31.2)	Wahnhafte Manie in Zusammenhang mit einer bipolaren Störung (F31.2)
• Eine Woche nach der Geburt ihres ersten Kindes weiß der junge Vater sich nicht mehr zu helfen: Seine Frau kommt morgens kaum aus dem Bett, hat keine Gefühle für ihr Neugeborenes und weigert sich, ihr Baby zu berühren. Gestern gestand sie ihm, sie hätte das Kind nie austragen dürfen – das Baby sei von bösen Geistern besessen, das hätten Stimmen ihr gesagt. Die Dämonen seien nun bereit, auf sie überzuspringen. „Das Baby ist nicht mein Kind", meinte sie, „Es ist ein Kind des Teufels. Ich wünschte, es wäre tot."	• schwere depressive Episode mit psychotischen Symptomen im Anschluss an eine Niederkunft • Neben der schweren depressiven Symptomatik (Gefühl der Gefühllosigkeit, völlige Erschöpfung) finden sich psychotische Symptome: – Wahn – akustische Halluzinationen – Impuls, das eigene Kind zu töten • Im US-amerikanischen Diagnosehandbuch DSM-IV zählt diese Form der Wochenbettdepression zur Kategorie der „schweren depressiven Episode mit psychotischen Symptomen". • Im deutschen Sprachgebrauch hat sich die Bezeichnung „Wochenbettpsychose" durchgesetzt. In der ICD-10 heißt sie „Postpartale psychotische Störung" oder auch Puerperalpsychose (puerperal: im Kind-/Wochenbett)	Postpartale Psychose (Puerperalpsychose) (F53.1)

2.6.5 Prüfungsprotokoll 31

FALLGESCHICHTE

Bei einem Auffahrunfall hat ein Mann sein rechtes Auge verloren. Drei Wochen nach dem Unfall wird er aus dem Krankenhaus entlassen. Seit seinem Unfall ist der Mann kaum mehr ansprechbar, zieht sich von allen Freunden und Bekannten zurück. Eine fachärztliche Untersuchung ergibt, dass eine hirnorganische Verursachung auszuschließen ist. Nach drei Wochen verschlechtert sich sein Zustand mehr und mehr. Er denkt ständig an sein Auge, fühlt sich schuldig, weil er – wie er glaubt – als „Einäugiger" nicht genug Geld verdienen kann, um seine Familie zu ernähren. Er ist überdies überzeugt davon, dass er den Unfall hätte verhindern können, obwohl der andere Pkw bei Rot über die Ampel gefahren ist und ihn vorne links gerammt hat. Er ist arbeitsunfähig, kaum mehr ansprechbar, zieht sich mehr und mehr in sich zurück und spielt mit dem Gedanken, sich das Leben zu nehmen.

F: Was sind Ihre differenzialdiagnostischen Überlegungen?

A: Der Mann hat sein rechtes Auge verloren – das ist ein Organverlust, den der Mann verarbeiten muss. Nachdem eine Hirnschädigung ärztlicherseits ausgeschlossen wurde, kommen für mich differenzialdiagnostisch zwei Diagnosen in Frage: eine Anpassungsstörung mit depressiver Reaktion oder eine depressive Episode. Allerdings kommt eine Anpassungsstörung wohl kaum in Frage: Dafür sind die depressiven Symptome zu ausgeprägt. Außerdem hat der Mann offensichtlich einen Schuld- und Verarmungswahn, das passt nicht zu einer Anpassungsstörung. Der Mann hat eine schwere depressive Episode mit psychotischen Symptomen.

F: Wieso reagieren manche Menschen auf ein einschneidendes Erlebnis wie dieses hier mit einer Anpassungsstörung, andere mit einer depressiven Episode. Wie kann man sich das erklären?

A: Man geht heute davon aus, dass eine depressive Episode durch eine Störung des Hirnstoffwechsels verursacht wird, für die es eine genetische Disposition gibt. Menschen mit einer solchen genetischen Disposition reagieren auf belastende Ereignisse sensibler als Personen, die keine genetische Belastung mitbringen. Es könnte z. B. sein, dass der Mann in obiger Fallgeschichte früher schon einmal an Depressionen gelitten hat, oder dass es in der Familie Personen gab, die Depressionen hatten.

F: Für das, was Sie hier beschreiben, gibt es einen Fachausdruck – kennen Sie den?

A: Ich denke hier an das „Vulnerabilitäts-Stress-Modell".

F: Was heißt das genau?

A: Das Vulnerabilitäts-Stress-Modell besagt, dass jemand durch eine genetische Disposition leichter an einer Depression erkrankt als andere Menschen. Dazu kann sich eine schwierige Kindheit gesellen. Beides zusammen – die Genetik und einschneidende Ereignisse in der Kindheit – führen zu einer verstärkten Vulnerabilität, das bedeutet Verletzbarkeit und Anfälligkeit. Belastende Ereignisse im späteren Leben führen dazu, dass jemand mit hoher Vulnerabilität dann an einer Depression erkrankt, während andere Menschen mit einer Anpassungsstörung reagieren.

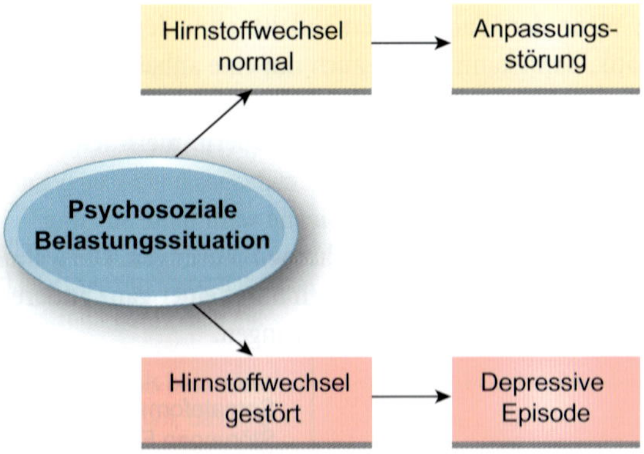

Abb. 2.12 Depressive Episode oder Anpassungsstörung?

2.6.6 Prüfungsprotokoll 32

FALLGESCHICHTE

Ein 36-jähriger selbstständiger Unternehmer kommt in Begleitung seiner Mutter in die Praxis. „So kann es mit dem nicht weitergehen", meint die Mutter. „Er isst nichts, schläft kaum noch und hat in den letzten Wochen massiv abgenommen. Er geht auch nicht mehr in die Arbeit – seine Angestellten haben mich angerufen, warum ihr Chef seit Tagen nicht in seinem Büro ist. Was ich allerdings überhaupt nicht verstehen kann: Er hat mit seiner Freundin Schluss gemacht, obwohl er sie – wie er mir mehrmals sagte – so sehr liebt." Der Therapeut bittet die Mutter, draußen zu warten. Als er mit dem Mann allein ist, gesteht dieser, dass er vor etwa anderthalb Jahren mit einer seiner Angestellten eine kurze Affäre hatte. Seitdem hat er die panikartige Angst, sich mit HIV infiziert zu haben. Den „Seitensprung" könne er sich nicht verzeihen – seine Freundin sei seine große Liebe. Trotzdem habe er mit ihr Schluss gemacht. „Wir haben anfangs zwar noch Kondome benutzt, aber das war mir viel zu gefährlich. Ich wollte sie nicht anstecken." „Sind Sie sich ganz sicher, dass Sie HIV-positiv sind", will der Therapeut wissen. „Absolut sicher. Die letzten fünf Tests waren zwar alle negativ, aber das sagt nichts: Ich spüre, dass ich AIDS habe, bei mir zeigt sich das im Blut wohl erst viel später. Außerdem sagen einem die Ärzte nicht immer die Wahrheit."

F: Nennen Sie die wichtigsten Symptome und schildern Sie, an welche Diagnose sie dabei denken?

A: Der Mann glaubt, eine schwere ansteckende Krankheit zu haben, obwohl es keinen entsprechenden ärztlichen Befund gibt: Das ist das wichtigste Merkmal für eine hypochondrische Störung. Da der Mann trotz diverser HIV-Tests immer noch überzeugt ist, an HIV erkrankt zu sein und deshalb sogar die Beziehung zu seiner Freundin abbricht, dürfte es sich hier um eine wahnhafte Hypochondrie handeln (➤ Abb. 2.13).

F: Was fällt Ihnen sonst noch auf?

A: Der Mann isst nichts, hat an Gewicht verloren, leidet an Schlafstörungen und kann nicht mehr in die Arbeit gehen. Außerdem hat er ausgeprägte Schuldgefühle und große Ängste – alles Symptome einer schweren depressiven Episode.

F: Wie lautet dann Ihre Diagnose?

A: Schwere depressive Episode mit psychotischen Symptomen, in diesem Fall: mit hypochondrischem Wahn.

F: Gibt es einen hypochondrischen Wahn auch in Zusammenhang mit anderen psychischen Störungen?

2.6.8.01 ☐ Ein 42-jähriger Restaurantbesitzer ist überzeugt davon, dass die Konkurrenz ihn ruinieren möchte. Er glaubt, Beweise dafür zu haben, dass seine Köche minderwertiges Fleisch verwenden oder dem Essen Gift beimischen. „Man hat sie bestochen! Die Konkurrenz möchte mich ruinieren!" Er hat schon mehrmals das Personal gewechselt, doch seiner Meinung nach hat sich an der Lage nichts geändert. Seine Lebensgefährtin ist ratlos: „Ich weiß nicht, was mit dem los ist: Seit zwei Jahren ist er wie besessen von seiner Verschwörungstheorie. Ansonsten ist er ganz normal."

2.6.8.02 ☐ Carola F. (63, unverheiratet) ist Lehrerin. Sie ist kurz vor dem Ruhestand und hat guten Kontakt zu ihrem Kollegium. Sie kommt in die Praxis, weil sie Probleme mit ihren zwei Neffen hat. „Es sind zwei Jungs, sechs und zehn Jahre alt. Ich mag die beiden eigentlich. Sie wohnen in einer anderen Stadt, und wir telefonieren öfter miteinander. Aber manchmal sind die beiden ganz schön gemein. Wenn wir nicht telefonieren können, schicken sie mir Botschaften über das Fernsehen oder sagen nachts, wenn ich einschlafe, freche Sachen über mich. In meiner Abwesenheit gehen sie sogar in meine Wohnung – das merke ich an den eingedrückten Kissen."

2.6.8.03 ☐ Eine 26-jährige junge Frau wird von ihrem Mann in die psychiatrische Notaufnahme gebracht, nachdem sie weinend und schreiend ihren Mann beschuldigt hat, er habe das Essen vergiftet und trachte ihr nach dem Leben. Als der untersuchende Arzt ihr eine Beruhigungsspritze geben will, stößt sie ihn laut schreiend von sich: „Ich lasse mir von Ihnen keine Todesspritze geben." Der Mann berichtet, dass ihr gemeinsamer Sohn vor zwei Wochen zu Tode gekommen sei. „Er hat sich von der Hand meiner Frau losgerissen, ein vorbeikommendes Auto hat ihn erfasst, er starb in ihren Armen." Nach einwöchigem Aufenthalt in der Klinik sind die psychotischen Symptome verschwunden, die Frau kann nach Hause entlassen werden.

2.6.8.04 ☐ Nach einem Suizidversuch mit Zyankali wird eine 19-jährige Gymnasiastin scheinbar geheilt aus der Klinik entlassen. Einige Wochen später entwickelt sie die Vorstellung, alle Menschen durchschauen und sie durch ihre Gedanken beeinflussen zu können. Zu ihrer Mutter sagt sie: „Du kannst es dir sicher nicht vorstellen, aber ich habe Macht über andere Menschen."

2.6.8.05 ☐ Eine 22-jährige junge Frau kommt nach medikamentöser Behandlung mit Neuroleptika in die Praxis. Sie berichtet, sie habe vor etwa acht Wochen eine Phase gehabt, in der sie kaum noch geschlafen habe. „Nächtelang habe ich für eine Kunstausstellung gemalt und gemalt – ich war überzeugt davon, Gott habe mich auserwählt, mit meiner Kunst den vielen armen Frauen einen Weg in die Freiheit zu weisen. Dann jedoch konnte ich Geräusche, Gespräche, die Nähe von Menschen nicht mehr ertragen und habe Hilfe in einem psychiatrischen Krankenhaus gesucht."

2.6.8.06 ☐ Herr K. wird von der Polizei aufgegriffen, als er in verwahrlostem Zustand ziellos durch die Straßen läuft. „Kommt mir nicht nahe", murmelt er, „ich habe eine ansteckende Krankheit". Er ist überzeugt davon, er sei schuld am Tod seiner vor einem Jahr an Krebs verstorbenen Tochter. Herr K. isst kaum mehr, kann nachts nicht schlafen und hat jedes Interesse an Arbeit und Familie verloren.

2.6.8.07 ☐ Bei einem Sturz von einem Baugerüst erleidet ein Arbeiter ein schweres Schädel-Hirn-Trauma. Als er nach drei Tagen aus dem Koma erwacht, ist er überzeugt davon, er befinde sich in der Todeszelle eines Gefängnisses, man würde ihm das Essen vergiften und ihn vom Geheimdienst beobachten lassen.

2.6.8.08 ☐ Kurz nach der Geburt ihres ersten Kindes entwickelt die Mutter die Vorstellung, das Ende der Welt stehe bevor. Eine göttliche Stimme habe ihr gesagt, dass sie gerettet werde, wenn Feuerstürme über die Erde kommen, Flüsse über die Ufer treten und alles Leben auf der Erde zerstört werde. Um ihrem Sohn Rainer dies zu ersparen, hat sie ihn wenige Tage nach der Geburt mit einem Kissen erstickt.

2.6.8.09 ☐ Eine 82-jährige Frau hat einen jungen Mann gebeten, für sie einzukaufen und den Vorgarten zu pflegen. Eines Tages beschuldigt sie ihn, er habe Geld aus ihrer Geldkassette gestohlen; außerdem fehle ihr eine goldene Uhr (ein Erbstück ihres Mannes) und ein Ring, den sie gestern noch getragen habe. Nun hat sie den jungen Mann entlassen. Die Frau leidet seit längerer Zeit an Gedächtnisstörungen und kann ohne Hilfe ihren Alltag nicht mehr alleine bewältigen.

2.6.8.10 ☐ „Als die Wirkung des LSD einsetzte, schaute ich auf meinen Daumen, der auf Befehl anschwoll oder ganz klein wurde. Ich schaute an die Zimmerdecke und war fasziniert von einem pulsierenden Mandala in wunderschönen Farben; dann war da das Gesicht eines alten Weisen, der mir zunickte, eingehüllt in göttliches Licht. Nach einiger Zeit hatte ich das Gefühl, eins zu werden mit dem Universum – was mir große Angst bereitete. Erst Stunden später hatte mich die Wirklichkeit wieder."

2.7 Lerneinheit „Wahrnehmungsstörungen"

Die für uns wichtigsten Wahrnehmungsstörungen sind Halluzinationen und illusionäre Verkennungen. Sie sind – von wenigen Ausnahmefällen abgesehen – immer ein Hinweis auf eine psychotische Erkrankung, die Sie an einen Psychiater oder eine psychiatrische Klinik abgeben müssen. Besonders wichtig für die Prüfung ist die Unterscheidung zwischen optischen und akustischen Halluzinationen bzw. Illusionen, denn hier gilt die Faustregel:

Merke

- **Optische Halluzinationen** haben meist eine organische Ursache. Typische Beispiele: hohes Fieber, Vergiftung, Missbrauch von Drogen oder Alkohol, Delir, Demenz etc.
- **Akustische Halluzinationen** finden sich vorwiegend bei der Schizophrenie, aber auch bei der Manie und bei schweren depressiven Episoden, allerdings auch bei der Alkoholhalluzinose (wichtige Ausnahme, deshalb häufig im Mündlichen gefragt!).

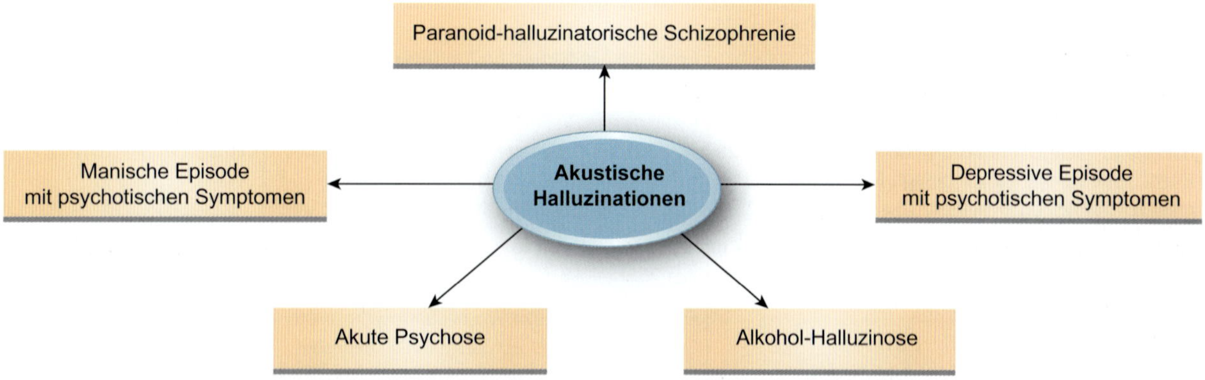

Abb. 2.14 Akustische Halluzinationen.

Erkrankungen mit akustischen Halluzinationen (➤ Abb. 2.14) sind immer ein klarer Hinweis auf eine ernsthafte psychotische Erkrankung. Besonders häufig im Mündlichen: Fallgeschichten zur paranoiden Schizophrenie, manchmal auch zu akuten psychotischen Störungen. Auch die Alkoholhalluzinose kommt im Prüfungsgespräch immer wieder vor.

2.7.1 Akustische Halluzinationen in Du-Form

Besonders wichtig sind in diesem Zusammenhang akustische Halluzinationen in Du-Form oder als befehlende (imperative) Stimmen. Sie sind zwar häufig bei der Schizophrenie zu finden, sind aber auch typisch für eine Manie oder eine Depression mit psychotischen Symptomen, die man nicht mit einer schizophrenen Erkrankung verwechseln sollte.

Tab. 2.28 Akustische Halluzinationen in Du-Form.

Kurzfälle mit Schlüsselsymptomen	Typische Merkmale und Symptome	Verdachtsdiagnose nach ICD-10
• Eine 20-jährige Studentin hat sich in den letzten Wochen mehr und mehr zurückgezogen. Sie lebt seit einem halben Jahr im Studentenwohnheim. Dort haben Mitbewohner sie letzte Nacht auf einer nahegelegenen Brücke aufgelesen: barfuß tanzend, mit ausgebreiteten Armen, trotz der Null-Grad-Temperatur nur mit einem Nachthemd bekleidet. „Luzifer hat mit gesagt, dass ich ein Todesengel bin. Er hat mir befohlen, meine Flügel auszubreiten, um in den Fluss des Todes einzutauchen." Die Mitbewohner sind ratlos und bitten Sie um Hilfe.	• Stimmen in Du-Form • imperative Stimmen • bizarres Verhalten • bizarrer religiöser Wahn • im Vorfeld: sozialer Rückzug, typisch für die Prodromalphase der Schizophrenie	Paranoide Schizophrenie (F20.0)
• Peter H. (55) steht jeden Tag auf dem Domplatz und erzählt den Leuten, er sei eine Wiedergeburt des Apostels Petrus. Als man ihn fragt, wieso er das glaube, antwortet er: „Da war ein helles Licht und eine Stimme, die sagte: ‚Du bist Petrus, der Fels, der dem Bösen widersteht. Gib meine Botschaft weiter an all jene, die guten Willens sind.' Auch morgens beim Aufwachen habe ich eine Stimme gehört – diesmal war es die Stimme einer Frau. Sie gab mir den Auftrag, die wahre Botschaft der Liebe an die Kinder dieser Welt weiterzugeben".	• Stimmen in Du-Form („Du bist Petrus …") • imperative (befehlende) Stimmen („Gib meine Botschaft weiter", „Sie gab mir den Auftrag") • religiöser Sendungs- und Größenwahn • keine Symptome einer Schizophrenie	Manie mit psychotischen Symptomen (F30.2)
• Volker H. (52) wird von der Polizei aufgegriffen, als er in verwahrlostem Zustand ziellos durch die Straßen läuft. „Kommt mir nicht nahe", murmelt er. „Nicht berühren! Um Gottes Willen!" In der Notaufnahme berichtet er von Stimmen, die ihm gesagt haben, er leide an einer ansteckenden Krankheit. „Durch meine Schuld musste meine Frau sterben. Auch meinen kürzlich verstorbenen Geschäftskollegen habe ich angesteckt. Nachts höre ich häufig eine weibliche Stimme, die mich beschimpft und mir Vorwürfe macht." Volker H. isst kaum mehr, kann nachts nicht schlafen, geht nicht mehr zur Arbeit und hat an nichts mehr Freude.	• Stimmen in Du-Form, in Kombination mit einem Schuldwahn und einem hypochondrischen Wahn • diverse Symptome einer schweren depressiven Episode (Ess- und Schlafstörungen, Antriebsstörung, Vernachlässigung der Körperpflege, Verlust von Freude und Interesse) • Der Wahn und die Halluzinationen sind psychotische Symptome.	Schwere depressive Episode mit psychotischen Symptomen (F32.2)

Tab. 2.28 Akustische Halluzinationen in Du-Form (Forts.).

Kurzfälle mit Schlüsselsymptomen	Typische Merkmale und Symptome	Verdachtsdiagnose nach ICD-10
• Nach einer über zwölf Stunden dauernden Entbindung hat eine 22-jährige Frau plötzlich den Impuls, ihr Kind zu töten. „Eine Stimme hat mir gesagt, Gott werde mich für mein lasterhaftes Leben strafen. „Du hast eine leidvolle Zukunft", hat die Stimme gesagt, „denn dein Sohn hat eine unheilbare Krankheit." Nach Auskunft des behandelnden Arztes ist das Baby kerngesund.	• Stimmen in Du-Form • Versündigungswahn mit Bestrafungsgedanken • Die psychotischen Symptome treten im Anschluss an eine schwere, lang andauernde Geburt auf. • Diagnose: Wochenbettpsychose – postpartale Psychose – postnatale Psychose. • Die Symptome einer Wochenbettpsychose entwickeln sich meist abrupt innerhalb der esten drei Wochen nach der Geburt, meist schon 2–4 Tage nach der Niederkunft. Die Störung zählt zu den akuten Psychosen und kann auch unter F23.3 (akute psychotische Störung) klassifiziert werden.	Postpartale Psychose (Wochenbettpsychose) (F53.1)
• „Mein Vater sagt, er hört Stimmen." Mit diesen Worten kommt eine 45-jährige Frau in die Praxis und meint ergänzend: „Ist er durch den Tod meiner Mutter schizophren geworden?" Auf Nachfrage ergibt sich, dass die Mutter vor vier Wochen gestorben ist. Der Vater geht oft an ihr Grab, redet in Gedanken mit ihr und hat seiner Tochter gestanden, dass er mehrmals beim Aufwachen die Stimme seiner Frau gehört hat.	• Das vereinzelte Hören der Stimme einer geliebten Person ist bei einer Trauerreaktion etwas Normales, ebenso auch, dass der Mann im Geiste mit seiner verstorbenen Frau spricht.	Normale Trauerreaktion

2.7.2 Prüfungsprotokoll 33

FALLGESCHICHTE

Eine 45-jährige Mutter von drei Kindern kommt in die Praxis und berichtet mit leiser, tonloser Stimme, sie sei schuld am Tod ihres Mannes. Vor etwa einem Jahr habe ihr Mann mehrmals von Schmerzen im Brustbereich gesprochen, doch das Ganze nicht ernst genommen. „Ich hätte ihn zwingen müssen zum Arzt zu gehen, auch wenn er das immer wieder abgelehnt hat. Nun ist er tot – Herzinfarkt." Der Herrgott strafe sie dafür: Sie fühle sich vollkommen leer, habe Konzentrations- und Gedächtnisstörungen und sei unfähig zu arbeiten. Nachts höre sie häufig eine Stimme, die zu ihr sagt: „Du bist schuld an seinem Tod. Du bist schuld, dass deine Kinder in Armut aufwachsen müssen." Manchmal auch hört sie die Stimme ihres Mannes, der zu ihr sagt: „Komm zu mir! Komm zu mir! Komm, es ist ganz leicht."

F: In welche Richtung geht Ihre Diagnose?

A: Die Frau reagiert auf den Verlust des Mannes mit Symptomen, die so ausgeprägt sind, dass differenzialdiagnostisch eine Anpassungsstörung wohl nicht in Frage kommt. Eher handelt es sich um eine depressive Episode mit Schuldgedanken, innerer Leere, Konzentrations- und Gedächtnisstörungen und ausgeprägten Antriebsstörungen („sie kann nicht mehr arbeiten"). Dazu kommen imperative Stimmen („Komm zu mir!") und Stimmen in Du-Form („Du bist schuld …"). Überdies hat die Frau einen Schuld- und Verarmungswahn – alles psychotische Symptome, die bei einer schweren Depression auftreten können.

F: Wie heißt so eine Depression in der ICD-10?

A: Schwere depressive Episode mit psychotischen Symptomen.

F: Könnte die Frau nicht auch eine Schizophrenie haben – Schizophrene hören doch auch Stimmen?

A: Typisch für die Schizophrenie sind kommentierende oder dialogische Stimmen, die in der dritten Person über jemanden reden – das ist hier nicht der Fall.

F: Dann gibt es also bei der Schizophrenie keine imperativen Stimmen oder Stimmen in Du-Form?

A: Doch, die gibt es ganz häufig. Um die Diagnose „Schizophrenie" zu stellen, müssen dann allerdings noch weitere typisch schizophrene Symptome vorhanden sein, z. B. Ich-Störungen, ein bizarrer Wahn oder auch formale Denkstörungen wie Gedankenabreißen oder Denkzerfahrenheit.

F: Gibt es sonst noch eine Erkrankung, bei der imperative Stimmen oder Stimmen in Du-Form auftreten?

A: Bei der Manie mit psychotischen Symptomen. Allerdings ist es dort eher so, dass die Stimmen von Gott oder einem höheren Wesen kommen. Oder auch, dass die Stimmen der Person sagen, wie klug und gescheit sie ist oder auch, dass sie für etwas Besonderes ausersehen ist. Die Stimmen passen also zur Stimmung und zum Wahn – bei der Manie haben wir häufig einen Größen- oder Sendungswahn.

F: Kehren wir zurück zu der Frau in unserer Geschichte. Wie gehen Sie hier therapeutisch vor?

A: Als Erstes kläre ich, ob die Frau akut suizidgefährdet ist – die Stimme ihres Mannes, die sie zu hören glaubt, ist ein ernst zu nehmendes Anzeichen hierfür.

F: Gehen wir davon aus, dass die Frau zwar öfter an Suizid denkt, sich aber noch nicht in der Entschlussphase befindet – wie ist Ihr weiteres Vorgehen?

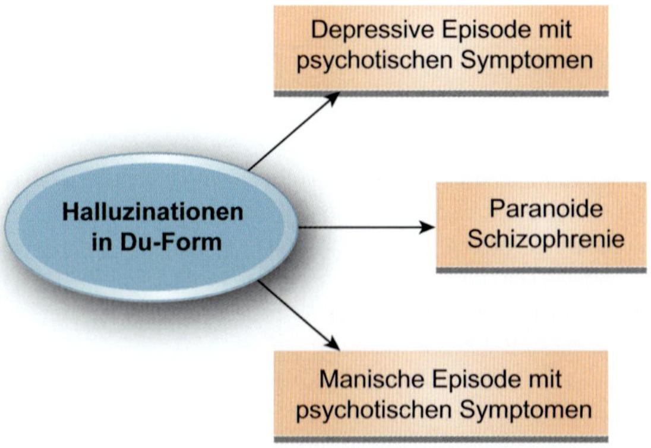

Abb. 2.15 Nicht verwechseln!

A: Ich motiviere die Frau, zu einem Psychiater zu gehen, der ihr Medikamente gibt.

F: Wie machen Sie das – die Frau motivieren?

A: Ich erkläre, dass ihr Zustand auf eine Stoffwechselstörung des Gehirns zurückzuführen ist, dass durch einen Mangel an Botenstoffen Gefühle, Antrieb und Denken „heruntergefahren" werden und dass es Medikamente gibt, um diesen Mangel an Überträgerstoffen auszugleichen. Zuständig ist ein Psychiater (➤ Abb. 2.15).

2.7.3 Sonstige akustische Halluzinationen

Tab. 2.29 Sonstige akustische Halluzinationen.

Kurzfälle mit Schlüsselsymptomen	Typische Merkmale und Symptome	Verdachtsdiagnose nach ICD-10
• Eine 23-jährige junge Frau berichtet von Stimmen, die seit etwa einem halben Jahr spöttisch über sie reden. Überdies ist sie überzeugt davon, dass sie über Radio und Fernsehen verschlüsselte Botschaften bekommt, die nur sie versteht. „Wer im Glashaus sitzt, sollte nicht mit Steinen werfen – was bedeutet dieses Sprichwort für Sie?", fragt der Therapeut. „Weil dann die Glasscheiben kaputtgehen – ist doch klar", erwidert die Klientin.	• kommentierende Stimmen seit etwa sechs Monaten (Erstrangsymptom für Schizophrenie) • Wahnwahrnehmung (verschlüsselte Botschaften über Funk und Fernsehen) seit etwa sechs Monaten (Erstrangsymptom für Schizophrenie) • Zusatzsymptom: konkretistisches Denken (der Symbolgehalt eines Sprichworts wird nicht verstanden)	Paranoide Schizophrenie (F20.0)
• Ein 45-jähriger Mann hört seit drei Monaten Stimmen von Personen, die vor seinem Fenster stehen und ihn im Chor als Alki, Gammler und Betrüger beschimpfen. „Wenn ich das Fenster öffne und nach draußen schaue, sind die Personen verschwunden", meint er. Ein paarmal habe er auch die Stimme seiner Tante gehört, die ihm vorwirft, er habe mit seiner Trunksucht seine Frau und seine Kinder aus der Wohnung getrieben. In den letzten Tagen seien die Stimmen so bedrohlich geworden, dass er die Polizei um Hilfe gebeten habe. Der Mann ist seit vielen Jahren alkoholabhängig. Bei der Aufnahme ist er voll orientiert und antwortet auf die Fragen des Arztes klar und wahrheitsgetreu. Formale Denkstörungen und vegetative Symptome wie Schwitzen oder Zittern sind nicht erkennbar.	• Hören von bedrohlichen, nicht vorhandenen Stimmen, häufig im Chor • Die Stimmen machen so große Angst, dass der Mann die Polizei ruft. • im Vorfeld: langjährige Alkoholabhängigkeit • keine Bewusstseinstrübung • keine auffälligen vegetativen Symptome wie beim Delir • In der ICD-10 findet sich das Krankheitsbild unter F10.5 „Alkoholbedingte psychotische Störung". In der mündlichen Prüfung heißt die Erkrankung auch heute noch „Alkoholhalluzinose".	Alkoholhalluzinose (F10.5)
• Martha D. (25) verlässt nach vier Jahren Ehe ihren trunksüchtigen, gewalttätigen Mann und zieht mit ihren beiden Kindern in den Haushalt ihrer Eltern. Wenig später erfährt sie, dass ihr Vater an Lungenkrebs erkrankt ist und demnächst operiert werden soll. Etwa zum gleichen Zeitpunkt fährt ihr Freund Martin ihr neues, auf Kredit gekauftes Auto zu Schrott. Drei Tage nach dem Unfall des Freundes wird sie in verwirrtem Zustand am Bahnhof aufgegriffen. In der Notaufnahme berichtet sie von Stimmen, die böse über sie reden oder sie auffordern, sich und ihren Mann umzubringen. Überdies ist sie überzeugt davon, dass andere ihre Gedanken lesen können. Außerdem spüre sie, dass ihre Mutter sie aus der Wohnung haben wolle und sie gedanklich entsprechend beeinflusse. „Manchmal auch höre ich ihre Stimme, die mir Vorwürfe macht." Martha D. wird stationär mit Neuroleptika behandelt. Nach etwas mehr als einer Woche sind die Symptome verschwunden. Sie wird entlassen und ist seitdem in ambulanter Behandlung.	• Der Erkrankung gehen drei einschneidende Erlebnisse voraus (siehe ersten Abschnitt), die zum Ausbruch einer akuten Psychose geführt haben. • kurzzeitiger Verwirrtheitszustand • Die akustischen Halluzinationen ähneln denen einer Schizophrenie: dialogische Stimmen, imperative Stimmen, die Stimme der Mutter, die ihr Vorwürfe macht. • Dazu kommen weitere für eine Schizophrenie typische Symptome: Gedankenausbreitung, gedankliche Beeinflussungserlebnisse • Die Dauer der Psychose (etwa 14 Tage) erfüllt nicht das Zeitkriterium für eine Schizophrenie (mindestens vier Wochen). • Es gibt keinen häufigen Wechsel der Emotionen im Sinne einer Angst-Glücks-Psychose. Eine akute polymorphe psychotische Störung ist also auszuschließen.	Akute schizophrenieforme psychotische Störung (F23.2)

Tab. 2.29 Sonstige akustische Halluzinationen (Forts.).

Kurzfälle mit Schlüsselsymptomen	Typische Merkmale und Symptome	Verdachtsdiagnose nach ICD-10
• Die 42-jährige italienische Opernsängerin Maria M. kommt in Begleitung ihres Bruders in die Praxis. Er macht sich Sorgen, weil seine Schwester in den letzten drei Wochen die Familie nächtelang mit Beten und Singen wachgehalten hat. Maria M. ist kaum zu unterbrechen, als sie von ihrer tiefspirituellen Beziehung zu Jesus spricht. Mehrmals fängt sie dazwischen an zu singen. „Sie müssen mir zuhören", sprudelt es aus ihr hervor, „Jesus hat mir mehrmals gesagt, dass meine Stimme ein besonderes Geschenk ist, das er mir gemacht hat, damit ich meine Lebensfreude an die vielen unglücklichen Menschen dieser Welt weitergebe. Übrigens: Ihr Hemd und Ihre Krawatte passen perfekt zusammen, Sie haben Geschmack", sagt sie unvermittelt und nähert dabei ihr Gesicht dem des Therapeuten. Auf Nachfragen berichtet sie, dass sie seit Jahren in psychotherapeutischer Behandlung ist. Sie ist überzeugt davon, dass der Therapeut energetisch mit ihr in Verbindung steht und ihr jeden Morgen über das Fernsehen Anweisungen gibt, wie sie den Tag gestalten soll. Manchmal auch hört sie die Stimmen ihrer früh verstorbenen Mutter und ihrer Schwester, die voll Stolz über sie reden. Maria M. war in den letzten Jahren mehrmals in der Klinik – ein paar Mal, weil sie in einer depressiven Phase einen Suizidversuch unternommen hatte; ein paar Mal auch, als sie so überdreht war, dass die Familie sich nicht mehr zu helfen wusste.	• akustische Halluzinationen kombiniert mit Größen- und Sendungswahn, wie sie für eine Manie mit psychotischen Symptomen typisch sind („Jesus hat mir mehrmals gesagt, dass meine Stimme ein besonderes Geschenk ist") • Die Distanzlosigkeit gegenüber dem Therapeuten ist ein weiterer Hinweis auf eine manische Erkrankung. • Daneben gibt es akustische Halluzinationen, wie sie in der Regel nur bei einer Schizophrenie vorkommen: Der Therapeut steht mit ihr energetisch in Verbindung und gibt ihr über das Fernsehen Anweisungen. Daneben gibt es dialogische Stimmen, die „voll Stolz" über sie reden. • Im letzten Abschnitt erfahren wir, dass Maria M. phasenweise depressive Episoden hatte, also an einer bipolaren Störung leidet. • Gleichzeitig zur augenblicklich manischen Phase haben wir schizophrene Symptome, sodass weder die alleinige Diagnose einer Manie noch die alleinige Diagnose einer paranoiden Schizophrenie gerechtfertigt ist. Die Diagnose lautet also „Schizoaffektive Psychose". • Im Gegensatz zur Schizophrenie kann die Diagnose schon bei einer Dauer von zwei Wochen gestellt werden.	Schizoaffektive Störung, gegenwärtig manisch (F25.0)

2.7.4 Prüfungsprotokoll 34

FALLGESCHICHTE (TEIL 1)

Passanten rufen die Polizei, weil ein junger, etwa 18-jähriger Mann mitten auf einer vielbefahrenen Straße sitzt und die ihm ausweichenden Autos beschimpft. Der Mann wird von der Polizei in die Psychiatrie eingeliefert, wo er erklärt, Stimmen hätten ihm gesagt, er solle sich dorthin setzen. Der Mann ist schwarz gekleidet, umklammert mit den Händen ein schwarzes, etwa 20–30 Zentimeter großes Kreuz und schaut bei der Aufnahme ängstlich um sich. Dann setzt er sich in eine Ecke des Zimmers mit den Worten: „Jeder kann zu denen gehören, auch Sie."

F: In welche Richtung geht Ihre Diagnose?

A: Drei Dinge fallen mir besonders ins Auge: die akustischen Halluzinationen, das Verhalten bei der Notaufnahme, das einen Verfolgungswahn vermuten lässt, und schließlich sein bizarres Aussehen. Da sich in der Geschichte keine Angaben über die Dauer dieses Zustands finden, vermute ich zunächst eine akute psychotische Störung. Differenzialdiagnostisch müsste man durch Fragen prüfen, ob es sich evtl. um eine paranoide Schizophrenie handelt – da muss die Erkrankung mindestens vier Wochen lang vorhanden sein.

F: Welche Fragen müsste man ihm Ihrer Meinung nach stellen?

A: Seit wann er die Stimmen hört. Und ob es in der jüngeren Vergangenheit eine akute Belastungssituation gegeben hat, die er mit seinem Zustand in Verbindung bringen kann. Wenn sein Zustand weniger als vier Wochen andauert, handelt es sich ziemlich sicher um eine akute schizophrenieforme Störung.

FALLGESCHICHTE (TEIL 2)

Der Mann erzählt dem behandelnden Arzt, dass er seit Monaten zwei oder drei Stimmen hört, die sich über ihn unterhalten oder ihm sagen, er solle „unsinnige" oder auch „ganz schlimme Dinge" tun. In den letzten zehn bis zwölf Monaten habe er überdies das untrügliche Gefühl gehabt, dass die Menschen in seinem Umfeld nur so tun, als seien sie freundlich und hilfsbereit: In Wirklichkeit hätten sie es auf sein Leben abgesehen. Deshalb habe er sich in sein Zimmer eingeschlossen und sei nicht mehr zur Schule gegangen. Der junge Mann wirkt ungepflegt, hat sich offensichtlich seit Tagen nicht mehr gewaschen.

F: In welche Richtung geht jetzt Ihre Diagnose?

A: Der junge Mann hört Stimmen in Rede und Gegenrede. Überdies hat er einen Wahn: Die Menschen in seinem Umfeld tun nur so, als seien sie freundlich, in Wirklichkeit haben sie es auf sein Leben abgesehen – das sind zwei Erstrangsymptome einer Schizophrenie. Auch die mangelnde körperliche Hygiene und das bizarre Verhalten passen zu dieser Diagnose.

F: Vielleicht erklären Sie etwas genauer, anhand welcher Diagnosekriterien Sie erkennen, ob jemand an einer Schizophrenie leidet oder nicht.

A: In der ICD-10 gibt es drei Gruppen von Erstrangsymptomen und diverse Zweitrangsymptome.

F: Was sind das für Erstrangsymptome?

A: Eine Gruppe beinhaltet Symptome, die mit Gedanken zu tun haben: Gedankenlautwerden, Gedankeneingebung, Gedankenentzug und Gedankenausbreitung. Eine zweite große Gruppe umfasst Phänomene, die Stimmenhören beinhalten: Typisch sind in diesem Zusammenhang kommentierende oder dialogische Stimmen. Eine dritte Gruppe umfasst verschiedene Formen von Wahn: Beeinflussungswahn, Kontrollwahn, Gefühl des „Gemachten", bizarrer, kulturell unangemessener Wahn und Wahnwahrnehmung. Um die Diagnose „Schizophrenie" zu stellen, genügt in der Regel *ein* Erstrangsymptom.

Merke

Erstrangsymptome bei der Schizophrenie:
Merkwort **„G-W-S"** (bayerisch: „Geh, Wasti!")

- **„Ge" wie Gedanken:** Gedankenlautwerden, Gedankeneingebung, Gedankenausbreitung, Gedankenentzug
- **„Wa" wie Wahn:** Wahnwahrnehmung, bizarrer Wahn, Gefühl des „Gemachten", Kontrollwahn etc.
- **„Sti" wie Stimmen:** dialogische Stimmen, kommentierende Stimmen in der dritten Person

F: Wenn jemand ein- oder zweimal Stimmen hört oder Gedanken in Richtung Wahn hat – dieser Mensch hat nach Ihrer Definition dann also eine Schizophrenie?

A: Auf keinen Fall! Die Symptome müssen mindestens einen Monat lang andauern, und dies die meiste Zeit über. Jemand, der kurzzeitig Stimmen hört, könnte z. B. unter dem Eindruck von Drogen stehen oder ein Delir haben – deshalb ist die Zeitdauer von vier Wochen für die Diagnose so wichtig.

F: Welche Form der Schizophrenie liegt in der Ihnen vorliegenden Fallgeschichte vor?

A: Der junge Mann hat wohl eine paranoide Schizophrenie.

F: Welche anderen Unterformen der Schizophrenien kennen Sie und was sind die jeweils typischen Merkmale?

A: Da gibt es zunächst die katatone Schizophrenie: Sie ist durch eine Störung der Willkürmotorik gekennzeichnet, oft mit einem Wechsel zwischen katatonem Stupor und katatoner Agitiertheit. Dann gibt es die Hebephrenie, die bei Jugendlichen auftritt. Sie ist durch Denkzerfahrenheit und läppisches oder manieriertes Verhalten gekennzeichnet. Zu den Unterformen der Schizophrenie zählt auch die Schizophrenia simplex: Typisch dafür sind vorwiegend Negativsymptome wie Passivität, Sprachverarmung und nachlassende berufliche oder soziale Leistungsfähigkeit. Die Schizophrenia simplex kann deshalb leicht mit einer länger anhaltenden Depression verwechselt werden. Und dann gibt es noch das schizophrene Residuum, das als Rest- oder Defektzustand nach mehreren schizophrenen Episoden auftreten kann.

F: Ist dies immer der Fall?

A: Nein, man geht vereinfachend von der sog. Drittel-Regel aus: Diese besagt, dass bei einem Drittel der Patienten die Erkrankung nach einer oder zwei Episoden restlos ausheilt. Bei einem weiteren Drittel tritt die Erkrankung immer wieder phasenhaft auf. Bei einem letzten Drittel verschlechtert sich nach jeder Episode der Zustand der Betroffenen und endet dann in einem „schizophrenen Residuum" mit Antriebslosigkeit, Passivität, Affektverflachung, Vernachlässigung der Körperpflege etc.

F: Was machen Sie mit jemandem, bei dem Sie eine Schizophrenie vermuten?

A: Ich motiviere ihn, sich in psychiatrische Behandlung zu begeben.

F: Welche Medikamente gibt der Psychiater bei Schizophrenie? Kennen Sie ein gängiges Mittel?

A: Schizophrenien werden mit Neuroleptika behandelt. Das bekannteste Neuroleptikum ist „Haldol".

2.7.5 Optische Halluzinationen

Wie eingangs schon beschrieben, haben optische Halluzinationen (➤ Abb. 2.16) meist eine organische Ursache. Ein typisches, in der Prüfung beliebtes Beispiel ist das Entzugsdelir bei Abhängigkeit von Alkohol oder Beruhigungsmitteln oder auch das Durchgangssyndrom („organisches Delir") nach einer schweren OP. Auch bei einer akuten oder einer drogeninduzierten Psychose sind optische Halluzinationen häufig. Fragen hierzu finden sich meist im Prüfungsgespräch über Halluzinationen und illusionäre Verkennungen ganz allgemein („Welche Arten von Halluzinationen unterscheidet man? Wo kommen sie vor?").

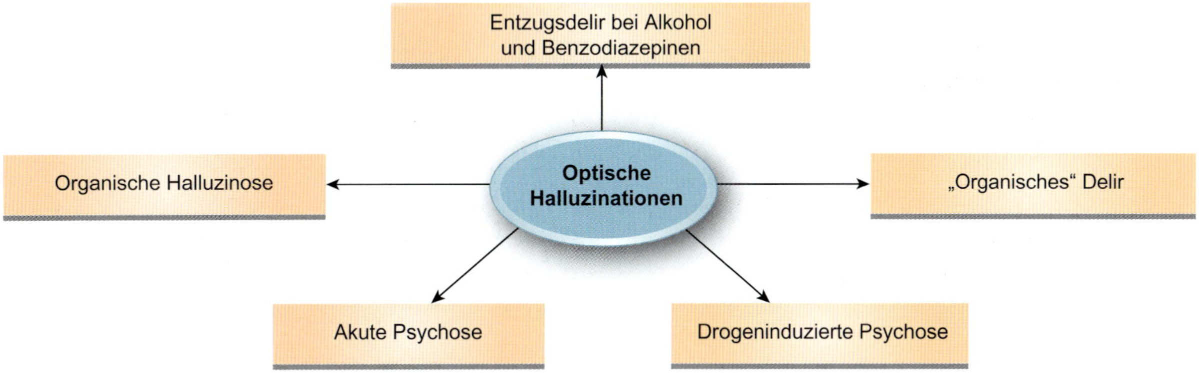

Abb. 2.16 Optische Halluzinationen.

Tab. 2.30 Optische Halluzinationen.

Kurzfälle mit Schlüsselsymptomen	Typische Merkmale und Symptome	Verdachtsdiagnose nach ICD-10
• Sie besuchen eine Ihrer Klientinnen nach einer schweren OP. Als Sie sich zu ihr setzen und sie ansprechen, hält sie Sie für ihre Mutter. Unruhig, am Bettzeug nestelnd, schaut sie um sich und meint: „Ein Saustall ist das hier, überall Dreck, Staub, Ratten und Kakerlaken. Am besten, Sie gehen jetzt."	• optische Halluzinationen, wie sie für ein Delir typisch sind (Dreck, Staub, Ratten, Käfer) • Personenverkennung • Verwirrtheitszustand (Bewusstseinstrübung) • psychomotorische Unruhe	Postoperatives Delir (Durchgangssyndrom) (F05)
• Ein 45-jähriger Landschaftsgärtner wird nach einem Autounfall wegen eines Bruchs des linken Unterarms operiert. Während der folgenden beiden Tage verläuft alles problemlos, doch am dritten Tag beginnt er zu schwitzen und zu zittern, beschimpft das Pflegepersonal und hält einen der Ärzte für seinen Vater, der zu ihm nach Hause zu Besuch kommt. Er nestelt am Bettzeug und muss mit vereinten Kräften davon abgehalten werden, das Bett zu verlassen. Mehrmals deutet er mit vor Angst aufgerissenen Augen an die Zimmerdecke und schreit: „Die Spinnweben … sie legen sich über mich … dahinter all die Spinnen und Schlangen … warum hilft mir niemand?" Auf Nachfragen gibt er zu, dass er hin und wieder ein, zwei Flaschen Bier trinkt – nicht mehr als andere auch.	• typische Symptome eines Delirs: – optische Halluzinationen (Schlangen, Spinnen, Spinnweben) – Personenverkennung: illusionäre Verkennung (er hält den Arzt für seinen Vater) – Orientierungs- und Bewusstseinsstörung (er glaubt, er ist in seiner Wohnung) – Agitiertheit • Dazu die typischen Symptome eines *Alkoholentzugssyndroms*, z. B.: – Schwitzen – Zittern – psychomotorische Unruhe (Nesteln – Versuch, das Bett zu verlassen)	Delirium tremens (Alkoholentzugsdelir) (F10.4)
• Eine 58-jährige Frau ist von der Leiter gestürzt und liegt nun wegen einer Fraktur des Ober- und Unterschenkels in der Klinik. Dort ist sie zunächst voll orientiert und bewusstseinsklar, doch nach etwa zehn Tagen erzählt sie den erstaunten Krankenschwestern von riesigen Flugzeugen, die jeden Morgen im Tiefflug über ihr Bett fliegen. „Und in der Nacht sehe ich immer wieder zwei riesige, blaugrün schillernde Schmetterlinge, die um die Lampe kreisen oder sich auf meine Bettdecke setzen." Den Schwestern fällt auf, dass die Patientin in der letzten Zeit sehr unruhig geworden ist, nachts kaum schläft, bei der Visite Fragen des Arztes etwas wirr beantwortet und mit ängstlicher Stimme immer wieder fragt: „Wo bin ich hier eigentlich?"	• Die Frau ist zunächst bewusstseinsklar und voll orientiert. • Erst nach zehn Tagen entwickelt sie Symptome einer Bewusstseinstrübung. • Überdies berichtet sie über Halluzinationen, wie sie für den Entzug von Benzodiazepinen typisch sind. • Vorsicht Falle! Im Gegensatz zum Alkoholentzugsdelir treten die Entzugssymptome hier erst nach zehn Tagen auf – eine Folge der meist langen Halbwertszeit von Benzodiazepinen.	Benzodiazepinentzugsdelir (F13.4)
• Eine 25-jährige junge Frau kommt in die Praxis und berichtet: „Ich fand meinen Freund Jochen erhängt in seinem Zimmer. Ich rief die Polizei, lief dann stundenlang ziellos durch die Straßen. Zu Hause angelangt, versuchte ich zu meditieren. Ich sah plötzlich Jochens Gesicht vor mir, spürte seine Liebe, fühlte mich kurzzeitig glücklich … dann, wenig später, panikartige Angst, Schuldgefühle, Fratzen vor meinem Gesicht, die mir vorwarfen, am Tod meines Freundes schuld zu sein. Um mich zu entspannen, legte ich eine DVD mit New-Age-Musik ein. Kurzzeitig fühlte ich mich seiner Seele ganz nahe, tauchte ein in eine Welle von ekstatischem Glück, dann plötzlich wieder grässliche Bilder: Jochen mit starren Augen, herausquellender Zunge, umgeben von dämonischen Gesichtern, die mich von überall her aufs Übelste beschimpften." Auf Nachfragen berichtet die Frau, das Ganze sei jetzt etwa drei Wochen her. Inzwischen seien die Symptome abgeklungen.	• optische und akustische Halluzinationen in Zusammenhang mit einer Schockreaktion • Die Wahrnehmungsstörungen wechseln von Tag zu Tag oder von Stunde zu Stunde. • verschiedene, vielgestaltige (polymorphe) emotionale Zustände von Glück und Ekstase im Wechsel mit überwältigender Angst und Schuldgefühlen • abrupter Beginn • Abklingen der Symptome innerhalb eines Monats	Akute Psychose genauer: Akute polymorphe psychotische Störung ohne Symptome einer Schizophrenie (F23.0)

Tab. 2.30 Optische Halluzinationen (Forts.).

Kurzfälle mit Schlüsselsymptomen	Typische Merkmale und Symptome	Verdachtsdiagnose nach ICD-10
• Eine 75-jährige Frau kommt in Begleitung ihrer Tochter in die Praxis, nachdem ihre Mutter mehrmals am Tag durch den Garten gelaufen ist mit den Worten: „Verschwindet, ihr Halunken! Lasst mich und meine Tochter in Ruhe." Auf Nachfragen erzählt sie dem Therapeuten, hinter den Büschen und Bäumen in ihrem Garten sehe sie dunkle Gestalten; manchmal auch höre sie diese reden. Die Frau ist bewusstseinsklar. Als der Therapeut die Frau bittet, auf einem Blatt Papier eine Uhr zu zeichnen mit der Zeitangabe „zehn Minuten vor elf", ist sie dazu nicht in der Lage.	• Die Frau ist 75 Jahre alt und leidet offensichtlich an einer Demenz (das Zeichnen einer Uhr ist ein häufiger Test bei Demenzerkrankungen). • Die Frau hat optische und akustische Halluzinationen, die organisch bedingt sind. • Die Frau ist bewusstseinsklar.	Beginnende Demenz mit zusätzlichen Symptomen, vorwiegend halluzinatorisch (F00.12)
• Die 22-jährige Verkäuferin Elfriede B. wird von ihrem Lebensgefährten in die Psychiatrie gebracht, weil sie sich seit zwei Wochen von einem bösen Schatten verfolgt fühlt, der sie nachts im Bett attackiert. „Manchmal spüre ich seine Energie neben mir, manchmal sehe ich ihn, manchmal höre ich seine Stimme, die droht, mir etwas anzutun. Obwohl ich mich bedroht fühle, habe ich dabei oft das Gefühl, nicht richtig hier zu sein." Bei ihrem Kampf gegen den dunklen Schatten habe sie mehrmals den Geruch von verbranntem Gummi wahrgenommen. Im Explorationsgespräch berichtet Elfriede B., dass sie seit sechs Jahren an Epilepsie mit Grand-Mal-Anfällen leidet, die unter medikamentöser Behandlung kaum mehr auftraten. Vor einigen Wochen habe sie die Medikamente abgesetzt.	• optische, taktile und akustische Halluzinationen, wie sie bei Epilepsie häufig zu beobachten sind • Geruchshalluzinationen, typisch für Epilepsie (Geruch von verbranntem Gummi) • Nachweis einer hirnorganischen Erkrankung (Epilepsie) seit sechs Jahren • Das Absetzen der Medikation dürfte für das Wiederauftreten der Symptomatik verantwortlich sein. • Differenzialdiagnostisch sollte ein Entzugssyndrom von Anti-Epileptika ausgeschlossen werden.	Organische Halluzinose als Folge von Epilepsie (F06.0)
• Eine 21-jährige junge Frau berichtet: „Mein damaliger Freund Uwe hatte für mich extra Haschischplätzchen gebacken, damit ich die Wirkung des Stoffs richtig spüren sollte. Von wegen! Nach etwa einer halben Stunde kam mir alles um mich herum eigenartig fremd vor und ich bekam Angst. Ich schaute suchend aus dem Fenster, sah aber nur die Birke im Garten, deren Blätter und Zweige sich im Mondlicht leicht bewegten. Wann immer mein Blick länger auf einem Zweig, einem Büschel Blätter, einem Stück Rinde verweilte, sah ich kleine Dämonen, die sich bewegten und mich grinsend anschauten, so wie auf den Höllenbildern von Hieronymus Bosch. Von weit weg hörte ich Uwes Stimme, der mich beruhigen wollte und mich schließlich zu Bett brachte. Am nächsten Morgen war der Spuk verschwunden. Ich habe seitdem nie mehr von dem Zeug probiert."	• angstmachende optische Halluzinationen und Illusionen als Folge von Cannabiskonsum • Derealisationsphänomene („alles kam mir eigenartig fremd vor", „von weit weg hörte ich Uwes Stimme")	Akute Cannabinoidintoxikation (F12.0)

2.7.6 Prüfungsprotokoll 35

FALLGESCHICHTE

Eine Klientin von Ihnen steht eines Tages in Begleitung ihres Mannes vor Ihrer Praxistür und bittet Sie um Hilfe. Der Mann riecht nach Alkohol. Im Explorationsgespräch beantwortet er problemlos Ihre Fragen, weiß auch, wo er sich befindet und erzählt Ihnen, dass er seit Jahren regelmäßig trinke, was ihm keine Probleme bereite. Doch seit gestern fühle er sich zittrig, er habe Kopfschmerzen und verspüre eine starke körperliche Unruhe, sodass er letzte Nacht kein Auge zumachen konnte. Die Frau fragt Sie, was ihr Mann habe und was sie tun solle. In der Zwischenzeit schaut der Mann wie gebannt in eine leere Ecke des Zimmers und meint: „Hallo, Papa, was machst du denn hier. Ich dachte, du bist längst tot."

F: In welche Richtung geht Ihre Diagnose?

A: Was mir auffällt, ist die starke körperliche Unruhe, das Zittern und die Schlafprobleme. Der Mann könnte an einem Entzugssyndrom leiden – ich müsste ihn fragen, ob er in der letzten Zeit weniger trinkt als früher. Auf Entzug kann er nicht sein, denn er riecht nach Alkohol.

F: Er sagt Ihnen, dass er so viel trinkt wie immer.

A: Was mich stutzig macht, ist die Tatsache, dass er genau weiß, wo er sich befindet und problemlos meine Fragen beantwortet – er hat also keine Bewusstseinstrübung, wie sie für ein Delir typisch ist. Trotzdem hat er optische Halluzinationen. Ich denke jetzt differenzialdiagnostisch an eine Alkoholhalluzinose, bei der die Betroffenen bewusstseinsklar sind, aber da müsste er akustische Halluzinationen haben.

F: Der Mann hat die Symptome erst seit einem Tag und er ist Dauertrinker – fällt Ihnen da noch etwas ein?

A: Er könnte an einem sich langsam entwickelnden Delir leiden, das nicht bei Entzug, sondern bei lang anhaltendem Dauerkonsum von Alkohol auftreten kann. Da sind die Betroffenen anfangs noch bewusstseinsklar. Das könnte es sein.

F: Wie nennt man diese Art von Alkoholdelir?

A: Kontinuitätsdelir.

F: Wo in der ICD-10 finden Sie das Kontinuitätsdelir?

A: In der ICD-10 existiert das Kontinuitätsdelir nicht mehr. Man geht davon aus, dass die Symptome durch eine zunehmende Toleranzentwicklung gegenüber Alkohol zu erklären sind, sodass auch das Kontinuitätsdelir zum „Alkoholentzugsdelir" zu rechnen ist.

F: Was raten Sie der Frau in diesem Fall?

A: Sofort in eine Klinik! Ein Delir ist lebensbedrohlich.

F: Wie behandelt man ein Delir in der Klinik.

A: Ich bin kein Mediziner, weiß aber, dass man Delirpatienten mit Clomethiazol behandelt. Der Handelsname ist Distraneurin.

F: Wie ist Ihr weiteres Vorgehen?

A: Ich rufe den Notarzt und kläre die Frau auf, dass ihr Mann unbedingt und sofort in die Klinik muss.

F: Geht es nicht einfacher? Die Frau könnte z. B. gemeinsam mit ihrem Mann in die Klinik fahren.

A: Auf keinen Fall. Die Situation ist lebensbedrohlich, der Mann muss unverzüglich in die Klinik und braucht schon auf dem Weg dorthin ärztliche Hilfe.

2.7.7 Prüfungsprotokoll 36

FALLGESCHICHTE

Eine junge Frau kommt in Begleitung ihrer 62-jährigen Mutter in die Praxis. Die Tochter macht sich Sorgen, weil ihre Mutter sich so verändert hat: Früher hat sie gerne ihre Enkelkinder besucht, sich mit Freundinnen getroffen oder sich etwas Leckeres gekocht. Jetzt hat sie an all dem keine Freude mehr. Ihren Haushalt kann sie allerdings nach wie vor gut managen. Der Kontakt zur Tochter mit Mann und Kindern wird immer weniger – die letzte Einladung zu Kaffee und Kuchen liegt schon Monate zurück. Auf Nachfragen erklärt die Frau: „Warum ich so selten ausgehe? Das liegt an dem ekligen Gestank im Treppenhaus: Dort riecht es nach Verwesung und Fäulnis. Da bleibe ich lieber in meiner Wohnung."

F: Was sind Ihre differenzialdiagnostischen Überlegungen?

A: Die Mutter hat sich sozial zurückgezogen und keine Freude mehr an Dingen, die ihr früher Freude bereitet haben – das sind Merkmale eines depressiven Syndroms. Da es keine psychosoziale Belastung gibt, die dafür verantwortlich sein könnte, handelt es sich wahrscheinlich um eine depressive Episode.

F: Was fällt Ihnen an dem Fall sonst auf?

A: Die Geruchshalluzinationen, die sind ein Hinweis auf ein psychotisches Erleben.

F: In welche Richtung geht dann Ihre Diagnose?

A: Wir haben eine Depression und psychotische Symptome – es könnte sich um eine depressive Episode mit psychotischen Symptomen handeln.

F: Wie diagnostiziert man denn eine depressive Episode?

A: Da gibt es drei Kernsymptome: verminderter Antrieb, Verlust von Interesse und Freude und depressive Stimmung. Dazu kommen Zusatzsymptome wie Schlafstörungen, verminderter Appetit, sozialer Rückzug, Gedächtnis- und Konzentrationsstörungen und andere mehr.

F: Wie unterscheidet man denn die verschiedenen Schweregrade einer depressiven Episode?

A: Bei der leichten depressiven Episode finden sich zwei oder drei Kernsymptome, dazu ein oder zwei Zusatzsymptome, sodass die Gesamtzahl der Symptome vier oder fünf ergibt. Bei der mittelgradigen sind es sechs oder sieben und bei der schweren depressiven Episode acht oder mehr. Bei der schweren depressiven Episode müssen alle drei Kernsymptome vorhanden sein.

F: Was können Sie sonst noch über die schwere depressive Episode sagen. Gibt es da noch verschiedene Arten?

A: Es gibt die schwere depressive Episode ohne oder mit psychotischen Symptomen.

F: Wie ist denn der Schweregrad der Depression in unserer Fallgeschichte?

A: Die Frau hat am Treffen mit Freundinnen und am Kochen keine Freude mehr – offensichtlich kocht sie jedoch noch und trifft sich auch hin und wieder mit Menschen. Auch kann sie ihren Haushalt noch gut managen, es dürfte sich um eine leichte depressive Episode handeln.

F: Sie sagten vorher: mit psychotischen Symptomen. Gibt es das: eine leichte depressive Episode mit psychotischen Symptomen?

A: Nein. Nach ICD-10 gibt es die nicht.

F: Was sind denn die psychotischen Symptome bei einer schweren Depression?

A: Wahn und Halluzinationen.

F: Welche Art von Halluzinationen?

A: Meist akustische Halluzinationen – die Betroffenen hören Stimmen, häufig in Du-Form.

F: Und was haben wir in unserer Geschichte?

A: Geruchshalluzinationen: Das kann zwar bei schweren Depressionen vorkommen, ist aber eher selten.

F: Wo finden sich denn des Öfteren Halluzinationen wie diese: Geruch nach Verwesung, Fäulnis?

A: Eher bei der Schizophrenie … Jetzt geht mir ein Licht auF: Die Frau hat eine leichte depressive Episode in Kombination mit einer schizophrenen Symptomatik, die ich durch weitere Fragen erhärten müsste – die Frau leidet an einer schizoaffektiven Störung. Sie muss schnellstmöglich in psychiatrische Behandlung.

Merke

Akustische Halluzinationen:
- Schizophrenie
- psychotische Manie
- psychotische Depression
- Alkoholhalluzinose

Optische Halluzinationen:
- körperliche Ursache (z. B. Delir oder Drogen)

Geruchshalluzinationen:
- Schizophrenie
- psychotische Depression

2.7.8 Kurztest 8

Welche der folgenden Wahrnehmungsstörungen (A–N) passt zu welcher Fallgeschichte? Schreiben Sie den entsprechenden Buchstaben in das leere Kästchen. Jede der vorgeschlagenen Störungen kann ein- oder zweimal vorkommen. Die Lösungen finden Sie im Lösungsteil.

A Akustische Halluzinationen bei paranoider Schizophrenie
B Optische illusionäre Verkennungen bei THC-Intoxikation
C Akustische Halluzinationen bei Manie mit psychotischen Symptomen
D Akustische Halluzinationen bei Depression mit psychotischen Symptomen
E Personenverkennung beim postoperativen Delir
F Optische Halluzinationen bei Benzodiazepinentzug
G Akustische Illusionen bei Schizophrenie
H Taktile Halluzinationen bei Kokainintoxikation
I Personenverkennung im Spätstadium von Alzheimer
J Olfaktorische Halluzinationen bei paranoider Schizophrenie
K Optische Halluzinationen bei akuter polymorpher psychotischer Störung
L Akustische Halluzinationen bei Alkoholhalluzinose
M Optische Illusionen und Halluzinationen bei LSD-Intoxikation
N Keine Wahrnehmungsstörungen vorhanden

2.7.8.01 ☐ „Mein verstorbener Vater will mich immer noch beeinflussen. Wenn ich mich unter die Dusche stelle, höre ich im Rauschen des Wassers seine Stimme, die mir Vorwürfe macht."

2.7.8.02 ☐ „Nach dem Genuss der Haschischplätzchen spürte ich zunächst kaum etwas. Ich habe mehr und mehr davon gegessen. Auf einmal wurde mir übel. Ich schaute aus dem Fenster auf die sich im Wind bewegenden Bäume. Jedes Mal, wenn ich länger ein Blatt fixierte, verwandelte es sich in ein dämonisches Gesicht, das mich angrinste."

2.7.8.03 ☐ „Wenn ich Benzin rieche, im Fernsehen einen Autounfall sehe oder das Martinshorn höre, sehe ich ungewollt wieder alles vor mir: das auf mich zukommende Auto, die zersplitternde Windschutzscheibe, das Blaulicht, die aufgerissenen Augen meines Sohnes neben mir."

2.7.8.04 ☐ „Als mein Mann nach der Herz-OP aus der Narkose erwachte, wusste er nicht, wo er sich befand, redete mich mit ‚Mama' an und hielt einen der Ärzte für seinen verstorbenen Vater."

2.7.8.05 ☐ Nach einer Oberschenkelfraktur wird eine 74-Jährige ins Krankenhaus eingeliefert. Schon in der zweiten Nacht ihrer Einlieferung hat sie Schlafprobleme, die sich von Nacht zu Nacht steigern. Nach einer Woche wird sie extrem unruhig und berichtet dem erstaunten Pfleger von riesigen Schmetterlingen, die nachts durch ihr Zimmer schweben, und von einer alten Eisenbahn mit Dampflok, die mehrmals am Tag mit Getöse vor ihrem Fenster vorbeifährt.

2.7.8.06 ☐ „Was machen wir denn mit unseren Gästen", meinte mein demenzkranker Vater und deutete auf die halboffene Wohnzimmertür. Im Fernsehen lief eine Talkshow. Ich schaltete den Fernseher aus und meinte: „Ich habe sie weggeschickt." „Gut!", sagte er mit einem Blick auf den Fernseher, „endlich sind wir allein."

2.7.8.07 ☐ Ein Mann mit Verfolgungswahn berichtet: „Den faulen Verwesungsgeruch im Treppenhaus halte ich bald nicht mehr aus. Das ist ein weiterer Versuch, mich fertigzumachen."

2.7.8.08 ☐ „Als ich erfuhr, dass nur eine OP mein Leben retten könnte, verließ ich die Klinik – wie in Trance. Zu Hause begann ich zu zittern, panikartige Angst überwältigte mich. ‚Ich werde das Handtuch nicht abgeben', sagte ich mir immer wieder. Um mich abzulenken legte ich eine DVD mit New-Age-Musik ein, meditierte, wie ich es schon so oft getan hatte, stellte mir vor, dass Heilenergie in mich einfloss, fühlte mich eingehüllt in eine Wolke von ekstatischem Glück, weit weg von der Erde … und sah ein liebevolles Gesicht, hörte eine liebevolle Stimme, die mir sagte: ‚Du bist ein Kind Gottes. Das Leben ist ein Geschenk, nimm es!' Dann wenig später: Tränen, tiefe Depression, Selbstvorwürfe, Fratzen vor meinem Gesicht und Stimmen, die mir zuflüsterten: ‚Wir warten schon auf Dich' Dann wieder ein unerklärliches Gefühl von Ruhe und Geborgenheit."

2.7.8.09 ☐ Eine Frau mit Vordiagnose „Schizophrenie" berichtet: „Ich kann in meiner Wohnung nicht bleiben, meine Nachbarin und ihr Mann wollen mich weghaben. Neulich sah ich einen kleinen Vogel vor ihrer Haustür, der pickte in meine Richtung. Das war ein klares Zeichen: ‚Ich darf hier nicht bleiben.'"

2.7.8.10 ☐ Ein 25-jähriger junger Mann erscheint in Begleitung seiner Freundin in der Praxis. Er kommt von einer Party, die er fluchtartig verlassen musste, weil seine Haut entsetzlich zu jucken begann. „Ich kann mir nicht mehr helfen – er ist völlig aufgekratzt, redet ununterbrochen wirres Zeug und kratzt sich dabei ständig an Armen, Beinen, am ganzen Körper, angeblich, um die über seine Haut wandernden Flöhe oder Wanzen loszuwerden."

2.7.8.11 ☐ „Als ich die Wohnung verließ, um einkaufen zu gehen, hörte ich die Stimme einer Frau, die sagte: ‚Schau, jetzt geht sie nach rechts … jetzt nach links … ganz zielgerichtet geht sie heute los‘. ‚Bestimmt vergisst sie wieder die Hälfte‘, warf eine zweite männliche Stimme ein. ‚Schau, sie steht schon vor dem Supermarkt. Die ist heute gut drauf‘, erwiderte die weibliche Stimme. Ich hielt mir die Ohren zu, doch ich konnte die Stimmen nicht abstellen."

2.7.8.12 ☐ Die Mutter eines 30-jährigen Versicherungskaufmannes kommt in die Praxis und bittet Sie um Hilfe. „Markus ist ein halbes Jahr lang um die Welt gereist, hat unglaublich viel Geld ausgegeben und jetzt erzählt er mir, er sei eine Wiedergeburt des Messias, der die Welt erlösen soll. Eine göttliche Stimme habe ihm das in den letzten Wochen und Monaten immer wieder gesagt. Ich wollte mit ihm in die Klinik, doch er weigert sich. Bitte sagen Sie mir, was ich tun soll."

2.7.8.13 ☐ Ein 58-jähriger Mann hört seit drei Monaten Stimmen, die ihn im Chor als Mörder und Zuhälter beschimpfen. In den letzten Tagen seien die Stimmen immer bedrohlicher geworden: Er sei sicher, man trachte ihm nach dem Leben. Herr H. ist seit vielen Jahren alkoholabhängig und hat zwei Entziehungskuren hinter sich.

2.7.8.14 ☐ „Wenn ich gegen 4:00 Uhr morgens grübelnd im Bett liege, höre ich öfter eine männliche Stimme, die zu mir sagt: ‚Du bist schuld, dass Mutter sich umgebracht hat. Du hast sie in den Tod getrieben.‘"

2.7.8.15 ☐ „Als die Wirkung des LSD einsetzte, schaute ich auf meinen Daumen, der auf Befehl anschwoll oder ganz klein wurde. Ich schaute an die Zimmerdecke und war fasziniert von einem pulsierenden Mandala in wunderschönen Farben; dann war da das Gesicht eines alten Weisen, der mir zunickte, eingehüllt in göttliches Licht, Frieden und Glück … Nach einiger Zeit hatte ich das Gefühl, eins zu werden mit dem Universum – was mir große Angst bereitete. Erst Stunden später hatte mich die Wirklichkeit wieder."

2.8 Lerneinheit „Störungen des Essverhaltens"

Essstörungen haben in den letzten 20–30 Jahren massiv zugenommen. Statistisch gesehen leiden etwa 10–15 % der Bevölkerung an psychisch bedingten Essstörungen. Die Essstörungen – vor allem die Anorexia nervosa – sind z. T. so gravierend, dass die Betroffenen körperliche Folgeerkrankungen entwickeln oder gar – wie bei der Magersucht – langfristig daran sterben. Bei der Anorexie findet sich eine Sterblichkeitsrate von 10–15 %. Das ist alarmierend, gerade deshalb sind Essstörungen häufig Thema in der mündlichen Prüfung.

Die am häufigsten gefragten Essstörungen sind natürlich die Magersucht, die Bulimie und in letzter Zeit auch die Binge-Eating-Störung, die in der ICD-10 nicht zu finden ist. Allerdings gibt es dort unter F50.4 die Rubrik „Essattacken bei anderen psychischen Störungen", z. B. als „Reaktion auf belastende Ereignisse wie etwa Trauerfälle, Unfälle und Geburt". Die Symptomatik ähnelt in vielerlei Hinsicht dem Binge Eating, sodass beide Störungen hier zusammengefasst werden.

Appetit- und Gewichtsstörungen können auch eine organische oder hormonelle Ursache haben oder z. B. als Begleitsymptom einer schweren Depression auftreten (Mangel an Appetit, als Folge davon eine starke Gewichtsabnahme). Deshalb ist es den Prüfern wichtig, dass wir differenzialdiagnostisch zwischen den verschiedenen Störungen des Essverhaltens unterscheiden können. Folgende Grafik gibt einen Überblick über die für uns wichtigsten Essstörungen (➤ Abb. 2.17).

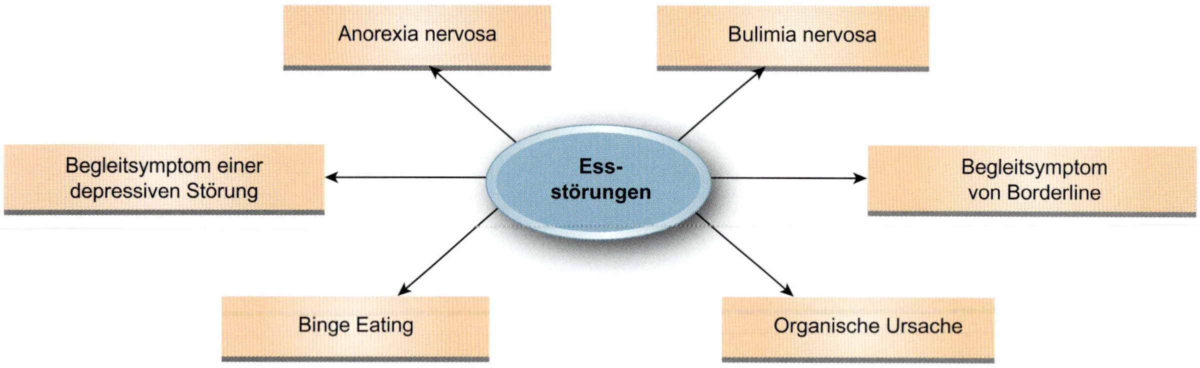

Abb. 2.17 Essstörungen.

2.8.1 „Klassische" Essstörungen

Tab. 2.31 „Klassische" Essstörungen.

Kurzfälle mit Schlüsselsymptomen	Typische Merkmale und Symptome	Verdachtsdiagnose nach ICD-10
• Ein 17 Jahre altes Mädchen kommt in Begleitung ihrer Mutter in die Praxis. Die Mutter macht sich Sorgen, weil ihre Tochter in der Schule zweimal beim Sportunterricht zusammengebrochen ist und sich zu Hause mehr und mehr zurückzieht. „Ich war an den beiden Tagen so in Eile, dass ich nicht mehr zu Hause frühstücken konnte, da hat mein Kreislauf nicht mitgemacht", meint die Tochter. Sie bitten die Mutter hinaus und stellen dem Mädchen weitere Fragen. Etwas zögernd gibt sie zu, dass sie in den letzten sechs Monaten nur einmal ihre Regelblutung hatte. Sie hat keinen Freund und auch keine sexuelle Beziehung. Auf ihr Essverhalten angesprochen, meint sie: „Ganz normal. Wie andere auch." Sie wirkt müde und energielos, ihre Wangen sind leicht eingefallen. Sie hat kalte Hände. Auf ihren Händen und Armen bemerken sie eine feine, flaumartige Behaarung. Sie trägt ein knöchellanges, weites Kleid. Auf die Frage nach ihrem Körpergewicht antwortet sie ausweichend: „Das kann ich Ihnen so genau nicht sagen. Ich versuche gerade, eine Diät einzuhalten. Da wechselt das Gewicht häufig." Auf Nachfragen versichert sie Ihnen, dass sie nicht erbricht und im Rahmen ihrer Diät auch keine Abführmittel einnimmt.	• Symptome, die auf körperliche Schwäche hinweisen: das Zusammenbrechen im Sportunterricht, sie wirkt müde und energielos • Die eingefallenen Wangen (dehydriert?) und die kalten Hände sind ein weiterer Hinweis auf eine Fehl- und Mangelernährung. • Das Ausbleiben der Regelblutung ist eine typische Folgeerscheinung von längerem Hungern, ebenso auch ein Rückgang der Libido (sie hat keine sexuelle Beziehung). • Die flaumartige Lanugo-Behaarung an Händen und Armen ist ein weiteres Symptom für die Diagnose. • Die Wahl eines weiten, knöchellangen Kleides dient wahrscheinlich dazu, den abgemagerten Körper zu verbergen. • Auch das ausweichende Verhalten in Bezug auf Essen und Gewicht spricht für eine Anorexia nervosa. • keine aktiven Maßnahmen zur Gewichtsabnahme (Erbrechen, Abführen), deshalb die Diagnose: „Asketische/restriktive Form der Anorexie"	Anorexia nervosa (F50.0), Typ I: Anorexie ohne aktive Maßnahmen zur Gewichtsabnahme (F50.00)
• Eine 22-jährige normalgewichtige Frau leidet seit drei Monaten an Amenorrhö. Seit etwa einem Jahr hat sie drei- bis viermal pro Woche Heißhungerattacken mit anschließendem Erbrechen. Sie nimmt keine Laxantien und auch keine Diuretika. Die Frau ist bewusstseinsklar, voll orientiert, hat allerdings in der letzten Zeit Probleme mit Aufmerksamkeit, Konzentration und Merkfähigkeit. Sie geht täglich zur Arbeit, ihre Stimmung ist jedoch gedrückt, ihr Antrieb ist eingeschränkt, und sie hat pessimistische Zukunftsgedanken. Überdies leidet sie an Schlafstörungen, hat sich sozial zurückgezogen und gibt zu, des Öfteren schon an Suizid gedacht zu haben.	• Heißhungerattacken mit anschließendem Erbrechen (ohne Verwendung von Abführmitteln oder Diuretika) • Die Erkrankung muss mindestens drei Monate lang vorhanden sein, mit mindestens zwei Essanfällen pro Woche. In unserem Fall hat die Frau die Essanfälle seit etwa einem Jahr. • Ein Ausbleiben der Regelblutung als Folge der Fehlernährung ist ein häufiges Begleitsymptom (Amenorrhö). • Gleichzeitig leidet die junge Frau unter einer depressiven Störung, wahrscheinlich einer mittelgradigen depressiven Episode mit Suizidgedanken. • unbedingt zuerst die aktuelle Suizidgefährdung klären • nächster Schritt: medikamentöse Behandlung der Depression, dann erst an die Therapie der Essstörung denken	Bulimia nervosa (F50.2)

Tab. 2.31 „Klassische" Essstörungen (Forts.).

Kurzfälle mit Schlüsselsymptomen	Typische Merkmale und Symptome	Verdachtsdiagnose nach ICD-10
• Die 16-jährige Schülerin Sonja M. kommt in Begleitung ihrer Mutter in die Praxis. Die Mutter berichtet, ihre Tochter Sonja habe bei einer Größe von 1,74 Meter in den letzten Monaten mehr als 20 Kilogramm abgenommen. Neulich beim Schulsport sei sie zusammengebrochen. Sonja jogge jeden Tag am Morgen und am Abend ein bis zwei Stunden; sie gehe mindestens zweimal pro Woche ins Fitnessstudio und esse kaum mehr. Allerdings habe sie mehrmals bemerkt, dass ihre Tochter nachts an den Kühlschrank ging und offensichtlich heimlich eine Menge gegessen habe. Als Sie mit dem Mädchen allein sind, stellen Sie weitere Fragen über Sonjas Essverhalten. Sie gibt zu, dass sie tage-, manchmal sogar wochenlang hungert. Auf einmal jedoch werde der Hunger unerträglich. Dann überkomme sie ein so starkes Bedürfnis nach Essen, dass sie wahllos alles in sich hineinstopfe. Anschließend habe sie eine unglaubliche Wut auf sich, mit extremen Schuldgefühlen. Sie gehe dann immer auf die Toilette und erbreche alles, was sie unkontrolliert gegessen habe. Manchmal nehme sie zusätzlich Abführmittel.	• Sonja hat in den letzten Monaten mehr als 20 Kilogramm abgenommen. Die Gewichtsabnahme wurde selbst herbeigeführt. Als Folge der Unterernährung ist sie beim Schulsport zusammengebrochen. • Um nicht zuzunehmen, treibt sie übermäßig Sport. • Wenn der Hunger übermächtig wird, hat sie unkontrollierbare Fressanfälle mit sich anschließenden Schuldgefühlen. • Sie unternimmt aktive Maßnahmen zur Gewichtsabnahme (Erbrechen, Abführen etc.), deshalb die Diagnose „Aktive/bulimische Form der Anorexie". **Nicht verwechseln:** Auch bei der Anorexie können Essanfälle mit anschließendem Erbrechen vorkommen. • Essanfälle mit selbstinduziertem Erbrechen und Laxantienabusus finden sich bei der sog. aktiven (bulimischen) Form der Anorexie. • Die Essanfälle erfüllen jedoch nicht die Zeitkriterien für eine Bulimie (zweimal pro Woche mindestens drei Monate lang).	Anorexia nervosa (F50.0), Typ II: Anorexie mit aktiven Maßnahmen zur Gewichtsabnahme (F50.01)
• Eine 28-jährige alleinerziehende Mutter von zwei kleinen Kindern kommt in die Praxis, weil sie Probleme in der Arbeit hat. Ihre Kollegen und Kolleginnen sähen sie immer so komisch an, meint sie. Außerdem hat sie das Gefühl, dass man hinter ihrem Rücken über sie rede. Deshalb trifft sie sich nicht mehr mit ihren Kolleginnen. Auch in ihrer Freizeit hat sie sich mehr und mehr zurückgezogen. Auf Nachfragen erzählt sie, dass ihr Mann sie vor knapp zwei Jahren von heute auf morgen verlassen hat. Sie fühlt sich oft überfordert und alleingelassen. „Obwohl ich meine Kinder liebe, bin ich sehr unglücklich, auch über meine Figur", meint sie. Sie habe in den letzten sechs Monaten zwei Kleidergrößen zugenommen. Sie ist 167 Zentimeter groß und wiegt 110 Kilogramm.	• Offensichtlich sehen die Kollegen sie deshalb komisch an, weil sie so zugenommen hat. • Sie hat einen BMI von etwa 40, leidet also an starkem Übergewicht (Adipositas). • Obwohl im Text Essanfälle nicht erwähnt werden, leidet sie wahrscheinlich an einer Binge-Eating-Störung in Zusammenhang mit einer Anpassungsstörung. In der ICD-10 steht die Störung unter F50.4: „Essattacken bei anderen psychischen Störungen" („übermäßiges Essen als Reaktion auf belastende Ereignisse"). • Differenzialdiagnostisch sollte eine hormonelle Störung (z. B. Hypothyreose) ausgeschlossen werden. • Die Frau hat eine Anpassungsstörung mit längerer depressiver Reaktion (maximale Dauer: zwei Jahre). Deshalb unbedingt Fragen zur Suizidalität stellen.	Binge Eating: ICD-10 Essattacken bei anderen psychischen Störungen (F50.4)
• Ein 34-jähriger Pianist hat seit etwa einem Jahr immer wieder Hunger nach Süßem: Manchmal schiebt er dann eine oder zwei ganze Tafeln Schokolade in sich hinein, bis ihm schlecht wird. In der Praxis ist er etwas zittrig und unruhig. Er erzählt, dass er öfter große Ängste hat, vor allem, wenn er sich am Abend oder an seinen freien Tagen allein fühlt. Seit seiner Scheidung vor zwei Jahren hatte er keine Beziehung mehr, wünscht sich jedoch, „leidenschaftlich geliebt zu werden". Manchmal, wenn die Einsamkeit ihn überkommt, stürzt er sich in die Arbeit, doch der Applaus auf der Bühne bereitet ihm in den letzten Monaten keine Freude mehr.	• Heißhungerattacken nach Süßem seit mehr als sechs Monaten, wahrscheinlich mehr als zweimal pro Woche („immer wieder") • Das Zittern und die Unruhe im zweiten Abschnitt könnten Entzugserscheinungen sein (Entzug von Zucker, der im Gehirn zu einer verstärkten Serotoninausschüttung führt). • Der Verzehr der Schokolade dient dazu, Gefühle von Angst und Einsamkeit zu kompensieren, die offensichtlich seit der Scheidung verstärkt vorhanden sind. • Die Scheidung fand vor zwei Jahren statt: Der Mann hat offensichtlich noch eine „Anpassungsstörung mit längerer depressiver Reaktion" (keine Freude am Applaus, Ängste, Einsamkeit) • unbedingt den Grad der Suizidalität abklären	Binge Eating: Essattacken bei anderen psychischen Störungen (F50.4)

2.8.2 Prüfungsprotokoll 37

FALLGESCHICHTE

Eine 30-jährige vitale, normalgewichtige hübsche Frau kommt zu Ihnen in die Praxis und berichtet, dass sie seit einem Dreivierteljahr mehrmals pro Woche Phasen habe, in denen sie unkontrolliert Kekse und Schokolade in sich hineinstopfe. „Es ist wie ein Rausch", meint sie. „Ich kann erst aufhören, wenn alles aufgegessen ist." Anschließend empfinde sie Ekel und Schuldgefühle. Angefangen habe das Ganze, als ihr langjähriger Freund sie wegen einer anderen verlassen habe. „Wir hatten uns bei einem Tennisturnier kennen gelernt. Der Sport war unsere Leidenschaft. Dann macht ihm eine andere schöne Augen und er ist weg." Seit der Trennung geht sie kaum mehr aus, hat Schlafstörungen und pessimistische Zukunftsgedanken. „Wenn es ganz schlimm ist, stopfe ich Schokolade in mich hinein – da geht es mir kurzzeitig besser."

F: In welche Richtung geht Ihre Diagnose?

A: Was mir zuallererst auffällt, das sind natürlich die Essattacken: Das erinnert an Binge Eating, auch wenn sie nur Kekse und Schokolade isst. Da sind die Zeitkriterien: mindestens zweimal pro Woche, mindestens ein halbes Jahr lang – das alles haben wir hier. Was mich allerdings stutzig macht, ist das Gewicht der Frau. Die meisten Binge-Eating-Patienten sind übergewichtig, das ist hier nicht der Fall.

F: Wie nennt man das, wenn jemand übergewichtig ist?

A: Adipositas.

F: Ist Adipositas dann dasselbe wie Binge Eating? Ab welchem BMI beginnt überhaupt die Adipositas?

A: Adipositas bedeutet einfach „starkes Übergewicht", da gibt es viele Ursachen: Störungen der Schilddrüse, Störungen im weiblichen Hormonhaushalt und natürlich unkontrollierbare Essanfälle. Das bedeutet jedoch nicht, dass Menschen mit Binge Eating automatisch übergewichtig sind. In unserer Geschichte z. B. treibt die Frau offensichtlich Sport und baut so einen Teil der Kalorien wieder ab. Andere haben evtl. eine Schilddrüsenüberfunktion, sodass sie trotz Essens nicht zu nehmen.

ACHTUNG

Nicht verwechseln: Binge Eating ist nicht dasselbe wie Adipositas.

- **Adipositas:** Fettleibigkeit. Adipositas ist *keine* Essstörung! Fettleibigkeit gibt es auch ohne eine Störung des Essverhaltens.
- **Binge Eating:** unkontrollierte Essanfälle. In der ICD-10 unter F50.0 „Essattacken bei anderen psychischen Störungen".

F: Wie kann man sich die Ursache für Binge Eating vorstellen?

A: Bei vielen Betroffenen dient das unkontrollierte Essen dazu, unangenehme Gefühle zu betäuben oder Konflikte nicht spüren zu müssen. In unserer Geschichte ist es für die Frau „wie ein Rausch", wenn sie Essen in sich hineinschlingt.

F: Welchen Zusammenhang zwischen dem Betäuben von unangenehmen Gefühlen und den Essanfällen sehen Sie in unserer Geschichte?

A: Die Frau wurde von ihrem langjährigen Freund vor einem Dreivierteljahr verlassen, sie hat also ziemlich sicher eine Anpassungsstörung mit längerer depressiver Reaktion: Einige Symptome hierfür – z. B. der soziale Rückzug, die Schlafstörungen und die pessimistischen Zukunftsgedanken – finden sich im letzten Abschnitt der Fallgeschichte. Es dürfte sich in unserem Beispiel also um eine Binge-Eating-Störung handeln, die im Zusammenhang mit einer Anpassungsstörung auftritt.

F: Wo in der ICD-10 finden Sie diese Symptomatik?

A: Die Anpassungsstörung findet sich in F4 unter den Belastungsstörungen; das Binge Eating gibt es nur im US-amerikanischen Diagnosehandbuch DSM-IV. Allerdings gibt es in der ICD-10 bei den Essstörungen unter F50.5 die „Essattacken bei anderen psychischen Störungen", das passt sehr gut zu unserer Geschichte, denn hier geht es um „übermäßiges Essen als Reaktion auf belastende Ereignisse wie etwa Trauerfälle, Unfälle und Geburt".

F: Arbeiten Sie mit der Frau?

A: Da die Essstörung aller Wahrscheinlichkeit nach durch eine Anpassungsstörung verursacht wird, würde ich versuchen, mit der Frau die Trennung von ihrem Freund aufzuarbeiten. Wenn sie ihre Emotionen wahrnehmen, zulassen und verbal ausdrücken kann, braucht sie nicht mehr zu essen, um ihre Gefühle „wegzuessen". Sollte sich durch meine Therapie nichts ändern, würde ich die Frau motivieren, sich an eine Beratungsstelle für Essstörungen zu wenden, z. B. ANAD oder Cinderella, oder auch an örtliche Beratungsstellen der Caritas und des zuständigen Gesundheitsamts.

2.8.3 Sonstige Störungen des Essverhaltens

Tab. 2.32 Sonstige Störungen des Essverhaltens.

Kurzfälle mit Schlüsselsymptomen	Typische Merkmale und Symptome	Verdachtsdiagnose nach ICD-10
• Bei einer 28-jährigen Krankenschwester geht eine langjährige Beziehung in die Brüche. Daraufhin isst sie nichts mehr und nimmt stark ab. Gleichzeitig stürzt sie sich in ihren Beruf, bricht jedoch eines Tages im Dienst zusammen. Die Oberschwester empfiehlt eine Therapie, die sie ablehnt. Später verliebt die Krankenschwester sich in einen Kollegen – da nimmt sie wieder zu. Als der sie nach einem halben Jahr verlässt, verliert sie so sehr an Gewicht, dass sie ihren Beruf nicht mehr ausüben kann. Sie kommt auf Anraten einer Kollegin in die Praxis, weil es – wie diese meint – so nicht weitergehen kann.	• Auch wenn keine weiteren Symptome genannt werden, hatte die Krankenschwester offensichtlich zweimal eine depressive Episode mit somatischem Syndrom (sie isst nichts mehr, hat starken Gewichtsverlust). • Die Depressionen stehen in engem Zusammenhang mit einschneidenden psychosozialen Belastungssituationen, sodass differenzialdiagnostisch eine Anpassungsstörung mit depressiver Reaktion in Betracht zu ziehen wäre. • Die körperlichen Symptome sind allerdings so ausgeprägt, dass es sich in beiden Fällen um eine mittelgradige bis schwere depressive Episode handeln dürfte. • Wie bei jeder depressiven Symptomatik auch hier unbedingt die Suizidalität abklären!	Mittelgradige depressive Episode mit somatischem Syndrom (F32.11)
• Eine 22-jährige leicht übergewichtige junge Frau kommt in die Praxis, weil sie seit mehreren Jahren immer wieder unkontrollierte Essanfälle hat. „Wenn ich ein Stück Schokolade esse, überkommt es mich und ich muss unkontrolliert die ganze Tafel aufessen. Neulich war ich beim Geburtstag meiner Freundin, da gab es ein Buffet – ich hab immer wieder nachgefasst und gegessen, bis mir übel wurde. Da bin ich dann auf die Toilette gegangen, habe den Finger in den Hals gesteckt und erbrochen. Ich will doch nicht wie eine wandelnde Tonne herumlaufen." Die junge Frau war wegen ihres Essverhaltens schon einmal in einer Selbsthilfegruppe. „Das war völlig sinnlos. Ich bin mit den Frauen dort überhaupt nicht zurechtgekommen, die haben mich nicht akzeptiert, so wie ich bin." „Wie sind Sie denn", fragt sie der Therapeut. „Sehr spontan und ehrlich! Ich sage einfach, was ich mir denke. Das gefällt vielen nicht. Übrigens auch nicht meinem augenblicklichen Freund. Es ist immer dasselbe: Wir lieben uns leidenschaftlich, dann geht es los mit Streitereien, schließlich geht er. Ich falle dann immer in ein tiefes Loch und tröste mich mit Süßigkeiten oder ein paar Gläsern Wein."	• Das Zeitkriterium für eine Binge-Eating-Störung oder eine Bulimie ist nicht gegeben (mindestens zweimal pro Woche). • Das Essverhalten ist eine Folge mangelnder Impulskontrolle, die sich auch in anderen Situationen zeigt („spontan", „Ich sage einfach, was ich mir denke"). • Die Geschichte enthält viele Details, die auf eine Borderline-Störung hinweisen: die Tendenz zu Streitereien, die intensiven, aber instabilen Beziehungen, die Angst vor dem Verlassenwerden („ich falle dann in ein tiefes Loch"), die Tendenz zu Substanzenmissbrauch („ ein paar Glas Wein"). • Es handelt sich bei dieser Fallgeschichte um eine Essstörung in Zusammenhang mit einer Borderline-Persönlichkeitsstörung.	Emotional instabile Persönlichkeitsstörung, Borderline-Typ (F60.31)
• Eine 35-jährige mittelgroße Frau kommt in die Praxis und sagt: „Ich glaube, ich habe Magersucht. Ich habe in den letzten sechs Wochen zehn Kilogramm abgenommen. Mein Gott, wie ich vor dem Spiegel aussehe! Ich habe Probleme in der Arbeit und auch privat – Magersucht ist doch etwas Psychisches, oder?" Auf Nachfragen ergänzt sie, sie versuche, sich zwar biologisch zu ernähren, mache aber keine Diäten. Davon halte sie nichts.	• Die Krankheit manifestiert sich erstmals mit 35 Jahren – das ist untypisch für eine Anorexia. • Die Frau hat keine Körperschemastörung. • Die Frau hungert nicht. • Verdacht auf eine ernste körperliche Ursache, z. B. einen bösartigen Tumor. So schnell wie möglich zum Internisten schicken!	Verdacht auf eine ernste körperliche Erkrankung im Magen-Darm-Bereich

2.8.4 Prüfungsprotokoll 38

FALLGESCHICHTE

Eine 22-jährige Frau kommt wegen ihrer Ess-Brech-Anfälle in die Praxis. Sie ist schon in einer Selbsthilfegruppe, aber „die hat bis heute nichts gebracht". Sie lacht und meint: „Wenn es mir schmeckt, kann ich einfach nicht aufhören zu essen. Um nicht zu erbrechen, spüle ich das Ganze dann eben mit zwei, drei Gläsern runter. " In Gesellschaft kiffe sie öfter, ein paarmal habe sie auch Ecstasy eingeworfen. Sie sei auch öfter schon verliebt gewesen, aber keine der Beziehungen habe gehalten. Oft könne sie nicht schlafen, dann nehme sie zur Beruhigung Schlaftabletten. „Das hilft gegen die Angst und Depressionen", meint sie. „Die habe ich seit meiner Kindheit." Als sie im Gespräch einen Ärmel ihres Pullis zurückschiebt, bemerken Sie, dass ihr Unterarm übersät ist von vielen kleinen Narben.

F: Was fällt Ihnen an der Geschichte auf?

A: Als Erstes natürlich die Narben am Unterarm. Selbstverletzungen, z. B. Ritzen, sind typisch für die Borderline-Störung. Borderliner haben meist eine mangelnde Impulskontrolle: Die Ess-Brech-Anfälle passen gut in dieses Bild. Auch die häufig wechselnden Beziehungen, der Substanzenmissbrauch und der Hinweis auf ihre Ängste und depressiven Einbrüche sind ein deutlicher Hinweis auf eine Borderline-Störung

F: Die junge Frau erwähnt, dass sie unter Ängsten und Depressionen leidet. Inwiefern unterscheidet sich die depressive Symptomatik bei Borderline von der einer depressiven Episode?

A: Typisch für Borderline sind depressive Einbrüche, die das Zeitkriterium für eine depressive Episode nicht erfüllen: Die depressive Verstimmung dauert oft nur einige Tage und wird oft von aggressiven oder selbstverletzenden Verhaltensweisen abgelöst. Allerdings kann auch im Rahmen einer Borderline-Störung eine depressive Episode auftreten. Dann ist diese vorrangig zu therapieren. Dies ist in unserer Geschichte jedoch nicht der Fall.

F: Bleiben wir kurz bei der depressiven Episode. Wie sieht es da mit Essstörungen aus?

A: Bei depressiven Störungen ist häufig der Appetit vermindert – das kann bei einer schweren depressiven Episode so weit gehen, dass die Betroffenen kaum mehr essen und deshalb abnehmen. Ein Gewichtsverlust von 5 % des Körpergewichts oder mehr in den letzten vier Wochen ist laut ICD-10 ein wichtiges körperliches Symptom einer depressiven Episode.

F: Kehren wir zu unserer Borderline-Klientin zurück: Wie schätzen Sie in diesem Fall die Suizidalität ein?

A: Durch die mangelnde Impulskontrolle und die plötzlichen depressiven Einbrüche sind Borderliner immer suizidgefährdet. In jedem Fall müsste ich die Frau motivieren, sich bei einem Psychiater Hilfe zu holen.

F: Was tun Sie, um zu klären, wie akut suizidgefährdet die Patientin ist?

➢ 2.1.1

2.8.5 Kurztest 9

Welche der folgenden psychischen Störungen (A–H) passt zu welcher Fallgeschichte? Schreiben Sie den entsprechenden Buchstaben in das leere Kästchen. Jede der vorgeschlagenen Störungen kann ein- oder zweimal vorkommen. Die Lösungen finden Sie im Lösungsteil.

A Bulimia nervosa
B Anorexia nervosa, asketischer Typ
C Anorexia nervosa, bulimischer Typ
D Binge Eating
E Essstörung in Zusammenhang mit einer Anpassungsstörung
F Essstörung in Zusammenhang mit einer depressiven Episode
G Essstörung in Zusammenhang mit einer Persönlichkeitsstörung
H Keine Essstörung

2.8.5.01 ☐ Eine 31-Jahre alte Mutter von zwei Kindern kommt in die Praxis, weil sie sich von ihrem Mann alleingelassen fühlt und mit der Erziehung ihrer fünf- und achtjährigen Kinder nicht mehr weiter weiß. Im Anamnesegespräch berichtet sie, dass sie nachts oft an den Kühlschrank geht und alles, was sie dort finden kann, in sich hineinstopft. Auch Süßigkeiten haben es ihr angetan. Nach so einer Essattacke fühle sie sich immer ganz schlecht. Auf Nachfragen erzählt sie, dass ihr Mann seit acht Monaten in einer 120 Kilometer entfernten Stadt arbeitet und nur am Wochenende nach Hause kommt.

2.8.5.02 ☐ Eine 19-jährige junge Frau kommt auf Anraten der Eltern in die Praxis. Sie ist mittelgroß, sehr schlank. Eigenen Angaben zufolge wiegt sie etwa 45 Kilogramm, empfindet sich jedoch trotzdem noch als zu dick. Deshalb hält sie strenge Diät. Des Öfteren leidet sie an Verstopfung, dann nimmt sie – wie sie sagt – auch mal Mittel zum Abführen. Wenn ihre Eltern Gäste haben und sie mehr essen muss als sonst, kann es schon mal passieren, dass sie unter einem Vorwand auf die Toilette geht und sich übergibt. In der Schule war sie eine Einser-Schülerin. Das kürzlich zurückliegende Abitur hat sie mit einer Gesamtnote von 1,2 abgeschlossen.

2.8.5.03 ☐ Ein 15-jähriges Mädchen kommt in Begleitung ihrer Mutter in die Praxis. Die Mutter macht sich große Sorgen, weil ihre Tochter in den letzten vier bis sechs Wochen kaum mehr isst und sich nicht mehr mit Freunden trifft. In der Schule kann sie sich nicht konzentrieren, es gab schon zweimal eine Mitteilung an die Eltern, dass ihre Tochter mehrmals die Hausaufgaben nicht gemacht habe. Im Einzelgespräch erzählt das Mädchen unter Tränen, vor sechs Wochen habe ihr Freund sie verlassen. Da sei für sie eine Welt zusammengebrochen. Seitdem habe sie Schlafstörungen, keine Lust mehr auf Schule und Freunde und bringe beim Essen „kaum einen Bissen runter".

2.8.5.04 ☐ Ein 22 Jahre alter junger Mann, schlank und sportlich aussehend, kommt in die Praxis, weil er in der letzten Zeit unter Schwindel leidet. Er vermutet dahinter eine seelische Ursache. Im Anamnesegespräch erzählt er, dass die Schwindelanfälle beim Trainieren aufgetreten sind: Er nehme demnächst an der deutschen Meisterschaft teil und müsse deshalb viel trainieren. Um schlank und doch muskulös zu bleiben, achte er sehr darauf, strukturiert zu essen. Auf Nachfragen gibt er zu, er habe das nur etwa ein Jahr durchgehalten. Dann, beim Ausgehen mit Freunden, habe er ein paar Mal viel zu viel gegessen. Da sei er auf die Idee gekommen, auf die Toilette zu gehen und alles wieder zu erbrechen. Das ist nun etwa sechs Monate her. „Seitdem kann ich das Essen genießen und doch meine Idealfigur halten."

2.8.5.05 ☐ „Bitte helfen Sie mir, ich glaube, ich habe die Magersucht", sagt eine 22-jährige schlanke junge Frau, als sie Ihre Praxis betritt. Eigenen Worten zufolge hat sie in den letzten Wochen mehr als zehn Kilogramm abgenommen, obwohl sie, wie sie sagt, keine Diät einhält.

2.8.5.06 ☐ Volker S. (18) kommt in Begleitung seines Vaters in die Praxis. Der Vater macht sich große Sorgen, weil Volker seit dem plötzlichen Tod seiner Mutter extrem abgenommen hat, kaum mehr Nahrung zu sich nimmt und nicht mehr zur Schule geht. Im Einzelgespräch ergänzt der junge Mann die

Schilderungen des Vaters: „Ich kann nachts nicht einschlafen und bin trotzdem schon gegen 4:00 Uhr morgens wieder wach und grüble stundenlang darüber nach, wie es nun weitergehen soll. Ich kann mich nicht mehr konzentrieren: Beim Lesen meiner Computerzeitschrift schaffe ich gerade zwei bis drei Seiten, an Lernen für die Schule ist augenblicklich nicht zu denken." Auf Suizidgedanken angesprochen, gibt er zu, dass er manchmal Suizidgedanken hat, aber sie auf keinen Fall in die Tat umsetzen würde.

2.8.5.07 ☐ Eine 24-jährige Frau leidet seit vier Monaten an Amenorrhö, Magenschmerzen und Sodbrennen. Dem Therapeuten fällt auf, dass sie an den mittleren drei Fingern Schwielen hat und „Hamsterbäckchen", die eigentlich nicht zu ihrem schmalen Gesicht passen. Auf ihr Essverhalten angesprochen gibt sie zu, dass sie seit mindestens vier Jahren mehrmals in der Woche „Fressanfälle" hat, mit anschließendem „Kotzen". „Dann ekelt es mich vor mir selbst, trotzdem kann ich gegen die Essanfälle nichts tun."

2.8.5.08 ☐ Die 15-jährige Sonja wird in Begleitung ihrer besten Freundin in die Klinik eingeliefert: Beim Stundenwechsel war sie auf der Treppe vor Schwäche zusammengebrochen. In der Notaufnahme gibt sie zu, dass sie nicht viel isst, um in der Theatergruppe weiterhin die weibliche Hauptrolle spielen zu können. Obwohl sie bei einer Größe von 1,68 Meter nur noch 36 Kilogramm wiegt, empfindet sie sich noch als zu dick. Seit einem halben Jahr hat sie keine Regelblutung mehr. In der Schule ist sie sehr leistungsbetont, schreibt nur gute Noten und beteiligt sich an vielen sportlichen Aktivitäten. Erbrechen oder Verwendung von Laxantien werden verneint.

2.8.5.09 ☐ Die 26-jährige Verkäuferin Petra S. kommt in die Praxis, weil sie – wie sie sagt – immer wieder unkontrollierbare Essanfälle hat: „Ich gehe dann zum Kühlschrank und stopfe wie in einem Rausch alles in mich hinein, was mir unter die Finger kommt." Ihr Essverhalten hat dazu geführt, dass sie in den letzten zwei Monaten zwölf Kilogramm zugenommen hat. Auf Nachfragen stellt sich heraus, dass sie vor den Anfällen in der Regel unter heftigen Spannungen leidet, die durch das Essen leichter werden. Besonders schlimm ist es, wenn sie sich von ihrem Freund alleingelassen fühlt. Dieser wurde innerhalb des Betriebs einem neuen Team zugewiesen. Seit etwa zwei Monaten ist er jetzt oft mehrere Tage auf Geschäftsreisen. Sie hat ihn in dieser Zeit mehrmals am Tag in der Arbeit angerufen. Vor wenigen Tagen habe ihr Freund ihr gesagt, er werde sich von ihr trennen, wenn das so weitergehe. Daraufhin sei es ihr sehr schlecht gegangen. Sie habe zunächst wieder einen ihrer Fressanfälle gehabt, doch als die Spannungen unerträglich wurden, habe sie sich am Unterarm mit einem Küchenmesser einen kleinen Schnitt zugefügt. „Dann ging es mir besser", meinte sie.

2.8.5.10 ☐ Eine 55-jährige Frau kommt in die Praxis, weil sie unter ihrem extremen Übergewicht leidet und vermutet, dass ihr Zustand eine psychische Ursache hat. „Seit ich mich erinnern kann, leide ich an Übergewicht. Ich habe alle möglichen Diäten probiert, aber keine hat genutzt. Schon als Jugendliche hatte ich zehn Kilogramm Übergewicht, mit den Jahren ist es immer mehr geworden, obwohl ich mich mit dem Essen immer zurückgehalten habe. Vor ein paar Jahren habe ich zwei Wochen lang in einer Klinik Heilfasten gemacht – anschließend wog ich zwei Kilogramm mehr als zu Beginn. Der Arzt meinte, durch die dortigen sportlichen Aktivitäten habe das Fettgewebe sich zu Muskeln aufgebaut – die wiegen schwerer als Fett. Besonders schlimm ist es in letzter Zeit geworden: Selbst wenn ich fast nichts esse und die Abendmahlzeit auslasse, nehme ich nicht ab." Augenblicklich wiegt sie – wie sie sagt – 130 Kilogramm bei einer Körpergröße von 1,75 Meter.

2.9 Lerneinheit „Psychotrope Substanzen"

Im Gegensatz zur schriftlichen Prüfung beschränken sich die Fallgeschichten zu den psychotropen Substanzen im Mündlichen nahezu immer auf Alkohol, Benzodiazepine und Cannabis (THC). Im folgenden Überblick finden Sie die wichtigsten prüfungsrelevanten Themen hierzu (➤ Abb. 2.18).

Anders als in den vorausgehenden Lernschritten stehen bei diesem Kapitel Prüfungsprotokolle im Mittelpunkt. Fallgeschichten, bei denen es gilt, aus einer Reihe von Symptomen die richtige Diagnose zu erstellen, sind relativ selten. Wichtiger sind den Prüfern Zusatzfragen, z. B. zur Nachsorgephase bei Alkoholismus, zu den Folgen von Benzodiazepinmissbrauch oder den Auswirkungen von Haschisch auf die Stimmung und

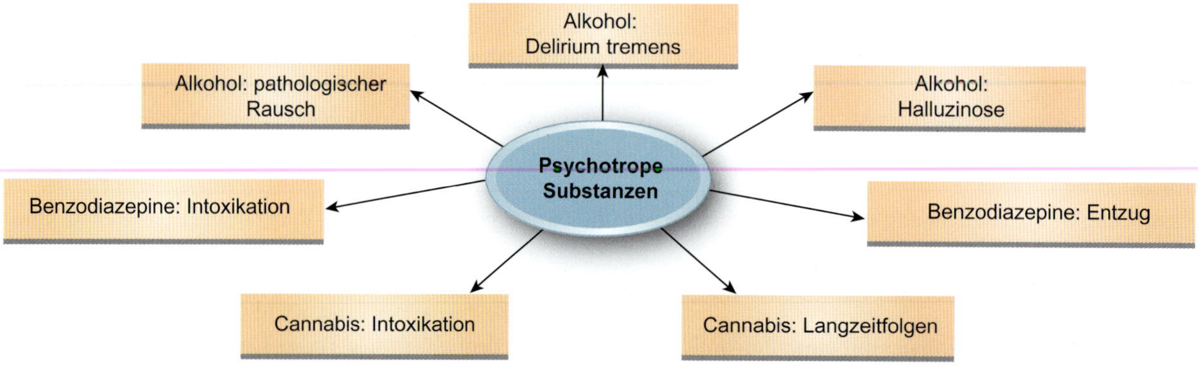

Abb. 2.18 Psychotrope Substanzen.

die Lernbereitschaft von Jugendlichen. Illegale Drogen wie Ecstasy, Kokain, LSD, Pilze oder Heroin kommen – falls überhaupt – meist nur im Rahmen des Prüfungsgesprächs vor, in dem es manchmal darum geht, zwischen „stoffgebundenen" und „nichtstoffgebundenen" Süchten zu unterscheiden. Weitere Informationen hierzu finden sich in den detailliert beschriebenen Prüfungsprotokollen im Anschluss an die Fallgeschichten, die aus den oben genannten Gründen weniger umfangreich sind als in den vorangegangenen Lerneinheiten.

2.9.1 Alkohol

Fragen zu Alkoholmissbrauch und Alkoholabhängigkeit sind im Mündlichen relativ häufig, allerdings meist eingebettet in ein Prüfungsgespräch. „Wie erkennen Sie einen Alkoholiker?" ist eine von vielen Fragen zu diesem Thema oder auch: „Was geschieht mit jemandem, der einen Alkoholentzug hinter sich hat – wie geht es da weiter?" Manchmal kommen auch unvermittelt Fragen wie: „Was wissen Sie über den pathologischen Rausch? Was sind die Symptome einer Alkoholhalluzinose?"

Früher gab es noch oft Fallgeschichten zum Alkoholentzugsdelir („Ein Mann kommt in Ihre Praxis, schwitzt, zittert. Was könnte er haben?"). Diese Fragen sind allerdings inzwischen selten geworden, schließlich erscheint kaum jemand mit einem Delirium tremens in der Praxis eines Heilpraktikers für Psychotherapie. Auch das Korsakow-Syndrom und die Wernicke-Enzephalopathie sind deshalb kaum Thema der mündlichen Prüfung.

Im Folgenden finden Sie die für das Mündliche wichtigen alkoholbedingten Erkrankungen im Überblick.

Tab. 2.33 Alkoholbedingte Erkrankungen.

Kurzfälle mit Schlüsselsymptomen	Typische Merkmale und Symptome	Verdachtsdiagnose nach ICD-10
• Ein 53-jähriger Gastwirt ist unglücklich gestürzt und hat sich dabei das Bein gebrochen. Nach drei Tagen in der Klinik beginnt er unruhig zu werden, schwitzt, zittert, nestelt am Bettzeug und redet wirres Zeug. Als seine Tochter ihn besucht, schaut er sie mit ängstlichen Augen an, weiß nicht, wo er sich befindet, fragt ständig dasselbe und bittet sie, die grässlichen Käfer, die über sein Bettzeug laufen, zu entfernen.	• Symptome eines Alkoholentzug-Syndroms: Schwitzen, Zittern, psychomotorische Unruhe, optische Halluzinationen plus • Symptome eines Delirs: Bewusstseinsstörung, Orientierungsstörungen, Beeinträchtigung des Immediat- und Kurzzeitgedächtnisses, ängstliche Stimmungslage	Alkoholentzug-Syndrom mit Delir (Delirium tremens) (F10.4)
• „Neulich bin ich mit meinem Mann spazieren gegangen", erzählt eine Klientin. „Wie immer hatte er vor dem Weggehen Alkohol getrunken. Wir redeten ganz normal miteinander, allerdings wirkte er unruhig auf mich, und mir fiel auf, dass er zitterte und schwitzige Hände hatte. Er meinte, er fühle sich irgendwie krank, dann deutete er auf den Eingang der Gaststätte von gegenüber mit den Worten: ‚Jetzt schütten sie den Bauschutt einfach auf die Straße, die sollte man anzeigen.' Doch die Straße war leer wie immer, von Bauschutt keine Spur."	• Der Mann ist offensichtlich Alkoholiker und hat trotz anhaltenden Alkoholkonsums erste Anzeichen eines alkoholbedingten Delirs: das Zittern und Schwitzen, die psychomotorische Unruhe und das Krankheitsgefühl. • Auch die optischen Halluzinationen („Bauschutt") sind ein Hinweis auf ein beginnendes Delir. • Da der Mann nach wie vor trinkt, entwickelt sich das Delir langsamer als im Fall eines abrupten Entzugs. In unserem Fall ist der Mann zunächst noch bewusstseinsklar und voll orientiert, hat aber schon optische Halluzinationen. • Ein Alkoholdelir nach langjährigem Alkoholkonsum ohne abrupten Entzug hieß früher „Kontinuitätsdelir". Diese Bezeichnung gibt es in der ICD-10 nicht mehr. Die Verfasser gingen offensichtlich davon aus, dass es infolge der fortschreitenden Toleranzentwicklung auch bei fortgesetztem Trinken zu Entzugssymptomen kommt, sodass das Kontinuitätsdelir in das „Delirium tremens" aufgegangen ist.	Kontinuitätsdelir bzw. Alkoholentzug-Syndrom mit Delir (Delirium tremens) (F10.4)
• Ein Mann kommt in die Praxis, weil seit einigen Wochen Leute, die er nicht kenne, vor seinem Fenster stehen und ihn – z. T. im Chor – beschuldigten, ein Lügner und Penner zu sein. Der Mann macht einen ungepflegten Eindruck; seine Hände zittern, sein Hemd ist durchgeschwitzt, die Haut stark gerötet. Der Mann ist bewusstseinsklar und voll orientiert. Er schaut ängstlich um sich und erklärt, dass die Stimmen ihm große Angst machen.	• abwertende oder beschimpfende akustische Halluzinationen, oft im Chor, als Folge eines über viele Jahre andauernden Alkoholkonsums • *keine* Bewusstseinstrübung • *keine* Orientierungsstörungen • Die Störung findet sich in der ICD-10 unter „Psychotische Störung als Folge von Alkoholmissbrauch" (F10.5).	Alkoholhalluzinose: Alkoholbedingte psychotische Störung (F10.5)

Tab. 2.33 Alkoholbedingte Erkrankungen (Forts.).

Kurzfälle mit Schlüsselsymptomen	Typische Merkmale und Symptome	Verdachtsdiagnose nach ICD-10
• Ein Maurer gerät nach dem gemeinsamen Mittagessen im Freien in Streit mit seinem Vorarbeiter, beschimpft ihn aufs Übelste und schlägt wie von Sinnen mit einem Hammer auf ihn ein. Während Kollegen sich um den schwerverletzten Mann kümmern, verlässt der Maurer die Baustelle, legt sich hinter den Bauzaun und schläft 20 Minuten wie ein Toter. Bei der polizeilichen Untersuchung gibt er an, er könne sich an absolut nichts erinnern – weder an den Streit, noch an seine Tat. Allerdings wisse er noch, dass ihm ein Kumpel nach dem Essen einen Schluck aus seiner „Schnapsflasche" angeboten habe. Dann setze es bei ihm aus – „ein vollkommener Blackout", meint er. Bei der ärztlichen Untersuchung stellt sich heraus, dass er vor acht Wochen einen Autounfall mit kurzzeitiger Bewusstlosigkeit hatte. Die Ärzte diagnostizierten damals eine schwere Gehirnerschütterung. Seine Kollegen bezeugen, dass sie sich die Tat des Mannes nicht erklären könnten – sie hätten ihn als einen freundlichen, liebenswerten, hilfsbereiten Menschen kennengelernt, der keiner Fliege etwas zuleide tun könne.	• typische Merkmale eines „pathologischen Rauschs" (ICD-10: „Pathologische Alkoholintoxikation") mit den Symptomen: – durch geringe Mengen ausgelöst – Auftreten der Symptomatik wenige Minuten nach dem Alkoholgenuss – sehr kurze Dauer des Rauschzustands (maximal 15 Minuten) – Dämmerzustand mit Situationsverkennung und persönlichkeitsfremdem Verhalten (verbal oder körperlich aggressives Verhalten) – komplette Amnesie für die Dauer des Rauschs – meist kurz andauernder Terminalschlaf • Als Ursache wird eine Alkoholintoleranz als Folge einer Hirnschädigung diskutiert (z. B. durch eine Hirnerkrankung, ein Schädel-Hirn-Trauma oder langjährige Alkoholabhängigkeit).	Pathologische Alkoholintoxikation (F10.07)
• Ein 47-jähriger allein lebender Angestellter kommt mit Oberbauchbeschwerden in Ihre Praxis. Er ist oft müde, hat Schlafstörungen und klagt über häufige Kopfschmerzen. Im Gespräch wirkt er unkonzentriert. Auf Nachfragen erzählt er, er habe in der letzten Zeit Schwierigkeiten in der Arbeit: Man werfe ihm vor, dass er so oft krank sei und man sich terminlich nicht auf ihn verlassen könne. Die Wochenenden verbringe er meist allein zu Hause. Ab und zu trinke er Alkohol, aber nicht mehr als andere.	• Nicht durch den letzten Satz irre machen lassen: Alkoholiker verharmlosen in der Regel ihren Alkoholkonsum. • viele Symptome, die auf schädlichen Gebrauch oder Abhängigkeit von Alkohol hinweisen: – Oberbauchbeschwerden: möglicherweise eine Gastritis oder eine Entzündung der Bauchspeicheldrüse als Folge von langjährigem Alkoholmissbrauch – Schlafstörungen, Müdigkeit und Kopfschmerzen – Probleme in der Arbeit (Unzuverlässigkeit bei Terminen, häufige Krankschreibungen) – evtl. heimliches Trinken am Wochenende: sozialer Rückzug • Sehr wahrscheinlich ist der Mann abhängig von Alkohol. Um ganz sicher zu gehen, müsste die Diagnose „Abhängigkeitssyndrom" durch weitere Fragen geklärt werden (Toleranzentwicklung, verminderte Kontrolle über den Alkoholkonsum, körperliches Entzugssyndrom, Vernachlässigung von Vergnügen und Interessensbereichen wegen des Substanzgebrauchs etc.).	Schädlicher Gebrauch von Alkohol (F10.1) oder Abhängigkeit von Alkohol (F10.2)

Tab. 2.33 Alkoholbedingte Erkrankungen (Forts.).

Kurzfälle mit Schlüsselsymptomen	Typische Merkmale und Symptome	Verdachtsdiagnose nach ICD-10
• Alfred M. (35) kommt in Begleitung seiner Lebensgefährtin in die Praxis, weil er sie in alkoholisiertem Zustand angebrüllt und ins Gesicht geschlagen hat. Das tue ihm sehr leid, „aber wenn ich getrunken habe, bin ich nicht mehr Herr meiner selbst", meint er. Im Anamnesegespräch berichtet seine Lebensgefährtin, es komme immer wieder vor, das ihr Freund zu viel trinke, vor allem am Wochenende, obwohl er inzwischen an einer chronischen Gastritis leide. Zweimal habe man ihm schon den Führerschein entzogen; außerdem gebe es Probleme mit den Nachbarn: Neulich habe er sie im Hausflur ohne Grund beschimpft und bedroht. Am Tag darauf habe er sich dann entschuldigt. Alfred M. trinkt seit seinem 16. Lebensjahr Alkohol. Auch heute noch trinkt er jeden Abend ein bis zwei Flaschen Bier. Und wenn er auf Geschäftsreisen ist, geht er abends gerne allein in eine Bar und betrinkt sich. Der Mann geht jeden Tag normal in die Arbeit, gilt dort als kompetent und zuverlässig. Nach Angaben der Freundin hat er keine Entzugserscheinungen wie Zittern, Übelkeit oder morgendliches Erbrechen.	• viele Symptome, die auf Alkoholmissbrauch ohne begleitendes Abhängigkeitssyndrom hindeuten: häufiger Genuss von Alkohol trotz körperlicher Folgeschäden (Gastritis), Autofahren in alkoholisiertem Zustand, Streit mit Nachbarn und mit der Freundin in alkoholisiertem Zustand • keine Hinweise auf Toleranzentwicklung mit Steigerung der konsumierten Alkoholmenge, keine körperlichen Entzugserscheinungen am Morgen oder bei reduzierter Trinkmenge. Also: Alkoholmissbrauch, jedoch *keine* Abhängigkeit von Alkohol! • In der ICD-10 heißt der Alkoholmissbrauch „Schädlicher Gebrauch von Alkohol" (F10.1).	Schädlicher Gebrauch von Alkohol (F10.1)

2.9.2 Prüfungsprotokoll 39

FALLGESCHICHTE

Ein 45-jähriger selbstständiger Architekt kommt in Ihre Praxis. Er berichtet, dass seine Freundin gedroht habe, ihn zu verlassen, wenn er nicht etwas gegen sein „Alkoholproblem" unternehme. Aus seiner Sicht trinke er auch nicht mehr als andere, die Probleme mit der Arbeit haben. Nach Verlust eines großen Auftrags vor ungefähr einem Jahr sei er in finanzielle Schwierigkeiten geraten: Es bestand die Gefahr, dass er einige Mitarbeiter entlassen müsse. Um die Anspannung zu lindern, habe er abends ein paar Gläser Wein getrunken, später wurde es mehr – so eine bis anderthalb Flaschen. Den nächsten Tag habe er meist im Bett verbracht. Inzwischen sei die größte Gefahr gebannt: Er müsse keine Mitarbeiter entlassen, habe auch versucht, den Alkoholkonsum zu reduzieren, aber das habe bisher nicht recht geklappt. Auf Nachfrage berichtet er, dass er das erste Glas Wein immer in einem Zug austrinkt. Die schnelle Wirkung brauche er, um der Auseinandersetzung mit seiner Lebensgefährtin gewachsen zu sein. Sie werfe ihm vor, dass er nichts mehr mit ihr unternehme, nur noch zu Hause sitze. Morgens zittere er manchmal, beim Zähneputzen spüre er auch schon mal einen Brechreiz. Das Zittern bessere sich, wenn er einen „kleinen Cognac" trinke, um „in Schwung zu kommen." Ein paar Mal habe er einen „Filmriss" gehabt. Den Führerschein habe er aber Gott sei Dank noch. Er bittet Sie um psychologische Hilfe in Bezug auf seine Freundin; das mit dem Alkohol kriege er schon wieder selbst „auf die Reihe".

F: Was ist Ihre Diagnose?

A: Der Mann schildert eine Menge von Symptomen, die ein Abhängigkeitssyndrom nahe legen: die Toleranzentwicklung (aus ein paar Gläsern sind anderthalb Flaschen Wein geworden), der Kontrollverlust (er hat vergeblich versucht, den Alkoholkonsum zu reduzieren), die körperlichen Entzugssymptome, die Vernachlässigung von Unternehmungen mit der Freundin und das „Craving" – das starke Verlangen nach Alkohol, gegen das er sich nicht wehren kann. Typisch sind auch die beschönigenden Angaben zu den Mengen des konsumierten Alkohols und der Schwere der Erkrankung

F: Was fällt Ihnen sonst noch bei der Geschichte auf?

A: Der Mann spricht davon, dass er seine inneren Spannungen durch Alkohol therapieren wollte: Als Folge des drohenden Firmenzusammenbruchs hatte er wahrscheinlich eine Anpassungsstörung mit depressiver Reaktion, evtl. sogar eine depressive Episode, die er durch den Alkoholkonsum besser ertragen konnte. Viele Alkoholiker hatten vor Beginn der Erkrankung Depressionen, die sie durch eine Selbstbehandlung mit Alkohol in den Griff bekommen wollten.

F: Behandeln Sie den Mann?

A: Nein. Grundsätzlich gilt ja, dass ich Abhängige nur in der Nachsorgephase psychotherapeutisch behandeln darf, und dann auch nur, wenn ich z. B. in der Suchtberatung arbeite. Ich würde den Mann über seinen Zustand aufklären und ihn motivieren, zu einer Drogenberatungsstelle zu gehen.

F: Einer Drogenberatungsstelle? Die sind nur auf illegale Drogen spezialisiert.

A: Ja, das stimmt. Aber in München gibt es z. B. im Referat für Gesundheit und Umwelt eine spezielle Beratungsstelle bei Alkohol- und Medikamentenabhängigkeit. Auch eine Selbsthilfegruppe wie die „Anonymen Alkoholiker" oder das „Blaue Kreuz" könnte für den Mann in Frage kommen. Eine Zusammenstellung von Beratungsstellen in ganz Deutschland gibt es im Internet unter www.alkohol-hilfe.de.

F: Wenn der Mann nun einem Entzug zustimmt – wo findet dieser statt und wie geht es dann weiter?

A: Nach der ersten Phase der Kontaktaufnahme mit mir oder einer entsprechenden Beratungsstelle erfolgt in einem zweiten Schritt die körperliche Entgiftung. Sie findet in speziellen Entzugskliniken statt oder auch in den entsprechenden Abteilungen der psychiatrischen Landeskliniken oder der Allgemeinkrankenhäuser. Auskünfte oder Empfehlungen geben die zuständigen Beratungsstellen.

F: Und dann?

A: Die dritte Phase ist die Entwöhnung: Die Betroffenen haben zwar keine körperlichen Entzugserscheinungen mehr. Da das Suchtgedächtnis und somit die Alkoholabhängigkeit jedoch lebenslang bestehen bleiben, muss jeder Betroffene lernen, in Zukunft als „trockener Alkoholiker" zu leben. Dabei hilft eine umfangreiche Entwöhnungsbehandlung in einer Spezialklinik über mehrere, in der Regel vier bis sechs Monate. Sie dient der körperlichen und psychischen Rehabilitation und soll die Wiedereingliederung in das gewohnte Umfeld erleichtern.

Merke

Die **vier Phasen des Entzugs und der Entwöhnung** bei Alkoholikern sind:

1. Kontakt- und Motivationsphase
2. Entgiftungsphase
3. Entwöhnungsphase
4. Nachsorgephase

F: Sie sagten, die Alkoholabhängigkeit bleibt ein Leben lang bestehen. Das ist sicher nicht leicht für die Betroffenen.

A: Deshalb ist es so wichtig, dass sie sich in der vierten Phase – der sog. Nachsorgephase – nach wie vor Hilfe holen. In der Regel wird schon während der Entwöhnung ein individueller Nachsorgeplan erarbeitet. Ein wichtiger Bestandteil der Nachsorge ist der regelmäßige Besuch einer Selbsthilfegruppe. Damit sollte schon mit Beginn der Entwöhnung begonnen werden. Vor allem die Selbsthilfegruppen sind in dieser langen Phase der Wiedereingliederung wichtig: Der Suchtkranke ist nicht allein, er wird bei den regelmäßigen Treffs an sein Alkoholproblem erinnert, er trifft aber auch auf Menschen, die erfahren sind im Umgang mit der Alkoholkrankheit, die selbst Rückfälle erlebt haben und aus der Eigenerfahrung Tipps geben können, wie man mit schwierigen Situationen umgeht.

2.9.3 Prüfungsprotokoll 40

FALLGESCHICHTE

Ein 58-jähriger Mann kommt zu Ihnen in die Praxis. Er räumt offen ein, dass sein Alkoholkonsum in letzter Zeit ganz schön zugenommen hat. Vor zwei Wochen hat er seine Arbeit verloren, außerdem jährt sich demnächst der Todestag seiner Frau. Seit einiger Zeit hat er öfter Bauchschmerzen. Weil er an Gicht erkrankt ist, nimmt er ein Mittel zur Senkung der Harnsäure. Der Mann spricht leise, ist von den Bewegungen her verlangsamt. Nichts mache ihm mehr Freude, meint er. In der Vergangenheit wurde er schon einmal wegen Depressionen behandelt. Damals habe er schon einmal einen Suizidversuch unternommen. Zum Schluss sagt er: „Ach, ich weiß gar nicht, warum ich Sie damit belästige, alles hat sowieso keinen Sinn, es wäre eh besser, wenn ich gar nicht da wäre."

F: Wie gehen Sie hier therapeutisch vor?

A: Das Wichtigste ist die Abklärung der Suizidalität. Der letzte Satz gibt einen klaren Hinweis darauf, dass der Mann Suizidgedanken hat. Ich werde ihn bewusst darauf ansprechen und ihn evtl. zu einer Selbsteinweisung motivieren.

F: Was sonst noch fällt Ihnen bei dem Fall auf?

A: Die depressive Symptomatik: Es könnte sich um eine Anpassungsstörung mit depressiver Reaktion handeln: Der Mann hat eben erst seinen Arbeitsplatz verloren; außerdem ist er noch in der Trauerphase wegen des Tods seiner Frau. Da er allerdings in der Vergangenheit schon einmal wegen Depressionen medikamentös behandelt wurde, hat er eher eine depressive Episode. Ich würde ihn motivieren, zu einem Psychiater zu gehen, vorausgesetzt, er ist nicht schon in der Entscheidungsphase in Bezug auf die Suizidalität.

F: Gibt es sonst noch etwas, was Ihnen auffällt oder was Sie den Mann noch fragen möchten?

A: Nun, die Bauchschmerzen sind wahrscheinlich eine Folge des Alkoholkonsums: Betroffen sind meist der Magen und der Zwölffingerdarm; manchmal liegt auch eine Pankreatitis vor, eine Entzündung der Bauchspeicheldrüse.

F: Und was ist mit der Gicht?

A: Exzessives Trinken von Alkohol – vor allem Bier – verhindert das korrekte Ausscheiden von Harnsäure und kann so zu Gichtanfällen führen. Anstatt ein Mittel zur Senkung der Harnsäure einzunehmen, wäre es besser, den Alkoholkonsum zu reduzieren oder ganz mit dem Trinken aufzuhören.

F: Das könnten Sie ihm ja raten, oder?

A: Da müsste ich zunächst klären, ob der Mann alkoholabhängig ist oder erst in letzter Zeit viel getrunken hat. Die Bauchschmerzen und die Gichtanfälle sind zwar ein deutlicher Hinweis auf einen lang andauernden Alkoholkonsum, körperliche Schäden treten allerdings nicht nur bei Alkoholabhängigkeit, sondern auch bei einem länger andauernden Alkoholmissbrauch auf.

F: Welche Fragen stellen Sie da?

A: Im Wesentlichen frage ich direkt oder indirekt nach den typischen Merkmalen des Abhängigkeitssyndroms: Wie lange er schon trinkt, ob es zu einer Dosissteigerung oder körperlichen Entzugserscheinungen gekommen ist, wie sich sein Freizeitverhalten gestaltet, ob er das Trinken reduzieren kann oder ob er das Verlangen nach Alkohol zeitweise nicht in den Griff bekommt?

Merke

Bei *Klienten mit Alkoholproblemen* muss zuallererst geklärt werden:

- Ist der Betroffene *abhängig*?
- Oder handelt es sich um *Missbrauch* (schädlichen Gebrauch) von Alkohol?

F: Was machen Sie jetzt mit dem Mann?

A: Wenn er akut suizidgefährdet ist, muss als Erstes gewährleistet sein, dass er sich nicht umbringt. Wie vorher schon gesagt, werde ich ihn motivieren, sich selbst in eine psychiatrische

Klinik einzuweisen. Wenn er dazu nicht bereit ist, bleibt nur eine Einweisung nach dem Unterbringungsgesetz (➤ 2.1.3).

F: Gehen wir davon aus, dass der Mann nicht akut suizidgefährdet ist.

A: Dann kläre ich ihn darüber auf, dass er alkoholabhängig ist und ein Teil seiner Symptomatik – evtl. auch die Depressionen – dadurch verursacht werden können. Ich kläre ihn auch darüber auf, dass er unbedingt einen Entzug machen sollte, zunächst jedoch seine Depression behandelt werden muss. Ich motiviere ihn also, sich wegen der Depressionen in psychiatrische Behandlung zu begeben.

F: Wie gehen Sie sicher, dass er das auch tut?

A: Da gibt es mehrere Möglichkeiten: Ich kann z. B. in seiner Anwesenheit einen mir bekannten Psychiater anrufen und dann den Hörer an den Klienten weitergeben. Falls das nicht möglich ist, vereinbare ich einen Folgetermin; oder aber ich halte telefonischen Kontakt mit dem Mann, damit er sich wirklich in psychiatrische Behandlung begibt.

A: Sie nimmt offensichtlich Benzodiazepine. Ich werde sie fragen, wie viele Tabletten sie nimmt und sie aufklären, was die Folgeerscheinungen sein können, die sie wahrscheinlich eh schon kennt: Ängste, Depressionen, körperliche Entzugserscheinungen etc. Dass es ihr abends schlechter geht als untertags, könnte mit Entzugserscheinungen dieser Art zusammenhängen.

F: An was denken Sie in diesem Zusammenhang noch?

A: Dass viele Tablettenabhängige auch Alkohol trinken, oft beides zusammen. Viele geben zwar zu, Tabletten zu nehmen, verschweigen aber aus Scham ihre Alkoholsucht. Ich werde sie also darauf ansprechen.

F: Und dann? Arbeiten Sie mit ihr?

A: Auf keinen Fall. Ich mache ihr klar, wie wichtig es für sie ist, Menschen zu finden, die in diesem Bereich über viel Erfahrung verfügen und motiviere sie, sich an eine spezielle Beratungsstelle für Alkohol- und Medikamentenabhängigkeit zu wenden. Hilfreich hierfür ist die Website www.alkohol-hilfe.de – da sind alle Beratungsstellen in Deutschland alphabetisch aufgelistet.

2.9.4 Prüfungsprotokoll 41

FALLGESCHICHTE

Eine 38-jährige Versicherungsangestellte kommt zu Ihnen in die Praxis. Sie erzählt Ihnen, sie habe vor einem Jahr wegen ihrer Alkohol- und Tablettensucht acht Wochen in einer Klinik verbracht. Vor einigen Wochen kam es zur Trennung von ihrem Freund, mit dem sie drei Monate zusammen war. Die Hälfte der drei Monate war die Beziehung schon nicht mehr gut gewesen. Nach der Trennung habe sie wieder angefangen, zur Beruhigung Tabletten zu nehmen. Tagsüber arbeite sie und komme einigermaßen zurecht, abends gehe es ihr aber schlecht. Deswegen möchte sie die Sitzung auch abends haben. Sie sagt, sie habe Angst wegen der Tabletten, die sie nehme.

F: Was möchten Sie die Klientin noch fragen?

A: Ich werde als Erstes klären, inwieweit sie suizidgefährdet ist. Meist folgt auf die Phase der Entwöhnung in einer Fachklinik eine schwierige Zeit, denn die Probleme im sozialen Umfeld werden durch den Verzicht auf Alkohol ja nicht gelöst. Überdies hat der Verzicht auf Alkohol oft Depressionen zur Folge.

F: Wie kann man sich das erklären?

A: Durch den Konsum von Alkohol wird in unserem Gehirn vermehrt Dopamin und Serotonin ausgeschüttet. Der Körper gewöhnt sich an die Glückshormone, die Eigenproduktion wird reduziert. Wenn nun die Alkoholzufuhr fehlt, ist zu wenig von den Überträgerstoffen vorhanden – es kommt zu Depressionen, Ängsten, extremer Müdigkeit und Abgeschlagenheit. In der Regel dauert es sehr lange, um den natürlichen Dopamin- und Serotoninspiegel wiederherzustellen. Deshalb benötigen die Betroffenen oft medikamentöse Unterstützung, z. B. durch Antidepressiva oder Anti-Craving-Mittel, die das Verlangen nach Alkohol reduzieren.

F: Kehren wir zurück zu unserer Geschichte: Was müssten Sie die Frau sonst noch fragen?

2.9.5 Prüfungsprotokoll 42

FALLGESCHICHTE

Eine 48-jährige Frau kommt in die Praxis, weil sie nicht mehr weiß, wie es mit ihrer neuen Partnerschaft weitergehen soll. „Vor zwölf Monaten trennte sich mein Mann nach 21 Jahren von mir. Ich war im Schock, völlig neben mir. So war ich überglücklich, dass ein weitläufiger Bekannter mir seine Unterstützung beim Umzug und dem anschließenden Neuanfang anbot", erzählt sie. „Ich wusste zwar, dass dieser Mann gerne ein paar Bierchen trank, aber ich war einfach froh, dass jemand für mich da war. Wir unterhielten uns oft stundenlang, er sprach auch ziemlich offen über sein Alkoholproblem, und irgendwann begann ich, mich seiner Probleme anzunehmen: Ich erledigte seine Behördengänge, brachte Ordnung in sein chaotisches Umfeld und hatte somit erst einmal eine neue Aufgabe für mich gefunden. Inzwischen beichtete er mir, dass er sich in mich verliebt hätte, nutzte jede Gelegenheit mich zu sehen und spielte mir nichts mehr vor. Es kam die Zeit, wo ich seine Fahne schon von Weitem roch. Ich sagte ihm, das sei für mich ein Grund zur Trennung. Er reagierte zuerst mit Weinen, dann aggressiv-trotzig, schließlich folgten Eifersuchtsszenen. Trennen konnte ich mich nicht: Ich konnte ihn doch nicht hängenlassen, einen Mann, der so leidet. Inzwischen ist er in einer Spezialklinik für Alkoholentwöhnung. Zum Entzug war er erst bereit, als er in der Arbeit unter Alkoholeinfluss eine Maschine falsch bedient hatte und damit fast einen Kollegen lebensgefährlich verletzt hätte. Er hat jetzt die Hälfte der dreimonatigen Entwöhnung hinter sich und bittet mich ständig, mit ihm zu telefonieren oder ihn zu besuchen, wenn er einmal Ausgang bekommt. Ich werde das Gefühl nicht los, dass er auf mich zählt und nach der Entlassung aus der Klinik unsere Beziehung fortführen möchte. Ich weiß nicht, ob ich das überhaupt will. Andererseits sagt mir mein schlechtes Gewissen, dass ich ihn nicht verlassen darf: Jeder hat doch eine Chance verdient."

F: Was sind Ihre Gedankengänge zu dem Fall?

A: Als Erstes fällt mir auf, dass die Trennung erst ein Jahr zurückliegt, dass die Frau also nach dem Schock immer noch in einer Art Trauerphase ist, die man als Anpassungsstörung bezeichnen könnte. In dieser Phase sind wechselhafte Gefühle ganz typisch, es ist also nicht günstig, in diesem Gemütszustand eine Entscheidung über eine gemeinsame Zukunft zu treffen. Dazu kommt, dass die Frau den Mann offensichtlich nicht liebt, sondern nur aus Mitleid handelt.

F: Gibt es noch etwas, was Ihnen ins Auge fällt?

A: Dass die Frau durch die Hilfestellung des Mannes in eine Art Co-Abhängigkeit geraten ist. Ich würde sie fragen, ob sie auch früher schon die Tendenz hatte, anderen wichtige Entscheidungen zu überlassen oder sich für andere – evtl. den Mann – aufzuopfern. Falls die Frau dies bejaht, leidet sie wahrscheinlich an einer abhängigen Persönlichkeitsstörung und hat ein neues „Opfer" gefunden für ihren Helferdrang.

F: Ist das hier der Fall? Was denken Sie darüber?

A: Die Frau sagt selbst, dass sie dem Mann dankbar ist für seine Hilfe; dass sie froh war, jemanden gefunden zu haben, mit dem sie sich unterhalten konnte – in dieser Phase war es also eine Hilfe auf Gegenseitigkeit. Was mir auffällt ist, dass der Mann nicht auf Bitten der Frau einen Entzug macht, sondern auf Druck der Firma, wo er alkoholisiert fast einen schweren Unfall verursacht hätte. Das ist der Frau auch klar und jetzt, wo sie räumlichen Abstand gewonnen hat, weiß sie nicht, ob sie die Beziehung fortführen möchte. Wenn es sich also um keine Persönlichkeitsstörung handelt, könnte ich mir vorstellen, mit der Frau psychotherapeutisch zu arbeiten.

F: Und wie?

A: Die Frau hat eine Trennung hinter sich, die sie verarbeiten muss, und sie ist in einem aktuellen Konflikt zwischen ihren Gefühlen und ihrem schlechten Gewissen. Wenn sie erlebt, dass sie im geschützten Rahmen der Therapie ihre Gefühle wahrnehmen und äußern darf, wird ihr das helfen herauszufinden, ob sie in ihrem tiefsten Inneren mit dem Mann eine Beziehung haben will oder nicht. Alternativ könnte ich mir auch eine kognitive Verhaltenstherapie vorstellen, bei der es in ihrem Fall darum gehen wird, verzerrte Kognitionen („Ich muss helfen", „Ich kann ihn doch nicht alleine lassen") zu erkennen und zu verändern.

2.9.6 Benzodiazepine, Cannabis und Ecstasy

Tab. 2.34 Benzodiazepine, Cannabis und Ecstasy.

Kurzfälle mit Schlüsselsymptomen	Typische Merkmale und Symptome	Verdachtsdiagnose nach ICD-10
• Ein 75-jähriger allein lebender Mann wird zum zweiten Mal innerhalb von acht Tagen in die Klinik eingeliefert, weil er wegen Muskelschwäche und Schwindelattacken gestürzt ist und sich am Kopf und am rechten Unterarm verletzt hat. Auf Nachfragen kann er sich nicht erinnern, wie genau es zu dem Sturz gekommen ist. Er klagt jedoch darüber, dass er sich – vor allem am Morgen – sehr schwach auf den Beinen fühle. Im Aufnahmegespräch fällt auf, dass der Mann langsam, leise und etwas verwaschen spricht und einen apathischen Eindruck vermittelt. Auf Nachfragen gibt er zu, regelmäßig „etwas zum Schlafen" zu nehmen. Da das Mittel in der letzten Zeit nicht mehr geholfen habe, habe er einfach die Dosis erhöht.	• Der 75-Jährige hat diverse Symptome, die bei Überdosierung von Benzodiazepinen oder als Nebenwirkung bei länger andauerndem Konsum von Sedativa (Beruhigungsmitteln) auftreten können. Da der Mann in letzter Zeit die Dosis erhöht hat, sind die Symptome wohl Folgen einer Überdosierung (Intoxikation). • typische Symptome einer Benzodiazepinintoxikation: – Muskelschwäche, als Folge davon Gang- und Standunsicherheit – langsame, leise, verwaschene Sprache – Nystagmus (Doppelbilder) – Apathie als Folge der Sedierung – kurzzeitige Amnesie nach Einnahme des Medikaments (anterograde Amnesie)	Sedativaintoxikation (F13.0)
• Eine 38-jährige Mutter von drei Kindern stürzt bei einem Familienausflug vom Fahrrad und ist kurzzeitig bewusstlos. Sie wird vom Rettungswagen in die Klinik gebracht, wo man sie wegen ihrer Kopfverletzung für mehrere Tage unter Beobachtung hält. Am vierten Tag ihres Klinikaufenthalts fragt sie ihren Mann, ob sie bald sterben werde: „Letzte Nacht saß eine dunkle Gestalt am Fußende des Betts, die hat mir große Angst gemacht. Ich kann übrigens kaum mehr schlafen und fühle mich zittrig, schwach und innerlich unruhig – fast wie bei einer Grippe." Auf Nachfragen des behandelnden Arztes berichtet der Mann, seine Frau fühle sich wegen der drei Kinder oft überlastet und leide seit einigen Jahren an Schlafstörungen und depressiven Verstimmungen.	• Für die Symptome der Frau gibt es verschiedene Erklärungen. Die wahrscheinlichste ergibt sich als aus dem letzten Satz der Geschichte: Bei Überlastung und depressiven Syndromen haben die Betroffenen oft Schlafprobleme und nehmen deshalb häufig Beruhigungs- und Schlaftabletten, in der Regel Benzodiazepine. Je nach Dosis und Halbwertszeit des Medikaments kann es schon nach zwei bis drei Tagen zu einem Entzugsdelir kommen. • Die Geschichte enthält diverse Symptome eines Benzodiazepinentzugdelirs: optische Halluzinationen, Ängste, Krankheitsgefühl, Schwäche, psychomotorische Unruhe. • Wegen des Verdachts eines sich anbahnenden Delirs sollte sofort der diensthabende Arzt informiert werden.	Sedativaentzug-Syndrom (F13.3)

Tab. 2.34 Benzodiazepine, Cannabis und Ecstasy (Forts.).

Kurzfälle mit Schlüsselsymptomen	Typische Merkmale und Symptome	Verdachtsdiagnose nach ICD-10
• Wegen vorzeitiger Wehen wird Elke H. in der Klinik sechs Wochen mit wehenhemmenden Medikamenten behandelt. Gegen das Herzrasen und die permanente Schlaflosigkeit bekommt sie täglich Valium in hohen Dosen – über die Infusion, später auch in Tablettenform. Die vorzeitige Entbindung verläuft problemlos, allerdings fällt dem bei der Geburt anwesenden Vater auf, dass das Baby beim Durchschneiden der Nabelschnur nur leise wimmert und beim Anlegen an die Brust nicht saugt. In den folgenden Tagen ist das Neugeborene – ein Junge – extrem schläfrig, matt, kraftlos und trinkfaul. Frau H. hat zu wenig Milch, um ihr Baby zu stillen. Nach acht Tagen bekommt das Kind Fläschchennahrung. Das Baby ist zunächst nach wie vor sehr ruhig, schreckt allerdings öfter im Schlaf auf. Beim Baden und Wickeln kommt es nach einigen Tagen unvermittelt zu einem Zittern des ganzen Körpers und Zuckungen der Gliedmaßen. Manchmal auch läuft das Baby auf dem Wickeltisch krebsrot an. Die erschreckten Eltern konsultieren eine Kinderärztin. „Durch die frühe Geburt ist wahrscheinlich das Nervensystem noch nicht völlig entwickelt, das wird sich bald geben", meint diese. Die weitere körperliche Entwicklung ist verzögert: Das Baby krabbelt erst mit 13 Monaten, die ersten selbstständigen Laufversuche unternimmt es mit anderthalb Jahren, auch die Sprachentwicklung ist verlangsamt. Insgesamt ist das Kind oft schreckhaft und ängstlich. Eine zweimalige Untersuchung im Kinderkrankenhaus ergibt keinen Hinweis auf eine frühkindliche Intelligenzminderung. In der Folgezeit besucht der Junge problemlos Grundschule und Gymnasium und macht mit 19 Jahren erfolgreich sein Abitur.	Da das Neugeborene im Mutterleib hohen Dosen des Beruhigungsmittels Valium ausgesetzt war, kommt es nach der Geburt zu zwei Folgeerscheinungen: 1. Nach der Abnabelung von der Mutter ist das Baby zunächst noch voll sediert mit diversen Symptomen einer Benzodiazepinintoxikation: Schläfrigkeit, Schreischwäche, schwaches Saugen, verminderte Muskelspannung („matt und kraftlos"). 2. Über die Muttermilch bekommt das Baby zunächst noch Valium zugeführt, nach dem Abstillen jedoch kommt es zu Entzugssymptomen, die sich in Zittern, Zucken und Schreckhaftigkeit äußern und die Regelung der Körpertemperatur beeinträchtigen („plötzliches Rotanlaufen").	1. Benzodiazepinintoxikation bei Neugeborenen (F13.0) 2. Benzodiazepinentzug-Syndrom bei Neugeborenen (F13.3)
• Eine Mutter kommt mit ihrem 15-jährigen Sohn zu Ihnen und sagt, sie wisse nicht, was mit ihm los sei: Der Junge wirke auf sie so depressiv. „Er geht nicht mehr zum Fußballverein, hat sich total zurückgezogen, ist missmutig und wortkarg, schläft viel und vernachlässigt die Körperpflege". Seine schulischen Leistungen seien stark abgefallen, oft sei er morgens so müde und lustlos, dass er einfach nicht zur Schule gehe und sie ihm eine Entschuldigung schreiben müsse. Er erscheine kaum noch zum Essen, doch neulich habe sie ihn nachts erwischt, wie er am Kühlschrank Essen gierig in sich hineinstopfte. Außerdem habe er gerötete Augen. „Hat der Junge eine Essstörung? Oder gar eine chronische Augenentzündung?", fragt sie den Therapeuten.	• typische Symptome eines länger andauernden Missbrauchs von Cannabis: – Null-Bock-Mentalität (amotivationales Syndrom/Passivitätssyndrom) – Antriebsminderung (schlafen, mangelnde Körperpflege) – kognitive Beeinträchtigungen: Störungen von Konzentration und Aufmerksamkeit, Vergesslichkeit (Abfall der schulischen Leistungen) – nach dem „Kiffen": gerötete Bindehaut („konjunktivale Injektion") und Appetitsteigerung (oft Hunger nach Süßem)	Cannabinoidintoxikation (F12.0)
• Eine Mutter erzählt: „Ich mache mir Sorgen wegen Jochen. Jochen ist 17 und steht vor dem Realschulabschluss. Die ganze Woche hängt er rum, lässt die Schule schleifen, sitzt nur noch vor dem PC oder ist mürrisch und gereizt. Dann, am Wochenende, sehe ich ihn eigentlich nur am frühen Nachmittag, wenn er aufsteht. Da ist er fröhlich, aufgedreht, nimmt mich zwischendurch in den Arm … und schon ist er wieder weg, beim Tanzen und Feiern mit Freunden. So kann es nicht weitergehen. Sagen Sie mir bitte, was mit dem Jungen los ist."	• Verdacht auf Missbrauch von Amphetaminen, z. B. Ecstasy (XTC), das meist nur am Wochenende – beim Feiern und Tanzen – „eingeworfen" wird. Symptome: – bei Konsum: Euphorie, Antriebssteigerung – bei Entzug: Müdigkeit, Reizbarkeit, dysphorische Verstimmung, Passivität und Interesselosigkeit	1. Akute Intoxikation durch Stimulanzien (z. B. Ecstasy) (F15.0) 2. Entzugssyndrom nach Konsum von Stimulanzien (Ecstasy) (F15.3)

Tab. 2.34 Benzodiazepine, Cannabis und Ecstasy (Forts.).

Kurzfälle mit Schlüsselsymptomen	Typische Merkmale und Symptome	Verdachtsdiagnose nach ICD-10
• Die Mutter des 23-jährigen Studenten Rolf M. kommt in die Praxis und bittet Sie um Rat. „Rolf ist so unausgeglichen und auch unberechenbar: Es gibt Zeiten, da ist er mürrisch, gereizt und depressiv verstimmt. Oft streitet er beim geringsten Anlass oder wird wütend und aggressiv. Zu anderen Zeiten ist er wie aufgedreht, isst kaum etwas und kann für sein Studium nächtelang durcharbeiten."	1. Verdacht auf Missbrauch von Aufputschmitteln (Stimulanzien, Amphetamine) zum „Hirndoping", um „nächtelang durcharbeiten zu können" („wie aufgedreht", „isst kaum etwas") 2. Im Anschluss daran depressive Entzugssymptomatik mit Reizbarkeit, Aggressivität, Streitsucht und depressiven Verstimmungen (F15.0 und F15.3). **Wichtig zu wissen:** Das für ADHS eingesetzte Medikament „Ritalin" wirkt bei Gesunden aufputschend und wird deshalb von Studenten oft genommen, um die Konzentration zu steigern und die Müdigkeit zu unterdrücken.	Schädlicher Gebrauch von Stimulanzien (F15.1) Wirkung: 1. Akute Intoxikation durch Stimulanzien (F15.0) 2. Entzugssyndrom nach Konsum von Stimulanzien (F15.3)

2.9.7 Prüfungsprotokoll 43

FALLGESCHICHTE

Frau L. kommt in ihre Praxis, weil sie in dem Kaufhaus, in dem sie als Verkäuferin arbeitet, weinend zusammengebrochen ist. „Ich hatte Streit mit einer Kundin, die sich daraufhin beim Geschäftsführer beschwerte", erzählt sie. „Obwohl ich im Recht war, ergriff mein Chef Partei für die Kundin. Ich merkte, wie die Angst hochkroch, wie mein Hals zuging, ich Atemprobleme bekam, zitterte und dann zusammenbrach." In der Nacht habe sie schlecht geschlafen. Schon am Morgen habe sie sich schwach und zittrig gefühlt. „Mir war übel, also habe ich nicht gefrühstückt, vielleicht war ich deshalb nervlich nicht so belastbar. Nach dem Vorfall meldete ich mich krank und ging zu einer Freundin. Sie gab mir ein Valium – die waren mir nämlich ausgegangen. Und als es mir besser ging, tranken wir ein Glas Sekt. Jetzt habe ich Angst, wieder einen solchen Anfall zu bekommen. Ich hoffe, sie können mir helfen."

F: In welche Richtung geht Ihre Diagnose?

A: Im ersten Teil der Geschichte scheint die Frau einen klassischen Angstanfall zu haben, der durch die Situation mit der Kundin und ihrem Chef ausgelöst wurde. Dass der Chef nicht für sie, sondern für die Kundin Partei ergreift, könnte mit Erlebnissen aus der Kindheit zu tun haben, bei denen Vater oder Mutter nicht ihr, sondern z. B. dem Bruder Recht gegeben haben. Was mir allerdings zu denken gibt, ist die Geschichte mit dem Valium: Die Angstsymptome könnten auch auf ein Entzugssyndrom hinweisen. Wie sie sagt, waren ihr die Valiumtabletten ausgegangen. Auch ein Missbrauch von Alkohol in Zusammenhang mit den Benzodiazepinen müsste durch Fragen geklärt werden.

F: Was fragen Sie die Frau?

A: Ob sie häufig Beruhigungstabletten nimmt und in welcher Dosis. Falls ja, kläre ich sie auf, dass Benzodiazepine, wie z. B. Valium, schon nach sechs Wochen abhängig machen. Auch darüber, dass beim Entzug massive Angstzustände auftreten können, verbunden mit vegetativen Symptomen wie Zittern, Atemnot, Schwächegefühl und Übelkeit – alles Symptome, die in unserer Geschichte vorkommen. Ich kläre sie ebenfalls darüber auf, dass es eine Wechselwirkung zwischen Alkohol und „Benzos" gibt, d. h. dass Alkohol die Wirkung der Beruhigungstabletten verstärkt und umgekehrt.

F: Die Frau gesteht, dass sie jede Nacht eine oder zwei Valium nimmt, um besser schlafen zu können. Und auch, dass sie manchmal untertags eine Tablette schluckt, um den Stress im Kaufhaus besser zu ertragen. Alles gehe ihr dann leichter von der Hand. Was machen Sie mit der Klientin jetzt?

A: Ich lege ihr nahe, sich mit dem Arzt in Verbindung zu setzen, der ihr die Tabletten verschrieben hat, und erkläre ihr, dass sie unbedingt einen Entzug machen muss, der schrittweise („fraktioniert") erfolgen sollte. Dabei kann nur der Arzt entscheiden, ob der Entzug ambulant möglich ist oder die Entgiftung in der Klinik erfolgen muss.

2.9.8 Prüfungsprotokoll 44

FALLGESCHICHTE

Eine 21-jährige junge Frau – Yvonne M. – kommt in Begleitung der Mutter in die Praxis. Sie wirkt ungepflegt und zeigt wenig Interesse. „Yvonne hat sich so verändert", berichtet die Mutter. Außerdem habe sie stark zugenommen. Nach dem Abitur vor anderthalb Jahren wollte sie Sozialpädagogik studieren, habe sich aber an der Uni nicht eingeschrieben. Dann wollte sie eine Ausbildung zur Reiseverkehrsfrau machen, habe bisher aber nur zwei Bewerbungen abgeschickt. Tagsüber liege sie nur im Bett und schlafe, nachts sitze sie am Computer oder vor dem Fernseher. „Vor vier Wochen hatte sie eine Art Nervenzusammenbruch, mehr wissen wir nicht, denn wir waren gerade in Kurzurlaub. Den Grund hat sie uns nicht gesagt." Im Gespräch mit Yvonne – allein, ohne die Mutter – fragt der Therapeut die junge Frau, wie es ihr so gehe. „Gut", erwidert sie. Und was es mit dem Nervenzusammenbruch auf sich habe? „Das kam vom Kiffen. Ich hatte zwei Freunde eingeladen, am Wochenende … meine Eltern waren zwei Tage weg. Da habe ich wohl etwas zu viel erwischt oder das Zeug war nicht ganz sauber. Ich habe plötzlich Angst bekommen, dachte, die hätten mich vergiftet. Konnte mich kaum bewegen und redete wirres Zeug … Am nächsten Morgen haben die beiden Angst bekommen und den Notarzt gerufen, doch als der kam, war alles wieder im grünen Bereich", erzählt sie mit leiser, etwas schleppender Stimme. Auf ihre berufliche Zukunft angesprochen, meint sie: „Ist mir alles egal. Ich habe zu nichts Lust."

tieren. Er fühlt sich beobachtet und kontrolliert und sagt zu seiner Schwester: „Wenn dir Leute entgegenkommen, musst du ihnen in die Augen schauen, dann bemerkst du, dass sie dich beobachten … Sie haben es auf mich abgesehen, weil ich zu denen gehöre, die Bescheid wissen. Wer weiß, wird ausgeschaltet."

2.9.10.11 ☐ Eine 48-jährige Frau wird vom Notarzt in die Klinik gebracht. Sie schwitzt, zittert und redet wirres Zeug. Als der Arzt sie fragt, ob sie weiß, wo sie sich befindet, antwortet sie: „In meiner Lieblingskneipe." Sie hat an den Oberarmen und an einer Schulter blaue Flecken, deren Herkunft sie nicht erklären kann.

2.9.10.12 ☐ Ein jugendlicher Autofahrer wird von der Polizei gestoppt, nachdem er in voller Geschwindigkeit mehrmals bei Rot über die Kreuzung gefahren ist, durch seine riskanten Überholmanöver andere Verkehrsteilnehmer gefährdet und einen der Polizeibeamten als „Scheißbullen" beschimpft hat. Als seine Begleiterin beruhigend den Arm um ihn legen will, brüllt er sie an: „Geh doch zu deinem Lover, Schlampe … und wirf noch ein paar ‚E's' ein, dann habt ihr richtig Spaß, ihr zwei." Aufgrund seines Verhaltens nehmen die Polizeibeamten ihn fest und fahren ihn in die nächstgelegene psychiatrische Klinik.

2.10 Lerneinheit „Kognitive Störungen"

Begriffsklärung: Was bedeutet das Wort „kognitiv"?

Das Wort kommt aus dem Lateinischen und beinhaltet verschiedene Bedeutungen, die wir mit Gedächtnis, Intelligenz und logischem Denken verbinden. In Zusammenhang mit dem Thema dieser Lerneinheit geht es vor allem um folgende Problembereiche:

- Störungen des Gedächtnisses und Lernens
- Störungen der Konzentration und Aufmerksamkeit
- Störungen des Verstehens und Begreifens
- Störungen des abstraktes Denkens, der Urteilsfähigkeit und der Problemlösung
- Sprachstörungen (z. B. Wortfindungsstörungen)
- verminderte Fähigkeit zu planen und zu organisieren

Bei welchen Erkrankungen gibt es kognitive Störungen?

Kognitive Störungen (➤ Abb. 2.19) finden sich bei sehr vielen Erkrankungen, am häufigsten natürlich bei einer Schädigung des Gehirns durch ein Schädel-Hirn-Trauma (SHT), einen Hirntumor, eine entzündliche Erkrankung des Gehirns oder ein Absterben von Nervenzellen als Folge eines Schlaganfalls oder eines Herzinfarkts. Auch bei neurologischen Erkrankungen wie Epilepsie, Multipler Sklerose oder Morbus Parkinson kann es zu kognitiven Einbußen kommen. Im Mündlichen kommen Fragen hierzu nur, wenn man z. B. einen beginnenden Hirntumor mit einer vaskulären Demenz oder Morbus Alzheimer verwechseln könnte. Um einen Überblick über die vielen möglichen Verursachungen kognitiver Störungen zu geben, wurden all diese „Sonderfälle" trotzdem in die folgende Überblicksgrafik aufgenommen.

Besonders häufig im Mündlichen: Fragen und Fallgeschichten zu Gedächtnis- und Konzentrationsstörungen in Zusammenhang mit einem depressiven Syndrom, die man evtl. mit einer demenziellen Erkrankung verwechseln könnte (Fallgeschichten ➤ 2.10.3)

2.10.1 Hirnorganisch bedingte demenzielle Syndrome

Häufig im Mündlichen abgefragt werden hirnorganisch bedingte Demenzerkrankungen (➤ Abb. 2.20). Dazu zählen natürlich Morbus Alzheimer, aber auch die vaskuläre Demenz oder demenzielle Erkrankungen als Folge einer Verletzung oder Erkrankung des Gehirns. Manchmal kann es auch wichtig sein, eine beginnende Demenz von einer normalen Altersvergesslichkeit (ICD-10: „Leichte kognitive Störung", F06.7) abzugrenzen, deshalb wurde diese in die Überblicksgrafik aufgenommen.

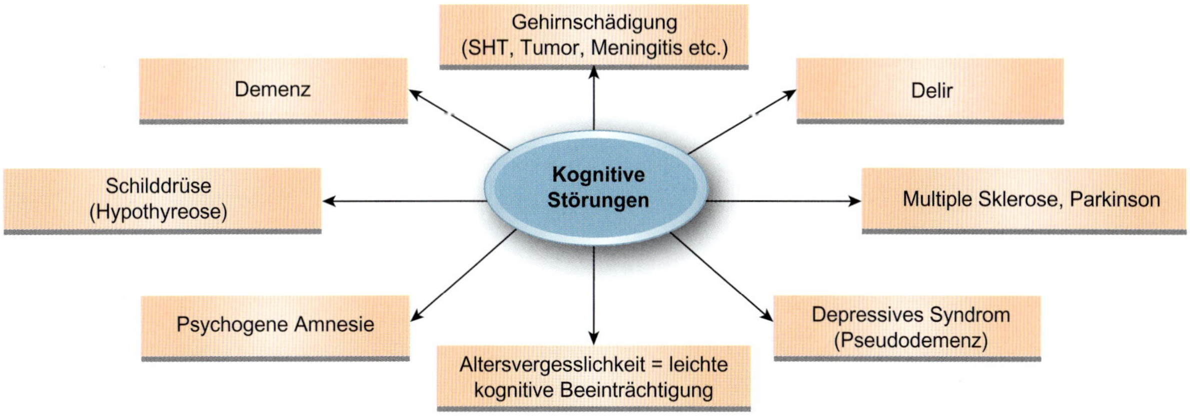

Abb. 2.19 Kognitive Störungen.

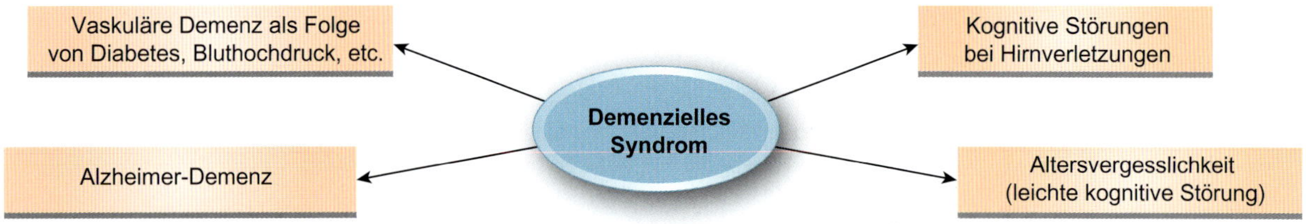

Abb. 2.20 Demenzielles Syndrom.

Tab. 2.35 Hirnorganisch bedingte demenzielle Syndrome.

Kurzfälle mit Schlüsselsymptomen	Typische Merkmale und Symptome	Verdachtsdiagnose nach ICD-10
• Eine 86-jährige Frau läuft am helllichten Tag auf der Straße vor ihrem Reihenhaus in Nachthemd und Morgenrock herum. Die Frau ist seit vielen Jahren Ihre Nachbarin, die sie sonst immer freundlich gegrüßt hat. Nun erkennt sie Sie auf einmal nicht mehr. Was könnte sie haben?	• Die Frau hat schwere Gedächtnisstörungen: Sie erkennt ihre langjährigen Nachbarn nicht mehr. • Sie kann Routinetätigkeiten des alltäglichen Lebens nicht mehr alleine ausführen (Kleidung). • Differenzialdiagnose 1: plötzlicher Beginn durch einen oder mehrere Schlaganfälle oder einen größeren Hirninfarkt: vaskuläre Demenz, in diesem Fall am wahrscheinlichsten (sie erkennt Sie „auf einmal" nicht mehr) • Differenzialdiagnose 2: langsam fortschreitender Abbau der kognitiven Fähigkeiten, mindestens sechs Monate andauernd: Alzheimer-Demenz. Die Diagnose müsste durch weitere Fragen erhärtet oder ausgeschlossen werden.	Vaskuläre Demenz mit akutem Beginn (F01.0) oder Demenz bei Alzheimer-Krankheit mit spätem Beginn (Typ I) (F00.1)
• Eine Frau mittleren Alters kommt in Begleitung ihres 72-jährigen Vaters in die Praxis. Seine Frau ist vor zehn Jahren gestorben. Seit dem Tod der Ehefrau lebt der Mann allein. Zunehmend verdächtigt er in letzter Zeit die Nachbarn, dass sie ihn durch Schikanen wie nächtliches Geflüster zum Auszug zwingen wollen. Dahinter stecke der russische Geheimdienst, der das Essen, das man ihm jeden Tag bringe, vergifte und Gas in seine Wohnung leite. „Früher roch es nach Zwiebeln und Knoblauch, aber seit einigen Wochen riecht es eindeutig nach Gas", meint er. Auf seine Frau angesprochen, lächelt er, zeigt auf seinen Ehering und bricht dann unvermittelt in lautes, hemmungsloses Weinen aus. Auf Nachfrage weiß er zwar, wie er heißt. Sein Alter, das aktuelle Datum und seine Adresse kann er jedoch nicht angeben. Wenn man ihm Fragen stellt, gibt er Antworten, die des Öfteren nichts mit der Frage zu tun haben. Erinnerungen an die Vergangenheit sind nur lückenhaft und zeitlich verzerrt vorhanden – so glaubt er z. B. im Haus seines Sohnes zu wohnen, der ihn nach dem Tod der Frau für drei Monate bei sich aufgenommen hatte. Als seine Tochter ihn darauf anspricht, schaut er sie fragend an und meint: „Wer sind denn Sie?"	• Der Mann kennt zwar seinen Namen, ist jedoch zu Zeit, Ort und Situation desorientiert. • Er hat schwere biografische Lücken und kennt seine eigene Tochter nicht mehr. • Er hat Probleme, sich auf die Fragen des Therapeuten zu konzentrieren bzw. sie zu verstehen. • Begleitend zu den kognitiven Defiziten leidet er unter Affektlabilität („er lächelt, dann bricht er in hemmungsloses Weinen aus"). • Überdies leidet er an einem Vergiftungs- und Verfolgungswahn, begleitet von Geruchshalluzinationen (bzw. -illusionen), wie sie im Spätstadium von Morbus Alzheimer oft vorkommen. • Dauer der Erkrankung: wesentlich länger als sechs Monate	Demenz bei Alzheimer-Krankheit mit spätem Beginn (Typ I) (F00.1)
• Nach einem schweren Verkehrsunfall mit Schädelbruch zeigen sich bei einer 38-jährigen Frau Störungen der Merkfähigkeit und der Konzentration. Die Frau ist bewusstseinsklar. Sie ist jedoch oft depressiv verstimmt, wechselt schnell die Stimmung und wird beim geringsten Anlass aggressiv. Nach Abheilen der körperlichen Verletzungen bleiben die kognitiven und affektiven Störungen erhalten. Darüber hinaus schafft die Frau es nicht mehr, ohne Hilfe ihrer Tochter den Haushalt zu organisieren und ihre finanziellen Belange zu regeln.	• Drei Leitsymptome (G1–G3) für eine Demenz sind vorhanden: – Abnahme des Gedächtnisses – Abnahme anderer kognitiver Fähigkeiten wie z. B. die Fähigkeit zu planen – *keine* Bewusstseinstrübung • Der für eine Alzheimer-Demenz typische schleichende Beginn (Dauer: mindestens sechs Monate) ist hier nicht gegeben: Die Schädigung des Gehirns erfolgte abrupt durch ein Schädel-Hirn-Trauma. • genaue Diagnose nach ICD-10: „Demenz bei sonstigen, andernorts klassifizierten Krankheiten (F02.8), hier: Schädel-Hirn-Trauma (T90.2)"	Demenz bei Schädel-Hirn-Trauma (F02.8)

Tab. 2.35 Hirnorganisch bedingte demenzielle Syndrome (Forts.).

Kurzfälle mit Schlüsselsymptomen	Typische Merkmale und Symptome	Verdachtsdiagnose nach ICD-10
• Ein 64-jähriger Hauptschullehrer kommt in Begleitung seiner Frau in die Praxis. Sie berichtet, ihr Mann sei in der letzten Zeit so „schusselig" geworden: Er verlege Dinge, vergesse des Öfteren Termine und sitze ewig lang beim Korrigieren, unfähig, sich länger auf eine Arbeit zu konzentrieren. Zu gewissen Zeiten könne es durchaus vorkommen, dass er seine Telefonnummer nicht mehr wisse oder vor dem Bankautomaten stehe und kein Geld abheben könne, weil er seine Geheimnummer vergessen habe. Der Mann gibt widerwillig zu, dass er oft länger brauche als früher, bis ihm Telefonnummern, die Namen von Schülern, manchmal sogar die Namen von Kollegen einfallen. „Ich gebe mir dann etwas Zeit, denke kurz an etwas anderes – und schon ist alles wieder da." Besonders schlimm sei es, wenn er zwei oder drei Sachen gleichzeitig erledigen müsse oder Druck von der Schule habe. „Wenn dann wieder Ruhe in mein Leben eingekehrt ist, normalisiert sich auch mein Denken und mein Gedächtnis. Trotzdem habe ich Ängste, es könne sich um eine beginnende Alzheimer-Erkrankung handeln." Um ganz sicher zu gehen, nennt der Therapeut drei Begriffe, spricht dann über die Probleme des Mannes und bittet ihn nach einiger Zeit, die drei Begriffe zu wiederholen. Der Mann kann sich an alle drei Begriffe erinnern. Auch das Zeichnen einer Uhr mit der Uhrzeit „20 nach elf" bereitet dem Lehrer keine Probleme.	• leichtere kognitive Störungen in Bezug auf Gedächtnis und Konzentrationsvermögen, welche die Alltagskompetenz nicht beeinträchtigen • Die Beschwerden treten vermehrt in Stresssituationen auf und gehen zurück, wenn im Leben Ruhe eingekehrt ist. • Der Mann braucht zum Sich-Erinnern längere Zeit als früher – ein deutlicher Hinweis auf eine Verlangsamung der Denkvorgänge, wie sie für die normale Altersvergesslichkeit ab etwa 60 Jahren typisch sind. • Zwei typische Tests für den Nachweis einer Demenz ergeben keinen Hinweis auf eine schwerwiegende kognitive Beeinträchtigung, wie sie für eine demenzielle Erkrankung wie Morbus Alzheimer typisch wäre. • Der Lehrer leidet an einer leichten kognitiven Störung (F06.7), die man vor Einführung der ICD-10 als „normale Altersvergesslichkeit" bezeichnet hat.	Leichte kognitive Störung (F06.7)
• Ein 64-jähriger übergewichtiger Hauptschullehrer kommt in Begleitung seiner Frau in die Praxis. Sie berichtet, ihr Mann sei in der letzten Zeit so „schusselig" geworden: Er verlege Dinge, vergesse des Öfteren Termine und sitze ewig lang beim Korrigieren, unfähig, sich länger auf eine Arbeit zu konzentrieren. Das Ganze habe vor etwa einem Jahr begonnen: „Wir waren bei Freunden, da hat er plötzlich ins Leere gestarrt und war für zwei bis drei Minuten verwirrt und nicht ansprechbar. Seitdem hat seine Vergesslichkeit stark zugenommen: Er vergisst Namen von Leuten, inzwischen sogar seine eigene Telefonnummer. Einmal saß er zu Hause, da hat die Sekretärin angerufen und gefragt, wo er denn bleibe: Er hatte einfach die Tage verwechselt und wollte erst zum Nachmittagsunterricht in die Schule kommen." „Inzwischen gab es noch zwei Vorfälle dieser Art", berichtet die Frau weiter. „Der letzte war vor wenigen Tagen: Nach einem Wortwechsel mit Schülern verließ er aufgebracht die Schule. Ich habe ihn abgeholt, er war wütend, schimpfte laut, dann verstummte er plötzlich und gab auf meine Fragen keine Antwort. ‚Geht schon wieder', meinte er nach einigen Minuten. Einen Tag später gestand er mir, er habe für einige Minuten ein taubes Gefühl in der linken Gesichtshälfte gehabt und auf dem linken Auge nichts mehr gesehen. Wenig später war alles wieder normal. ‚Brauchst dir keine Sorgen zu machen', meinte er. Ich mache mir aber große Sorgen! Seitdem hat mein Mann nämlich massive Wortfindungsstörungen. Wenn ich ihn darauf anspreche, schreit er mich an, knallt die Türen oder verlässt wortlos das Haus. Gestern war er im Großmarkt einkaufen. Er kam und kam nicht. Schließlich stellte sich heraus, dass er mit dem Auto nicht mehr den Weg nach Hause gefunden hatte. Hat mein Mann Alzheimer?" Auf Nachfragen ergänzt der Mann, er leide seit Jahren an Bluthochdruck und müsse sich wegen Diabetes täglich Insulin spritzen.	• Die kognitiven Störungen entwickeln sich nicht langsam progredient, es kann sich also nicht um Morbus Alzheimer handeln. • Es gibt einen deutlichen Zusammenhang mit Ereignissen, bei denen es offensichtlich zu vorübergehenden (transitorischen) ischämischen Anfällen (TIA) gekommen ist, beim letzten Mal sogar zu einem kleineren Schlaganfall mit neurologischen Ausfällen. • Die kognitiven Defizite sind wesentlich gravierender als bei einer normalen Altersvergesslichkeit. • Der Mann leidet an Bluthochdruck und Diabetes, zwei Erkrankungen, die oft mit einer Schädigung der Blutgefäße im Gehirn einhergehen. • Begleitend haben wir eine Beeinträchtigung der Affektkontrolle, wie sie bei demenziellen Erkrankungen häufig vorkommt.	Vaskuläre Demenz (F01)

Tab. 2.35 Hirnorganisch bedingte demenzielle Syndrome (Forts.).

Kurzfälle mit Schlüsselsymptomen	Typische Merkmale und Symptome	Verdachtsdiagnose nach ICD-10
• Karin ist 14 Jahre alt und besucht die Hauptschule. Seit Jahren leidet sie an Konzentrationsstörungen und Problemen beim Lernen. Kurzzeitig kann sie sich zwar Dinge merken, vergisst sie jedoch schnell und muss sich deshalb sehr anstrengen, um durchschnittliche Leistungen zu erbringen. Im Deutschunterricht fällt es ihr schwer, Dinge zusammenzufassen und Wichtiges von Unwichtigem zu trennen. Ihr sprachlicher Ausdruck ist umständlich, beim Erzählen kommt sie oft nicht „auf den Punkt" und ist nur schwer zu einem Themenwechsel zu bewegen. In der Vorgeschichte findet sich ein schwerer Verkehrsunfall mit Schädel-Hirn-Trauma und mehrtägiger Bewusstlosigkeit im Alter von fünf Jahren. Seitdem leidet Karin an Kopfschmerzen, Schwindel und depressiven Verstimmungen	• Nachweis eines Schädeltraumas mit Bewusstlosigkeit im Vorfeld der Störung • Schwierigkeiten bei Konzentration und Lernen • Gedächtnisstörungen • Klagen über Schwindel und Kopfschmerzen • depressive Verstimmungen • Begleitsymptome bei Schädigung der entsprechenden Hirnzentren: umständliches Denken, Unfähigkeit, Wichtiges von Unwichtigem zu trennen	Organisches Psychosyndrom nach Schädel-Hirn-Trauma (F07.2)
• Oliver Z. ist 44 Jahre alt. Vor 14 Jahren hatte er einen schweren Autounfall mit Schädel-Hirn-Trauma und Bewusstlosigkeit. Seitdem ist sein Alltag schwierig geworden. Oliver Z. ist bewusstseinsklar und seine intellektuellen Fähigkeiten sind voll erhalten, doch bei näherem Hinschauen fällt auf, dass er sich zwar kurzzeitig einen Namen bzw. eine Telefonnummer merken oder ein kurzes Gespräch im Laden führen kann. Einige Minuten später jedoch hat er den Namen und die Telefonnummer vergessen und weiß nicht mehr, worüber er sich soeben mit der Verkäuferin unterhalten hat. Auch an gemeinsame Erlebnisse mit der Ehefrau kann er sich nur noch bruchstückhaft erinnern. „Wenn ich Urlaubsfotos sehe, kommen einige Erinnerungsfetzen, das meiste jedoch ist einfach weg", meint er. Um nicht aufzufallen, überspielt er seine Gedächtnislücken mit erfundenen Geschichten. „Manchmal jedoch packt ihn die Wut über seine Vergesslichkeit, dann zieht er sich beleidigt in sein Zimmer zurück. Das ist oft nicht leicht für mich", meint seine Ehefrau.	• Nachweis einer Erkrankung, die für den Gedächtnisverlust verantwortlich gemacht werden kann • Störung des Kurzzeitgedächtnisses • Beeinträchtigung des Langzeitgedächtnisses • Konfabulationen • keine Störung des Immediatgedächtnisses • keine Bewusstseinstrübung • kein demenzieller Abbau intellektueller Fähigkeiten	Organisches amnestisches Syndrom (F04)

2.10.2 Prüfungsprotokoll 46

FALLGESCHICHTE

Ein 42-jähriger Mann erleidet bei einem Autounfall ein gedecktes Schädel-Hirn-Trauma. Als er aus seiner Bewusstlosigkeit erwacht, redet er wirr, weiß nicht, wo er sich befindet und verwechselt eine Krankenschwester mit seiner verstorbenen Mutter. Nach zwei Tagen wird er unruhig, nestelt an seinem Bettzeug und deutet voll Angst in eine Ecke des Zimmers mit den Worten „Da … da … da". Als seine Frau ihn besucht, flüstert er ihr zu: „Bringen Sie mich hier raus! Die wollen mich vergiften." Nach einigen Tagen wird er ruhiger. Er ist inzwischen bewusstseinsklar, kann sich jedoch an den Unfall nicht erinnern, auch nicht an die Minuten davor und wie es dazu gekommen ist. Immer wieder vergisst er kurz zurückliegende Dinge. Als seine Kinder ihn besuchen, stellt er ihnen z. B. mehrmals dieselben Fragen. In der Reha und später zu Hause leidet er noch Monate später an Schlafstörungen, will niemanden sehen und gesteht seiner Frau: „Irgendwie sind meine Gefühle wie abgeschnitten. Nichts macht mehr Freude." Besondere Sorgen bereiten ihm seine Konzentrations- und Gedächtnisstörungen: Als Jurist war er es gewohnt, sich an alles zu erinnern und stundenlang Protokolle oder Akten durchzugehen – das ist augenblicklich ein Ding der Unmöglichkeit.

F: Sehen Sie sich den Fall an und geben Sie Diagnosevorschläge.

A: Im ersten Abschnitt der Geschichte hat der Mann Symptome eines Durchgangssyndroms: Er ist verwirrt, unruhig, nestelt am Bettzeug und hat offensichtlich optische Halluzinationen, einen Vergiftungswahn und illusionäre Verkennungen (er erkennt z. B. seine Frau nicht mehr). All das sind typische Merkmale eines Delirs, das sicherlich von den Ärzten erkannt und medikamentös behandelt wurde.

F: Was fällt Ihnen an der Geschichte sonst noch auf?

A: Im zweiten Teil der Geschichte ist er zwar bewusstseinsklar, kann sich jedoch nicht an den Unfall erinnern. Das ist zunächst eine relativ normale Reaktion nach einem schweren Schädel-Hirn-Trauma. Auffallend ist zudem, dass er massive Störungen des Kurzzeitgedächtnisses hat. Auch das ist eine typische Folgeerscheinung eines schweren Schädel-Hirn-Traumas, z. B. einer Contusio cerebri.

F: Sie sagen, das sei eine typische Folgeerscheinung – gibt es noch andere, die Sie kennen?

A: Häufige Symptome sind Schwindel, Kopfschmerzen, Konzentrations- und Gedächtnisstörungen, Neigung zu depressiven Verstimmungen. Bei schweren Schädel-Hirn-Traumen kann es in der Folge auch zu Sehstörungen, Lähmungen, epileptischen Anfällen und Sprachstörungen, manchmal sogar zum Sprachverlust kommen.

F: Sehen Sie sich noch einmal den letzten Teil der Geschichte an: Was müssten Sie da differenzialdiagnostisch noch in Betracht ziehen?

A: Da gibt es diverse depressive Symptome: die Schlafstörungen, der soziale Rückzug, der Verlust von Freude und Interesse und die Konzentrations- und Gedächtnisstörungen. Die Konzentrations- und Gedächtnisstörungen können natürlich eine Folge des Schädel-Hirn-Traumas sein: Sie zählen zu den häufigsten Folgen von Hirnschädigungen unterschiedlichster Ursache. Konzentrations- und Aufmerksamkeitsstörungen sind bei der Mehrzahl von Patienten mit einem Schädel-Hirn-Trauma auch noch nach zwei Jahren vorhanden, und zwar unabhängig von der Schwere der Schädigung. Die anderen Symptome würde ich eher als psychische Folgeerscheinungen des Unfalls einordnen.

F: Psychische Folgeerscheinungen – an was denken Sie da?

A: In erster Linie zunächst einmal an eine Anpassungsstörung mit längerer depressiver Reaktion. Evtl. könnte es sich auch um eine PTBS handeln. Da müsste der Mann Flashbacks und Albträume haben, da müsste ich nachfragen.

F: Arbeiten Sie mit dem Mann?

A: Nur wenn es sich um eine Anpassungsstörung handelt und dann auch nur in Absprache mit den behandelnden Ärzten oder der neurologischen Klinik.

F: Und wenn der Mann nach der Reha plötzlich Albträume hat mit Szenen, die sich kurz vor dem Unfall abgespielt haben?

A: Dann motiviere ich ihn, zu einem Traumatherapeuten zu gehen.

F: Welche Therapieformen werden da eingesetzt?

A: Natürlich die Verhaltenstherapie: Die Betroffenen werden langsam daran gewöhnt, sich mit den Erinnerungen auseinander zu setzen, z. B. durch Erstellen eines Traumadrehbuchs, das mit dem Therapeuten so lange durchgegangen wird, bis die emotionale Belastung stark gesunken ist. Eine andere Möglichkeit ist das EMDR. Bei dieser Therapieform wird versucht, durch Links-Rechts-Augenbewegungen abgespaltene Teile der Erinnerungen wieder in das Gesamtnetzwerk des Gehirns zu integrieren.

F: Was sind die drei Phasen einer Traumatherapie?

A: Die erste Phase ist die Stabilisierungsphase. Erst wenn die Betroffenen stabil genug sind, folgt eine graduierte Konfrontation mit dem Trauma. In der dritten Phase geht es um Hilfen für die Integration des Erlebten in den Alltag (➤ Abb. 2.21).

2.10.3 Sonderfälle

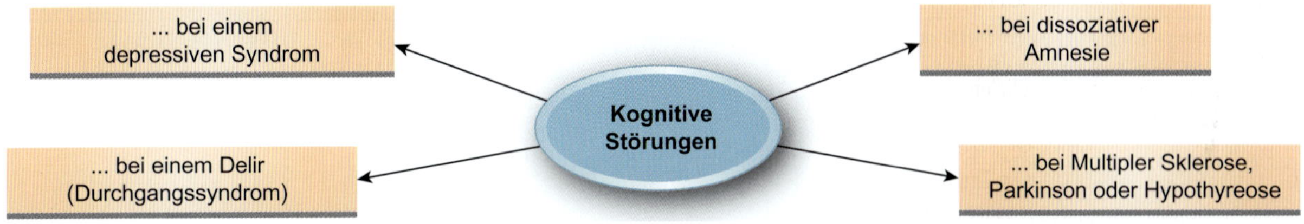
... bei einem depressiven Syndrom
... bei dissoziativer Amnesie
Kognitive Störungen
... bei einem Delir (Durchgangssyndrom)
... bei Multipler Sklerose, Parkinson oder Hypothyreose

Abb. 2.21 Kognitive Störungen: Sonderfälle.

Tab. 2.36 Sonderfälle „Kognitive Störungen".

Kurzfälle mit Schlüsselsymptomen	Typische Merkmale und Symptome	Verdachtsdiagnose nach ICD-10
• Eine Freundin von Ihnen bricht sich das Bein und wird anderthalb Stunden im Krankenhaus operiert. Am nächsten Tag besuchen Sie Ihre Freundin, doch sie erkennt Sie nicht. Sie kann sich nicht an den Vorfall erinnern und antwortet auf Fragen des Arztes wirr und konfus.	• plötzlicher Beginn der Störung nach Narkose und OP • Bewusstseinstrübung mit Personenverkennung • Beeinträchtigung des Immediatgedächtnisses • Amnesie in Bezug auf den Unfall	Postoperatives Delir (Durchgangssyndrom)
• Ein 75-jähriger Mann mit leichtem Übergewicht kommt wegen Herzproblemen zum Hausarzt. Als Ursache findet sich nach mehreren Untersuchungen ein Schilddrüsenadenom, das durch Radiojodtherapie entfernt wird. In den darauf folgenden Wochen und Monaten nimmt der Mann massiv zu, bewegt sich kaum mehr und leidet zunehmend an Vergesslichkeit. Dies geht so weit, dass er beim Autofahren nicht mehr den Weg nach Hause findet und morgens zweimal Brötchen kauft, weil er eine Stunde nach dem Frühstück nicht mehr weiß, dass er schon gefrühstückt hat. Als seine Tochter überprüfen will, ob er regelmäßig seine Schilddrüsentabletten nimmt, findet sie eine unbenutzte Packung. Ihr Vater kann sich nicht daran erinnern, dass der Arzt sie ihm verschrieben hat.	• Die Herzprobleme sind die Folge einer Schilddrüsenüberfunktion durch ein autonomes Adenom („heißer Knoten"). • Die Entfernung des Knotens führt zu einer Verringerung des Schilddrüsengewebes, damit zu einer Unterfunktion der Schilddrüse, die durch entsprechende Medikamente (Thyroxintabletten) ausgeglichen werden muss. • Da der Mann die Tabletten nicht nimmt, kommt es zu einer Unterfunktion der Schilddrüse, als Folge davon zu Gewichtszunahme, Antriebslosigkeit und demenziellen Syndromen, vor allem massiven Störungen des Gedächtnisses.	Demenz bei Hypothyreose (F02.9 und E00)

Tab. 2.36 Sonderfälle „Kognitive Störungen" (Forts).

Kurzfälle mit Schlüsselsymptomen	Typische Merkmale und Symptome	Verdachtsdiagnose nach ICD-10
• Gerda W. (69) erscheint in Begleitung ihrer Tochter in Ihrer Praxis. „Seit dem Tod meines Vaters vor drei Monaten hat sie sich sehr verändert: Sie kocht nicht mehr für sich, geht kaum aus dem Haus und lädt ihre Enkelkinder nur noch selten zu sich ein." Im Explorationsgespräch ist Frau W. voll orientiert. Auf Nachfragen berichtet sie, dass sie seit dem Tod ihres Mannes unter Schlaflosigkeit leide und sich nicht konzentrieren könne, weil sie mit ihren Gedanken häufig bei ihrem verstorbenen Mann sei. Außerdem verlege sie häufig Dinge oder vergesse Namen und wichtige Termine: „Ich habe Angst, dass sie Alzheimer hat", meint die Tochter. „Was soll ich jetzt tun?"	• depressives Syndrom in Zusammenhang mit einem Verlusterlebnis: verringerter Antrieb, sozialer Rückzug, Schlaflosigkeit (→ Anpassungsstörung) • Die kognitiven Störungen (Verlegen von Gegenständen, Vergessen von Namen und Terminen, Konzentrationsstörungen) sind Teil der Symptomatik einer Anpassungsstörung. • Gerda W. ist voll orientiert, dies spricht gegen eine Demenz.	Anpassungsstörung mit depressiver Reaktion (F43.20)
• Ein 65-jähriger allein lebender Mann ist seit einem halben Jahr in Rente. Er kommt zu Ihnen und erzählt mit leiser, stockender Stimme: „Sie können mir sicher auch nicht helfen. In der letzten Zeit habe ich zu nichts mehr Lust, alles ist so anstrengend geworden, vor allem das Denken. Keiner kann das verstehen, aber mir fallen plötzlich die einfachsten Dinge nicht mehr ein. Mein Kopf ist leer … mein Gehirn ist nicht mehr da, meine Nerven lösen sich auf, ich bin dabei zu verblöden."	• Der Eintritt ins Rentenalter lässt eine Anpassungsstörung vermuten, doch für diese Diagnose sind die depressiven Symptome zu massiv. • Da die gravierenden Denk- und Gedächtnisstörungen erst „in der letzten Zeit" aufgetreten sind, kann es sich nicht um eine beginnende Demenz handeln. • Bemerkungen wie „mein Gehirn ist nicht mehr da, meine Nerven lösen sich auf, ich bin dabei zu verblöden" lassen an einen Wahn denken, deshalb ist die wahrscheinlichste Diagnose: „Kognitive Störungen in Zusammenhang mit einer schweren depressiven Episode im höheren Lebensalter" (Pseudodemenz).	Pseudodemenz im Rahmen einer schweren depressiven Episode mit psychotischen Symptomen (F32.3)
• Eine 25-jährige junge Frau wird entkräftet von der Polizei aufgegriffen, nachdem sie zwei Nächte lang im Stadtpark umhergeirrt war. Alle, die sie traf, fragte sie: „Haben Sie René gesehen?" Nachforschungen ergaben, dass ihr sechsjähriger Sohn vor drei Tagen im Park auf einen Baum kletterte, das Gleichgewicht verlor und so unglücklich stürzte, dass er wenige Stunden später im Krankenhaus seinen Verletzungen erlag. Die Mutter unterhielt sich gerade mit einer guten Bekannten, als das Unglück geschah. Als die Polizei sie findet, hat sie keine Erinnerung an den tragischen Sturz und den Tod des Sohnes.	• Verlust der Erinnerung, ausgelöst durch ein traumatisches Ereignis • Die Amnesie ist nicht durch eine „organische psychische Störung" bedingt.	Dissoziative Amnesie (F44.0)
• Ein Mann fährt mit dem Fahrrad zum Brötchenkaufen. Als er am Abend immer noch nicht zu Hause ist, benachrichtigt seine Frau die Polizei. Drei Tage später steht er vor der Tür und weiß nicht, was er in den letzten Stunden und Tagen gemacht hat. Die Frau erinnert sich, dass er am frühen Morgen des betreffenden Tages mit seiner Mutter telefoniert hatte und sich im Anschluss daran erregt und aufgebracht auf sein Fahrrad schwang mit den Worten: „Mach du mal den Kaffee, ich bin gleich wieder da."	• Wenn für die Zeit des „Wegseins" eine vollständige Amnesie besteht, spricht die ICD-10 von einer „Dissoziativen Fugue". • Das französische Wort „fugue" bedeutet: Weglaufen oder Wegfahren von zu Hause. • Wie bei allen dissoziativen Störungen steht auch die dissoziative Fugue in enger zeitlicher Verbindung mit einem belastenden Ereignis oder einem unlösbaren oder unerträglichen Konflikt.	Dissoziative Fugue (F44.1)

2.10.4 Prüfungsprotokoll 47

FALLGESCHICHTE

Renate H. (55) kommt zu Ihnen in die Praxis mit den Worten: „Bitte helfen Sie mir, ich glaube, ich habe Alzheimer." Sie sei in der letzten Zeit sehr vergesslich geworden sei und habe Konzentrations- und Gedächtnisprobleme. Ganz oft suche sie beim Kochen ein bestimmtes Messer oder ein Gewürz. „Neulich wollte ich Kartoffeln mit Spinat und Spiegelei machen, aber als ich die Kartoffeln kochen wollte, merkte ich, dass ich vergessen hatte, welche zu kaufen. Das ist mir früher nie passiert. Das geht nun schon seit etwa drei Monaten so. Nachts, wenn ich nicht schlafen kann, male ich mir aus, wie es wohl weitergehen wird. Meine Großmutter hatte Alzheimer, ich vielleicht auch." Der Mann von Renate H. (60) ist durch eine Umstrukturierung der Firma seit einem Vierteljahr in Frührente. „Seitdem hängt er depressiv herum, hilft nicht im Haushalt und kritisiert mich, wenn ich mal wieder etwas vergessen habe. Das ist mir alles zu viel, eigentlich habe zu nichts mehr Lust“, meint sie. Auf Nachfragen erzählt sie, dass sie seit fünf Jahren wegen Bluthochdrucks in ärztlicher Behandlung ist und seit ihrem 20. Lebensjahr an Diabetes leidet.

F: Was sind Ihre differenzialdiagnostischen Überlegungen?

A: Mir fällt auf, dass die Frau zwar einige Symptome hat, die bei Morbus Alzheimer vorkommen, dass die entsprechenden Zeitkriterien aber nicht passen. Morbus Alzheimer beginnt schleichend, die Mindestdauer ist sechs Monate. Die Symptome in dieser Fallgeschichte sind relativ plötzlich aufgetreten („in der letzten Zeit“, „das geht nun schon seit drei Monaten so“). Außerdem hat Renate H. Schlafstörungen, ihr ist alles zu viel, sie hat zu nichts mehr Lust – im Vordergrund steht also ein depressives Syndrom, bei dem häufig Gedächtnis- und Konzentrationsstörungen vorkommen.

F: Welche Art von Depression vermuten Sie?

A: Der Mann ist seit einem Vierteljahr in Frührente, er hängt depressiv herum, hilft nicht im Haushalt – eine neue Situation für ihn, vor allem jedoch eine große Umstellung für die Frau. Es dürfte sich in der Geschichte um eine Anpassungsstörung handeln mit depressiver Reaktion. Differenzialdiagnostisch müsste man allerdings klären, ob es nicht doch eine organische Ursache für die Vergesslichkeit gibt. Mir fällt in diesem Zusammenhang der letzte Satz auf: Renate H. leidet seit fünf Jahren an Bluthochdruck und Diabetes.

F: An was denken Sie da?

A: Bluthochdruck und Diabetes können die Blutgefäße im Gehirn schädigen und zu einer vaskulären Demenz führen. Dies muss unbedingt neurologisch abgeklärt werden.

Störung von Aufmerksamkeit, Gedächtnis und Konzentration

Demenz Dauer: mindestens **6 Monate**	Depressive Pseudodemenz Dauer: mindestens **2 Wochen**
• Schleichender Beginn (ohne erkennbare Auslösesituation) • Langsame Verschlechterung • Orientierungsstörungen • Eingeschränkte Alltagskompetenz	• Rascher Beginn (meist im Zusammenhang mit einer Auslösesituation) • Schnelle Verschlechterung • Voll orientiert • Vollständig erhaltene Alltagskompetenz

Abb. 2.22 Demenz oder depressive Pseudodemenz.

2.10.5 Kurztest 11

Welche der folgenden psychischen Störungen (A–J) passt zu welcher Fallgeschichte? Schreiben Sie den entsprechenden Buchstaben in das leere Kästchen. Jede der vorgeschlagenen Störungen kann ein- oder zweimal vorkommen. Die Lösungen finden Sie im Lösungsteil.

A Delir (Durchgangssyndrom)
B Demenz bei Alzheimer-Krankheit
C Vaskuläre Demenz
D Organisches amnestisches Syndrom
E Kognitive Störungen im Rahmen eines depressiven Syndroms
F Demenzielles Syndrom bei Hypothyreose
G Organisches Psychosyndrom nach Schädel-Hirn-Trauma
H Leichte kognitive Störung (vorübergehend)
I Leichte kognitive Störung (Altersvergesslichkeit)
J Dissoziative Amnesie

2.10.5.01 ☐ Bei einem Verkehrsunfall erleidet ein 55-jähriger Unternehmer ein schweres gedecktes Schädel-Hirn-Trauma. Nach der Entlassung aus dem Krankenhaus vergisst er mehr und mehr Termine und Namen und kann sich aufgrund von Wortfindungsstörungen nicht mehr klar und präzise ausdrücken. Sein Reden ist verlangsamt und umständlich, er kann Nebensächliches nicht mehr von Wesentlichem trennen und bleibt an Worten oder Ideen „kleben“ anstatt neue Gesprächsimpulse aufzugreifen. Überdies ist er kaum mehr belastbar, ermüdet schnell, ist gereizt und wechselt beim geringsten Anlass unvermittelt die Stimmung.

2.10.5.02 ☐ Eine junge Frau wird auf der Skipiste von einem rücksichtslosen Skifahrer umgefahren und erleidet ein Schädel-Hirn-Trauma mit 20-minütiger Bewusstlosigkeit. Als ihr Freund sie einen Tag später in der Klinik besucht, liegt sie apathisch in ihrem Krankenbett, erkennt ihn nicht wieder und vergisst ständig, was er ihr erzählt hat. An den Unfall kann sie sich nicht erinnern.

2.10.5.03 ☐ Ein 66-jähriger ehemaliger Finanzbeamter kommt mit seiner Frau in die neurologische Klinik. Die Frau berichtet, ihr Ehemann sei so vergesslich geworden, dass er beim Spazierengehen nicht mehr den Weg nach Hause finde, alte Freunde nicht mehr wiedererkenne und inzwischen unfähig sei, sich anzuziehen oder mit Messer und Gabel zu essen. Im Alter von 60 Jahren sei er vorzeitig in Rente geschickt worden, weil er ständig Termine vergaß und seine Abrechnungen fehlerhaft waren.

2.10.5.04 ☐ Ein 55-jähriger Architekt hat nach einer mehr als eine Woche andauernden schweren Grippe mit hohem Fieber, starken Kopf- und Muskelschmerzen und extremen Erschöpfungszuständen Probleme mit Gedächtnis und Konzentration. Er kann sich nicht mehr auf die anfallende Korrespondenz konzentrieren, vergisst Termine, kann sich nicht mehr spontan an Namen von Geschäftspartnern erinnern und hat Mühe, Entscheidungen zu treffen. Nach einem Monat Ruhe mit leichter sportlicher Betätigung spürt er, wie seine kognitiven Fähigkeiten sich normalisieren, nach acht Wochen fühlt er sich beruflich wieder voll belastbar.

2.10.5.05 ☐ Ein Mann mittleren Alters kommt in Begleitung seiner 72-jährigen Mutter in die Praxis. Er macht sich Sorgen, weil seine Mutter sich an Namen gemeinsamer Bekannter oder an kurz zurückliegende Ereignisse nicht mehr erinnern kann. Mehrmals habe sie vergessen, die Herdplatte auszuschalten. Einfache Rechnungen beim Einkaufen seien unmöglich geworden. Außerdem sei seine Mutter sehr reizbar geworden und verdächtige die Nachbarn, bei ihr einbrechen zu wollen. Die Frau hatte in den letzten drei Jahren mehrmals kurze Ohnmachtsanfälle, die letzten beiden Male begleitet von einer kurz andauernden rechtsseitigen Lähmung der Gesichtsmuskulatur.

2.10.5.06 ☐ Ein 24-jähriger junger Mann erscheint in der Praxis und bittet Sie nach einem Streit mit seiner Freundin um Hilfe. „Ich weiß nur, dass sie mich so gereizt hat, dass ich sie angeschrien habe. Dann erinnere ich mich noch, dass ich mich ins Auto gesetzt und zu meiner Schwester gefahren bin. Nun behauptet meine Freundin, ich hätte sie gewürgt. Sie hat mir die Würgemale gezeigt, also muss es wohl stimmen."

2.10.5.07 ☐ Eine 63-jährige Rektorin einer Grundschule trägt in ihrer Handtasche ständig Zettel mit sich, auf denen sie sich anstehende Termine notiert. Wenn sie zwei oder drei Dinge gleichzeitig tun soll, vergisst sie kurzzeitig Namen von Kollegen, findet wichtige Schreiben nicht mehr und hat schon mehrmals verzweifelt ihren Schulschlüssel gesucht. Dem Therapeuten gesteht sie, sie habe das Gefühl, dass sich ihr Denken insgesamt verlangsamt habe: So dauere es etwas länger als früher, sich an Namen und Begriffe zu erinnern. „Ich gebe dann meinem Gehirn den entsprechenden Impuls, wenig später ist die Erinnerung da, aber das dauert mir einfach zu lange."

2.10.5.08 ☐ Nach einem Herzinfarkt leidet ein 46-jähriger Bankangestellter an gravierenden Störungen des Kurzzeitgedächtnisses: Er kann z. B. nicht sagen, was er am Vortag oder auch einige Stunden zuvor getan hat. „Weiß ich nicht", meint er auf Fragen des Arztes, „ist alles weg." Auch an die Zeit vor dem Infarkt kann er sich nur lückenhaft erinnern. Der Mann ist bewusstseinsklar und beantwortet die Fragen des Therapeuten klar und sinnbezogen.

2.10.5.09 ☐ Ein 68-jähriger Mann kommt in die Praxis und berichtet, er sei so vergesslich geworden. Außerdem fühle er sich ständig müde, schlafe viel und könne sich beim Lesen der Tageszeitung kaum konzentrieren. Fernsehen gehe noch, aber auch da vergesse er schnell, was er eben erst gesehen habe. Der Mann hat schuppige Haut, strohige Haare und sitzt mit einem Wollmantel bekleidet vor dem Therapeuten.

2.10.5.10 ☐ Nach dem Tod seiner Mutter ist ein 18-jähriger Schüler nicht mehr fähig, dem Unterricht zu folgen, seine Hausaufgaben zu erledigen oder Vokabeln zu lernen. Er geht nicht mehr in die Schule, zieht sich von seinen Freunden zurück, geht nicht mehr zum Fußballtraining und fällt emotional in ein tiefes Loch. Als er mehrmals Gedanken an Suizid äußert, kommt er für sechs Wochen in eine psychosomatische Klinik, wo er mit Antidepressiva behandelt wird und mit psychotherapeutischer Hilfe den Tod der Mutter verarbeiten kann.

2.11 Lerneinheit „Störungen bei Kindern und Jugendlichen"

Viele psychische Störungen des Erwachsenenalters existieren auch in der Kindheit und Adoleszenz. Die hierzu gehörenden Angststörungen und Phobien finden sich unter „Emotionale Störungen des Kindesalters" (F93). Auch Anpassungsstörungen oder Depressionen in der Kindheit und im Jugendalter sind prüfungsrelevant, vor allem deshalb, weil die Symptome (Somatisierung, dissoziales Verhalten) sich anders zeigen als im Erwachsenenalter. Daneben gibt es hin und wieder Fragen zu ADS/ADHS, zu Tic-Störungen, zum Asperger-Syndrom oder zu Störungen des Sozialverhaltens, allerdings meist eingebettet in allgemeine Fragen zur Kinder- und Jugendpsychiatrie, nur ganz selten als Fallgeschichten. Relativ häufig finden sich hingegen Fragen zu schizophrenen Erkrankungen im Jugendalter. Dazu passende Fallgeschichten wurden deshalb hier mit aufgenommen, obwohl sie nicht im den Kapiteln F7–F9 der ICD-10 zu finden sind.

Die folgende Überblicksgrafik umfasst nur jene Störungen des Kindes- und Jugendalters, die im Mündlichen wichtig sind (➤ Abb. 2.23). Viele andere wurden aus Gründen der Übersichtlichkeit bewusst weggelassen.

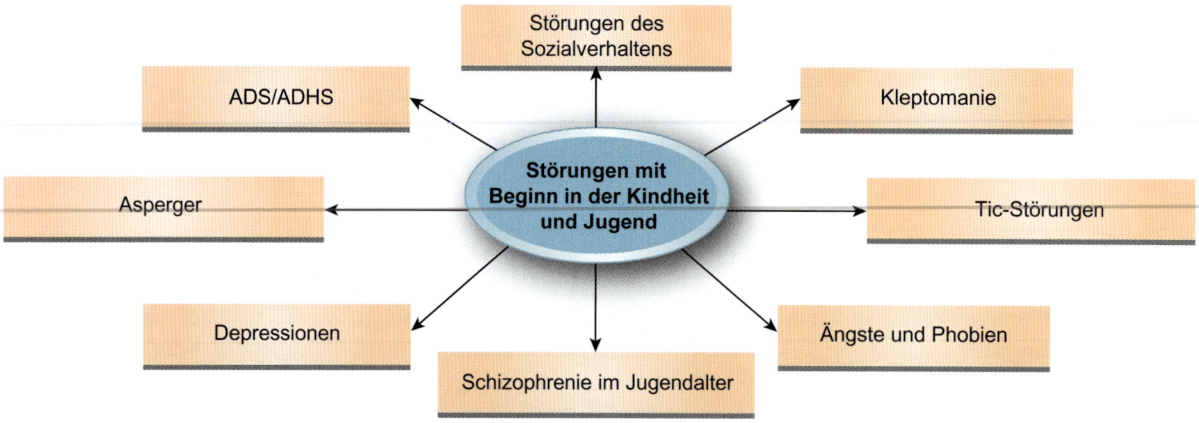

Abb. 2.23 Störungen mit Beginn in der Kindheit und Jugend.

2.11.1 Störungen aus dem Bereich „Kinder- und Jugendpsychiatrie"

In den Ziffern F7–F9 der ICD-10 finden sich zahlreiche psychische Störungen, die in vielen Fachbüchern dem Bereich „Kinder- und Jugendpsychiatrie" zugeordnet werden. Die meisten der dort aufgelisteten Störungen kommen kaum oder nie im Mündlichen vor, sodass sie in dieser Lerneinheit keinen Platz gefunden haben. Des Öfteren im Mündlichen gefragt werden Ängste, die sich auf die Schule oder eine gefürchtete Trennung von einer wichtigen Bezugsperson beziehen (früher: „Schulangst" bzw. „Schulphobie"), ADS und ADHS, das Asperger-Syndrom, manchmal auch Störungen des Sozialverhaltens, vor allem in Zusammenhang mit der Entwicklung zu einer dissozialen Persönlichkeitsstörung.

Tab. 2.37 Störungen aus dem Bereich „Kinder- und Jugendpsychiatrie".

Kurzfälle mit Schlüsselsymptomen	Symptome nach ICD-10	Verdachtsdiagnose nach ICD-10
• Eine Mutter kommt in die Praxis, weil ihre neunjährige Tochter an Übelkeit und Erbrechen leidet, für das ärztlicherseits keine Ursache gefunden werden kann. „Wenn sie Schule hat, steht sie ganz normal auf, isst ein Brötchen zum Frühstück, doch wenig später wird ihr übel und sie übergibt sich. Mehrmals bin ich mit ihr zur Schule gefahren: Da war zunächst alles in Ordnung, doch zwei Stunden später rief mich die Sekretärin an mit der Bitte, meine kranke Tochter abzuholen. Am Wochenende geht es ihr gut, außer wir besuchen Freunde und engagieren für sie einen Babysitter. Einmal habe ich ihr beim Aufstehen ein Anti-Emetikum (Anti-Brechmittel) gegeben. Wenig später bekam sie eine massive Panikattacke."	• wiederholtes Auftreten somatischer Symptome (hier: Übelkeit und Erbrechen) bei Gelegenheiten, die mit einer Trennung von der Hauptperson (hier: der Mutter) verbunden sind • andauernde Weigerung zur Schule zu gehen aus Angst vor Trennung von der Mutter • unangemessene Angst davor, tagsüber ohne die Mutter zu sein • Weitere Symptome müssten erfragt werden, z. B. die unrealistische Angst, der Mutter könne etwas zustoßen. Oder ein Beginn der Störung vor dem sechsten Lebensjahr • genaue Diagnose nach ICD-10: „Emotionale Störung mit Trennungsangst des Kindesalters" (F93.0) • Früher hieß diese Störung „Schulphobie". Die Schulphobie war also keine Angst vor der Schule, sondern die Angst vor der Trennung von einer wichtigen Bezugsperson (meist der Mutter). In dieser Bedeutung gibt es die Schulphobie in der ICD-10 nicht mehr.	Trennungsangst des Kindesalters (F93.0) früher: Schulphobie
• Eine Mutter kommt mit ihrem 13-jährigen Sohn Markus in die Praxis, weil der Junge seit dem Zwischenzeugnis am Morgen des Öfteren über Kopfschmerzen, Bauchweh und Übelkeit klagt und deshalb nicht in die Schule gehen kann. Auf die Frage, ob das jeden Tag so sei, antwortet die Mutter: „Wenn ich es mir genau überlege, gibt es die Probleme eigentlich immer nur am Montag, am Mittwoch und am Donnerstag." Auf Nachfragen erklärt der Junge, er habe seit dem Zwischenzeugnis einen neuen Französischlehrer. Der habe ihn mehrmals an die Tafel gerufen und vor der ganzen Klasse bloßgestellt. Französisch habe er am Montag, Mittwoch und Donnerstag.	• phobische Angst vor einer bestimmten Situation, in diesem Fall schulisch bedingt (Angst vor einem bestimmten Lehrer) • Dauer: mindestens vier Wochen • Früher hieß diese Angst vor der Schule „Schulangst". Heute zählt die Schulangst zu den phobischen Störungen des Kindesalters. • Im Gegensatz zur oben genannten Trennungsangst des Kindesalters treten die „phobischen Ängste des Kindesalters" oft erst nach dem sechsten Lebensjahr auf.	Phobische Störung des Kindesalters (F93.1) früher: Schulangst
• Ein 16-jähriger Junge gilt in der Schule als Sonderling und Außenseiter. „Wenn wir mit ihm reden, schaut er einfach durch uns durch. Er ist unfähig, an der Mimik zu erkennen, ob jemand gerade fröhlich, traurig oder wütend ist. Der fühlt einfach nichts", meinen seine Mitschüler. Physik und Chemie interessieren ihn sehr, da ist er ein „As". In Deutsch und Englisch allerdings schafft er nur mit Mühe die Versetzung.	• autistische Symptome in Zusammenhang mit einer normalen oder überdurchschnittlichen Intelligenz („er schaut einfach durch uns durch", ist unfähig, die Mimik anderer zu deuten) • mangelnde Empathie für andere • Sonderinteressen • Weitere Symptome wie konkretistische Sprache, stereotype Verhaltensmuster, evtl. motorische Ungeschicklichkeit etc. müssten erfragt werden.	Asperger-Syndrom (F84.5)

Tab. 2.37 Störungen aus dem Bereich „Kinder- und Jugendpsychiatrie" (Forts.).

Kurzfälle mit Schlüsselsymptomen	Symptome nach ICD-10	Verdachtsdiagnose nach ICD-10
• Eine Mutter kommt mit ihrem 14-jährigen Sohn in die Praxis, nachdem er zum zweiten Mal von der Schule geflogen ist. Er hatte mehrmals auf dem Schulparkplatz die Reifen geparkter Wagen durchstochen, Mitschüler zusammengeschlagen und in den Pausen mit Haschisch und Ecstasy gedealt. Mehrfach bekam er Schulstrafen, weil er die Lehrer beleidigt, die Schule geschwänzt oder Mitschüler bestohlen hatte. Als er die Nachricht von seinem Schulverweis erfuhr, quälte er den Hamster seines Bruders mit einer brennenden Zigarette und schlug ein Regal in seinem Zimmer in Stücke. Auf Nachfragen berichtet die Mutter, ihr Sohn sei schon im Kindergarten und in der Grundschule durch Lügen und aggressives Verhalten aufgefallen.	• Vielzahl von Symptomen, die auf eine Störung des Sozialverhaltens hinweisen • Der Störungsbeginn liegt vor dem zehnten Lebensjahr (ICD-10: „Beginn in der Kindheit"). • **Wichtig zu wissen:** Die Störung des Sozialverhaltens geht häufig (nicht immer!) über in eine dissoziale Persönlichkeitsstörung (Beginn ab 18. Lebensjahr). • Bei einer Störung des Sozialverhaltens mit Beginn in der Kindheit ist die Wahrscheinlichkeit, später eine dissoziale Persönlichkeitsstörung zu entwickeln, um ein Vielfaches höher als bei einem Beginn ab dem zehnten Lebensjahr. • Bei einer Störung des Sozialverhaltens findet sich häufig ein hyperkinetisches Syndrom. In der ICD-10 findet sich diese Mischform unter den „Hyperkinetischen Störungen des Sozialverhaltens" (F90.1).	Störung des Sozialverhaltens (F91), Beginn in der Kindheit
• Die Eltern der 15-jährigen Carla kommen in die Praxis, weil sie sich das Schulversagen ihrer Tochter nicht erklären können. „Sie hat einen IQ von 120, trotzdem schafft sie nur mit Mühe das Klassenziel." Im Anamnesegespräch stellt sich heraus, dass Carla sich zwar für 15–20 Minuten relativ gut auf den Unterricht konzentrieren kann, dann jedoch ihre Aufmerksamkeit rapide nachlässt. Oft hört sie nicht auf das, was man ihr sagt, vergisst ihre Hefte und Schulbücher und verliert häufig Dinge. Nach Auskunft der Lehrer ist sie eine ruhige Schülerin, die den Unterricht zwar nicht stört, aber oft zu träumen scheint, leicht ablenkbar ist und Arbeitsaufträge meist nicht zu Ende führt.	• diverse Hinweise auf ADS (Aufmerksamkeits-Defizit-Syndrom) ohne Hyperaktivität: – kann die Aufmerksamkeit nicht für längere Zeit aufrechterhalten – hört nicht auf das, was ihr gesagt wird – verliert oder vergisst häufig wichtige Dinge, z. B. ihre Hefte oder Bücher – scheint zu träumen, d. h. sie kann sich nicht auf den Unterricht konzentrieren **Wichtig zu wissen:** Das Aufmerksamkeits-Defizit-Syndrom existiert nur im US-amerikanischen Diagnosehandbuch DSM-IV, nicht in der ICD-10. Dort wird die Störung (zusammen mit Masturbation, Nägelkauen, Daumenlutschen und Nasenbohren) verlegenheitshalber eingeordnet unter F98.8: „Sonstige andere Verhaltens- und emotionale Störungen mit Beginn in der Kindheit und Jugend".	Aufmerksamkeits-Defizit-Syndrom (ADS) (DSM-IV: 314.00, ICD-10: F98.8): Sonstige andere Verhaltens- und emotionale Störungen mit Beginn in der Kindheit und Jugend
• Die Mutter eines 13-jährigen Jungen kommt in die Praxis, weil sie – wie sie sagt – wegen ihres Sohnes mit den Nerven am Ende ist. „Er zappelt ständig herum, unterbricht mich, wenn ich mich mit jemandem unterhalte und hört nicht auf das, was man ihm sagt. Mehrmals musste ich in der Schule erscheinen, weil er seine Arbeitsmaterialien vergessen hatte, die Anweisungen der Lehrer nicht befolgt und ständig den Unterricht stört. Schon am Morgen, wenn ich ihn in die Schule fahre, bin ich meistens nervlich am Ende: Ich sitze bereits im Auto, da fällt ihm ein, dass er ein Heft vergessen hat oder noch Stifte einpacken muss. Wenn ich ihn bitte, doch endlich zu kommen, wird er laut und aggressiv."	• viele Merkmale einer „hyperkinetischen Störung", die heute meist als Aufmerksamkeits-Defizit-Hyperaktivitäts-Syndrom (ADHS) bezeichnet wird • Neben einigen Merkmalen für G1 „Unaufmerksamkeit" finden sich viele Symptome für G2 „Überaktivität" und G3 „Impulsivität".	Hyperkinetische Störung (F90) oder: Aufmerksamkeits-Defizit-Hyperaktivitäts-Syndrom (ADHS) (DSM-IV: 324.01)
• Eine Mutter kommt mit ihrer achtjährigen Tochter Marion in die Praxis. Die Mutter berichtet, dass Marion im Alter von drei Jahren begonnen habe, bei Aufregung zu blinzeln oder mit dem rechten Mundwinkel zu zucken. Später sei ihr aufgefallen, dass Marion öfters die rechte Schulter ruckartig nach oben zog. Die Mutter ergänzt, dass ihre Tochter mehrmals am Tag hüstelt oder sich räuspert. Die Symptome haben sich – so die Mutter – in den letzten Monaten verschlechtert.	• kombinierte motorische und vokale Tics, die sich im Verlauf der Zeit verschlechtert haben: – drei motorische Tics (Blinzeln, Zucken des rechten Mundwinkels, Hochziehen der rechten Schulter) – zwei vokale Tics (Hüsteln und Räuspern) • Die Störung beginnt in der Kindheit und dauert länger als zwölf Monate an.	Tourette-Syndrom (F95.2)

2.11.2 Prüfungsprotokoll 48

FALLGESCHICHTE

Bernd W. ist 20 Jahre alt. Er lebt noch bei den Eltern. Er kommt in die Praxis, weil es mit seiner Schwester und seinem älteren Bruder immer wieder Probleme gibt. „Mein Bruder meint, ich sei zwangsgestört. Es nervt ihn z. B., dass ich das Decken des Tischs wie ein kleines Ritual zelebriere oder darauf Wert lege, dass der Zeitplan beim Belegen des Bads genau eingehalten wird. Ich finde das ganz normal, ich mache das privat ja ähnlich: In meinem Schrank sind z. B. die Hemden und Hosen in einer ganz bestimmten Ordnung aufgehängt und wenn ich mich morgens anziehe, geschieht dies in einer vorher festgelegten Reihenfolge. Wenn ich das nicht tue, fühle ich mich unwohl. Claudia, eine Freundin meiner Schwester, kam an meinem 20. Geburtstag zu uns und hat mir eine Rose überreicht. Sie hat mich seltsam angeschaut, kurz meine Hand berührt und gemeint: ‚Vielleicht will die Rose dir ja etwas sagen.' ‚Sagen?', dachte ich. ‚Eine Rose kann doch nicht reden.' Ich hatte vor zwei Jahren mal eine engere freundschaftliche Beziehung mit einem Mädchen. Wir kannten uns schon eine Weile, da kam ihre Mutter bei einem Verkehrsunfall ums Leben. Ich habe wohl zu wenig Mitgefühl gezeigt – es war ja nicht meine Mutter. Jedenfalls meinte sie, ich sei gefühlskalt und unfähig, mich in sie einzufühlen. Sie hat sich dann von mir getrennt." Seit seiner Kindheit ist Bernhard ein Einzelgänger. Anstatt mit Kindern zu spielen, beschäftigte er sich lieber mit mathematischen Problemen, zeichnete Dreiecke, Vierecke, Kreise. Später eignete er sich selbst das Programmieren an, das er heute zu seinem Beruf gemacht hat: als Quereinsteiger, denn einen Berufsabschluss hat er nicht. Trotz seiner überdurchschnittlichen Intelligenz war er in der Schule unaufmerksam, konnte sich nicht konzentrieren – außer es ging um Mathematik oder Physik. Ein Kinderpsychiater äußerte damals die Verdachtsdiagnose „ADS".

F: Was sind Ihre differenzialdiagnostischen Überlegungen bei diesem Fall?

A: Im ersten Teil der Geschichte gibt es eine Reihe von Hinweisen auf zwanghaftes Verhalten: das ritualähnliche Decken des Tischs, der Zeitplan für das Bad, die Hemden und Hosen im Schrank, das Anziehen. Es könnte sich hier um eine anankastische Persönlichkeitsstörung handeln, denn der junge Mann leidet ja nicht unter seinem Tun.

F: Ist das Ihre Diagnose?

A: Irgendwie passt der Rest der Geschichte nicht dazu – die Geschichte mit Claudia und seiner früheren Freundin.

F: Was könnte Bernd W. denn dann haben?

A: Er hat allem Anschein nach Probleme mit Gefühlen – er versteht Claudias „Liebeserklärung" nicht, kann sich nicht in andere hineinfühlen und wirkt auf seine erste Freundin gefühlskalt. Das wären Symptome einer schizoiden Persönlichkeitsstörung, aber einiges passt trotzdem nicht.

F: Was beispielsweise?

A: Schizoide haben keine Freundin, decken auch nicht den Tisch für die Familie – sie sind grundsätzlich lieber allein. In dieser Fallgeschichte existiert die Störung zwar seit der Kindheit, ich finde aber keine Persönlichkeitsstörung, die passen würde. Und das mit der Rose ist schon eigenartig – auch dass er nicht merkt, dass das Mädchen ihn „angräbt".

F: Wie nennt man das, wenn jemand alles, was andere sagen, wörtlich nimmt, Andeutungen oder Ironie nicht versteht?

A: Eine konkretistische Sprache.

F: Und bei welchen Erkrankungen gibt es die?

A: Bei der Schizophrenie, aber da sehe ich keine Hinweise in der Geschichte.

F: Und?

A: Beim Asperger-Syndrom! Das ist es. Dazu passt auch der letzte Abschnitt: die überdurchschnittliche Intelligenz, seine frühe Leidenschaft für Mathematik und dass er sich das Programmieren selbst beibringt. Auch die Probleme mit Aufmerksamkeit und Konzentration sind hierfür typisch. Man könnte sie leicht mit ADS verwechseln. Ebenso die leicht zwanghaften stereotypen Handlungsmuster, auch die passen gut in das allgemeine Bild.

F: Was machen Sie mit dem jungen Mann?

A: Ich erkläre ihm, dass es möglicherweise neurologische Ursachen für seine Probleme gibt und motiviere ihn, sich von einem Neurologen untersuchen zu lassen.

F: Kommen wir kurz noch auf ADS zurück – Sie haben in diesem Zusammenhang von Problemen mit Aufmerksamkeit und Konzentration gesprochen – ist das dann dasselbe wie die hyperkinetische Störung?

A: Nein. ADS steht für Aufmerksamkeits-Defizit-Syndrom ohne Überaktivität und ohne Impulsivität. Dieses Störungsbild ist in der ICD-10 nicht vorgesehen, hat sich aber in Anlehnung an das DSM-IV inzwischen auch in Deutschland durchgesetzt, ebenso die Bezeichnung ADHS für Aufmerksamkeits-Defizit-Hyperaktivitäts-Syndrom.

F: Vielleicht können Sie für beide Störungen ein Beispiel geben?

A: Ein Kind, das seine Aufmerksamkeit und Konzentration nur kurze Zeit aufrechterhalten kann, sich durch äußere Reize leicht ablenken lässt und beispielsweise häufig Unterrichtsmaterialien vergisst, jedoch nicht zu Überaktivität und Impulsivität neigt, hat ein Aufmerksamkeits-Defizit-Syndrom ohne Hyperaktivität. Ist jemand hingegen unaufmerksam und unkonzentriert und gleichzeitig impulsiv und übertrieben aktiv, leidet er unter einem Aufmerksamkeits-Defizit-Syndrom mit Hyperaktivität (ADHS). ADHS entspricht dem hyperkinetischen Syndrom der ICD-10.

Merke

Aufmerksamkeits-Defizit-Syndrom: **ADS oder ADHS?**
Für die Aufmerksamkeitsstörung ADS gibt es nach DSM-IV zwei Untertypen, die sich in der psychiatrischen Praxis bewährt haben:

- **ADS**: Aufmerksamkeits-Defizit-Störung *ohne* Hyperaktivität
- **ADHS**: Aufmerksamkeits-Defizit-Störung *mit* Hyperaktivität

In der ICD-10 finden sich unter F90 nur die hyperkinetischen Störungen. Eine Störung der Aufmerksamkeit *ohne* Überaktivität und *ohne* Impulsivität ist dort nicht aufgeführt.

F: Was raten Sie einer Mutter, deren Kind wahrscheinlich an ADS oder ADHS leidet?

A: Ich erkläre ihr, dass es Mediziner gibt, die sich auf die Diagnose und Therapie von ADS bzw. ADHS spezialisiert haben. Ich empfehle ihr, mit ihrem Kind einen Kinder- und Jugendpsychiater aufzusuchen.

2.11.3 Sonderfälle

Im Kapitel „Sonderfälle" wurden einige Störungen aufgenommen, die in der ICD-10 nicht unter den Ziffern F7–F9 aufgeführt sind, sondern Krankheitsbildern zugeordnet wurden, die sich häufig erst im Erwachsenenalter manifestieren, aber natürlich auch schon in der Kindheit oder im Jugendalter erstmalig auftreten können: z. B. schizophrene Erkrankungen, Störungen der Impulskontrolle, Anpassungsstörungen oder auch depressive Erkrankungen in Kindheit und Adoleszenz (➤ Abb. 2.24).

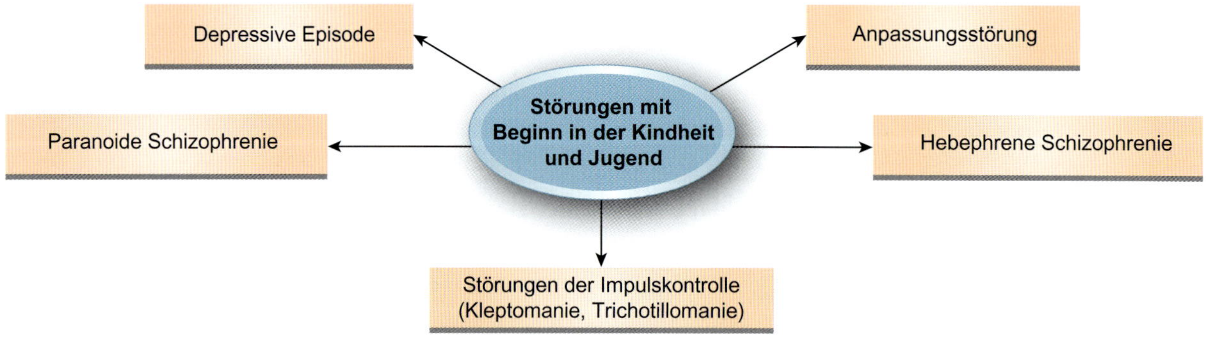

Abb. 2.24 „Störungen mit Beginn in der Kindheit und Jugend": Sonderfälle.

Tab. 2.38 „Störungen mit Beginn in der Kindheit und Jugend": Sonderfälle.

Kurzfälle mit Schlüsselsymptomen	Typische Merkmale und Symptome	Verdachtsdiagnose nach ICD-10
• Ein neun Jahre altes Mädchen kommt in Begleitung der Mutter in die Praxis, weil die Schulleistungen des Mädchens in den letzten Wochen so abgesunken sind. Außerdem klagt die Neunjährige über Kopf- und Bauchschmerzen. Sie weint oft und hat Schlafprobleme. Auf Nachfragen erzählt das Mädchen, sie denke oft an ihren Vater: Der ist Berufssoldat und seit zwei Monaten in Afghanistan. Sie hat Angst, dass er vielleicht nicht wiederkommt.	• somatische Symptome in Zusammenhang mit einer sozialen Belastungssituation (Trennung vom Vater, Ängste um den Vater) • Ängste und depressive Symptome, die sich bei Kindern häufig über den Körper ausdrücken	Anpassungsstörung im Kindesalter, Angst und depressive Reaktion gemischt (F43.22)
• Eine Mutter kommt in die Praxis, weil ihr 16-jähriger Sohn Thomas sich in den letzten Wochen so verändert hat: Er hört nicht zu, wenn man mit ihm spricht, brüllt seine ältere Schwester wegen Kleinigkeiten an und ist aggressiv und aufsässig gegenüber seiner Mutter. Zweimal bekamen die Eltern inzwischen eine Mitteilung von der Schule: einmal, weil er einen Mitschüler im Pausenhof zusammengeschlagen hatte; ein zweites Mal, weil er mit den Worten „Scheiß Schule" eine Stegreifaufgabe vor den Augen der Mitschüler (und des Lehrers) zerrissen hatte. Zum Schluss meint die Mutter: „Vor sechs Wochen ist meine Mutter verstorben. Sie war seine Lieblingsoma."	• identifizierbare psychosoziale Belastung (Tod der Großmutter) • aggressives und dissoziales Verhalten als Folge der Trauerreaktion (Anpassungsstörung). Dies ist nach ICD-10 typisch für Jugendliche.	Anpassungsstörung mit vorwiegender Störung des Sozialverhaltens (F43.24)
• Eine Mutter kommt mit ihrem neunjährigen Sohn in die Praxis, weil der Junge sich in den letzten zwei Monaten so verändert habe. „Er war immer ein guter Schüler, doch seit mehreren Wochen haben seine Schulleistungen extrem nachgelassen. Er behauptet, er könne sich Dinge nicht mehr merken und sich nur mit Mühe auf den Unterricht konzentrieren. Beim geringsten Anlass reagiert er extrem gereizt oder bricht unvermittelt in Tränen aus. Vor noch nicht allzu langer Zeit ging er jede Woche zum Fußball und besuchte Freunde: Das ist jetzt vorbei. Auf einmal entwickelt er Ängste, klagt über Kopf- und Bauchschmerzen und hat keine Lust mehr auf Essen – dabei hat er noch vor wenigen Wochen zweimal so viel „verdrückt" wie sein Vater". Eine Ursache für das veränderte Verhalten ist weder in der Schule noch im häuslichen Umfeld zu finden.	• diverse Symptome, die an eine depressive Episode denken lassen: der soziale Rückzug, die Störungen von Konzentration und Merkfähigkeit, die Traurigkeit und die Ängste • Die Störung tritt ohne äußeren Anlass auf (in anderen Fällen kann sie durch belastende Ereignisse wie Scheidung oder Tod einer geliebten Person ausgelöst werden). • Bei Kindern und Jugendlichen sind die Symptome für eine depressive Episode anders ausgeprägt als bei Erwachsenen. Besonders typisch hierbei: – Reizbarkeit, aggressives Verhalten – Ängste – Essstörungen – Tendenz zur Somatisierung der Beschwerden (hier: Bauch- und Kopfschmerzen)	Mittelgradige depressive Episode im Kindesalter (F32.1)

Tab. 2.38 „Störungen mit Beginn in der Kindheit und Jugend": Sonderfälle (Forts.).

Kurzfälle mit Schlüsselsymptomen	Typische Merkmale und Symptome	Verdachtsdiagnose nach ICD-10
• Christoph ist 18 Jahre alt. Seinen Vater hat er nie gekannt, seine Mutter gab ihn nach der Geburt ins Waisenhaus. Als er zwei Jahre alt ist, finden sich Eltern, die ihn adoptieren. Drei Jahre später wird seine Stiefmutter unerwartet schwanger. Christoph reagiert auf die Geburt eines „Brüderchens" mit Kopf- und Bauchschmerzen, verweigert das Essen, nässt wieder ein und zerschneidet Leintücher und Strampelhöschen. In der Grundschule spielt er kaum mit Freunden, wirkt oft desinteressiert und lustlos und fällt den Lehrern durch sein aggressives Verhalten auf. Obwohl ihm das Lernen nicht leicht fällt, schafft er den Übertritt ans Gymnasium. Auch dort kann er sich nur schwer in die Klassengemeinschaft integrieren. Er ist oft krank, versäumt Klassenarbeiten, ist im Umgang mit Mädchen rüpelhaft und provoziert die Lehrer. Freunde hat er nur wenige, bis eines Tages Bettina auftaucht – ein blondes, lebenslustiges Mädchen aus der Parallelklasse, in das er sich verliebt. Er lädt Freunde ein, ist fröhlich und ausgelassen, doch nach zwei Monaten macht Bettina Schluss. Christoph fällt in ein tiefes Loch. „Tagelang redete er nicht mehr mit uns, pöbelte in der U-Bahn Passanten an, schwänzte die Schule und fing an, mit zwei Kumpels zu saufen und zu kiffen", berichtet die Stiefmutter. „Wenn wir ihm helfen wollten, konnte er plötzlich ausrasten und auf Gott und die Welt schimpfen, um wenig später stumm in sich zusammenzufallen. In dieser Phase hat er versucht, sich mit Alkohol und Tabletten das Leben zu nehmen."	• Bei Christoph finden sich depressive Symptome von der Kindheit bis zur Gegenwart: – Mit fünf Jahren reagiert er auf die Geburt eines Geschwisterkinds mit einer Depression (Anpassungsstörung? Depressive Episode?). Die depressive Symptomatik äußert sich – wie bei kleinen Kindern üblich – vorwiegend über körperliche Symptome (Kopf- und Bauchschmerzen, Verweigerung des Essens), aber auch über Aggressionen (das Zerschneiden der Leintücher und Strampelhöschen) und regressive Verhaltensweisen (Einnässen). – In der Grundschule bleibt seine depressive Grundstimmung erhalten: Er wirkt lustlos und desinteressiert, ist oft aggressiv und hat Probleme mit dem Lernen. – Im Gymnasium hält seine depressive Stimmungslage weiterhin an, äußert sich aber – wie bei Jugendlichen häufig – in dissozialem Verhalten. – Die Zurückweisung durch das Mädchen führt zu einer schweren depressiven Episode, deren Symptome sich anders äußern als im späteren Erwachsenenalter: in aggressivem oder dissozialem Verhalten, abrupt wechselnden Gefühlszuständen und einem Betäuben der Gefühle durch psychotrope Substanzen. • Zwei Krankheitsbilder kommen hier zusammen: eine über zwölf Jahre andauernde leichtere depressive Verstimmung (Dysthymia), die auch schon in der Kindheit und Adoleszenz vorkommen kann. Und eine durch die Trennung von dem Mädchen verursachte schwere depressive Episode. Im US-amerikanischen Diagnosehandbuch heißt diese Störung „Double Depression". Eine „doppelte Depression" dieser Art kann schon im Jugendalter auftreten, bleibt wegen der abweichenden Symptomatik jedoch häufig unerkannt.	Double-Depression-Dysthymia (F34.1) im Kindheits- und Jugendalter plus Schwere depressive Episode (F33.2) im Jugendalter
• Die Eltern eines 16-jährigen Jungen kommen in die Praxis, weil sich ihr Sohn sehr verändert hat. Früher war er offen, freundlich und gut in der Schule. Seit mehreren Wochen jedoch zieht er sich mehr und mehr zurück, zeigt starkes Misstrauen, hat Konzentrationsprobleme und Schlafstörungen. In letzter Zeit glaubt die Mutter bemerkt zu haben, dass er mit sich selbst spricht. Seltsam kommt ihr auch ein Zettel vor, den sie mitgebracht hat. Sie hat ihn in seinem Zimmer gefunden. Darauf steht: „Auch die Gedanken sind nicht frei. Hypnose."	• Sozialer Rückzug, Schlafstörungen, Misstrauen und Konzentrationsprobleme können Prodromalsymptome einer Schizophrenie sein. Dauer der Prodromalphase: mehrere Wochen • versteckte Hinweise auf „Stimmenhören" und „Gedankeneingebung" • Die typischen Symptome für Schizophrenie existieren erst „seit letzter Zeit", also Verdacht auf eine beginnende Schizophrenie. • Trotz des Jugendalters handelt es sich aufgrund der Symptomatik um eine paranoide Schizophrenie, *nicht* um eine Hebephrenie.	Verdacht auf eine beginnende paranoide Schizophrenie mit Beginn im Jugendalter (F20.0)

Tab. 2.38 „Störungen mit Beginn in der Kindheit und Jugend": Sonderfälle (Forts.).

Kurzfälle mit Schlüsselsymptomen	Typische Merkmale und Symptome	Verdachtsdiagnose nach ICD-10
• Ein 20-jähriger junger Mann steht kurz vor dem Abitur. Er kommt auf Veranlassung seines Vaters in die Praxis, weil er sich seit mehreren Wochen in sein Zimmer zurückgezogen hat, um – wie er meint – die Philosophie des Kosmos zu studieren. Er wäscht sich nicht, isst kaum mehr etwas und weigert sich, in die Schule zu gehen. Er könne sich im Augenblick nicht aufs Lernen konzentrieren. „Wir beide haben heute eine Verabredung", sagt er zum Therapeuten mit leiser, gekünstelter Stimme und lächelt ihn dabei vielsagend an. „Sie wissen, was ich meine." Dabei klopft er dem Therapeuten vertrauensvoll auf die Schulter. „Sie und ich wissen doch, was gespielt ist", ergänzt er und bricht dabei in unmotiviertes Kichern aus. „Tun Sie Ihre Pflicht, mein Freund, damit mein väterlicher Samenspender Frieden findet und zu meinem und Ihrem Ruhme beitragen kann". Dabei deutet er mit theatralischer Geste auf das halboffene Fenster, lächelt vielsagend und sagt mit pathetischer Stimme: „Life is life, das haben Sie mit Sokrates gemein, auch wenn sie heute keinen Giftbecher trinken, sondern mit mir vorlieb nehmen müssen." Wieder runzelt er die Stirn, deutet mit einer Hand auf das Wasserglas, kichert mehrmals und meint: „Sie und ich, wir beide sind aus demselben Holz geschnitzt. Wohl dem, der dies erkennt."	• desorganisiertes, zerfahrenes Denken und Reden mit Gedankengängen, denen der Therapeut nicht folgen kann • unpassender Affekt mit läppischem, z. T. manierierten Verhalten (Kichern, theatralische Gestik, Stirnrunzeln) • gekünstelte, z. T. pathetische und schwülstige Sprache • Distanzlosigkeit • Verlust von vorher vorhandenem zielgerichteten Verhalten (Körperpflege, Konzentration auf das anstehende Abitur) • Beginn der Störung in der Adoleszenz	Hebephrene Schizophrenie (F20.1)
• Ein 19-jähriger Schüler kommt auf Veranlassung seiner Mutter in die Praxis. Er ist gut gekleidet, höflich, wortkarg und eher distanziert. Der junge Mann erzählt, er habe schon mehrmals gestohlen, das letzte Mal – beim Klassenausflug – war es das Handy seines Lehrers. Er habe versucht, es per Ebay zu verkaufen. Deshalb laufe augenblicklich ein Strafverfahren gegen ihn. Auf Nachfragen ergänzt der junge Mann, beim Stehlen gehe es ihm nicht darum, sich zu bereichern. Er spüre vor dem Stehlen eine starke innere Spannung, nach der Tat dann eine große Erleichterung. Der Drang zum Stehlen überkomme ihn in der Regel ganz plötzlich; anschließend werfe er die gestohlenen Dinge einfach weg. Schon in der Grundschule habe er übrigens anderen Kindern Stifte oder Bildchen weggenommen. Nach seiner Stimmung gefragt, meint er, er fühle eigentlich nichts. Die Zukunft allerdings mache ihm Angst.	• Diebstähle ohne das Motiv, sich zu bereichern • Der Drang zum Stehlen ist mit einem Gefühl von Spannung verbunden; nach dem Diebstahl stellt sich Erleichterung ein. • Das pathologische Stehlen (Kleptomanie) zählt zu den Störungen der Impulskontrolle (F63). • Die Kleptomanie beginnt meist schon in der Kindheit. Oft finden sich in der Vorgeschichte belastende oder traumatische Erfahrungen. • Nicht verwechseln mit einer Störung des Sozialverhaltens oder einer dissozialen Persönlichkeitsstörung: Da sind die Betroffenen nicht höflich, wortkarg, distanziert.	Pathologisches Stehlen (Kleptomanie) (F63.2)

2.11.4 Prüfungsprotokoll 49

FALLGESCHICHTE

Der 18-jährige Schüler Holger S. erscheint in Begleitung seines Vaters in der Praxis. Der Vater berichtet mit sorgenvoller Miene, Holger gehe es seit dem Tod der Mutter vor vier Monaten extrem schlecht: Er schließe sich in sein Zimmer ein, gehe nicht mehr zur Schule und reagiere auf Hilfsangebote extrem aggressiv. „Er isst kaum mehr", meint der Vater. „In den letzten Wochen und Monaten hat er fast zehn Kilogramm abgenommen." Als der Therapeut mit Holger allein ist, spricht er ihn bewusst auf Suizidgedanken an. Holger gibt zu, dass er mehrmals schon an Suizid gedacht hat. Nachts vor dem Einschlafen höre er manchmal sogar eine weibliche Stimme, die ihm die Schuld am Tod der Mutter gebe. Auf Nachfragen erzählt er, dass es ihm schon vor vier Jahren nicht besonders gut ging. „Da haben sich meine Eltern scheiden lassen, das hat mich sehr mitgenommen. Ich konnte nicht mehr lernen, schlief schlecht und bin in der Schule um zwei Noten abgesunken. Ich war in der Zeit extrem reizbar, habe meine Mutter angeschrien, Leute im Bus angepöbelt und mich ein paarmal sinnlos betrunken. Aber der Fußball und meine Freunde haben mich aus dem „Loch" herausgeholt. Obwohl ich mich gut mit meinem Vater verstehe, blieb ich bei meiner Mutter: Die brauchte mich mehr. Aber jetzt ist sie ja tot. Ich weiß echt nicht, wie es weitergehen soll."

F: Was sind Ihre Gedankengänge zu dem Fall?

A: Holger S. hat ziemlich sicher eine schwere depressive Episode mit sozialem Rückzug, Schlafstörungen, mangelndem Appetit und Gewichtsabnahme. Dazu kommen psychotische Symptome – die akustischen Halluzinationen in Du-Form – und Suizidgedanken. Als Erstes werde ich deshalb abklären, wie akut suizidgefährdet der junge Mann ist.

F: Wie machen Sie das?

A: Nachdem Holger schon zugegeben hat, dass er öfter an Suizid denke, kläre ich, in welcher Phase der suizidalen Entwicklung er sich befindet: Ob er nur vage Gedanken an den Tod hat oder schon einen Suizidplan. Wenn er schon aktive Suizidvorbereitungen getroffen hat, erkläre ich ihm, dass er unbedingt Hilfe braucht und motiviere ihn, sich von seinem Vater in eine psychiatrische Klinik fahren zu lassen. Ich bitte Holger, mit seinem Vater sprechen zu dürfen, kläre den Vater über den Zustand seines Sohnes auf und bitte ihn, mit seinem Sohn so schnell wie möglich in eine psychiatrische Klinik zu fahren. Ich lasse mir die Handy-Nummer von Vater und Sohn geben, damit ich zwischendurch überprüfen kann, ob sie wirklich in die Klinik fahren.

F: Sie sagten, sie klären den Vater über den Zustand des Sohnes auf – was erklären Sie ihm da?

A: Ich erkläre ihm, dass bei Holger durch den Tod der Mutter eine schwere Depression ausgelöst wurde. Dass eine Depression wie diese durch eine Transmitterstörung im Gehirn verursacht wird, die durch Medikamente behandelt werden kann. Ich kläre ihn auch darüber auf, dass bei Depressionen fast immer Suizidgedanken auftauchen, dass das auch bei Holger der Fall sei und ich die Gefahr einer Selbsttötung als sehr hoch einschätze.

F: Kehren wir nochmals zurück zu unserer Fallgeschichte: Was fällt Ihnen da sonst noch auf?

A: Im letzten Abschnitt erfahren wir, dass Holger schon einmal eine Depression hatte, ausgelöst durch die Scheidung der Eltern. Holger ist jetzt 18 – er war damals also 14 Jahre alt.

F: Hatte Holger damals also auch eine depressive Episode?

A: Wahrscheinlich nicht, denn die Symptome waren weniger stark ausgeprägt als in der jetzigen Situation; außerdem besserte sich sein Zustand langsam von selbst – das alles ist typisch für eine Anpassungsstörung mit depressiver Reaktion.

F: Ist das aggressive, pöbelhafte Verhalten typisch für eine Anpassungsstörung mit depressiver Reaktion?

A: Meist nur bei Jugendlichen. Da gibt es in der ICD-10 eine extra Ziffer: „Anpassungsstörung mit vorwiegender Störung des Sozialverhaltens". Dasselbe gilt entsprechend für eine depressive Episode. Auch da reagieren Jugendliche und Kinder etwas anders als Erwachsene. Nach dem Tod der Mutter ist Holger oft aggressiv und isst kaum mehr.

F: Sie haben eben auch Kinder erwähnt – wie unterscheidet sich eine Depression bei kleineren Kindern von Depressionen im Erwachsenenalter?

A: Depressionen bei Kindern werden häufig nicht erkannt, weil kleinere Kinder oft ihre Traurigkeit und ihren Kummer über den Körper äußern – durch Kopf- und Bauchschmerzen oder Appetitverlust. Oft klagen sie darüber, dass niemand mit ihnen spielen will, haben zu nichts Lust und ziehen sich zum Lesen oder Fernsehen in ihr Zimmer zurück. Andere wiederum reagieren ihre Depression dadurch ab, dass sie herumzappeln, den Clown spielen oder auch streiten und ein aggressives Verhalten an den Tag legen. Und natürlich haben sie in der Schule Probleme mit dem Lernen. Besonders in der Pubertät ist es schwierig, eine Depression von normalem pubertären Verhalten zu unterscheiden.

Merke

- **Depressionen bei Kindern und Jugendlichen** zeigen eine andere Symptomatik als im Erwachsenenalter (siehe Prüfungsprotokoll).
- Auch bei Kindern und Jugendlichen findet sich manchmal eine länger andauernde **Dysthymia**, die im Falle einer akuten Belastung durch eine **depressive Episode** überlagert werden kann.

2.11.5 Kurztest 12

Welche der folgenden Diagnosen (A–K) passt zu welcher Fallgeschichte? Schreiben Sie den entsprechenden Buchstaben in das leere Kästchen. Jede der vorgeschlagenen Störungen kann ein- oder zweimal vorkommen. Die Lösungen finden Sie im Lösungsteil.

A ADS (Aufmerksamkeits-Defizit-Syndrom)
B ADHS (hyperkinetische Störung)
C Anpassungsstörung in der Kindheit und Adoleszenz
D Depressive Episode in der Kindheit und Adoleszenz
E Dysthymia, die von einer depressiven Episode überlagert wird (Double Depression)
F Paranoide Schizophrenie mit Beginn in der Kindheit oder Adoleszenz
G Hebephrene Schizophrenie
H Phobische Störung des Kindesalters
I Trennungsangst des Kindesalters
J Asperger-Syndrom
K Tourette-Syndrom

2.11.5.01 ☐ Eine Mutter kommt mit ihrem 17-jährigen Sohn Volker in die Praxis. Volker hat die Realschule bis zur neunten Klasse besucht und dann die Schule ohne Schulabschluss verlassen. Mehrere Versuche, eine Lehre zu machen, hat er abgebrochen mit der Begründung, er sehe nicht ein, für andere die „Drecksarbeit" machen zu müssen. Er geht inzwischen kaum mehr aus dem Haus; wenn Freunde ihn besuchen, bleiben sie nicht lange. „Der ist so seltsam geworden", meinte einer von ihnen beim Weggehen. Er hört oft laut Musik aus dem Kopfhörer. Der Mutter ist aufgefallen, dass er manchmal mit sich selbst zu sprechen scheint. Beim Einkaufen hat er ihr letztens erzählt, dass ihn seit einiger Zeit ein rotes Auto verfolgt.

2.11.5.02 ☐ „Corinna war eigentlich nie so fröhlich wie andere Kinder", erzählt ihre Mutter. „Sie hat sich oft in ihr Zimmer zurückgezogen, wollte nicht allein einschlafen und war oft launisch und zickig. In der Schule hatte sie gute Noten, aber mit den anderen Mädchen gab es häufig Probleme. ‚Die mögen mich nicht', hat sie oft gesagt. Eine einzige Freundin – Melanie – hat sie allerdings gehabt, mit der war sie fast täglich zusammen. ‚Die wenn ich nicht hätte!', haben wir öfter von ihr gehört. Vor vier Wochen kam Melanie ums Leben. Sie war mit dem Fahrrad auf dem Weg zur Schule. Ein Lkw hatte sie beim Abbiegen übersehen. Sie starb zwei Tage später im Krankenhaus. Seitdem ist Corinna ein anderer Mensch. Sie hält sich nur noch in ihrem Zimmer auf, isst nichts mehr und klagt über Kopfschmerzen. An Schule ist nicht zu denken – sie ist seit mehreren Wochen krankgeschrieben. Spätnachts brennt oft noch das Licht und wenn wir mit ihr reden wollen, schreit sie uns an, sie wolle in Ruhe gelassen werden. In der letzten Zeit habe sie mehrmals gesagt, sie sei schuld am Tod ihrer Freundin: ‚Ich hätte sie – wie sonst – abholen sollen, dann wäre sie heute nicht tot.', hat sie neulich zu mir gesagt. Es ist nicht leicht, das alles mitanzusehen: Sie hat an nichts mehr Freude, an nichts mehr Interesse. Dieser Zustand dauert nun schon seit einem Monat an."

2.11.5.03 ☐ Eine Mutter kommt mit ihrer siebenjährigen Tochter Gabi wegen schulischer Probleme in die Praxis. „Außer Sport macht ihr nichts Spaß", meint die Mutter. „Sie vergisst häufig ihre Hefte und Bücher, und wenn sie Hausaufgaben macht, muss ich ständig im Zimmer sein und zwischendurch immer wieder einen Blick auf ihr Heft werfen, denn da wimmelt es von Leichtsinnsfehlern. Wenn man sie anspricht, scheint sie einen nicht zu hören. Das haben auch die Lehrer bestätigt. Der Klassenlehrer meinte, Gabi sei eine ruhige Schülerin, die oft träume und Arbeitsaufträge nur zu Ende führe, wenn man sie ständig ermahne." In ihrer Freizeit ist Gabi ein fröhliches Kind. Sie hat mehrere Freundinnen, mit denen sie gerne spielt, sich verkleidet oder draußen herumtollt.

2.11.5.04 ☐ Ein elfjähriges Mädchen räuspert sich viele Male am Tag ohne ersichtlichen Grund. Dazwischen zuckt sie immer wieder mit dem rechten Mundwinkel oder schlägt sich mit der flachen Hand auf die Stirn. Wenn sie spricht, stößt sie unvermittelt gutturale Laute aus wie „Uah" oder „Eh". Die Störung begann vor zwei Jahren ohne erkennbaren äußeren Grund.

2.11.5.05 ☐ Eine besorgte Mutter macht sich Sorgen wegen ihrer 16-jährigen Tochter Heike. „Heike verkriecht sich zu Hause, obwohl sie sonst ein lebenslustiges Mädchen ist und viel mit Freundinnen unternimmt", berichtet die Mutter. „Jetzt liegt sie stundenlang im Bett, isst nichts und läuft mit düsterer Miene durch die Gegend. Sie hat auch schon geäußert, dass sie nicht mehr leben wolle. In der Schule hat sie neulich eine Vier nach Hause gebracht, obwohl sie sonst eine Einser-Schülerin ist. Schuld daran – denke ich – ist ihr letzter Freund. Der hat sich vor vier Wochen von ihr getrennt."

2.11.5.06 ☐ Ein 16-jähriger Schüler – Max R. – fehlt mehrere Tage unentschuldigt im Unterricht. Als der Klassenlehrer bei den Eltern anrufen will, ist der Junge am Apparat – die Eltern sind in der Arbeit. „Ich habe ein Burnout", erklärt er dem verdutzten Lehrer. „Sie wissen schon: ausgepowert, völlig am Ende, unfähig, mich auf Bücher, Lernen und Hausaufgaben zu konzentrieren. Ich melde mich, wenn ich wieder fit bin." Als der Lehrer am Abend persönlich bei dem Jungen vorbeischaut, ist die Mutter da. Sie erzählt ihm, dass der ältere Bruder von Max vor vier Wochen tödlich verunglückt ist. „Am Anfang ging Max noch ganz normal zur Schule, doch dann auf einmal klagte er über Muskelschmerzen und Atemprobleme. Wir dachten, er hat eine Grippe, aber es muss wohl etwas anderes sein, denn unser Hausarzt konnte nichts feststellen. Tut mir leid, in der Aufregung habe ich vergessen, eine Entschuldigung zu schreiben."

2.11.5.07 ☐ Der siebenjährige Jürgen hat seit etwa zwei Jahren große Angst vor Hunden. Der Junge geht zwar inzwischen allein in die Schule, wenn ihm jedoch irgendwo ein noch so kleiner Hund entgegenkommt, wechselt er auf die andere Straßenseite oder macht Umwege, um zur Schule zu gelangen. Nach Auskunft der Eltern wurde der Junge nie von einem Hund gebissen oder angegriffen. „Vor unserem Umzug", fällt der Mutter ein, „gab es einen Nachbarn, der oft mit unseren Kindern schimpfte und ihnen Ohrfeigen androhte. Max hatte regelrecht Angst vor ihm. Der Nachbar hatte einen Dackel, der öfters kläffte, aber ansonsten lieb war."

2.11.5.08 ☐ Ein sechsjähriges Mädchen will plötzlich nicht mehr in die Schule gehen. Wenn sie das Haus verlassen soll, klammert sie sich an die Mutter, klagt über „Bauchweh" und läuft zur Toilette, um sich zu übergeben. „Auch wenn ich am Wochenende mal weggehe und sie und ihren kleinen Bruder mit dem Papa alleinlasse, entwickelt sie unerklärliche Ängste und fantasiert, ich könnte von Maskenmännern entführt werden", berichtet die Mutter. „Das war vor der Geburt des Jungen ganz anders. Da ging sie problemlos in die Schule." Das Baby ist gerade zwei Monate alt. Wegen vorzeitiger Wehen musste die Mutter mehrere Wochen liegen und war in dieser Zeit in der Klinik.

2.11.5.09 ☐ Ein sechsjähriger Junge besucht die erste Grundschulklasse. Die Lehrerin bittet die Mutter in die Sprechstunde, weil der Junge in ihren Augen sozial auffällig ist: Er weicht zurück, wenn andere Kinder auf ihn zugehen, zieht sich in den Pausen in eine Ecke des Schulhofs zurück und scheint durch einen „durchzuschauen", wenn man ihn anspricht. Seine schulischen Leistungen sind überdurchschnittlich gut. Nach Aussagen der Mutter war er schon immer kontaktscheu. „Er verbrachte oft Stunden damit, mit Legosteinen geometrische Muster zu formen. Mich wollte er nie dabei haben."

2.11.5.10 ☐ Ein 17-jähriger Junge, ungepflegt, mit Baseballmütze, Jogginganzug und Hausschuhen bekleidet, kommt in Begleitung der Mutter in die Praxis. Beim Hereinkommen fällt auf, dass er mit den Händen und Armen affektierte Bewegungen ausführt und kaum zusammenhängende Sätze spricht, wobei er zwischendurch immer wieder kichert, aufsteht, aus dem Fenster schaut und dabei mit schwülstiger Stimme seine psychologischen Erkenntnisse zum Besten gibt: „Introjekte sind Objekte … die kämpfen Auge um Auge, Zahn um Zahn … ich und mein Vater … seine Manneskraft, die alles schafft … die Mutter, den Bruder, doch nicht mich … meine Kraft bekommt er nicht." Die Mutter sitzt hilflos in ihrem Stuhl. Bei dem Versuch des Therapeuten, mit dem Jungen ins Gespräch zu kommen, unterbricht dieser ihn ständig, bricht in läppisches Kichern aus und deutet auf seine Mutter: „Auch ein Introjekt, das die Energien weckt … und raubt." Die Mutter berichtet, ihr Sohn sei bis vor einem Jahr ein normaler Junge gewesen, der gute Noten nach Hause brachte und trotz seiner Schüchternheit für Mädchen schwärmte. Dann habe er sich langsam und unbemerkt verändert: „Er zog sich tagelang in sein Zimmer zurück, las psychologische und esoterische Bücher und surfte stundenlang im Internet. Er weigerte sich, in die Schule zu gehen und fing an, seine Kleidung und seine persönliche Hygiene zu vernachlässigen. Und dann seine Sprache: gekünstelt, wirr, durchsetzt mit Reimen, dazwischen ein läppisches Kichern wie von einem Sechsjährigen. Wir können nicht ausmachen, was da vor einem Jahr passiert sein soll – die Veränderung kam einfach so."

2.11.5.11 ☐ Eine Mutter macht sich große Sorgen wegen ihres zwölfjährigen Sohns. „Seit er am Gymnasium ist, reißen die Klagen der Lehrer nicht ab: Er ist ständig mit den Gedanken woanders, unterbricht den Lehrer bei dessen Ausführungen, steht ohne zu fragen auf, um sich bei seinem Freund in der letzten Reihe einen Stift zu holen, und, und, und. Sie sollten seine Hefte sehen – schlampig, mit Eselsohren, eingerissenen Seiten. Selbst im Sportunterricht macht er Schwierigkeiten: Er hört nicht auf die Anweisungen des Sportlehrers, kann nicht warten, bis er an der Reihe ist und wird aggressiv, wenn man ihn zur Ruhe bringen will."

2.11.5.12 ☐ Ein elfjähriges Mädchen hat seit dem Übertritt ans Gymnasium Ängste vor der Schule. Jeden Morgen muss sie mehrmals auf die Toilette und wenn sie das Haus verlassen soll, wird ihr schwindelig und übel. Wenn man sie zur Schule fährt, kommt meist eine Stunde später ein Anruf mit der Bitte, die kranke Tochter abzuholen. Als der Therapeut mit dem Mädchen allein ist, erzählt sie, dass es in der Klasse zwei Jungen gibt, vor denen sie Angst hat, weil sie ihr mehrmals schon das Federmäppchen oder die Schultasche versteckt haben. Sie habe sich nicht getraut, der Lehrerin davon zu erzählen.

2.12 Lerneinheit „Therapeutisches Vorgehen"

Wenn Sie – wie in den vorangegangenen Lerneinheiten beschrieben – in Zusammenhang mit einer Fallgeschichte zu einer Diagnose kommen, ist die häufigste Frage: „Was machen Sie mit dem Mann bzw. der Frau?" oder auch „Wie gehen Sie in diesem Fall therapeutisch vor?". In diesem Zusammenhang ist es wichtig zu wissen, was für die Prüfer das Wort „therapeutisch" beinhaltet.

Merke

„Therapie" ist nicht dasselbe wie „Psychotherapie". Bei Fragen nach dem therapeutischen Vorgehen erwarten die Prüfer zunächst nicht eine Antwort darauf, wie Sie mit Ihrer Therapie vorgehen, sondern was Sie konkret tun, damit der Klient keinen Schaden erleidet. Je nach Diagnose antworten Sie auf die Frage des weiteren Vorgehens mit Vorschlägen wie:

- „Ich motiviere den Klienten, zu einem Psychiater zu gehen."
- „Ich bitte den Klienten, sich so schnell wie möglich von einem Neurologen/Internisten/Kardiologen untersuchen zu lassen."
- „Ich verweise die Eltern des Klienten an eine Drogenberatungsstelle."
- „Ich gebe der jungen Klientin die Adressen mehrerer Beratungsstellen für Essstörungen."
- „Ich erkläre dem Klienten, dass sich bei Angststörungen und Phobien die Verhaltenstherapie bewährt hat. Ich erkläre ihm, wie diese hier vorgeht und motiviere ihn, sich bei einem Verhaltenstherapeuten in Behandlung zu begeben."
- „Ich überprüfe, ob der Klient suizidgefährdet ist."

Wichtig zu wissen: Die Prüfer sind meist Anhänger der Verhaltenstherapie. Bei Angststörungen, Phobien oder Zwangserkrankungen wäre es deshalb unklug, den Klienten mit der eigenen Therapie zu behandeln – die Prüfer erwarten, dass wir bei Fällen wie diesen den Klienten an einen Verhaltenstherapeuten abgeben.

Im Überblick sind die wichtigsten Therapiemöglichkeiten dargestellt, an die Sie zuerst denken sollten, bevor Sie in Betracht ziehen, den Klienten mit Ihrer eigenen Therapie zu behandeln (➤ Abb. 2.25).

Besonders wichtig ist den Prüfern unser Vorgehen bei Suizidalität. Detaillierte Ausführungen hierzu (mit vielen Beispielen aus verschiedensten Prüfungen) finden Sie am Ende dieser Lerneinheit (➤ 2.12.8).

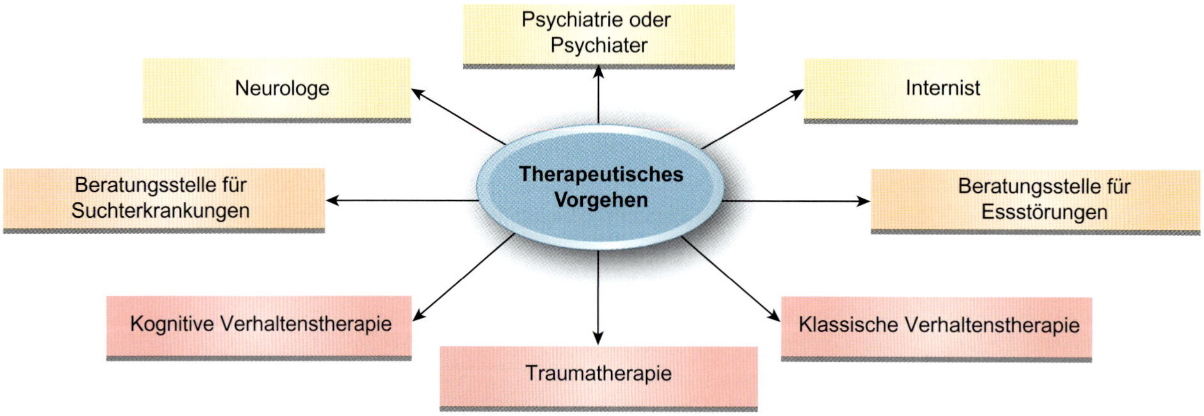

Abb. 2.25 Therapeutisches Vorgehen.

2.12.1 Therapeutisches Vorgehen bei organischen psychischen Störungen (F0)

Tab. 2.39 Therapeutisches Vorgehen bei organischen psychischen Störungen (F0).

Verdachtsdiagnose	Therapeutisches Vorgehen	Praktische Hinweise
Demenz	• neurologische Untersuchung (z. B. in einer neurologischen Klinik) • evtl. vorweg in eigener Praxis: Kurztest zur Demenz	• Im Mündlichen fragen die Prüfer manchmal: Was könnten Sie denn vorweg tun, bevor Sie den Klienten zum Neurologen schicken? • Ich bitte den Klienten, sich drei Begriffe zu merken. Dann spreche ich über etwas ganz anderes und bitte den Klienten anschließend, die vorher genannten Begriffe aufzuzählen. Oder ich bitte den Klienten, eine Uhr mit Zeigern zu zeichnen und darauf z. B. die Uhrzeit „zehn Minuten vor elf" einzuzeichnen. Menschen mit einer Demenz können dies nicht.
Delir (nicht entzugsbedingt)	• lebensbedrohlich; sofort per Rettungswagen in die Klinik	• Das postoperative Delir kommt in unserer Praxis nicht vor, manchmal jedoch ein beginnendes Delir bei alten Menschen. • Häufige Zusatzfrage im Mündlichen: Was machen die in der Klinik mit dem Mann bzw. der Frau? • Im Gegensatz zum Entzugsdelir steht beim „organischen Delir" die medikamentöse Behandlung an zweiter Stelle. • In der Klinik: falls möglich, Behandlung der auslösenden organischen Störung (z. B. Dehydratation, Atemwegsinfekte, Entgleisungen des Elektrolythaushalts). • Falls keine schnelle Besserung eintritt: Behandlung durch Anti-Psychotika, Benzodiazepine oder Clomethiazol („Distraneurin").
Kopfschmerzen als Folge eines Hirntumors	• Psychoedukation: über die Erkrankung und ihre Folgen aufklären • so schnell wie möglich zur Untersuchung in die neurologische Klinik	In der Klinik: meist Versuch einer Entfernung des Tumors durch Operation. Hinweis: Bei bösartigen Tumoren ist eine Chemotherapie wegen der Blut-Hirn-Schranke nicht möglich.
Epilepsie: Absencen, fokale oder generalisierte Anfälle	• Psychoedukation: über die Erkrankung und ihre Folgen aufklären • so schnell wie möglich zur Untersuchung in die neurologische Klinik • evtl. begleitende Psychotherapie mit dem Ziel, den Betroffenen beim Umgang mit der Erkrankung zu helfen	• Facharzt: Behandlung durch Anti-Epileptika (z. B. Carbamazepin, Valproinsäure) • Bei einer begleitenden Psychotherapie kann eine Verhaltenstherapie helfen, auslösende Situationen zu erkennen und zu meiden. • Auch eine Gesprächs-, Gestalt- oder Kunsttherapie kann helfen, aktuelle Belastungen zu reduzieren und beim Umgang mit der Erkrankung und ihren Folgeerscheinungen zu helfen (z. B. bei der Angst vor weiteren Anfällen oder dem sozialen Rückzug als Folge der beruflichen und sozialen Einschränkungen).

Tab. 2.39 Therapeutisches Vorgehen bei organischen psychischen Störungen (F0) (Forts.).

Verdachtsdiagnose	Therapeutisches Vorgehen	Praktische Hinweise
Multiple Sklerose (MS) und Parkinson-Erkrankung	• Behandlung durch den Neurologen hat Vorrang • evtl. begleitende Psychotherapie mit dem Ziel, den Betroffenen beim Umgang mit der Erkrankung beizustehen	• Behandlung der neurologischen Erkrankung durch entsprechende Medikamente • begleitende Psychotherapie zur psychischen Entlastung und zum besseren Umgang mit der Erkrankung
Erkrankungen der Schilddrüse (z. B. Hyperthyreose, Hypothyreose, Morbus Hashimoto)	• Psychoedukation: über die Erkrankung und ihre Folgen aufklären • genaue Diagnose und Behandlung durch einen Facharzt (Internist, Endokrinologe)	• Diagnose durch Bluttest im Labor, Ultraschalluntersuchung (Sonografie) und Szintigrafie • je nach Erkrankung: Entfernung eines Knotens oder eines Teils der Schilddrüse • bei Unterfunktion: Gabe von Schilddrüsenhormonen (z. B. Thyroxin)
„Klassische" psychosomatische Erkrankungen (z. B. Neurodermitis, Magengeschwür, Colitis ulcerosa, Morbus Crohn, Bluthochdruck, Asthma bronchiale, rheumatoide Arthritis)	• Behandlung durch den Facharzt hat Vorrang • Psychoedukation mit dem Ziel, dass der Klient Zusammenhänge zwischen Körper und Psyche erkennt • Im Einzelfall kann eine begleitende Psychotherapie psychische Belastungen reduzieren und dadurch die Symptomatik lindern.	• Behandlung der Erkrankung durch den jeweiligen Facharzt (Internist, Rheumatologe, Lungenfacharzt, Dermatologe etc.) • Eine begleitende Psychotherapie kann Spannungen reduzieren oder in Konflikt- und Belastungssituationen den emotionalen Druck mildern. Beispiele hierfür: – Entspannungstechniken bei Neurodermitis oder Bluthochdruck – Hilfen zum Umgang mit Konflikt- oder Belastungssituationen, die z. B. einen Asthmaanfall oder einen Neurodermitisschub auslösen können – evtl. Aufarbeiten von belastenden Ereignissen oder Kindheitssituationen, welche die augenblickliche körperliche Symptomatik begünstigen (z. B. Autoaggression)
Krebserkrankungen	• Behandlung durch den Facharzt (Onkologe) hat Vorrang • Begleitende Psychotherapie ist oft sinnvoll.	• Die Betroffenen erfahren meist eine umfassende medizinische Behandlung (OP, Chemotherapie etc.), viele leiden jedoch darunter, dass sie mit niemandem über ihre Ängste und Probleme reden können. • keine aufdeckende Psychotherapie, stattdessen verständnisvolle Anteilnahme an der Situation der Betroffenen: Zuhören-können, Gefühle wie Ängste, Wut, Trauer, Hilflosigkeit dürfen im geschützten Rahmen der Therapie ausgedrückt werden.

2.12.2 Therapeutisches Vorgehen bei Medikamenten-, Alkohol- und Drogenmissbrauch (F1)

Tab. 2.40 Therapeutisches Vorgehen bei Medikamenten-, Alkohol- und Drogenmissbrauch (F1).

Verdachtsdiagnose	Therapeutisches Vorgehen	Praktische Hinweise
Alkoholentzugsdelir (Delirium tremens) Benzodiazepinentzugsdelir	• lebensbedrohlich: sofort per Rettungswagen in die Klinik	• Häufige Zusatzfrage im Mündlichen: Was machen die in der Klinik mit dem Mann bzw. der Frau? • Das Mittel der Wahl ist augenblicklich Clomethiazol (Handelsname: Distraneurin).
Missbrauch oder Abhängigkeit von Alkohol	• Durch Nachfragen klären, ob es sich um ein Abhängigkeitssyndrom handelt (F10.2) oder um schädlichen Gebrauch: Missbrauch (F10.1). • Bei Alkoholabhängigkeit: Die Betroffenen motivieren, sich an eine Beratungsstelle für Alkoholabhängigkeit zu wenden. Falls dies abgelehnt wird, ist eine Selbsthilfegruppe (Anonyme Alkoholiker, Blaues Kreuz etc.) eine Alternative.	• Einige Prüfer verlangen in diesem Zusammenhang Detailwissen über die vier Phasen des Entzugs von Alkohol: 1. Kontakt und Motivationsphase 2. Entgiftungsphase 3. Entwöhnungsphase 4. Nachsorgephase • Bezugnehmend auf die Entgiftungs- und Entwöhnungsphase kommen auch Fragen wie: – In welcher Klinik wird denn der Entzug bzw. die Entwöhnung durchgeführt? – Wie lange dauert der Alkoholentzug? Welche Medikamente gibt man da? – Wie lange dauert die Entwöhnung? Was wird da gemacht? – Was folgt nach der Entwöhnung? Wo finden die Betroffenen Hilfe und Unterstützung? • Informationen hierzu finden Sie in der Lerneinheit über Alkohol (➤ 2.9.1).

Tab. 2.40 Therapeutisches Vorgehen bei Medikamenten-, Alkohol- und Drogenmissbrauch (F1) (Forts.).

Verdachtsdiagnose	Therapeutisches Vorgehen	Praktische Hinweise
Abhängigkeit von Benzodiazepinen	• Fragen nach Menge und Dauer des Konsums von „Benzos" • Psychoedukation: aufklärendes Gespräch über die Folgen von länger andauerndem Konsum von Beruhigungsmitteln • Bitte an den Klienten, sich an den Arzt zu wenden, der die Tabletten verschrieben hat	• Häufige Frage: Was erklären Sie dem Klienten? • Hier sollten Sie z. B. einbringen, dass Benzodiazepine schon nach sechs Wochen abhängig machen, dass es auch ohne Absetzen der Tabletten zu Angstzuständen, Depressionen und Krämpfen kommen kann – im Extremfall zu Hirnkrämpfen im Zusammenhang mit einem Delir. • Wichtig hierbei: Der Entzug muss fraktioniert erfolgen. Den Klienten darauf hinweisen, dass er die Tabletten auf keinen Fall eigenmächtig absetzen darf.
Missbrauch von Marihuana, Ecstasy oder Stimulanzien	• Wenn Eltern Sie um Rat bitten: In einem ersten Schritt über die Symptomatik und die daraus resultierende Verdachtsdiagnose aufklären. • In einem zweiten Schritt die Ratsuchenden (Eltern oder Betroffene selbst) an eine Drogenberatungsstelle verweisen.	• Bei Missbrauch von psychotropen Substanzen auf keinen Fall mit den „Süchtigen" psychotherapeutisch arbeiten. • Für eine Beratung der Eltern und der Betroffenen gibt es in allen größeren Orten Suchtberatungsstellen, die in dieser Hinsicht wesentlich mehr Erfahrung haben als Sie. • Manchmal legen Ihnen die Prüfer eine Fallgeschichte vor, in denen es nicht nur um den Drogenmissbrauch des Sohns oder der Tochter geht, sondern vorrangig um eine daraus resultierende Ehekrise oder eine Anpassungsstörung, die Sie normalerweise behandeln dürfen.

2.12.3 Therapeutisches Vorgehen bei schizophrenen und affektiven Störungen (F2 und F3)

Tab. 2.41 Therapeutisches Vorgehen bei schizophrenen und affektiven Störungen (F2 und F3).

Verdachtsdiagnose	Therapeutisches Vorgehen	Praktische Hinweise
Schizophrenie	• Den Betroffenen erklären, dass ihre Erkrankung die Folge einer Störung des Hirnstoffwechsels ist, die man mit Medikamenten behandeln kann. • Diese Medikamente verschreibt ein Facharzt für Psychiatrie; eine entsprechende Adresse haben Sie in Ihrem Telefonbuch. • Sie legen dem Klienten nahe, bei dem von Ihnen genannten Psychiater einen Termin zu vereinbaren. • Um sicherzugehen, dass der Klient wirklich einen Termin vereinbart, rufen Sie evtl. selbst beim Psychiater an und reichen den Hörer dann an den Klienten weiter.	• Eine häufige Zusatzfrage der Prüfer: „Welche Medikamente verschreibt der Psychiater in einem Fall von Schizophrenie?" – „Neuroleptika" • Kennen Sie ein Neuroleptikum, das in schweren Fällen gegeben wird? – „Haldol" • Häufig schließen sich Fragen an zur Diagnosestellung nach ICD-10 und zu den verschiedenen Unterformen der Schizophrenie.
Akute psychotische Episode	• Wegen der Gefahr von Selbst- oder Fremdgefährdung ist in den meisten Fällen einen Einweisung in die Psychiatrie notwendig. • Falls die Betroffenen sich nicht freiwillig einweisen, kann eine zwangsweise Unterbringung nach dem Unterbringungsgesetz notwendig sein.	• Häufige Zusatzfragen der Prüfer: Wo kommt der da hin? – Der Patient kommt nicht sofort in die geschlossene Abteilung, sondern in eine Aufnahmestation. Dort entscheidet der diensthabende Arzt über das weitere Vorgehen. Grundlage ist eine eingehende Diagnose. • Weitere Zusatzfrage: Wie geht es da weiter? – Der Arzt schreibt ein Gutachten, der Richter kommt bis spätestens 12:00 Uhr des folgenden Tages und entscheidet dann, ob der Betroffene vorläufig (für sechs Wochen) untergebracht wird. • Weitere Zusatzfrage: Wie wird denn so eine psychotische Episode behandelt? – durch Gabe von Neuroleptika
Wahnhafte Störung	• Da in der Regel keine Selbst- oder Fremdgefährdung vorliegt, ist eine Zwangseinweisung in die Psychiatrie nicht möglich. Stattdessen sollte der Betroffene sich von einem Psychiater medikamentös behandeln lassen (Neuroleptika).	• Manchmal fragen die Prüfer in diesem Zusammenhang nach den Diagnosekriterien für einen Wahn: subjektive Gewissheit, Unkorrigierbarkeit, Gegensatz zur objektiven Realität.

Tab. 2.41 Therapeutisches Vorgehen bei schizophrenen und affektiven Störungen (F2 und F3) (Forts.).

Verdachtsdiagnose	Therapeutisches Vorgehen	Praktische Hinweise
Leichte depressive Episode	• Therapie durch Antidepressiva und kognitive Verhaltenstherapie • in manchen Fällen nur kognitive Verhaltenstherapie • Wie bei jeder Art von Depression vorweg die Suizidalität abklären.	• Bei allen unter F3 stehenden Depressionen gehen die Prüfer davon aus, dass eine Störung des Hirnstoffwechsels vorliegt. Deshalb erwarten sie, dass Sie als Erstes an eine Gabe von Antidepressiva denken. • Parallel dazu wird häufig eine kognitive Verhaltenstherapie durchgeführt – zur Veränderung der negativen Gedankenspirale. • Nie den Eindruck erwecken, Sie könnten eine depressive Episode eigenverantwortlich – ohne Rücksprache mit einem Psychiater – behandeln (Prüfer sind meist Anhänger der Verhaltenstherapie).
Mittelgradige oder schwere depressive Episode	• als Erstes die Suizidalität abklären, falls notwendig: Krisenintervention • Auf keinen Fall selbst behandeln, an Psychiater abgeben, der Antidepressiva, manchmal kurzfristig auch Benzodiazepine verschreibt. • Wenn es den Betroffenen besser geht, kann eine begleitende Psychotherapie (Verhaltenstherapie) indiziert sein.	• Unbedingt Fragen zur Suizidgefährdung stellen. • Ansonsten wie oben gesagt: Auf keinen Fall mit der von Ihnen erlernten Therapie eigenständig arbeiten.
Dysthymia	• Therapie durch Antidepressiva und kognitive Verhaltenstherapie • in manchen Fällen nur kognitive Verhaltenstherapie • Wie bei jeder Art von Depression vorweg die Suizidalität abklären.	• Auch bei der unter F3 stehenden Dysthymia gehen die Prüfer davon aus, dass eine Störung des Hirnstoffwechsels vorliegt. Deshalb erwarten sie, dass Sie als erstes an eine Gabe von Antidepressiva denken. • Parallel dazu wird häufig eine kognitive Verhaltenstherapie durchgeführt – zur Veränderung der negativen Gedankenspirale. • In manchen Fällen ist die Dysthymia eine Folge von einschneidenden „life events" (früher Tod eines Elternteils, schwere Erkrankung etc.). Evtl. kann in diesem Fall eine Therapie sinnvoll sein, die sich zum Ziel setzt, eine oder mehrere belastende Ereignisse dieser Art zu verarbeiten.
Bipolare Störung	• je nach augenblicklicher Phase medikamentöse Behandlung der depressiven oder manischen Episode • Gabe von Stimmungsstabilisatoren (z. B. Lithium) zur Phasenprophylaxe • bei ausgeprägter Manie ohne Krankheitseinsicht: Anregung einer Betreuung	• Sollte jemand in einer stabilen Phase zu uns kommen, ist es sinnvoll, Frühwarnzeichen einer erneuten Erkrankung zu erarbeiten, sodass die Betroffenen sich frühzeitig mit ihrem behandelnden Psychiater in Verbindung setzen können.

2.12.4 Therapeutisches Vorgehen bei psychogenen Störungen (F4)

Tab. 2.42 Therapeutisches Vorgehen bei psychogenen Störungen (F4).

Verdachtsdiagnose	Therapeutisches Vorgehen	Praktische Hinweise
Anpassungsstörung	• Psychoedukation: über Folgen und Verlauf einer Anpassungsstörung aufklären • eigene Therapieform, falls hierfür geeignet: Da es eine erkennbare Auslösesituation für die Störung gibt, können Sie mit Ihrer Therapie helfen, die belastende Situation zu verarbeiten.	• Oft ist es hilfreich, darauf hinzuweisen, dass es bei Trauerfällen in vielen Kulturen ein Trauerjahr gibt, in dem die Betroffenen durch ihre Kleidung anzeigen, dass sie noch dabei sind, sich an die neue Situation „anzupassen", dass die Verarbeitung also länger andauern wird. • Hinweis, dass auch eine Trennung, eine Scheidung, ein Organverlust, der Verlust des Arbeitsplatzes oder die Diagnose einer schweren Erkrankung Verlusterlebnisse sind, an die der Einzelne sich „anpassen" muss • Hinweis auf Erfahrung, dass Betroffene bei Verarbeitung des Verlusterlebnisses vier Phasen durchlaufen: 1. Verleugnung/Betäubung 2. Wechselbad der Gefühle 3. Sich-Trennen von Bildern, Gegenständen, Kleidung 4. Neuorientierung Weitere Informationen zu den Trauerphasen im Internet unter www.psychosoziale-gesundheit.net/seele/trauer.html.

Tab. 2.42 Therapeutisches Vorgehen bei psychogenen Störungen (F4) (Forts.).

Verdachtsdiagnose	Therapeutisches Vorgehen	Praktische Hinweise
Posttraumatische Belastungsstörung (PTBS)	• Psychoedukation über Ursachen und Folgen einer PTBS (Flashbacks, Albträume, gesteigerte Vigilanz, Schlafstörungen, Ängste, Depressionen etc.) • Traumatherapie (Verhaltenstherapie oder EMDR) • bei Bedarf Einsatz von Psychopharmaka (Antidepressiva, Benzodiazepine u. a.)	• Häufige Frage in der Prüfung: Was macht so ein Traumatherapeut? Da gibt es augenblicklich zwei Therapierichtungen: Verhaltenstherapie und EMDR. • Verhaltenstherapie: Expositionstechnik, kombiniert mit kognitiven Verfahren. Beispiele: wiederholtes Erzählen des Traumas, um die emotionale „Ladung" zu reduzieren, Erstellen eines Drehbuchs über das belastende Erlebnis mit wiederholtem „Nachspielen" der Situation in verteilten Rollen, graduierte Konfrontation mit der zentralen Szene, zunächst gedanklich (in sensu), später „in vivo". • EMDR: Durch Links-Rechts-Bewegung der Augen oder Links-Rechts-Tapping auf die Knie kommt es zu einer Neuvernetzung von Erinnerungen, die durch das Trauma nicht als Ganzes, sondern als Erinnerungssplitter abgespeichert wurden. Hinweis: Einige Prüfer sind Verhaltenstherapeuten, deshalb eher skeptisch gegenüber EMDR, andere wiederum kennen die Therapieform und wollen mehr darüber wissen. Infos zu EMDR finden Sie im Internet unter www.emdr-institut.de • Eine weitere oft gestellte Frage: Was sind die Phasen einer Behandlung mit Traumatherapie? 1. Stabilisierungsphase (Ressourcentechniken mit medikamentöser Unterstützung) 2. graduierte Konfrontation mit dem Trauma 3. Integrationsphase
Spezifische (isolierte) Phobien (z. B. Spinnenphobie, Klaustrophobie, Höhenangst, Flugangst) Agoraphobie (z. B. Angst vor Plätzen, Menschenmengen, Alleinreisen etc.)	• klassische Verhaltenstherapie (graduierte Exposition oder Flooding)	• Häufige Zusatzfrage: Der Klient bekommt erst in sechs Monaten einen Termin beim Verhaltenstherapeuten. Was machen Sie in der Zwischenzeit mit ihm? • Einüben von Atem- und Entspannungstechniken in Kombination mit der angstauslösenden Situation „in sensu" (z. B. Autogenes Training oder Progressive Muskelentspannung nach Jacobsen). Beispiel: Der Therapeut hilft dem Klienten, sich in einen Zustand der Entspannung zu bringen. Dann stellt der Klient sich gedanklich die angstauslösende Situation vor und macht die Erfahrung, dass der Angstpegel im entspannten Zustand weniger wird. Nach einiger Zeit kann der Klient diese Technik allein anwenden, bevor er z. B. mit dem Aufzug oder mit der überfüllten U-Bahn fährt. Auf diese Weise fühlt er sich nicht hilflos ausgeliefert.
Soziale Phobien	• Kombination von kognitiver und klassischer Verhaltenstherapie	• Da die soziale Angst durch damit verknüpfte irrationale Gedanken (Kognitionen) ausgelöst wird, ist die kognitive Verhaltenstherapie im Augenblick die Therapieform, die am häufigsten angewandt wird. Die wichtigsten hierbei verwendeten Techniken sollten Sie im Mündlichen in Kürze erklären können: – Erkennen der angstmachenden Gedanken (z. B. durch ein Angsttagebuch) – kognitive Umstrukturierung der negativen Kognitionen mithilfe des Therapeuten – Einüben der neuen Kognitionen in sozialen Situationen (Exposition) – Vor der eigentlichen Exposition „in vivo" werden oft sozial belastende Situationen im Rollenspiel vorweggenommen und mithilfe der neu erarbeiteten Kognitionen eingeübt (Training sozialer Kompetenzen in der Gruppe, z. T. unter Zuhilfenahme von Videomitschnitten).

Tab. 2.42 Therapeutisches Vorgehen bei psychogenen Störungen (F4) (Forts.).

Verdachtsdiagnose	Therapeutisches Vorgehen	Praktische Hinweise
Panikstörung	• kognitive Verhaltenstherapie	• Da die Panikattacken ohne erkennbare Auslöser auftreten, ist es wichtig, die damit verknüpften Gedanken zu erkennen und zu verändern. Die drei Stufen (Merkwort: **„EVA"**) der kognitiven Verhaltenstherapie entsprechen den unter „soziale Phobien" beschriebenen, also: – **E**rkennen der angstmachenden Gedanken, die kurz vor einer Panikattacke auftreten (z. B. durch ein Angsttagebuch) – **V**erändern: kognitive Umstrukturierung der negativen Kognitionen mit Hilfe des Therapeuten – **A**nwenden: Einüben der neuen Kognitionen in sozialen Situationen (Exposition) • ergänzende Fragen zur Panikstörung: – Was ist er Unterschied zwischen einer Panikattacke und einer Panikstörung (➤ 2.3.2)? – Was ist der Unterschied zwischen einem normalen Angstanfall und einer Panikattacke (➤ 2.3.2)?
Generalisierte Angststörung	• kognitive Verhaltenstherapie	• keine Panikattacken als typisches Merkmal! Panikattacken können bei schwereren Formen gelegentlich auftreten, sind aber nach ICD-10 kein Diagnosekriterium. • Hauptmerkmal: Die Betroffenen sind andauernd besorgt und ängstlich in Bezug auf Dinge des alltäglichen Lebens (z. B. dass jemand aus dem näheren Umfeld erkranken oder einen Unfall haben könnte; wie wohl die berufliche Zukunft sein wird etc.). • Die Sorgen und Ängste beziehen sich auf viele verschiedene Bereiche des alltäglichen Lebens, es gibt also keine spezifischen Auslösesituationen. Ursache für die Sorgen und Ängste sind die Gedanken der Betroffenen. Am erfolgreichsten deshalb augenblicklich: die kognitive Verhaltenstherapie in drei Schritten („EVA"), wie oben beschrieben. • Manchmal fragen die Prüfer: Was sonst noch kann man therapeutisch tun? Dann kann es hilfreich sein, die Betroffenen zu fragen, ab wann die generalisierten Ängste aufgetreten sind (z. B. nach dem Tod eines nahen Verwandten, nach einem schweren Unfall oder einer lebensbedrohlichen Erkrankung). Wenn eine solche konkrete Belastungssituation erkennbar ist, ist auch eine Verarbeitung der „Ursituation" vorstellbar mit dem Ziel, dass die Betroffenen realisieren: „Es war schlimm, aber die Gefahr ist heute vorüber." Wenn Sie eine Therapieform erlernt haben, mit der Sie aufdeckend und auflösend arbeiten, können sie dies (vorsichtig!) einbringen.
Zwangsstörungen	• Kombination von kognitiver und klassischer Verhaltenstherapie	• Zwangshandlungen sind häufig eine Folge von Angst machenden Zwangsgedanken (z. B. „Alles ist voll Bakterien" – „Ich darf die Kontrolle nicht verlieren" – „Ich bin sündig/schmutzig"). Um die irrationalen Zwangsgedanken zu verändern, hat sich die kognitive Verhaltenstherapie bewährt. • Wenn Zwangshandlungen im Vordergrund stehen, kombinieren viele Therapeuten die kognitive VT mit Techniken der klassischen Verhaltenstherapie (Exposition „in sensu"; Exposition in vivo mit Reaktionsverhinderung etc.). Auf diese Weise lernen die Betroffenen, dass die befürchteten negativen Folgen in Wirklichkeit nicht eintreten.

Tab. 2.42 Therapeutisches Vorgehen bei psychogenen Störungen (F4) (Forts.).

Verdachtsdiagnose	Therapeutisches Vorgehen	Praktische Hinweise
Konversionsstörungen (dissoziative Störungen)	• Psychoedukation: Über das Zusammenspiel von Körper und Psyche aufklären („Wenn die Sprache versagt, spricht der Körper"). • Mit Ihrer Therapie dem Klienten helfen, seine Emotionen anders als über den Körper auszudrücken (z. B. über Gesprächspsychotherapie, Kunsttherapie, Tanz- und Bewegungstherapie etc.).	• Konversionsstörungen dürfen Sie mit Ihrer Therapie behandeln. Ein erster Schritt ist in der Regel, dass der Klient das Zusammenspiel zwischen Körper und Psyche erkennt. Hier kann es hilfreich sein, Beispiele aus dem Alltag zu geben („Was spüren Sie im Körper, wenn Sie Angst haben? Wenn Sie aufgeregt sind? Wenn Sie Dinge tun müssen, die Ihnen verhasst sind?") • In einem zweiten Schritt geht es um den „symbolischen Ausdruckscharakter" der Störung und das Erkennen der dahinter liegenden Belastungssituation. • In einem dritten Schritt werden die Betroffenen motiviert, ihre Emotionen wahrzunehmen und verbal oder nonverbal auszudrücken. Dann kann das Körpersymptom gehen. • Gleichzeitig helfen Sie dem Klienten, andere Lösungsstrategien für die zugrunde liegende Konfliktsituation zu entwickeln.
Somatoforme Schmerzstörung	• Psychoedukation: Die Schmerzen ernst nehmen; gleichzeitig aber auch über das Zusammenspiel von Körper und Psyche aufklären. • kognitive Verhaltenstherapie oder • Verarbeitung der Auslösesituation	• Hilfen zum Verständnis des Zusammenspiels von Körper und Psyche (siehe oben) • Abgeben an einen Verhaltenstherapeuten, der hilft, verzerrte Denkmuster zu erkennen und umzustrukturieren (z. B. „Wenn ich Schmerzen habe, bekomme ich Zuwendung" → je mehr Schmerz, desto mehr Zuwendung) • In der psychosomatischen Klinik finden auch Techniken der operanten Schmerztherapie Anwendung: zeitkontingente Medikation, keine Belohnung des Schmerzverhaltens, Entwicklung von alternativen Möglichkeiten zum Umgang mit den Schmerzen (z. B. körperliche Betätigung, Entspannungsverfahren, Aktivierung von Imaginationen, die mit einem schmerzfreien Zustand verbunden sind). • Im Mündlichen werden oft Fallgeschichten vorgelegt, in denen ein deutlicher Zusammenhang zwischen einer belastenden Auslösesituation und der Schmerzstörung erkennbar ist. In diesem Fall ist es Ihnen in der Regel erlaubt, mit Ihrer Therapie die „schmerzende" Belastungssituation so zu verarbeiten, dass der Körper nicht mehr den damit verbundenen „Schmerz" zum Ausdruck bringen muss.
Somatisierungsstörung	• Psychoedukation: Die Beschwerden ernst nehmen; gleichzeitig vorsichtig über das Zusammenspiel von Körper und Psyche aufklären. • kognitive Verhaltenstherapie	• Hilfen zum Verständnis des Zusammenspiels von Körper und Psyche (siehe oben) • Die Somatisierungsstörung dauert oft viele Jahre lang. Eine konkrete Auslösesituation ist meist nicht zu finden. Sie ist deshalb augenblicklich nur schwer zu therapieren. Ziel ist oft ein besserer Umgang mit den häufig wechselnden Beschwerden. • Die kognitive Verhaltenstherapie versucht herauszufinden, welche Gedanken die Betroffenen mit ihren Beschwerden verbinden. Durch Veränderung der Gedanken kann es zu einer Veränderung des Körperbefindens kommen.
Funktionelle Störungen (somatoforme autonome Funktionsstörungen)	• Psychoedukation: Die Beschwerden ernst nehmen; gleichzeitig über das Zusammenspiel von Körper und Psyche aufklären. • kognitive Verhaltenstherapie oder • Bewusstmachen des zugrunde liegenden Konflikts bzw. der Dauerbelastung und Erarbeiten von alternativen Möglichkeiten der Konfliktlösung	• Hilfen zum Verständnis des Zusammenspiels von Körper und Psyche (siehe oben) • kognitive Verhaltenstherapie, um krankmachende Gedanken zu erkennen und zu verandern • Oft sind die Symptome eine Reaktion auf eine konkrete Konfliktsituation, eine Dauerbelastung oder auch ein länger zurückliegendes einschneidendes Erlebnis, das durch aktuelle Auslöser reaktiviert wird. Wenn eine konkrete Situation dieser Art erkennbar ist, dürfen Sie versuchen, sie mit Ihrer Therapie zu verarbeiten oder alternative Möglichkeiten der Konfliktlösung zu entwickeln (Beispiel: Ehekrise, Belastung im Job, Herzangstsyndrom nach dem Tod einer geliebten Person, Hyperventilationssyndrom bei Angst etc.)

Tab. 2.42 Therapeutisches Vorgehen bei psychogenen Störungen (F4) (Forts.).

Verdachtsdiagnose	Therapeutisches Vorgehen	Praktische Hinweise
Hypochondrische Störung Dysmorphophobie	• Psychoedukation: Die Beschwerden ernst nehmen; gleichzeitig über das Zusammenspiel von Gedanken und Körperreaktionen aufklären. • kognitive Verhaltenstherapie	• Die Angst, an einer schweren Krankheit zu leiden oder körperlich entstellt zu sein, ist meist das Ergebnis von verzerrten Gedanken über sich oder über normale Reaktionen des vegetativen Nervensystems. • Am erfolgversprechendsten augenblicklich: die kognitive Verhaltenstherapie in drei Schritten („EVA"), wie oben beschrieben • Zum Erläutern des Einflusses von Gedanken und Vorstellungen auf unser autonomes Nervensystem evtl. positive Beispiele aus dem autogenen Training geben: „Meine rechte Hand ist warm … mein Herz schlägt ruhig und regelmäßig" Analog reagiert der Körper mit Beschwerden auf Gedanken wie „Ich habe Magenkrebs … ich darf mein Herz nicht überlasten" etc. • Bei hypochondrischen Störungen wird ergänzend auch das Bio-Feedback eingesetzt. Ebenso können regelmäßige körperliche Aktivitäten dazu beitragen, die vegetativen Reaktionen des Körpers als natürlich zu empfinden, nicht als Vorboten oder Symptome einer lebensgefährlichen Erkrankung.

2.12.5 Therapeutisches Vorgehen bei Persönlichkeitsstörungen (F6)

Tab. 2.43 Therapeutisches Vorgehen bei Persönlichkeitsstörungen (F6).

Verdachtsdiagnose	Therapeutisches Vorgehen	Praktische Hinweise
Persönlichkeitsstörungen (allgemein)	• Persönlichkeitsstörungen sind sehr therapieresistent. Ziel der Therapie ist keine Heilung, sondern eine Verbesserung der Lebensqualität für die Betroffenen. • Therapieform: meist kognitive Verhaltenstherapie, in seltenen Fällen auch aufdeckende Verfahren oder – bei Borderline – die Dialektisch-behaviorale Therapie (DBT) nach Marsha M. Linehan	Häufige Fragen im Mündlichen in Zusammenhang mit Persönlichkeitsstörungen: • Wie kann man sich die Entstehung einer Persönlichkeitsstörung vorstellen (→ genetische Disposition – Kindheit – evtl. Einfluss einer frühkindlichen Erkrankung)? • Welche Persönlichkeitsstörungen kennen Sie? • Alle aufzählen mit den dazugehörigen typischen Merkmalen. Hierbei F60.0 nicht vergessen: „Andere spezifische Persönlichkeitsstörungen". Unter F60 findet sich die narzisstische Persönlichkeitsstörung. • Arbeiten Sie mit dem Mann bzw. der Frau? Meist nein, stattdessen Verweis auf die kognitive Verhaltenstherapie, bei Borderline auch auf die DBT. Um mit jemandem arbeiten zu können, sind Leidensdruck und Krankheitseinsicht wichtige Voraussetzungen. Bei einem Teil der Erkrankten fehlt diese Erkenntnis.
Histrionische Persönlichkeitsstörung	• kognitive Verhaltenstherapie, um die hinter dem theatralischen Verhalten stehenden Denkmuster zu erkennen	• Histrioniker haben ein geringes Selbstwertgefühl, das sie veranlasst, sich durch theatralisches oder manipulatives Verhalten in den Mittelpunkt zu spielen. • Um herauszufinden, was hinter dem Verhalten von Histrionikern steckt, werden Sie im Mündlichen manchmal gefragt: Die Frau findet im Augenblick keinen Therapieplatz. Was machen Sie in der Zwischenzeit mit ihr? Da sich hinter dem aufmerksamkeitsheischenden Verhalten ein geringes Selbstwertgefühl verbirgt, werde ich die Frau einerseits ernst nehmen, andererseits Grenzen setzen, wenn sie versucht, mich zu manipulieren. Da Menschen mit einer histrionischen Persönlichkeitsstörung ihre tieferen Gefühle oft nicht wahrnehmen, werde ich sie im Gespräch immer wieder darauf ansprechen, was sie beim Erzählen fühlt und wo im Körper sie diese Empfindungen spürt. Wenn es um zwischenmenschliche Konflikte geht, werde ich sie bitten, sich auf den Partner, die Freundin etc. zu konzentrieren und ihr helfen wahrzunehmen, wie es den anderen in dieser oder jener Situation geht.

Tab. 2.43 Therapeutisches Vorgehen bei Persönlichkeitsstörungen (F6) (Forts.).

Verdachtsdiagnose	Therapeutisches Vorgehen	Praktische Hinweise
Ängstlich-vermeidende Persönlichkeitsstörung	• kognitive Verhaltenstherapie, um die Denkmuster zu erkennen, die sich hinter dem ängstlich-vermeidenden Verhalten verbergen • evtl. kombiniert mit einem Training sozialer Kompetenzen und langsamem Heranführen an soziale Situationen	• Häufige Frage: Wie funktioniert in diesem Zusammenhang die kognitive Verhaltenstherapie? Vorgehensweise in drei Schritten („EVA"): – Erkennen – Verändern – Anwenden • Weitere Einzelheiten siehe oben.
Abhängige (dependente) Persönlichkeitsstörung	• kognitive Verhaltenstherapie, um die Denkmuster zu erkennen, die sich hinter der Störung verbergen • evtl. kombiniert mit einem Rollenspiel (z. B. zwischen dem dominanten Ehemann und der dependenten Patientin)	• Vorsicht in der Therapie: Klienten mit einer abhängigen Persönlichkeitsstörung tun alles, damit Sie – der Therapeut – zufrieden sind. • Neben der Stärkung des Ich-Bewusstseins und dem Wahrnehmen der eigenen Bedürfnisse kann es manchmal hilfreich sein, nach den Ursachen des „Helfer-Syndroms" in der Kindheit zu forschen. Oft finden sich Situationen, in denen die Betroffenen alle persönlichen Bedürfnisse und Wünsche zurückgestellt haben, um z. B. dafür zu sorgen, dass ein krankes Geschwisterkind überlebt oder eine völlig überforderte Mutter entlastet wird. • **Wichtig zu wissen:** Die abhängige Persönlichkeitsstörung findet sich oft bei Co-Abhängigen (z. B. Partnern von Alkoholikern).
Anankastische (zwanghafte) Persönlichkeitsstörung	• kognitive Verhaltenstherapie, um die Denkmuster zu erkennen, die sich hinter der Störung verbergen	• Menschen mit einer anankastischen Persönlichkeitsstörung kommen in der Regel nur in die Praxis, wenn sie von anderen geschickt werden oder aber wegen begleitender Probleme wie Ängsten, Depressionen oder angeblichem Mobbing im Beruf. • Da die Klienten ihre Denkmuster als absolut richtig empfinden, kann es hilfreich sein, die Klienten fühlen zu lassen, wie es den anderen mit ihrem Verhalten geht. Evtl. kann dies dann zu leichteren Veränderungen des Verhaltens führen. Erfahrungsgemäß ist eine zwanghafte Persönlichkeitsstörung sehr schwer zu therapieren. • Häufige Zusatzfrage der Prüfer: Was ist der Unterschied zwischen einer Zwangsstörung und einer zwanghaften Persönlichkeitsstörung? – Menschen mit einer Zwangsstörung leiden unter ihrer Erkrankung und kommen deshalb freiwillig in die Praxis. Menschen mit einer zwanghaften Persönlichkeitsstörung hingegen sind meist stolz auf ihr Verhalten, haben also keinen Leidensdruck und keine Krankheitseinsicht (weitere Infos ➤ 2.5.2).
Paranoide Persönlichkeitsstörung	• kognitive Verhaltenstherapie, um die Denkmuster zu erkennen, die sich hinter dem misstrauischen Denken und Verhalten verbergen. Meist verstecken sich dahinter große Ängste und das Gefühl, anderen unterlegen zu sein.	• Auf die Frage „Was machen Sie mit dem Mann bzw. der Frau?" wie gewohnt auf die kognitive Verhaltenstherapie verweisen. • Falls nach der eigenen Vorgehensweise gefragt wird: Erstes Ziel ist der Abbau von Ängsten, die meist aus Kindheitserfahrungen herrühren. • In diesem Zusammenhang ist es wichtig, dem Klienten das Gefühl zu geben, dass er „gleichberechtigter Partner" ist, dass er selbst das Tempo der Therapie bestimmt und nicht dem Therapeuten ausgeliefert ist. Auf diese Weise ist es evtl. möglich, sein Misstrauen zu entkräften, ihm einen Teil seiner Ängste zu nehmen und in der Folge ein Vertrauensverhältnis aufzubauen.

Tab. 2.43 Therapeutisches Vorgehen bei Persönlichkeitsstörungen (F6) (Forts.).

Verdachtsdiagnose	Therapeutisches Vorgehen	Praktische Hinweise
Schizoide Persönlichkeitsstörung	• kognitive Verhaltenstherapie, um die Denkmuster zu erkennen, die den sozialen Rückzug zur Folge haben • falls möglich: soziales Kompetenztraining	• Wichtig für den Therapeuten: Wenn die Betroffenen in Ihrer Praxis erscheinen, geschieht dies meist unfreiwillig. Das schroffe, ablehnende Verhalten schizoider Menschen ist eine große Herausforderung für den Therapeuten, der möglichst nicht in die Gegenübertragung fallen sollte. • In manchen Fällen kann ein Training sozialer Kompetenzen und Umgangsformen die Konflikte mit der Umwelt mildern.
Narzisstische Persönlichkeitsstörung	• Verhaltenstherapie	• Patienten mit einer narzisstischen Persönlichkeitsstörung kommen normalerweise mit einer ganz anderen Zielsetzung in die Therapie, z. B. weil sie unter Depressionen leiden oder die Frau sich scheiden lassen will. • Mithilfe der Verhaltenstherapie erlernt der Klient Verhaltensweisen, die seine Defizite im Umgang mit anderen Menschen ausgleichen. Hier kommen auch Rollenspiele und Videoaufzeichnungen zum Einsatz. • Da die Betroffenen unter großen Minderwertigkeitsgefühlen leiden, ist der Aufbau einer tragfähigen, vertrauensvollen Beziehung zwischen Klient und Therapeut sehr wichtig. • Wenn der Klient bereit dazu ist, kann man ihn vorsichtig dazu anleiten, seine Gefühle wahrzunehmen, sich in andere hineinzuversetzen und ansatzweise zu spüren, wie es der Frau, den Kindern, den Mitarbeitern oder Freunden etc. geht, wenn er sich so oder so verhält.
Dissoziale Persönlichkeitsstörung	• Verhaltenstherapie	• Personen mit einer dissozialen Persönlichkeitsstörung kommen nie zu einem Heilpraktiker für Psychotherapie – warum auch? Im Mündlichen erfinden die Prüfer manchmal unrealistische Situationen, damit sie das Wissen in Bezug auf diese Persönlichkeitsstörung überprüfen können, z. B. dass der junge Mann von seinem Bewährungshelfer geschickt wird oder vom Richter die Auflage hat, sich in Therapie zu begeben. • Die Frage „Wie gehen Sie in diesem Fall vor" beantwortet sich von selbst: Abgabe an einen Verhaltenstherapeuten, der Erfahrung mit diesen Menschen hat. • Da es den Betroffenen an Empathie und Mitgefühl mangelt, ist das Ziel der Therapie meist reduziert auf eine Steuerung der Impulsivität und Hilfen zur Vermeidung von Situationen, bei denen der Betroffene normalerweise mit Aggression und Gewalt reagiert (engl. „relapse prevention": Vorbeugung von Rückfällen)

Tab. 2.43 Therapeutisches Vorgehen bei Persönlichkeitsstörungen (F6) (Forts.).

Verdachtsdiagnose	Therapeutisches Vorgehen	Praktische Hinweise
Borderline-Persönlichkeitsstörung	• Psychiater (Medikamente) • begleitend: Psychotherapie, im Augenblick am wirksamsten: die Dialektisch-behaviorale Therapie (DBT) nach Marsha M. Linehan	• Die Borderline-Störung zählt in der Fachliteratur zu den Grenzpsychosen. Sie gehört in die fachkundigen Hände eines Psychiaters, der den Betroffenen in Krisensituationen Medikamente gibt. • Häufige Frage der Prüfer: Wie kann man sich die Entstehung einer Borderline-Störung vorstellen? – Da geht man heute von einer Vielfachtraumatisierung in der Kindheit aus: durch körperliche oder sexuelle Gewalt, aber auch durch soziale Vernachlässigung: Bei vielen Borderline-Patienten lässt sich eine frühe Bindungsstörung nachweisen. • Was sind denn die Merkmale der von Ihnen genannten DBT und was bedeutet in diesem Zusammenhang der Begriff „dialektisch"? – Dialektisch bedeutet u. a., dass jemand aus zwei widersprüchlichen „Thesen" zu einer „Synthese" kommt. Im Falle von Borderline geht es darum, dass die Betroffenen ihre widersprüchlichen Denkmuster erkennen und – falls möglich – miteinander verbinden. Ein Beispiel hierfür ist der Buchtitel: „Ich hasse dich, verlass mich nicht". Bei der DBT geht es um die Entwicklung von Möglichkeiten der Spannungsregulierung. Dazu ist es zunächst notwendig, die eigenen widersprüchlichen Gedanken und Emotionen wahrzunehmen. Teile dieser Schulung von Wahrnehmung und Achtsamkeit wurden aus dem Buddhismus, vor allem aus der Zen-Meditation, übernommen. • Stellen Sie sich vor, eine Borderlinerin war beim Psychiater und kommt nun trotzdem zu Ihnen. Was machen Sie mit ihr? – Ich könnte mir vorstellen, dass ich mit der Frau ichstärkend arbeite – mit Ressourcen- und Stabilisierungstechniken. Auf keinen Fall darf ich mit ihr aufdeckend arbeiten, da könnte die Frau retraumatisiert werden. Bewährt hat sich für Borderline-Patienten übrigens die Dialektisch-behaviorale Therapie (DBT) nach Marsha M. Linehan (siehe oben). Ich könnte der Frau helfen, einen Therapeuten zu finden, der diese Therapieform praktiziert.
Sonderfall: Multiple Persönlichkeitsstörung	• *keine* Persönlichkeitsstörung: Therapie nur durch einen Psychiater, der im Bedarfsfall Medikamente gibt	• Die multiple Persönlichkeitsstörung heißt im DSM-IV „Dissoziative Identitätsstörung". Sie zählt auch nach ICD-10 zu den dissoziativen Störungen, darf aber auf keinen Fall von einem Heilpraktiker für Psychotherapie behandelt werden (➤ 2.5.9).

2.12.6 Therapeutisches Vorgehen bei Essstörungen (F50)

Tab. 2.44 Therapeutisches Vorgehen bei Essstörungen (F50).

Verdachtsdiagnose	Therapeutisches Vorgehen	Praktische Hinweise
Anorexia nervosa	• Die Betroffenen motivieren, sich an eine Beratungsstelle für Essstörungen zu wenden. • Psychotherapie: Gruppentherapie, operante Verhaltenstherapie • Die Therapie erfolgt meist in einer psychosomatischen Klinik.	• Beratungsstellen für Essstörungen in allen größeren Orten Deutschlands finden Sie im Internet unter www.bzga-essstoerungen.de. • Da die Betroffenen keine Krankheitseinsicht haben, ist es sehr schwer, sie zu einer Therapie zu bewegen. Ist die Erkrankung lebensbedrohlich, kann eine Zwangseinweisung in die Klinik notwendig sein. • Neben operanten Techniken der Verhaltenstherapie (Belohnung bei Gewichtszunahme) und kognitiven Verfahren zur Veränderung der krankmachenden Denkmuster werden ergänzend manchmal auch systemische Therapieansätze (System Familie, Rolle von Vater/Mutter/Kind) in das Behandlungskonzept integriert.
Bulimia nervosa	• Die Betroffenen motivieren, sich an eine Beratungsstelle für Essstörungen zu wenden. • Techniken der kognitiven und klassischen Verhaltenstherapie zur Veränderung des Essverhaltens • Die Behandlung kann bei leichteren Fällen ambulant erfolgen, in schweren Fällen ist ein längerer Aufenthalt in einer psychosomatischen Klinik notwendig.	• Beratungsstellen für Bulimie und Binge Eating in allen größeren Orten Deutschlands finden Sie im Internet unter www.hungrig-online.de. • Da die Essanfälle meist dazu dienen, Unlustgefühle zu betäuben, hat es sich als sinnvoll erwiesen, ein Esstagebuch zu führen mit Notizen darüber, wann und wo ein Essanfall aufgetreten ist und welche Gefühle zu diesem Zeitpunkt vorhanden waren. • In diesem Zusammenhang kann es wichtig sein, den Betroffenen alternative Verhaltensweisen im Umgang mit Gefühlen von Angst, Stress oder Depression anzubieten und diese alternativen Verhaltensweisen dann einzuüben. Beispiele hierfür: Spazierengehen, Radfahren, mit Freunden telefonieren, Meditation etc. • Um das unkontrollierte Essverhalten besser in den Griff zu bekommen, werden in der Verhaltenstherapie auch Techniken der Stimuluskontrolle eingesetzt (nur wenig Essen im Kühlschrank, nicht aus dem Topf essen, jeden Bissen mehrmals kauen etc.). • Da sich hinter den Essanfällen häufig eine nicht lösbar erscheinende Belastungs- oder Konfliktsituation verbirgt, kann es angebracht sein, den zugrunde liegenden Konflikt aufzudecken und dabei zu helfen, andere Strategien der Konfliktlösung zu entwickeln.
Binge Eating	• Die Betroffenen motivieren, sich an eine Beratungsstelle für Essstörungen zu wenden. • Techniken der kognitiven und klassischen Verhaltenstherapie zur Veränderung des Essverhaltens • Die Behandlung kann bei leichteren Fällen ambulant erfolgen, in schweren Fällen ist ein längerer Aufenthalt in einer psychosomatischen Klinik notwendig.	• Beratungsstellen für Bulimie und Binge Eating in allen größeren Orten Deutschlands finden Sie im Internet unter www.hungrig-online.de. • Therapie des Essverhaltens ähnlich wie bei der Bulimie (siehe Ausführungen oben)

Tab. 2.44 Therapeutisches Vorgehen bei Essstörungen (F50) (Forts.)

Verdachtsdiagnose	Therapeutisches Vorgehen	Praktische Hinweise
Psychogene Essattacken: Essattacken bei anderen psychischen Störungen (F50.4)	• therapeutische Hilfen zur Verarbeitung der zugrunde liegenden Belastungs- oder Konfliktsituation	• Im Mündlichen gibt es des Öfteren Fallgeschichten mit Essanfällen in Zusammenhang mit einer Anpassungsstörung, z. B. als Folge einer Trennung, Scheidung oder eines Todesfalls. Oft erfüllen die Essanfälle nicht das Zeitkriterium einer Binge-Eating-Störung (zweimal pro Woche mindestens sechs Monate lang). • Diese Störung findet sich in der ICD-10 unter F50.4: „Essattacken bei anderen psychischen Störungen: Übermäßiges Essen als Reaktion auf belastende Ereignisse wie etwa Trauerfälle, Unfälle und Geburt" • Wenn die Essattacken dazu dienen, Gefühle von Trauer, Wut oder Frustration nicht spüren zu müssen, kann es sinnvoll sein, dem Klienten bewusst zu machen, dass sein Essverhalten mit der Trennung, dem Verlusterlebnis etc. zusammenhängt und ihn dann motivieren, sich therapeutische Hilfe zu holen. Hierbei dürfen durchaus Sie mit Ihrer Therapie Hilfe anbieten.

2.12.7 Therapeutisches Vorgehen bei sonstigen psychischen Störungen

Tab. 2.45 Therapeutisches Vorgehen bei sonstigen psychischen Störungen.

Diagnose	Therapeutisches Vorgehen	Praktische Hinweise
ADS oder ADHS	• abgeben an einen Kinder- und Jugendlichentherapeuten	• In leichteren Fällen hilft eine Verhaltenstherapie zum Einüben neuer Verhaltensweisen. • Bei schweren Fällen verschreiben die Mediziner „Ritalin", das zwar die Konzentration fördert, aber aufputschend wirkt und deshalb nur in absolut notwendigen Fällen eingesetzt werden sollte. • Begleitend kann mit den Eltern gearbeitet werden, damit sie besser mit der Krankheit ihres Kindes umgehen können. Hier dürfen auch Sie mit Ihrer Therapie ansetzen.
Tic-Störungen, Tourette-Syndrom	• abgeben an einen Kinder- und Jugendlichentherapeuten	• Bei schweren Tic-Störungen und dem Tourette-Syndrom helfen augenblicklich nur Medikamente (meist Neuroleptika).
Emotionale Störungen des Kindesalters (Trennungsangst, Schulangst, Phobien)	• abgeben an einen Kinder- und Jugendlichentherapeuten • begleitend: Elternarbeit	• In leichteren Fällen darf auch ein Heilpraktiker für Psychotherapie mit dem Kind (und den Eltern) arbeiten – wenn es z. B. einen konkreten Anlass für die Ängste gibt (Schulwechsel, Lehrerwechsel, Mobbing in der Schule, vorangegangene Trennung von der Mutter etc.). • In der begleitenden Elternarbeit können auch ganz konkrete Hilfen zur Problemlösung besprochen werden (z. B. Schulwechsel, Gespräch mit dem Lehrer).
Störungen des Sozialverhaltens bei Kindern und Jugendlichen	• abgeben an einen Kinder- und Jugendlichentherapeuten	• Eine Störung des Sozialverhaltens ist sehr schwer zu behandeln und Spezialisten aus dem Bereich „Kinder- und Jugendpsychiatrie" vorbehalten.
Kleptomanie	• kognitive Verhaltenstherapie	• Die Kleptomanie zählt zu den Störungen der Impulskontrolle. Der Impuls zu stehlen dient der Reduktion von inneren Spannungen, die mithilfe der Verhaltenstherapie bewusstgemacht und durch alternative Verhaltensweisen neutralisiert werden können.

2.12.8 Therapeutisches Vorgehen bei Suizidalität

In einem ersten Schritt gilt es zu entscheiden, wie akut suizidgefährdet jemand ist. Wenn sich der Betroffene noch in der **Erwägungs- oder Ambivalenzphase** befindet, ist Krisenintervention angesagt (➤ Abb. 2.26): bewusstes Ansprechen auf Suizidgedanken, Minderung des sozialen Drucks durch ein empathisches Eingehen und Verstehen der aktuellen Krisensituation, Einbeziehen des sozialen Umfelds, „Talking down" mit gezieltem Eingehen auf die Aufgaben der nächsten Stunden und Tage, gemeinsames Erarbeiten von Zielen, die ein „Hierbleiben" notwendig und sinnvoll machen, Abschließen eines Non-Suizid-Bündnisses, Abgeben des Klienten an einen Psychiater, der Medikamente gibt etc. All diese Punkte finden sich in den gängigen Lehrbüchern unter „Krisenintervention bei Suizidalität".

Im Fall einer **akuten Suizidgefährdung** gilt es, schnell zu handeln, um das Leben des Betroffenen zu retten. Dies bedeutet: schnellstmögliche Unterbringung in einer psychiatrischen Klinik. Im optimalen Fall ist der Betroffene bereit, sich selbst einzuweisen. Um zu verhindern, dass er sich auf dem Weg zur psychiatrischen Klinik etwas antut, rufen Sie entweder den Notarzt oder aber – wenn jemand in Begleitung einer Vertrauensperson in die Praxis gekommen ist – Sie bitten den Ehemann, die Ehefrau, die Freundin etc., die suizidgefährdete Person unverzüglich in das nächstgelegene psychiatrische Krankenhaus zu fahren.

Wichtig zu wissen: Die psychiatrischen Krankenhäuser nehmen in der Regel nur Personen über 18 Jahre auf; suizidgefährdete Jugendliche kommen in eine psychiatrisches Klinik für Kinder und Jugendliche. Im Raum München ist dies z.B. die Heckscher Klinik. Welche Klinik in Ihrer Stadt hierfür in Frage kommt, erfahren Sie im Internet unter www.kinderpsych.de. Auf dieser Website finden Sie eine Übersicht über alle psychiatrischen Kliniken für Kinder und Jugendliche im deutschsprachigen Raum.

Sollte jemand nicht bereit sein, sich freiwillig in die Psychiatrie einliefern zu lassen, sind Sie verpflichtet, die suizidgefährdete Person auch gegen ihren Willen in die Psychiatrie einliefern zu lassen. Wie genau dies zu geschehen hat, regelt das Unterbringungsgesetz Ihres Bundeslandes. Die Unterbringung erfolgt in diesem Fall mithilfe der Polizei. Sie ist nur rechtskräftig, wenn ein Richter des Betreuungsgerichts den Betroffenen persönlich sieht und die Einweisung unterzeichnet.

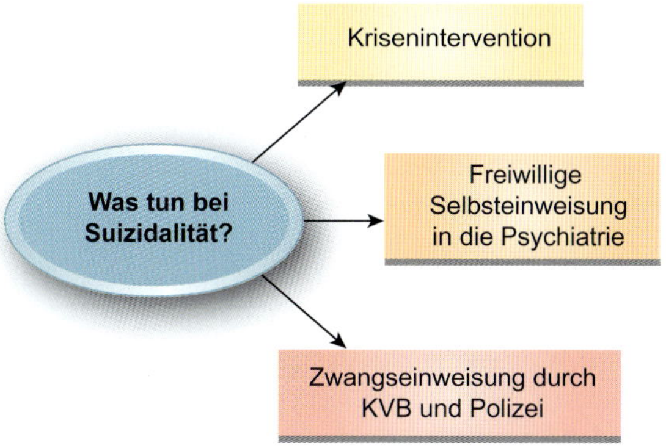

Abb. 2.26 Was tun bei Suizidalität?

Um Ihre Kenntnisse in Bezug auf die „Unterbringung" zu testen, werden im Mündlichen manchmal alle nur denkbar möglichen (und unmöglichen!) Situationen durchgespielt, z. B. „Was tun sie, wenn der Mann vor Eintreffen des Notarztes bzw. der Polizei die Praxis verlässt und droht, sich umzubringen" oder „Die Frau hat sich die Tabletten bereits besorgt und verlässt jetzt die Praxis: Was machen Sie?" Die vernünftigste Antwort hierauf ist: „Ich werde mit allen mir möglichen Mitteln verhindern, dass er bzw. sie sich das Leben nimmt. Ich benachrichtige die Polizei und beschreibe die Person." Im Fall der Frau mit den Tabletten ist anzunehmen, dass sie versucht, sich zu Hause das Leben zu nehmen. In einem Notfall wie diesem dürfen Sie die Schweigepflicht brechen und der Polizei die Adresse der Klientin weitergeben. Grundlage hierfür ist das Gesetz über den „rechtfertigenden Notstand".

Merke

1. Jemand ist zwar suizidal, aber nicht akut suizidgefährdet.

Krisenintervention:
- „Talking down"
- Einbeziehen des sozialen Umfelds
- medikamentöse Behandlung der Grunderkrankung durch einen Facharzt (meist leiden die Betroffenen an einer depressiven Störung → Psychiater)

2. Jemand ist akut suizidgefährdet.

Falls möglich: freiwillige Selbsteinweisung in die Psychiatrie. Viele Betroffene sind bereit, sich freiwillig in einem psychiatrischen Krankenhaus Hilfe zu holen. Bitte denken Sie daran, dass die Betroffenen es sich unterwegs anders überlegen könnten. Einige Prüfungsämter sind hier sehr streng und haben wiederholt darauf hingewiesen, dass bei einer freiwilligen Einweisung grundsätzlich der Notarzt geholt wird, der mit dem Suizidgefährdeten in die psychiatrische Klinik fährt. Die Begleitung eines Suizidgefährdeten durch Ehefrau, Ehemann, Mutter oder eine andere Vertrauensperson wurde in einigen Prüfungen nicht akzeptiert. Auch der Vorschlag, den Klienten selbst in die Psychiatrie zu begleiten, ist in den Augen der Prüfer unrealistisch: Würde das ein niedergelassener Psychiater oder praktischer Arzt tun, während sein Wartezimmer noch voll ist? Überdies wäre die Fahrt in die Klinik nicht von der Berufshaftpflichtversicherung gedeckt.

3. Jemand ist akut suizidgefährdet, aber nicht zu einer Selbsteinweisung bereit.

In diesem Fall veranlassen Sie eine Unterbringung gegen den Willen des Betroffenen nach dem Unterbringungsgesetz bzw. dem Psychischkrankengesetz Ihres Bundeslandes. Details hierzu finden Sie unter dem entsprechenden Stichwort im Internet.

4. Rechtfertigender Notstand

Sollte ein akut Suizidgefährdeter vor dem Eintreffen der Polizei bzw. des Notarztes versuchen, die Praxis zu verlas-

sen, müssen wir verhindern, dass er sich das Leben nimmt. Eine Möglichkeit ist, dass wir sofort die Polizei rufen und eine Beschreibung des Mannes durchgeben; oder auch, dass wir den Beamten seine Adresse weitergeben. In einem solchen Notfall dürfen wir unsere Schweigepflicht brechen, weil das Leben des Klienten Vorrang hat. Grundlage hierfür ist das Gesetz des rechtfertigenden Notstands (§ 34 StGB).
Manchmal werden Sie in der Prüfung gefragt: „Dürfen Sie den Mann festhalten, indem Sie die Türe versperren?“ Normalerweise nein, außer der Mann droht, jetzt sofort von der Brücke zu springen oder sich jetzt sofort vor eine S-Bahn zu werfen. In diesem Fall gilt ebenfalls § 34 (StGB): Beim Abwägen der beiden Rechtsgüter „Recht auf Freiheit“ und „Schutz des Lebens“ hat das Leben des Klienten absoluten Vorrang. Aber Vorsicht: In den meisten Fällen können wir nicht mit Sicherheit sagen, dass der Patient sich sofort nach Verlassen der Praxis etwas antun wird, meist also genügt es, die Polizei zu benachrichtigen.

2.12.9 Anregung einer Betreuung

Viele Bundesländer verlangen von den Prüflingen detaillierte Kenntnisse zum Betreuungsrecht: Wer kann unter Betreuung gestellt werden? Welche Personen spielen im Betreuungsverfahren eine Rolle? Für welche Aufgabenkreise kann ein Betreuer eingesetzt werden? Was ist unter einem Einwilligungsvorbehalt zu verstehen? Wie unterscheidet sich die Unterbringung nach dem Betreuungsrecht (zivilrechtliche Unterbringung) von der öffentlich-rechtlichen Unterbringung nach dem Unterbringungsgesetz? Etc. Weitere Einzelheiten sind dem folgenden Prüfungsprotokoll zu entnehmen.

2.12.10 Prüfungsprotokoll 50

FALLGESCHICHTE

Ein 42-jähriger Mann bittet Sie um Hilfe wegen seiner gleichaltrigen Ehefrau. Die Frau leidet seit zehn Jahren an einer Psychose. Sie ist medikamentös gut eingestellt, doch seit einem halben Jahr nimmt sie ihre Medikamente nicht mehr – wegen der vielen Nebenwirkungen. „Inzwischen hebt sie ständig große Summen von unserem gemeinsamen Konto ab, um sich sündteure Kleidung zu kaufen. Letzte Woche hat mich unser Autohändler angerufen und nachgefragt, wann er den Sportwagen liefern und an wen er die Rechnung schicken soll. Das Geld dafür haben wir nicht. Was soll ich nur machen – kann da vielleicht eine Therapie helfen?“

F: Was könnte man da tun?

A: Die Frau leidet ganz offensichtlich an einer Manie. Wenn sie wirklich exzessiv viel Geld ausgibt und damit sich und ihrer Familie schadet, wäre zu überlegen, ob hier nicht eine Betreuung sinnvoll wäre. Das sage ich dem Mann.

F: Der will wissen, was er als Nächstes tun muss.

A: Der Mann müsste beim zuständigen Amtsgericht (Abteilung Betreuungsgericht) eine Betreuung seiner Frau anregen. Ein entsprechendes Formular gibt es im Internet zum Herunterladen. In der Regel wird das Betreuungsgericht den Mann befragen und seine Frau persönlich anhören. Auf ihre Wünsche bezüglich der Person des Betreuers ist nach Möglichkeit Rücksicht zu nehmen.

F: Wie sehen Sie das in diesem Fall?

A: Als Betreuer käme zunächst ihr Ehemann in Frage. Maniker haben allerdings in der Regel keine Krankheitseinsicht – die Frau wird wahrscheinlich eine Betreuung vehement ablehnen.

F: Wie geht es weiter?

A: Das Gericht bestellt einen Gutachter, in unserem Fall wohl einen Psychiater, auf dessen Gutachten sich das Gericht stützt. Wenn der Psychiater zu dem Schluss kommt, dass die Frau an einer Manie leidet, steht einem Betreuungsverfahren nichts mehr im Wege.

F: Wer sonst ist bei dem Betreuungsverfahren beteiligt?

A: Evtl. ein Verfahrenspfleger, der die Frau im Betreuungsverfahren vertritt.

F: Sie sagen „evtl.“. Können Sie das genauer erläutern?

A: Wenn jemand geistig klar ist – beispielsweise bei einer körperlichen Behinderung –, kann er seine Interessen selbst bei dem Verfahren vertreten. Wenn jemand allerdings – wie die Frau in dieser Fallgeschichte – unter einer schweren psychischen Erkrankung leidet, die ihre Einsichtsfähigkeit beeinträchtigt, wird der Richter einen Verfahrenspfleger bestellen. Seine Aufgabe ist es, die Interessen der Frau vor Gericht zu vertreten, solange das Verfahren läuft. Dies kann ein Sozialarbeiter oder auch ein Jurist sein.

F: Gibt es auch Fälle, wo immer ein Verfahrenspfleger eingesetzt werden muss?

A: Soweit ich weiß, muss bei einer zwangsweisen Unterbringung immer ein Verfahrenspfleger bestellt werden. Dies ist hier aber nicht der Fall.

F: Kommen wir zurück zum Betreuungsgesetz: Wie hieß es früher?

A: Das Betreuungsgesetz hat das frühere Entmündigungsgesetz abgelöst. Das Betreuungsgesetz steht im Bürgerlichen Gesetzbuch, ist also für die gesamte Bundesrepublik Deutschland gültig. Es trat 1992 in Kraft.

F: Wie unterscheidet sich das Betreuungsrecht vom früheren Entmündigungsgesetz?

A: Der Hauptunterschied liegt darin, dass die Betroffenen nur in den Lebensbereichen betreut werden, die sie nicht mehr selbst bewältigen können. In anderen Bereichen hingegen regeln sie ihre Angelegenheiten noch selbst. Übrigens wird durch die Betreuung die Geschäftsfähigkeit des Betreuten nicht beeinflusst – er kann also nach wie vor Rechtsgeschäfte tätigen.

F: Was bedeutet das im Fall der Manikerin in unserer Fallgeschichte? Welchen Sinn hat dann eine Betreuung?

A: In diesem Fall wird das Gericht wahrscheinlich für finanzielle Angelegenheiten einen Einwilligungsvorbehalt anordnen. Es geht hier ja um die Abwendung einer erheblichen Gefahr für das Vermögen der Betreuten.

F: Was bedeutet dies genau?

A: Im Falle eines entsprechenden Einwilligungsvorbehalts kann die Frau nur mit Einwilligung des Betreuungsgerichts bzw. des Betreuers Kaufverträge abschließen oder Bankgeschäfte tätigen.

F: Wie lange ist denn so eine Betreuung wirksam?

A: Das Gesetz besagt, dass nach sieben Jahren automatisch überprüft werden muss, ob eine Betreuung noch sinnvoll ist. Da eine Manie nicht jahrelang andauert, könnte das Gericht die Betreuung auf ein, zwei oder drei Jahre beschränken, um dann zu überprüfen, ob die Erkrankung noch vorhanden ist.

F: Im Betreuungsrecht ist auch die sog. zivilrechtliche Unterbringung verankert. Was ist denn der Unterschied zwischen einer Unterbringung nach dem Betreuungsrecht und einer Unterbringung nach dem Unterbringungsgesetz Ihres Bundeslandes?

A: Nach dem Unterbringungsgesetz des jeweiligen Bundeslandes kann jemand gegen seine Willen in die Psychiatrie eingeliefert werden, wenn er psychisch erkrankt ist und eine Selbst- oder Fremdgefährdung vorliegt. Da eine Zwangseinweisung einen massiven Eingriff in das Grundrecht auf Freiheit darstellt, sind hierfür Polizei und Betreuungsgericht zuständig, d. h. jemand kann nur dann gegen seinen Willen in der Psychiatrie untergebracht werden, wenn ein Richter die Einweisung unterschreibt.

F: Und bei zivilrechtlicher Unterbringung?

A: Da hat der Betreute schon einen Teil seiner Rechte an den Betreuer abgegeben. Dies bedeutet: Bei einer Gefährdung der Gesundheit kann der Betreuer den Betroffenen ohne Zuhilfenahme der Polizei in eine entsprechende Klinik einweisen, braucht dazu allerdings die Genehmigung des zuständigen Richters.

F: Wie ist es da mit der Manikerin in unserer Fallgeschichte: Kann der Betreuer diese gegen ihren Willen in die Psychiatrie einliefern oder einliefern lassen?

A: Nur, wenn er auch für die Aufgabenkreise „Gesundheitsfürsorge" und „Aufenthaltsbestimmung" eingesetzt ist. Das ist in unserem Fall unwahrscheinlich, denn die Frau wohnt ja bei ihrem Mann.

F: Und wenn sie in einem manischen Erregungszustand eine Boutique verwüstet oder durch ihre unkontrollierte Fahrweise andere Verkehrsteilnehmer gefährdet?

A: Bei Fremdgefährdung oder einer Gefährdung der öffentlichen Sicherheit und Ordnung ist auch bei Personen, die unter Betreuung stehen, die Polizei zuständig. Eine zivilrechtliche Unterbringung ist nur dann möglich, wenn jemand seine Gesundheit oder sein Leben gefährdet.

F: Stellen Sie sich zum Abschluss noch folgende Situation vor: Eine 17-Jährige hat ihre Eltern durch einen Unfall verloren. Sie leidet seit Monaten unter schweren Depressionen, isst kaum mehr und ist unfähig, ihren Alltag zu meistern. Könnte man da nicht für eine begrenzte Zeit eine Betreuung beantragen?

A: Das Betreuungsgesetz gilt nur für Volljährige. Für eine Person unter 18 Jahren ist zunächst das Jugendamt zuständig.

F: Und gibt es da so jemanden wie einen Betreuer?

A: Das ist bei Kindern und Jugendlichen der Vormund. Er fungiert bis zur Volljährigkeit als gesetzlicher Vertreter und wird vom Familiengericht bestimmt.

Merke

Ein **Einwilligungsvorbehalt** wird vom Betreuungsgericht angeordnet, wenn eine **erhebliche Gefahr** für die „Person" oder das „Vermögen" des Betreuten abgewendet werden soll. Dies bedeutet: Für bestimmte Rechtsgeschäfte muss der Betreuer vorher seine „Einwilligung" geben, er „behält sich seine Einwilligung vor".

- Beispiele für eine Gefährdung der *Person*: Der Betroffene kündigt aus Angst vor Armut seine Krankenversicherung oder seinen Mietvertrag. Oder er weigert sich trotz gesundheitlicher Probleme, einen Termin beim Arzt zu vereinbaren oder sich in eine Klinik zu begeben.
- Beispiele für eine Gefährdung des *Vermögens*: Der mittellose Betreute kauft sich teure wissenschaftliche Werke oder leiht sich Geld, um mit Aktien zu handeln. Eine Frau, die von der Sozialhilfe lebt, bestellt sich per Internet Schmuck und teure Kleidung und gibt erhebliche Summen Geldes aus, um über eine Partnervermittlung einen Mann kennen zu lernen.

2.12.11 Zusammenfassung: Bei welchen psychischen Störungen dürfen Sie mit Ihrer Therapie Klienten behandeln?

Die Grundsatzfrage, welche psychischen Störungen ein Heilpraktiker für Psychotherapie behandeln darf, lässt sich zunächst auf der juristischen Ebene relativ leicht beantworten: Psychogene Störungen dürfen Sie behandeln, ebenso auch Persönlichkeitsstörungen und psychisch bedingte Störungen des Jugend- und Kindesalters.

In der Prüfungssituation sieht die Sache allerdings etwas anders aus: Hier geht es darum, dass ein Klient „durch die konkrete Behandlung mit Ihrer Therapie keinen Schaden erleidet." Da die Prüfer nicht alle Therapieformen kennen, die ihnen im Verlauf der vielen mündlichen Prüfungen präsentiert werden, sind sie in der Regel sehr skeptisch gegenüber Therapieformen, die den Eindruck erwecken, wirksamer als die Verhaltenstherapie zu sein. Denken Sie deshalb daran: Bei Phobien und Angststörungen ist die Verhaltenstherapie nach Ansicht der meisten Prüfer die einzig wirksame Therapie. Auch bei Persönlichkeitsstörungen, beim Herzangstsyndrom, bei hypochondrischen Störungen oder bei der posttraumatischen Belastungsstörung denken die Prüfer zuallererst an die klassische oder kognitive Verhaltenstherapie, von der sie von ihrer Ausbildung her wissen, dass sie in solchen Fällen helfen kann. Seien Sie deshalb in der Prüfung sehr vorsichtig mit dem Vorschlag, einen Klienten mit einer der vorweg genannten Störungen mit Gesprächs-, Kunst-, Gestalt- oder systemischer Familientherapie behandeln zu wollen. Dasselbe gilt für viele weitere psychische Störungen, bei denen in der Fachliteratur und in Therapeutenkreisen augenblicklich die Verhaltenstherapie als einzig wirklich hilfreiche Therapieform beschrieben wird. Zahlreiche Beispiele hierfür finden Sie weiter oben (➤ 2.12.1, ➤ 2.12.2, ➤ 2.12.3, ➤ 2.12.4, ➤ 2.12.5, ➤ 2.12.6 und ➤ 2.12.7).

Es gibt allerdings einige wenige Störungen oder Belastungssituationen, bei denen Sie auch in den Augen der Prüfer mit Ihrer Therapie helfen können und dürfen. Sie sind in der folgenden Grafik zusammengestellt (➤ Abb. 2.27).

Hilfen zur Bewältigung von aktuellen Konflikten im Beruf, in der Partnerschaft oder in der Familie dürfen Sie natürlich geben. Und da es bei Anpassungs- oder Konversionsstörungen einen konkreten Anlass für die Störung gibt, dürfen Sie mit Ihrer Therapie helfen, die nicht gelebten Gefühle wahrzunehmen und verbal oder nonverbal auszudrücken, z. B. durch Gesprächstherapie, Focusing, Kunsttherapie, Musiktherapie oder Formen der Körperpsychotherapie. Ähnliches gilt für die somatoforme Schmerzstörung und diverse funktionelle Störungen.

Sollten Sie in Erfahrung bringen, dass der leitende Prüfer Ihrer Prüfungskommission ein Anhänger der Psychoanalyse ist, sollten Sie sich vorweg noch einmal mit dem Konfliktmodell von Freud beschäftigen – in diesem Zusammenhang vor allem mit der Vorstellung, dass vielen „neurotischen" Störungen ein nicht gelöster Konflikt aus der Kindheit zugrundeliegt. Da die Psychoanalyse in allen mir bekannten Prüfungsgremien in den letzten fünf bis sechs Jahren nicht mehr vorgekommen ist, wurde sie in diesem Kapitel nicht berücksichtigt.

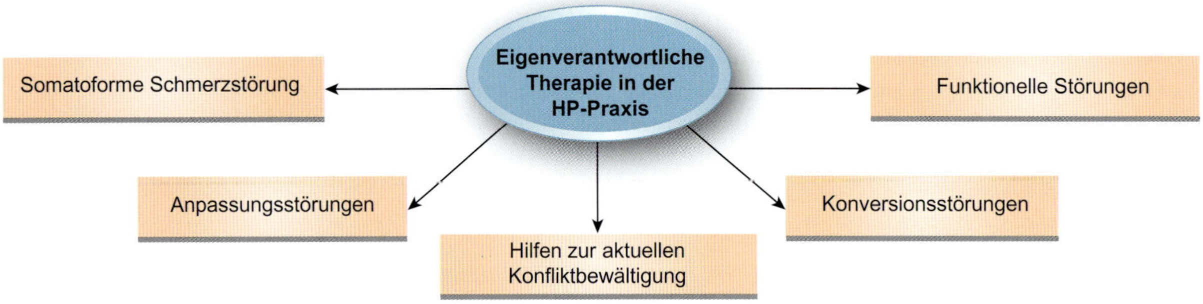

Abb. 2.27 Eigenverantwortliche Therapie in der Heilpraktiker-Praxis.

2.12.12 Kurztest 13

Welche Therapie (A–O) ist bei welcher der geschilderten Diagnosen angezeigt? Schreiben Sie den entsprechenden Buchstaben in das leere Kästchen. Jede der vorgeschlagenen Vorgehensweisen kann ein- oder zweimal vorkommen. Die Lösungen finden Sie im Lösungsteil.

A Behandlung durch Neuroleptika (Psychiater oder psychiatrische Klinik)

B Gabe von Antidepressiva durch einen Psychiater

C Gabe von Antidepressiva, kombiniert mit Verhaltenstherapie

D Abrupte Entgiftung in einer Suchtklinik (Dauer: 10–14 Tage)

E Fraktionierter Entzug in einer Suchtklinik (Dauer: mehrere Monate)

F Klassische Verhaltenstherapie durch einen Verhaltenstherapeuten

G Kognitive Verhaltenstherapie durch einen Verhaltenstherapeuten

H Traumatherapie

I Psychotherapie durch einen Kinder- und Jugendlichenpsychotherapeuten

J Gabe von Ritalin, kombiniert mit Verhaltenstherapie

K Dialektisch-behaviorale Therapie (DBT) nach Marsha M. Linehan

L Beratungsstelle für Alkoholabhängige

M Drogenberatungsstelle

N Abklären der Suizidalität. Bei Bedarf: Krisenintervention

O Wenn keine akute Suizidgefährdung vorliegt: Behandlung durch die Art der Therapie, die Sie gelernt haben

2.12.12.01 ☐ Bei einem zwölfjährigen Jungen wurde eine hyperkinetische Störung diagnostiziert. Welche Therapie ist nach augenblicklichem Wissensstand am erfolgversprechendsten?

2.12.12.02 ☐ Eine 32-jährige Frau leidet unter Klaustrophobie. Was raten Sie der Frau?

2.12.12.03 ☐ Eine 58-jährige Frau nimmt wegen ihrer Schlafstörungen seit etwa zehn Jahren Schlaf- und Beruhigungsmittel. Welche Therapie hat Vorrang?

2.12.12.04 ☐ Ein 20-jähriger junger Mann leidet unter der Angst, in der Kirche unflätige oder gotteslästerliche Worte auszustoßen. Obwohl er gläubiger Christ ist, betritt er deshalb keine Kirche mehr.

2.12.12.05 ☐ Eine 28-jährige Frau leidet seit ihrer Jugend an inneren Spannungen, impulsivem Verhalten und Affektlabilität. Manchmal ritzt sie sich. Welche Psychotherapie raten Sie der Frau?

2.12.12.06 ☐ Nach dem plötzlichen Herztod seiner Frau vor fünf Jahren leidet ein Mann an Albträumen und sich aufdrängenden Bildern vom Todeskampf seiner Frau. Zu welcher Therapie raten Sie dem Mann?

2.12.12.07 ☐ Ein 62-jähriger Mann gibt zu, seit mehr als 20 Jahren von Alkohol abhängig zu sein. Wohin schicken Sie ihn?

2.12.12.08 ☐ Ein Mann kommt in die Praxis, weil seine Frau – wie schon ein Jahr und drei Jahre zuvor – an einer schweren Depression leidet. In der Vergangenheit wurde zweimal die Diagnose „Mittelgradige depressive Episode" gestellt.

2.12.12.09 ☐ Ein 52-jähriger Mann hat vor einem halben Jahr seinen Job verloren. Vor sechs Wochen ist sein Sohn bei einem Autounfall ums Leben gekommen. Was tun Sie?

2.12.12.10 ☐ Eine Mutter bittet Sie um Rat. Die Tochter hat ihr gestanden, dass sie regelmäßig kifft. Wie ist Ihr weiteres Vorgehen?

2.12.12.11 ☐ Ein 28-jähriger Restaurantbesitzer kommt wegen Ängsten zu Ihnen. Er erzählt, dass er von der Mafia verfolgt werde. Des Öfteren habe er Stimmen gehört, die über ihn redeten, obwohl niemand anwesend war.

2.12.12.12 ☐ Ein 38-jähriger Mann leidet seit vielen Jahren an leichteren depressiven Verstimmungen. Er geht regelmäßig in die Arbeit, hat jedoch Schlafprobleme und pessimistische Gedanken über seine Vergangenheit und seine Zukunft.

2.12.12.13 ☐ Eine junge Frau kommt in die Praxis, nachdem ihr Freund sie vor vier Wochen verlassen hat. Sie war mit ihm zwei Jahre zusammen. Nun ist sie antriebslos, weint oft und meidet den Kontakt mit Freunden und Bekannten. Wie ist Ihr weiteres Vorgehen?

2.12.12.14 ☐ Ein 58-jähriger Mann war längere Zeit bei den Anonymen Alkoholikern und hat jetzt beschlossen, vom Alkohol loszukommen. Was ist der nächste Schritt?

2.12.12.15 ☐ Ein siebenjähriges Mädchen erbricht, wenn es morgens zur Schule gehen soll. Sie hat Angst vor der Dunkelheit und kann nur einschlafen, wenn die Mutter ihre Hand hält.

2.12.12.16 ☐ Eine junge Frau hat Panikattacken, die sie ohne Anlass wie aus heiterem Himmel überfallen. Zu welcher Therapie motivieren Sie die Frau?

KAPITEL

3 Lösungsschlüssel

Zu 2.2.14 Kurztest 1

2.2.14.01 D Organische depressive Störung als Folge einer Schilddrüsenunterfunktion. Typisch hierfür: keine Schlafstörungen, schuppige Haut, strohiges Haar, Tendenz zu frieren (F06.32).

2.2.14.02 I Wahrscheinlichste Diagnose: Missbrauch von Aufputschmitteln (Amphetaminen), um „nächtelang durcharbeiten zu können" im Wechsel mit Entzugsdepressionen (F15.0 und F15.3).

2.2.14.03 C Medikamente wie Betablocker, Schmerzmittel, Anti-Rheumatika, Migränemittel, Anti-Baby-Pille oder Anti-Epileptika haben zur Folge, dass die Betroffenen an mehr oder weniger starken depressiven Verstimmungen leiden.

2.2.14.04 B Entzugssymptome eines abrupten Absetzens von Benzodiazepinen (F13.3). Rebound-Effekt: Die Symptome, wegen denen das Medikament normalerweise gegeben wird, kommen beim Absetzen verstärkt wieder.

2.2.14.05 A Anpassungsstörung mit längerer depressiver Reaktion. Maximale Zeitdauer: zwei Jahre (F43.21).

2.2.14.06 E Drei depressive Episoden innerhalb von fünf Jahren: rezidivierende depressive Störung (F33).

2.2.14.07 F Chronische, mehrere Jahre andauernde leichtere depressive Verstimmungen, die den Alltag kaum beeinträchtigen. Eine Dysthymia kann seit der ausgehenden Kindheit existieren, aber auch als Langzeitfolge eines traumatischen Ereignisses oder einer schweren depressiven Episode auftreten (F34.1).

2.2.14.08 G Die früher öfter genannte Erschöpfungsdepression gibt es in der ICD-10 unter dieser Bezeichnung nicht mehr. Unter F32.9 ist es möglich, sie in das Raster der ICD-10 einzuordnen. Wesentlich häufiger stellen Ärzte in derartigen Fällen die Diagnose „Burnout": eine Störung, bei der die körperliche Erschöpfung meist eine schwere Depression zur Folge hat. Körperlich finden sich oft Muskelschmerzen und Wirbelsäulenprobleme (als symbolhaften Ausdruck dafür, dass der Mensch nicht mehr alle Belastungen „tragen" kann).

2.2.14.09 D Organische depressive Störung als Folge einer Hirnverletzung (F06.32).

2.2.14.10 J Wochenbettdepression: postpartale Depression, durch die Hormonumstellung nach der Geburt begünstigt (F53.0 oder F53.1).

2.2.14.11 H Typische körperliche Begleitsymptome einer schweren Depression ohne auffällige psychische Symptomatik: somatisierte/larvierte Depression, bei der die depressiven Symptome vorwiegend über den Körper ihren Ausdruck finden. Im Gegensatz zur Somatisierungsstörung dauern die Beschwerden nicht viele Jahre lang an. Die Körpersymptome bleiben gleich, bei der Somatisierungsstörung wechseln sie häufig. Und es gibt häufig einen konkreten Auslöser, der bei der Somatisierungsstörung in der Regel nicht zu finden ist. In der ICD-10 unter F32.9 (Nicht näher bezeichnete depressive Episode) zu klassifizieren.

2.2.14.12 B Dysphorische Stimmung nach Entzug von Stimulanzien, hier: Ecstasy (F15.3).

Zu 2.2.15 Kurztest 2

2.2.15.01 H Agitierte Depression: Das Wort „agitiert" bedeutet: Jemand ist motorisch unruhig (die Mutter rennt ziellos umher, kann sich nicht ruhig hinsetzen) und gedanklich (innerlich) „erregt". Die Betroffenen können ihre pessimistischen Gedanken nicht abschalten (gedankliches Hamsterrad) und reden jammernd und klagend ständig über ihre Beschwerden. Früher hieß die agitierte Depression deshalb „Jammerdepression". In der ICD-10 ist die Agitiertheit in den Diagnosekriterien einer depressiven Episode enthalten (F32.1 oder F32.2).

2.2.15.02 D Borderline-Persönlichkeitsstörung: Viele Borderliner haben kurzzeitige depressive Einbrüche, manche auch rezidivierende (sich wiederholende) mittelgradige oder schwere depressive Episoden (F60.31).

2.2.15.03 G Phasenhafter Wechsel von Manie und Depression. Diagnose: Bipolare Störung, augenblicklich schwere depressive Episode ohne psychotische Symptome (F31.4).

2.2.15.04 J Amotivationales Syndrom: Null-Bock-Mentalität als Folge von Marihuana. Der Heißhunger und die gerötete Bindehaut nach THC-Konsum sind deutliche Hinweise (F12.0).

2.2.15.05 E Typische Symptome einer schweren depressiven Episode (früher: endogene Depression) (F32.2).

2.2.15.06 F Schwere depressive Episode mit psychotischen Symptomen (F32.3), hier: Halluzinationen in Du-Form, die zur Stimmung passen (stimmungskongruent: synthym).

2.2.15.07 B Psychosoziale Belastungssituation (Verlust des eigenen Heims), als Folge davon Ängste und depressive Symptome → Anpassungsstörung, Angst und depressive Reaktion gemischt (F43.22).

2.2.15.08 I Menschen mit einer Demenz, z. B. Morbus Alzheimer, haben häufig eine depressive Begleitsymptomatik (F00.13).

2.2.15.09 A Schizophrenia simplex. Wichtig für die Diagnose: Der Mann hat trotz entsprechender Intelligenz keine seiner Ausbildungen abgeschlossen (ICD-10: Abnahme der beruflichen Leistungsfähigkeit); er hat Probleme im sozialen Bereich (ICD-10: Deutlicher Verfall sozialer Bezüge) und seine Mutter hatte eine Psychose: Die Schizophrenia simplex findet sich häufig bei einer familiären Belastung durch Schizophrenie oder sonstige psychotische Erkrankungen (F20.6).

2.2.15.10 K Der junge Mann leidet seit Jahren an einer Dysthymia (F34.1), zu der sich nun eine schwere depressive Episode mit psychotischen Symptomen (F32.2) gesellt hat. Im US-amerikanischen Diagnosehandbuch DSM-IV heißt diese Erkrankung „Double Depression“: doppelte Depression.

2.2.15.11 L Viele Bulimikerinnen und Anorexiepatientinnen leiden gleichzeitig unter oft schweren Depressionen. Aus Berichten von Betroffenen lässt sich ersehen, dass durch das Essen und die damit verbundene Serotoninausschüttung die depressive Symptomatik reduziert wird. Bei der Magersucht scheint die körpereigene „Drogenausschüttung“ durch das extreme Hungern die depressive Symptomatik zeitweise zu lindern.

2.2.15.12 C Die Dysmorphophobie ist oft gekoppelt mit einer mittelgradigen oder schweren Depression, bei der die Betroffenen oft das Gefühl haben, minderwertig oder hässlich zu sein. Da eine Anpassungsstörung mit depressiver Reaktion nach ICD-10 maximal zwei Jahre andauern darf, kommt hier diagnostisch nur eine lang andauernde (chronische) depressive Episode (wahrscheinlich mittelgradig, F32.1) in Frage.

Zu 2.3.9 Kurztest 3

2.3.9.01 E Carla hat Angst, *jemand anderen* mit spitzen Gegenständen zu verletzen. Das ist ein typisches (und häufig gefragtes) Beispiel für Zwangsgedanken, die große Angst machen und zu einem entsprechenden Vermeidungsverhalten führen (F42.0: Zwangsstörung, vorwiegend Zwangsgedanken).

2.3.9.02 D Carla hat Angst, dass *sie selbst* durch spitze Gegenstände verletzt werden könnte und zeigt eine dazu passende Angstreaktion – ein typisches Beispiel für eine spezifische (isolierte) Phobie (F40.2).

2.3.9.03 F Die Agoraphobie beinhaltet nicht nur die Angst vor Plätzen, sondern auch die in der Fallgeschichte beschriebene Angst vor Menschenmengen (F40.0).

2.3.9.04 J Klaustrophobie: spezifische Phobie (F40.2).

2.3.9.05 K Symptome einer akuten Belastungsreaktion, kombiniert mit Wahn, emotionalem Aufgewühltsein und Verkennung von Personen und Orten. Das sind typische Symptome einer akuten vorübergehenden psychotischen Störung (F23).

2.3.9.06 C Typische Symptome einer emotionalen Störung mit Trennungsangst des Kindesalters (F93.0). Häufige Zusatzsymptome: Weigerung, ohne die Bezugsperson schlafen zu gehen, Angst davor, allein zu Hause zu sein, Angst vor einer Trennung von der Bezugsperson durch Verlorengehen oder Kidnappen, wiederholtes Auftreten somatischer Symptome (Bauchschmerzen, Erbrechen) bei Trennungssituationen (z. B. Verlassen des Hauses).

2.3.9.07 G Die Panikattacken treten ohne erkennbaren äußeren Anlass auf. Dies ist das wichtigste Merkmal einer anhaltenden Panikstörung. Auch nächtliche Angstanfälle ohne ersichtlichen Grund zählen zur Panikstörung (F41.0). Nicht verwechseln mit Panikattacken: Diese können bei jeder Art von Angststörung auftreten; sie sind ein Symptom, keine Angsterkrankung.

2.3.9.08 B Generalisierte Angststörung (F41.1) Frau K. hat „frei flottierende“ Ängste vor vielen verschiedenen Dingen und Situationen. Typisch in diesem Zusammenhang: die Angst oder Sorge, dass sie selbst oder ein Angehöriger demnächst erkranken könnte.

2.3.9.09 I Walter H. hat einen Flashback zu einem Unfall, bei dem er Todesangst hatte und später mit dem Tod rang. Die lange Linkskurve ist der „Trigger“ für die unbewusste Rückerinnerung und die damit verbundene Angst. Diagnose: Posttraumatische Belastungsstörung (PTBS) (F43.1).

2.3.9.10 H Zwangsgedanken: die Möglichkeit, sich mit EHEC zu infizieren. Daraus resultierende Zwangshandlungen: ständiges Händewaschen, Desinfizieren, Rückzug von Situationen, in denen sie sich infizieren könnte (F42.2).

2.3.9.11 L Postoperatives Delir (agitiert) mit Wahn und großer Angst (F05: Delir, nicht durch Alkohol oder andere psychotrope Substanzen bedingt).

2.3.9.12 A Typische Symptome einer sozialen Phobie (F40.1). In unserem Fall steht das Telefon für Kontakt mit dem Chef oder den Mitarbeitern. Häufige Zusatzsymptome: Erröten, Zittern, Vermeiden von Blickkontakt und Harn- oder Stuhldrang.

Zu 2.3.10 Kurztest 4

2.3.10.01 A Verdacht auf Hirntumor: Bei Hirntumoren sind die Kopfschmerzen die Folge eines erhöhten Drucks im Schädelinneren, da das Gehirn dem wachsenden Tumor nur bedingt ausweichen kann. Typisch für Kopfschmerzen bei einer solchen Druckerhöhung im Schädelinnern ist ihr verstärktes Auftreten während der Nacht oder in den frühen Morgenstunden, während sich die Symptome im Verlauf des Tages spontan bessern. Dies lässt sich dadurch erklären, dass während der Nacht ein erhöhtes Blutvolumen im Gehirn zu einer Volumenzunahme im Schädelinnern führt, die im Laufe des Tages wieder abnimmt. Viele Betroffene haben plötzlich unerklärliche Ängste, manche auch neuronale Ausfallerscheinungen (hier: das Fallenlassen der Tasse).

2.3.10.02 E Bei der ängstlich-vermeidenden Persönlichkeitsstörung (F60.6) wünschen die Betroffenen sich eine enge Beziehung, Sexualität und Familie, fühlen sich aber unattraktiv oder minderwertig und haben deshalb Angst, in sozialen Situationen kritisiert oder abgelehnt zu werden. Nicht verwechseln mit der schizoiden Persönlichkeitsstörung: Da legen die Betroffenen keinen Wert auf enge Freundschaften oder sexuelle Beziehungen.

2.3.10.03 K Panikartige Angst in Zusammenhang mit einem Alkoholentzugsdelir (F10.4). Die Situation entstammt dem französischen Fernsehfilm „Un singe sur le dos" („Heute habe ich nicht getrunken").

2.3.10.04 L Karin S. hat Angst, körperlich entstellt zu sein, sie leidet unter Dysmorphophobie (ICD10: Körperdysmorphophobe Störung), einer Sonderform der hypochondrischen Störung (F45.2).

2.3.10.05 B Hypochondrische Störung (F45.2) mit Konzentration auf eine oder zwei (nicht häufig wechselnde) schwere körperliche Erkrankungen. Die beharrliche Beschäftigung mit der angeblichen Erkrankung ist in der Regel mit Angst verbunden.

2.3.10.06 G In Zusammenhang mit dem Herzangstsyndrom finden sich oft Auslöser, die mit einer imaginierten oder echten Trennung oder dem Tod eines nahestehenden Menschen zu tun haben. Die Betroffenen haben kein erhöhtes Risiko, an einem Herzinfarkt zu erkranken. Die genaue Definition nach ICD 10 lautet: Somatoforme autonome Funktionsstörung (F45.3) (hier: Herz und kardiovaskuläres System).

2.3.10.07 H Die panikartige Angst vor dem Verlassenwerden ist ein Leitsymptom der Borderline-Störung. Dazu kommen Suizidgedanken, die mangelnde Impulskontrolle und der Wechsel der Stimmungslage (F60.31)

2.3.10.08 C Die Lehrerin hat Symptome von Angst und Depression als Folge einer psychosozialen Belastungssituation. Sie hat die für diese Situationen typischen Zukunftsängste, aber auch Störungen von Schlaf, Gedächtnis und Konzentration in Verbindung mit Schuldgefühlen. Die wahrscheinlichste Diagnose: Anpassungsstörung, Angst und Depression gemischt (F43.22). Differenzialdiagnostisch sollte eine depressive Episode ausgeschlossen werden.

2.3.10.09 J Der Mann hat seit sechs Wochen (wichtig!) einen Beeinflussungswahn in Verbindung mit imperativen (befehlenden) Stimmen. Aufgrund des Zeitkriteriums (für Schizophrenie mindestens vier Wochen) ist die wahrscheinlichste Diagnose eine paranoide Schizophrenie (F20.0).

2.3.10.10 I Benzodiazepin-Entzugs-Syndrom (F13.3): Beim abrupten Entzug von Benzodiazepinen leiden die Betroffenen oft unter großen Ängsten, schweren Depressionen, manchmal auch optischen Halluzinationen. In einem Teil der Fälle kommt es zu einem Entzugsdelir mit der Gefahr von zerebralen Krampfanfällen.

2.3.10.11 F Typische Symptome einer mittelgradigen oder schweren depressiven Episode, die nahezu immer mit Ängsten gekoppelt ist (F32.1 oder 32.2).

2.3.10.12 D Die ICD-10 fragt nicht danach, welche Ursache eine psychische Störung haben könnte, sondern listet einfach die Symptome auf. In unserem Fall: wiederholte Panikattacken ohne ersichtlichen Auslöser (nicht vorhersehbar). Diagnose: Anhaltende Panikstörung (F41.0).

Zu 2.4.14 Kurztest 5

2.4.14.01 G Hypochondrische Störung (F45.2): Der Mann hat Angst vor einem Herzinfarkt und missdeutet normale vegetative Symptome als erste Vorboten eines Herzanfalls. Er leidet unter Hypochondrie, der anhaltenden Befürchtung, an einer schweren Erkrankung zu leiden. Nicht verwechseln mit dem Herzangstsyndrom, bei dem die Betroffenen die Symptome eines Herzanfalls (Panik, Schmerzen in der Brust, Todesangst etc.) stark körperlich erleben.

2.4.14.02 D Somatisierungsstörung (F45.0): Die 28-Jährige hat seit vielen Jahren wechselnde Beschwerden (keine extremen Schmerzen!) an verschiedenen Organen oder verschiedenen Stellen des Körpers. Nicht verwechseln mit der somatoformen Schmerzstörung, bei der die Betroffenen an einer Stelle des Körpers einen extremen Schmerz verspüren.

2.4.14.03 C Rainer F. hat fünf von acht Symptomen eines somatischen Syndroms: die psychomotorische Hemmung, das Früherwachen, den Verlust von Freude und Interesse, das Gefühl der Gefühllosigkeit, den Libidoverlust. Die wahrscheinlichste Diagnose: mittelgradige depressive Episode mit somatischem Syndrom. Nicht verwechseln mit der larvierten Depression, bei der die körperlichen Symptome so stark im Vordergrund stehen, dass die depressive Symptomatik auf den ersten Blick nicht zu erkennen ist (F32.11).

2.4.14.04 H Die Rückenschmerzen, das brennende Druckgefühl im Brustbereich, die Atemprobleme und die Muskelschmerzen sind andauernd vorhanden, wechseln also nicht wie bei der Somatisierungsstörung. Überdies gibt es einen Auslöser für die Beschwerden: Die Frau hat auf die Trennung offensichtlich mit einer depressiven Episode reagiert, die sie vorwiegend über den Körper ausdrückt. Wahrscheinlichste Diagnose: larvierte/somatisierte Depression (in der ICD-10 unter F32.8: Sonstige depressive Episoden). Differenzialdiagnostisch wäre an eine Anpassungsstörung zu denken, doch da sind die körperlichen Symptome weniger stark ausgeprägt. Wichtig zu wissen: Bei einer larvierten Depression mit ausgeprägter körperlicher Symptomatik verschwinden die körperlichen Symptome nach Gabe von Antidepressiva. Bei einer somatoformen Schmerzstörung oder einer Somatisierungsstörung helfen Antidepressiva nicht oder nur wenig.

2.4.14.05 A Herzangstsyndrom/Herzangstneurose: Die Störung wird oft durch Trennungserlebnisse oder die Nachricht von einem Herztod im näheren Umfeld ausgelöst. Da das Herzangstsyndrom vorwiegend durch eine Störung des vegetativen (autonomen) Nervensystems verursacht wird, zählt die Erkrankung zu den somatoformen autonomen Funktionsstörungen. Genaue Diagnose nach ICD-10: Somatoforme autonome Funktionsstörung des Herzens (F45.30). Wichtig zu wissen: Im US-amerikanischen Diagnosehandbuch DSM-IV existiert das Herzangstsyndrom nicht. Dort wird es als Sonderfall der Panikstörung diagnostiziert.

2.4.14.06 E Schmerzen im linken Arm haben meist mit dem Herzen zu tun. Oft kündigt sich auf diese Weise ein Herzinfarkt an; auch ein Anfall im Rahmen einer Angina pectoris strahlt in den linken Arm aus. Da eine organische Ursache auszuschließen ist, handelt es sich sehr wahrscheinlich um eine psychisch bedingte Angina pectoris nervosa. Diagnose nach ICD-10: Somatoforme autonome Funktionsstörung des kardiovaskulären Systems (F45.30).

2.4.14.07 F Konversionsstörung: Die Körpersymptome drücken symbolhaft den Konflikt oder auch die Belastung der jungen Frau aus: Die Belastung ist so groß, dass ihre Beine sie nicht mehr tragen, sie wird ohnmächtig. Die junge Thailänderin möchte eigentlich zurück in die Heimat, gleichzeitig fühlt sie sich verpflichtet, in Deutschland zu bleiben. Wenn der Impuls zu gehen kommt, löst sie den Konflikt durch Lähmung der Beine und Zusammenbrechen. Diagnose nach ICD-10: Dissoziative Bewegungsstörung (F44.4, früher: Konversionsstörung).

2.4.14.08 B Anhaltende somatoforme Schmerzstörung (F45.4): Die Schmerzen konzentrieren sich auf einen Körperteil, die Wirbelsäule, die auf Arme und Beine ausstrahlt. Die Schmerzen dauern länger als sechs Monate an und werden als quälend empfunden. Oft findet sich – wie in unserem Fall – ein Auslöser für das Schmerzsyndrom. Nicht verwechseln mit der Somatisierungsstörung: Da sind die Beschwerden (nicht immer Schmerzen!) häufig wechselnd, werden nicht als quälend empfunden und es gibt keinen Zusammenhang mit einer konkreten Auslösesituation.

2.4.14.09 I Typische Symptome einer Schilddrüsenunterfunktion (Hypothyreose), die oft mit Müdigkeit und depressiven Verstimmungen gekoppelt ist.

2.4.14.10 E Hyperventilationssyndrom (früher: tetanischer Anfall/Hyperventilationstetanie; „tetanisch": starrkrampfartig). Da das krampfhafte Atmen durch das vegetative Nervensystem verursacht wird, zählt das Hyperventilationssyndrom in der ICD-10 zu den somatoformen autonomen Funktionsstörungen, hier: des Atmungssystems, also des „respiratorischen Systems"(F45.33).

2.4.14.11 F Der Verlust der Sprache bei Helga H. ist psychisch bedingt, es gibt keine Hinweise auf eine hirnorganische Ursache, wie z. B. einen Schlaganfall. Ein psychisch bedingter Sprachverlust (psychogene Aphonie) ist ein Sonderfall der dissoziativen Bewegungsstörungen (F44.4), mit der Vorstellung, dass die Sprechmuskeln kurzzeitig gelähmt sind.

2.4.14.12 B Irene H. leidet an extremen Schmerzen in einem Körperteil (hier: dem Genitalbereich) ohne hinreichende medizinische Erklärung. Das Verhalten ihres Ex-Mannes kann als auslösender Faktor für die Schmerzen gelten. In vielen ähnlichen Fällen lassen sich Erfahrungen von körperlicher oder sexueller Gewalt in der frühen Kindheit nachweisen. Diagnose nach ICD-10: Anhaltende somatoforme Schmerzstörung (F45.4).

Zu 2.5.14 Kurztest 6

2.5.14.01. K Der 30-Jährige hat eine soziale Phobie, keine Persönlichkeitsstörung! Er hat massive Angstanfälle, kein ängstlich-vermeidendes Sozialverhalten. Ganz wichtig: Es gibt keinen Hinweis, dass die Symptome seit der Adoleszenz durchgehend vorhanden sind (F40.1).

2.5.14.02 G Die Frau kommt nicht freiwillig: Sie hat also keinen Leidensdruck und auch kein Krankheitsgefühl. Sie hat zwar zwanghafte Denk- und Verhaltensweisen, ist aber stolz auf ihr Verhalten: Sie hat eine zwanghafte (anankastische) Persönlichkeitsstörung (F60.5), die man leicht mit einer Zwangsstörung (Zwangserkrankung) verwechseln kann.

2.5.14.03 I Martina S. hat typische Merkmale einer abhängigen (dependenten) Persönlichkeitsstörung. Die Betroffenen überlassen wichtige Entscheidungen anderen Menschen, fragen ständig andere um Rat und haben große Angst vor dem Verlassenwerden (F60.7).

2.5.14.04 B Jochen K. arbeitet am liebsten allein, hat kein Interesse an sozialen Kontakten, ist unfähig, sich auf andere einzustellen und – ganz wichtig – hat kein Interesse an sexuellen Erfahrungen mit anderen Menschen. Die Symptome bestehen seit der Kindheit und Jugend. Jochen K. hat diverse Merkmale einer schizoiden Persönlichkeitsstörung (F60.1).

2.5.14.05 A Der Lehrer ist extrem misstrauisch, streitsüchtig, fühlt sich angegriffen und verfolgt und zeigt andere wegen Geringfügigkeiten an – typische Merkmale einer paranoiden Persönlichkeitsstörung (F60.0, „paranoid" heißt im Englischen auch: misstrauisch).

2.5.14.06 K Der Student leidet an einer Zwangserkrankung (F42) mit den dafür typischen Merkmalen (z. B. panikartige Angst, wenn der Zwangshandlung nicht nachgegeben wird): keine Persönlichkeitsstörung!

2.5.14.07 C Das fehlende Schuldbewusstsein und die wiederholte Missachtung von sozialen Normen und Regeln bestehen seit der Kindheit. Diagnose: Dissoziale (DSM-IV: antisoziale) Persönlichkeitsstörung (F60.2).

2.5.14.08 E Um den Borderline-Typ vom impulsiven Typ der emotional instabilen Persönlichkeitsstörung abzugrenzen, sind einige Symptome besonders wichtig, vor allem die auffällige Angst vor dem Verlassenwerden, das Gefühl der inneren Leere und die Tendenz, sich in Konfliktsituationen selbst zu verletzen oder sich umzubringen. Auch der Wechsel von Depression und Aggression ist hierfür typisch. Genaue Diagnose nach ICD-10: Emotional instabile Persönlichkeitsstörung, Borderline-Typ (F60.31).

2.5.14.09 J Der Mann hat eine narzisstische Persönlichkeitsstörung, die in der ICD-10 nicht direkt aufgeführt ist. Sie wird gewöhnlich unter der Rubrik F60.8 (Andere spezifische Persönlichkeitsstörung) eingeordnet. Im US-amerikanischen Diagnosehandbuch DSM-IV finden sich u. a. folgende Merkmale: ständiges Bedürfnis, die eigene Größe und Bedeutung darzustellen, ständige Suche nach Selbstbestätigung, z. B. durch elegante Kleidung oder sexuelle „Seitensprünge", Hervorhebung der eigenen Leistungen und Fähigkeiten, übersteigertes Anspruchsdenken (nur der beste Therapeut ist gut genug für mich), Mangel an Empathie (ist nicht fähig, die Gefühle und Bedürfnisse anderer wahrnehmen und sich entsprechend zu verhalten).

2.5.14.10 F Typische Merkmale einer histrionischen (früher: hysterischen) Persönlichkeitsstörung mit theatralischem Auftreten (ital. „histrio“: Schauspieler), übertriebenem Ausdruck von Gefühlen und dem Bedürfnis, in Erscheinung und Verhalten attraktiv und verführerisch zu sein (F60.4).

2.5.14.11 H Die Frau neigt zur Überbetonung von Risiken in Alltagssituationen, hat ein übertriebenes Sicherheitsbedürfnis und meidet die sozialen Aktivitäten ihres Freundes – aus Angst, „unangenehm aufzufallen.“ Die Frau hat offensichtlich eine ängstlich-vermeidende Persönlichkeitsstörung (F60.6).

2.5.14.12 D Holger B. ist zwar emotional instabil, es fehlen jedoch die für Borderline typischen Zusatzsymptome. Deshalb die Diagnose: Emotional instabile Persönlichkeitsstörung, impulsiver Typ (F60.30). Wichtig für die Prüfung: Nicht jeder mit der Tendenz zu Wutausbrüchen, impulsiven Reaktionen und launischem Verhalten ist automatisch Borderliner (2.5.14.08)!

2.5.14.13 K Der Student hat Angst vor vielen Dingen, die sich durch seine neue Lebenssituation verstärkt hat. Er leidet an einer generalisierten Angststörung (F41.1), die offensichtlich schon in der Kindheit vorhanden war und dort als generalisierte Angststörung des Kindesalters (F93.80) zu diagnostizieren wäre. Bei einer ängstlich-vermeidenden Persönlichkeitsstörung ständen nicht die Ängste im Mittelpunkt, sondern die übertriebene Sorge, sozial unbeholfen zu sein oder in sozialen Situationen abgelehnt zu werden.

2.5.14.14 J Der Mann von Helga F. hat eine andere Variante einer narzisstischen Persönlichkeitsstörung (siehe 2.5.14.09): Er kann sich nicht in seine Frau einfühlen, denkt nur an sich, ist nach außen hin „der Kavalier in Person“ und lehnt jede Therapie ab, weil er sich in seinen Augen völlig normal und richtig verhält (F60.8).

Zu 2.6.8 Kurztest 7

2.6.8.01 C Die Vorstellung, die Konkurrenz habe es auf ihn abgesehen, ist durchaus nachvollziehbar, erst im Verlauf der Geschichte stellt sich heraus, dass es sich um einen Wahn handelt. Schizophrene Symptome sind nicht vorhanden, außerhalb der vom Wahn besetzten Situationen verhält der Restaurantbesitzer sich normal. Diagnose: Anhaltende (mindestens drei Monate andauernde) wahnhafte Störung (F22.0).

2.6.8.02 A Dass Carola von den beiden Jungs Botschaften über das Fernsehen empfängt und nachts offensichtlich ihre Stimmen hört, weist auf eine beginnende Schizophrenie hin, obwohl die Lehrerin gute soziale Kontakte pflegt, offensichtlich noch unterrichtet und keine formalen Denkstörungen zeigt. Die Wahnwahrnehmung im letzten Satz („das merke ich an den eingedrückten Kissen“) ist ein weiterer deutlicher Hinweis auf eine sich anbahnende paranoide schizophrene Erkrankung (F20.0).

2.6.8.03 B Die Frau hat nach einem extrem belastenden Erlebnis eine kurzzeitige psychotische Episode mit ausgeprägten Wahnideen. Die psychotische Episode bildet sich innerhalb einer Woche zurück, deshalb die Diagnose: Akute psychotische Störung (F23).

2.6.8.04 F Manische Symptomatik nach Zyankalivergiftung. Wahrscheinlichste Diagnose: Organische (durch die Vergiftung verursachte) manische Störung (F06.30). Differenzialdiagnostisch könnte eine bipolare Störung in Frage kommen, die schon vor dem Suizidversuch bestanden hat.

2.6.8.05 E Die junge Frau hat einen Größen- und Sendungswahn in Zusammenhang mit einer manischen Episode (wahnhafte Manie). Diagnose nach ICD 10: Manie mit psychotischen Symptomen (F30.2).

2.6.8.06 D Symptome einer schweren depressiven Episode mit Schuldwahn. Diagnose: Schwere depressive Episode mit psychotischen Symptomen (F32.3).

2.6.8.07 G Delir (= Durchgangssyndrom) als Folge der Schädel-Hirn-Verletzung mit Vergiftungs- und Verfolgungswahn (F05: Delir, nicht durch Alkohol oder andere psychotropen Substanzen bedingt).

2.6.8.08 H Wochenbettpsychose: postpartale Psychose mit religiösem Wahn. Im Fernsehfilm „Vergeben, nicht vergessen“ entwickelt eine Mutter nach der Geburt ihres ersten Kindes die Vorstellung, das Ende der Welt stehe bevor. Eine göttliche Stimme habe ihr gesagt, dass in Bälde Feuerstürme über die Erde kämen, Flüsse über die Ufer treten würden und alles Leben auf der Erde zerstört werde. Um ihrem Sohn Paul dies zu ersparen, hat sie ihn wenige Tage nach der Geburt mit einem Kissen erstickt (F53.1).

2.6.8.09 I Im Rahmen einer Demenz entwickeln manche Betroffene einen Bestehlungs- oder Vergiftungswahn. Diagnose: Demenz mit zusätzlichen Symptomen, vorwiegend wahnhaft (F00.01).

2.6.8.10 J Keine Symptome von Wahn in der Fallgeschichte. Es handelt sich um typische Wahrnehmungsstörungen (Illusionen und Halluzinationen) in Zusammenhang mit einer LSD-Intoxikation (F16.04).

Zu 2.7.8 Kurztest 8

2.7.8.01 G Das Rauschen des Wassers ist vorhanden. Wenn der Betroffene darin eine Stimme hört, ist dies eine (akustische) illusionäre Verkennung, keine Halluzination.

2.7.8.02 B Keine Halluzination, denn der Baum und die Blätter sind real vorhanden und werden als etwas anderes verkannt. Es handelt sich um optische Illusionen, also optische illusionäre Verkennungen im Rahmen einer akuten Cannabinoidintoxikation (Haschischrausch) (F12.0).

2.7.8.03 N Keine Halluzinationen, sondern sich aufdrängende innere Bilder (Nachhallerinnerungen) in Zusammenhang mit einer PTBS (F43.1).

2.7.8.04 E Personenverkennung (optische illusionäre Verkennung) bei postoperativem Delir (F05).

2.7.8.05 F Übergroße optische Halluzinationen sind typisch für ein Benzodiazepinentzugsdelir (F13.4). Die Diagnose wird gestützt durch die zunehmende Schlaflosigkeit und die psychomotorische Unruhe. Offensichtlich hat die 74-Jährige regelmäßig Schlafmittel genommen, die in der Klinik nicht mehr zur Verfügung standen.

2.7.8.06 I Der demenzkranke Vater hält die Personen im Fernsehen für lebendige Personen in seinem Wohnzimmer. Es handelt sich um Personenverkennung im Spätstadium einer Demenz, wahrscheinlich Morbus Alzheimer (F00.12).

2.7.8.07 J Geruchshalluzinationen sind typisch für Schizophrenie, auch wenn sie ein Zweitrangsymptom sind. Zusammen mit dem Verfolgungswahn ist die wahrscheinlichste Diagnose: Paranoid-halluzinatorische Schizophrenie (F20.0).

2.7.8.08 K Die optischen Halluzinationen in Verbindung mit den rasch wechselnden emotionalen Zuständen sprechen für eine akute polymorphe (vielgestaltige) psychotische Störung (F23.0).

2.7.8.09 N Keine Wahrnehmungsstörung: Die Frau deutet das Picken des Vogels im Sinn ihres Wahns um – dies ist eine Wahnwahrnehmung. Die Wahnwahrnehmung ist keine Wahrnehmungsstörung, sondern eine Form des Wahns.

2.7.8.10 H Taktile Halluzinationen dieser Art treten vor allem bei einer Überdosierung von Kokain auf. Es ist die Folge der betäubenden Wirkung des Kokains auf das periphere Nervensystem. In Userkreisen spricht man in diesem Zusammenhang von „Kokainwanzen".

2.7.8.11 A Es handelt sich um akustische Halluzinationen, genauer kommentierende dialogische Stimmen, die in der dritten Person uber den Patienten reden oder sein Verhalten kommentieren. Die kommentierenden dialogischen Stimmen sind ein Erstrangsymptom für die paranoide Schizophrenie (F20.0).

2.7.8.12 C Die „göttliche Stimme" ist eine akustische Halluzination, die befehlend oder in Du-Form zu ihm spricht. Diagnose: Manie mit psychotischen Symptomen (F30.2).

2.7.8.13 L Zwei Dinge kommen zusammen: Der Mann ist langjähriger Alkoholiker und die Stimmen reden im Chor zu ihm, er fühlt sich von ihnen bedroht (Bedrohungswahn). Diagnose: Alkoholhalluzinose. In der ICD-10 findet sich stattdessen die Bezeichnung „Psychotische Störung durch Alkohol" (F10.5).

2.7.8.14 D Akustische Halluzinationen in Du-Form finden wir bei der Schizophrenie, bei der Manie, bei schweren Depressionen und bei schizo-affektiven Psychosen. Die Zusatzsymptomatik gibt einen Hinweis auf die Diagnose. In unserem Fall: Schwere depressive Episode mit psychotischen Symptomen (F32.3).

2.7.8.15 M Es handelt sich um typische Wahrnehmungsstörungen (Illusionen und Halluzinationen) in Zusammenhang mit einer LSD-Intoxikation (F16.04: Akute Halluzinogenintoxikation).

Zu 2.8.5 Kurztest 9

2.8.5.01 D Die Diagnosekriterien für Binge Eating: mindestens sechs Monate lang zweimal pro Woche. Das trifft hier zu: Der Mann ist seit acht Monaten nur am Wochenende zu Hause, sie fühlt sich seit dieser Zeit mit den beiden Kindern alleingelassen. Diagnose nach ICD-10: Essattacken bei anderen psychischen Störungen (F50.4).

2.8.5.02 C Die Essanfälle sind nicht zweimal pro Woche, mindestens drei Monate lang. Alle anderen Symptome sind typisch für Magersucht. Also: Anorexia nervosa, bulimischer Typ (F50.01) (Anorexie mit aktiven Maßnahmen zur Gewichtsabnahme: aktive Form der Anorexie).

2.8.5.03 E Es gibt einen psychosozialen Auslöser, der eine Anpassungsstörung mit depressiver Reaktion (F43.20) zur Folge hat. Im Rahmen der depressiven Symptomatik ist ein Mangel an Appetit, damit verbunden eine Gewichtsabnahme ein mögliches und auch häufiges Symptom.

2.8.5.04 A Bulimia nervosa (F50.2): Störungen des Elektrolythaushalts (z. B. Kaliummangel) können u. a. Herzrhythmusstörungen und Schwindelanfälle zur Folge haben. Bei männlichen Jugendlichen ist oft das Bedürfnis nach einem schlanken und doch muskulösen Körper die Ursache für Ess-Brech-Attacken. Mindestdauer nach ICD-10: mindestens drei Monate lang zweimal pro Woche. Zeitkriterium ist hier gegeben.

2.8.5.05 H Keine Essstörung! Sehr wahrscheinlich organische Verursachung. Magersüchtige haben kein Krankheitsgefühl, keine Krankheitseinsicht und eine Körperschemastörung. Dies alles ist hier nicht gegeben, also schnellstmöglich zu einem Facharzt (Internist) mit Verdacht auf eine körperliche Erkrankung, z. B. einen Tumor im Magen-Darm-Bereich.

2.8.5.06 F Der Tod der Mutter war in diesem Fall Auslöser für eine schwere depressive Episode, viele hierfür typische Symptome. Da Volker nicht mehr in die Schule gehen kann, handelt es sich ziemlich sicher um eine schwere depressive Episode (F32.2).

2.8.5.07 A Bulimia nervosa (F50.2). Die Magenschmerzen und das Sodbrennen sind Folgeerscheinungen des häufigen Erbrechens, das auch die Hormonproduktion beeinflusst und deshalb häufig eine Amenorrhö zur Folge hat. Das Ausbleiben der Regelblutung ist allerdings meist nicht so ausgeprägt und lang andauernd wie bei der Anorexie. Die Hamsterbäckchen sind eine Folge der entzündeten Speicheldrüsen, die Schwielen an den mittleren drei Fingern sind eine Folge des selbst induzierten Erbrechens durch Hineinstecken der Hand bzw. der mittleren Finger. Tritt meist nur auf, wenn die Bulimie sich über mehrere Jahre erstreckt.

2.8.5.08 B Anorexia nervosa ohne Erbrechen oder Verwendung von Laxantien (Abführmitteln): Anorexie ohne aktive Maßnahmen zur Gewichtsabnahme (asketischer Typ der Anorexie, F50.00).

2.8.5.09 G Die unerträglichen Spannungen, die extreme Angst vor dem Verlassenwerden und das Ritzen sind Hinweise auf eine Borderline-Persönlichkeitsstörung. Die unkontrollierbaren Essanfälle sind in diesem Zusammenhang Ausdruck der für Borderline typischen mangelnden Impulskontrolle (F60.31).

2.8.5.10 H Keine Störung des Essverhaltens. Die Frau leidet an Adipositas, hat aber keine Fressanfälle, leidet demzufolge auch nicht an Binge Eating. Für das Übergewicht kann z. B. eine Schilddrüsenunterfunktion, eine Hormonstörung oder eine Störung des Kortisolhaushalts verantwortlich sein.

Zu 2.9.10 Kurztest 10

2.9.10.01 B Typische Symptome der Alkoholhalluzinose sind akustische Halluzinationen, meist bedrohliche Stimmen, die den Betroffenen Angst machen. Die Patienten sind – wie bei der organischen Halluzinose – bewusstseinsklar und voll orientiert. Die Alkoholhalluzinose tritt in der Regel ohne Entzug nach langjährigem Alkoholmissbrauch auf. In der ICD-10 findet sich die Erkrankung unter F10.52: Alkoholbedingte psychotische Störung, vorwiegend halluzinatorisch.

2.9.10.02 A Beginnendes Alkoholkontinuitätsdelir. Da der Konsum nicht abrupt abgesetzt wird, sind zunächst nicht alle Symptome eines Delirs voll ausgeprägt: Der Mann ist bewusstseinsklar und voll orientiert, wirkt aber unruhig und ängstlich und hat optische Halluzinationen (F10.04).

2.9.10.03 K Kurze drogeninduzierte Psychose, in diesem Fall als Folge einer Cannabisintoxikation. Muskelschwäche oder gar ein Versagen der Muskeltätigkeit ist eine körperliche Folge der Überdosierung von THC. Dazu kommen in unserem Fall Angstzustände und optische Halluzinationen bzw. Illusionen, die nach einigen Stunden abklingen (F12.0).

2.9.10.04 E Abhängigkeitssyndrom (F10.2) mit den Symptomen Craving, Toleranzentwicklung mit Dosissteigerung, Vernachlässigung wichtiger Interessensbereiche und Kontrollverlust (vergeblicher Versuch, die Trinkmenge zu reduzieren).

2.9.10.05 F Die Schlafprobleme sind ein Hinweis, dass die Frau wahrscheinlich regelmäßig Schlaf- oder Beruhigungsmittel nimmt. Die Gang- und Gleichgewichtsstörungen (als Folge davon der Sturz), die Konzentrationsprobleme, die Teilnahmslosigkeit (Apathie) und die verwaschene Sprache sind aller Wahrscheinlichkeit nach die Folgen eines hochdosierten Dauerkonsums von Benzodiazepinen (F13.1).

2.9.10.06 C Symptome eines pathologischen Rauschs (F10.07): durch geringe Mengen ausgelöst, persönlichkeitsfremde Handlungen (verbal oder körperlich aggressiv) im Rausch, der nur kurz andauert, Terminalschlaf, Amnesie für die Dauer des Rauschs.

2.9.10.07 H Für ein Cannabis-Entzugs-Syndrom (F12.3) nach langjährigem Cannabiskonsum gibt es in der ICD-10 nur spärliche Hinweise. Betroffene berichten von einer kurzzeitigen, ein bis zwei Tage andauernden Euphorie, die dann von Symptomen wie den hier beschriebenen abgelöst werden. Besonders häufig: Schlafstörungen, Schweißausbrüche, innere Unruhe, Reizbarkeit, Ängste und Muskelschmerzen.

2.9.10.08 G Verdacht auf ein Benzodiazepinentzugssyndrom mit beginnendem Delir (F13.31). Wegen der längeren Halbwertzeit der meisten Beruhigungsmittel treten die Symptome später auf als beim Alkoholentzugsdelir (hier nach sechs Tagen). Typisch sind die überlebensgroßen optischen Halluzinationen, begleitet von einem Zittern der Hände und Schlaflosigkeit. Weitere Symptome wie Bewusstseins- und Orientierungsstörungen können verzögert auftreten und sollten durch Fragen verifiziert werden.

2.9.10.09 I Typische Symptome eines durch Cannabismissbrauch verursachten Passivitätssyndroms, das in der Literatur auch als „amotivationales Syndrom" bezeichnet wird: Null-Bock-Mentalität; Vernachlässigung von Hobbys und Freizeit, stattdessen Kiffen mit einigen wenigen „Kumpels", Vernachlässigung des Lernens und der Alltagspflichten. In der Regel verbunden mit kognitiven Einbußen (Konzentration, Gedächtnis, Verlangsamung des Denkens und der Sprache), die in dieser Fallgeschichte nicht erwähnt werden (F12.1).

2.9.10.10 K Durch halluzinogene Pilze („magic mushrooms") kann bei entsprechender genetischer Disposition eine Psychose ausgelöst werden. In unserer Fallgeschichte gibt es keine Zeitangaben – es handelt sich zunächst also um eine akute schizophrenieforme psychotische Störung (F23.2), die durch den Konsum von Drogen ausgelöst wurde. Sollte die Psychose länger als vier Wochen andauern, wäre die veränderte Diagnose: Paranoide Schizophrenie (drogeninduziert).

2.9.10.11 A Typische Symptome eines Alkohol-Entzugs-Delirs (F10.3). Da bei lang andauerndem Alkoholkonsum die Blutgerinnung beeinträchtigt wird, haben die Betroffenen oft blaue Flecken, die schwer abheilen. Auch bei Wunden oder leichteren Verletzungen wird durch den Alkoholkonsum der Heilungsprozess beeinträchtigt. Natürlich können die blauen Flecken und die Wunde auch von einem Sturz im Alkoholrausch herrühren, an den die Frau sich nicht erinnern kann.

2.9.10.12 J Verdacht auf Intoxikation von Amphetaminen (F15.0), wahrscheinlich Ecstasy (XTC), das als kleine Tablette („E") gehandelt wird. Das rücksichtslose Verhalten im Straßenverkehr und das aggressive Verhalten gegenüber seiner Begleiterin und den Polizeibeamten ist eine „Gefährdung der öffentlichen Sicherheit", deshalb wird der Mann in die Psychiatrie eingeliefert. Grundlage hierfür ist das Unterbringungsgesetz bzw. Psychischkrankengesetz Ihres Bundeslandes.

Zu 2.10.5 Kurztest 11

2.10.5.01 G Nach dem Unfall entwickelt der Unternehmer eine Demenz mit Gedächtnis-, Sprach-, formalen Denkstörungen und Stimmungslabilität. Da die Erkrankung eindeutig durch eine Schädigung des Gehirns verursacht wurde, ist die Diagnose nach ICD-10: Demenz bei Schädel-Hirn-Trauma, genauer: Demenz bei sonstigen, andernorts klassifizierten Krankheiten (F02.8), hier: Schädel-Hirn-Trauma (T90.2).

2.10.5.02 A Genaue Diagnose nach ICD-10: Delir, nicht durch Alkohol oder andere psychotrope Substanzen verursacht (F05). Typische Symptome: Bewusstseinsstörung, Störung des Immediat- und Kurzzeitgedächtnisses, Hypoaktivität. Annähernd gleichbedeutend wird oft der Begriff „Durchgangssyndrom" verwendet.

2.10.5.03 B Demenz bei Morbus Alzheimer mit frühem Beginn (Krankheitsbeginn mit 60 Jahren, also vor dem 65. Lebensjahr) (F00.0).

2.10.5.04 H Vorübergehende Probleme mit Gedächtnis und Konzentration in Zusammenhang mit Erschöpfungszuständen, die nach einer OP oder einer schweren Erkrankung auftreten können. Nach Wiedergesundung normalisieren sich die kognitiven Fähigkeiten. Diagnose: Leichte kognitive Störung (F06.7)

2.10.5.05 C Vaskuläre Demenz (F01.0 und F01.1). Die „kurzen Ohnmachtsanfälle“ in Verbindung mit den geschilderten neurologischen Ausfällen sind ein deutlicher Hinweise auf kleinere Schlaganfälle, die eine vaskuläre Demenz zur Folge hatten.

2.10.5.06 J Es handelt sich um eine Erinnerungslücke (Amnesie), nicht um eine länger andauernde Beeinträchtigung der kognitiven Funktionen. Da es einen Auslöser gibt (Streit mit der Freundin), ist die wahrscheinlichste Diagnose: Dissoziative Amnesie (F44.0). Auch eine Amnesie als Folge eines Alkoholrauschs sollte differenzialdiagnostisch in Betracht gezogen werden.

2.10.5.07 I Typische Symptome einer „Altersvergesslichkeit“, die ab etwa 60 Jahren beginnen kann. Nicht verwechseln mit einer Demenz, bei der es zu wesentlich stärkeren Beeinträchtigungen des Denkens und der Alltagskompetenz kommt. Diagnose: Leichte kognitive Störung (F06.7).

2.10.5.08 D Organisches amnestisches Syndrom (F04), verursacht durch länger anhaltenden Sauerstoffmangel im Gehirn (hier durch einen Herzinfarkt). Das wichtigste Symptom ist eine massive Beeinträchtigung des Kurz- und Langzeitgedächtnisses bei weitgehend erhaltenem Immediatgedächtnis. Keine Bewusstseinstrübung! Keine Auffassungsstörungen!

2.10.5.09 F Die struppigen Haare, die schuppige Haut und die Kälteempfindlichkeit sind typisch für eine Unterfunktion der Schilddrüse (Hypothyreose), die unbehandelt zu demenziellen Syndromen führen kann.

2.10.5.10 E Der Tod der Mutter löst bei dem jungen Mann eine mittelgradige oder schwere depressive Episode aus. Zu den typischen Symptomen einer depressiven Episode zählen Störungen von Gedächtnis, Konzentration und Aufmerksamkeit (F32.1 oder F32.2).

Zu 2.11.5 Kurztest 12

2.11.5.01 F Eine paranoide Schizophrenie (F20.0) kann schon in der Adoleszenz auftreten – in unserem Fall gibt es zunächst eine längere Prodromalphase mit depressiver Symptomatik, die sich – wie in diesem Alter typisch – durch eine Störung des Sozialverhaltens, Berufsabbrüche, sozialen Rückzug und Probleme in Schule und Arbeitsplatz äußert. Das Hören lauter Musik aus dem Kopfhörer und das Mit-sich-selbst-Sprechen sind Hinweise auf beginnende akustische Halluzinationen in Zusammenhang mit einem Verfolgungswahn (das rote Auto).

2.11.5.02 E Vor dem Tod der Freundin: Dysthymia (F34.1) mmit leichteren lang andauernden depressiven Verstimmungen, die sich in diesem Alter durch Launenhaftigkeit, Ängste (sie kann nicht alleine einschlafen) und Probleme mit Gleichaltrigen ausdrückt („die mögen mich nicht“). Nach dem Tod der Freundin: Symptome einer schweren depressiven Episode (F32.2) mit Tendenz zur Somatisierung (Essstörungen, Kopfschmerzen), Schuldgedanken, Verlust von Freude und Interesse und aggressiven Ausbrüchen.

2.11.5.03 A Gabi hat Probleme mit Konzentration und Aufmerksamkeit, aber keine Symptome von Überaktivität und Impulsivität, deshalb die Diagnose ADS (Aufmerksamkeits-Defizit-Syndrom) OHNE Hyperaktivität. Keine spezielle Klassifizierung in der ICD-10.

2.11.5.04 K Tourette-Syndrom (F95.2) mit chronischen, nichtvorübergehenden vokalen und motorischen Tics. Das Räuspern und die „Uah“-Laute sind vokale Tics, das Zucken mit dem rechten Mundwinkel, das Heben der Augenbrauen und das Schlagen auf die Stirn sind motorische Tics. Diagnosekriterien: mehrere motorische Tics, dazu mindestens ein oder zwei vokale Tics.

2.11.5.05 C Anpassungsstörung mit depressiver Reaktion als Folge der Trennung durch den Freund. Auch bei einer Anpassungsstörung kann es zu suizidalen Gedanken kommen.

2.11.5.06 D Symptome einer depressiven Episode als Folge eines traumatischen Ereignisses (Tod des Bruders): Wie bei Jugendlichen häufig, drückt sich die Depression über den Körper aus oder über freches, aggressives Verhalten (hier gegenüber dem Lehrer) (F32.1).

2.11.5.07 H Phobische Störung des Kindesalters (F93.1), wahrscheinlich entstanden durch den Freudschen Abwehrmechanismus „Verschiebung“: Die Angst vor dem Nachbarn wurde auf dessen Hund „verschoben“, in der Folge entwickelte der Junge eine phobische Angst vor Hunden.

2.11.5.08 I Nach ICD-10 eine emotionale Störung mit Trennungsangst des Kindesalters (F93.0), früher „Schulphobie“ (im Gegensatz zur „Schulangst“). Die Weigerung, in die Schule zu gehen, ist verbunden mit somatischen Symptomen und Trennungsängsten in anderen Situationen (z. B. am Wochenende). Typisch sind auch die unrealistischen Fantasien, die Mutter könne „von Maskenmännern entführt werden“. Auslöser dürfte die längere Trennung von der Mutter sein, die vor der Geburt des Babys mehrere Wochen in der Klinik war.

2.11.5.09 J Viele Hinweise auf ein Asperger-Syndrom: die Angst vor sozialen Kontakten, das „Hindurchschauen“, das Formen von geometrischen Mustern ohne das Bedürfnis, die Mutter dabei zu haben. Gleichzeitig ist er offensichtlich überdurchschnittlich intelligent (F84.5).

2.11.5.10 G In dieser Geschichte finden sich viele Symptome einer Hebephrenie, die von Fall zu Fall verschieden ausgeprägt sein können. Typisch in diesem Fall: das einzelgängerische Verhalten im Vorfeld der Erkrankung, die unverständliche, zerfahrene, gekünstelte Sprache mit nicht passenden Reimen und Klangassoziationen, das Danebenreden, die manierierten (gekünstelten) Bewegungen und das läppische Kichern. Viele Eltern beklagen auch das aggressive, streitsüchtige Verhalten ihrer Kinder und den Verlust von Gefühlen, wie im letzten Abschnitt von der Mutter beschrieben („extrem aggressiv […] völlig gefühlskalt“). Dazu kommen der Antriebsverlust, der soziale Rückzug und die Vernachlässigung von Kleidung (Baseballmütze, Jogginganzug und Hausschuhe) und persönlicher Hygiene. Diagnose nach ICD-10: Hebephrene Schizophrenie

(F20.1). Im DSM-IV wäre die Diagnose: Desorganisierter Typus der Schizophrenie.

2.11.5.11 B Typische Symptome eines Aufmerksamkeits-Defizit-Syndroms mit Hyperaktivität (ADHS). In der ICD-10 findet sich die Störung unter F90: Hyperkinetische Störungen.

2.11.5.12 H Das Mädchen hat aus begründetem Anlass Angst vor der Schule, nicht Angst vor der Trennung von der Mutter. Diese Störung hieß früher „Schulangst", heute zählt sie zu den phobischen Störungen des Kindesalters (F93.1).

Zu 2.12.12 Kurztest 13

2.12.12.01 J Bei schweren Fällen von ADS oder ADHS geben die Ärzte meist „Ritalin". In jedem Fall sollte die medikamentöse Behandlung mit Verhaltenstherapie kombiniert werden.

2.12.12.02 F Die Frau sollte sich in die Behandlung eines Verhaltenstherapeuten begeben. Die gängige Methode ist die Expositionstechnik der klassischen Verhaltenstherapie, evtl. kombiniert mit kognitiven Verfahren.

2.12.12.03 E Psychoedukation: Die Frau fragen, wie viele Tabletten sie wie oft am Tag konsumiert. Sie darüber aufklären, dass sie nach zehn Jahren sicher abhängig ist von den Schlafmitteln, dass sie mit ihrem Arzt die Modalitäten eines Entzugs besprechen sollte, dass sie auf keinen Fall das Mittel selbst absetzen darf, da sonst massive Entzugssymptome die Folge sein können (Ängste, Depressionen, Krämpfe, Entzugsdelir).

2.12.12.04 G Der junge Mann leidet an Zwangsgedanken. Um diese Gedanken zu verändern, ist die kognitive Verhaltenstherapie augenblicklich am erfolgreichsten.

2.12.12.05 K Die Frau hat ziemlich sicher eine Borderline-Störung. Die Art der Psychotherapie, die augenblicklich am erfolgversprechendsten ist, ist die DBT nach Marsha M. Linehan. Nicht vergessen: Als Erstes motivieren Sie die Frau dazu, einen Psychiater aufzusuchen.

2.12.12.06 H Der Mann leidet an einer posttraumatischen Belastungsstörung (PTBS). Sie verweisen ihn an einen Traumatherapeuten bzw. eine Klinik mit einer Abteilung für Traumatherapie. Augenblicklich gibt es zwei Richtungen der Traumatherapie: die Verhaltenstherapie und das EMDR.

2.12.12.07 L Der erste Schritt ist die Kontaktaufnahme mit einer Beratungsstelle für Alkoholabhängigkeit. Falls der Mann dazu nicht bereit ist, ist eine Selbsterfahrungsgruppe (Anonyme Alkoholiker, Blaues Kreuz etc.) eine Alternative.

2.12.12.08 B Die Frau leidet an einer rezidivierenden depressiven Störung, gegenwärtig mittelgradige Episode (F33.1). Sie braucht Medikamente (Antidepressiva).

2.12.12.09 N Der Mann hat in jedem Fall eine Anpassungsstörung mit depressiver Reaktion, evtl. auch eine depressive Episode, also: Als Erstes die Suizidalität abklären.

2.12.12.10 M Sie schicken die Mutter zu einer Drogenberatungsstelle. Diese ist spezialisiert auf derartige Fälle.

2.12.12.11 A Der Mann hat Symptome einer Psychose oder einer Schizophrenie und benötigt Neuroleptika.

2.12.12.12 C Der Mann leidet seit vielen Jahren an einer Dysthymia. Die Dysthymia wird nach gängiger Lehrmeinung durch eine Transmitterstörung im Gehirn verursacht, deshalb zuallererst an eine medikamentöse Behandlung durch Neuroleptika denken. Begleitend wird meist eine kognitive Verhaltenstherapie gemacht. Sie hilft, die negativen, pessimistischen Gedanken zu verändern.

2.12.12.13 O Die junge Frau leidet an einer Anpassungsstörung mit depressiver Reaktion. Als Erstes gilt es abzuklären, ob sie suizidgefährdet ist. Falls nein, dürfen Sie eine Anpassungsstörung mit der von Ihnen erlernten Therapie behandeln, vorausgesetzt, es ist eine Therapieform, die bei Anpassungsstörungen helfen kann.

2.12.12.14 D Entzug und Entwöhnung laufen in vier Phasen ab; erster Schritt: Motivationsphase (hier: die Anonymen Alkoholiker); zweiter Schritt: Entgiftung in einer Suchtfachklinik; das ist hier der nächste Schritt vor der Entwöhnungs- und der darauf folgenden Nachsorge- bzw. Rehabilitationsphase.

2.12.12.15 I Das Mädchen leidet wahrscheinlich an einer emotionalen Störung mit Trennungsangst im Kindesalter (F93.0). Erster Ansprechpartner ist ein Kinder- und Jugendlichen-Psychotherapeut. Wenn Sie sich mit Ihrer Therapie auf Kinder und Jugendliche spezialisiert haben und über eine entsprechende Vorbildung verfügen, können Sie im Prüfungsgespräch auch Ihre Therapie einbringen.

2.12.12.16 G Die Frau leidet an einer anhaltenden Panikstörung. Da es keine typischen Auslöser hierfür gibt, ist eine klassische Verhaltenstherapie mit Konfrontationstechnik nicht möglich. Bewährt hat sich stattdessen die kognitive Verhaltenstherapie mit Techniken wie Angsttagebuch, Umstrukturierung der angstmachenden Gedanken etc. Sie motivieren die Frau also, sich in eine Behandlung mit kognitiver Verhaltenstherapie zu begeben.

KAPITEL

4 Mündliche Prüfung ohne Fallgeschichten

4.1 Warum die mündliche Prüfung je nach Prüfungsamt ganz verschieden ablaufen kann

Die Durchführung der Überprüfung zum Heilpraktiker bzw. Heilpraktiker für Psychotherapie liegt in der Verantwortung der einzelnen Bundesländer, deshalb sind die Ausführungsbestimmungen von Bundesland zu Bundesland verschieden. Dasselbe gilt für die Auswahl und Qualifikation der Prüfer wie auch die Art der Fragen – speziell für die Prüfung im Bereich Psychotherapie. Diverse Prüfungsämter gehen davon aus, dass ein Prüfling, der sich theoretische Kenntnissen in der Psychopathologie angeeignet hat und die heute wichtigsten Therapieverfahren beschreiben kann, automatisch auch die Befähigung besitzt, *„Patienten entsprechend der Diagnose psychotherapeutisch zu behandeln"*. Die Überprüfung erstreckt sich in solchen Fällen einzig und allein auf Fachwissen zu den verschiedenen Krankheitsbildern und den gängigen Therapieverfahren (meist: klassische und kognitive Verhaltenstherapie; Psychoanalyse; Gesprächspsychotherapie). Es liegt dann in der Eigenverantwortung des Prüflings, sich anschließend eine psychotherapeutische Ausbildung anzueignen.

In Prüfungen dieser Art werden oft ungeordnet viele verschiedene Themen angeschnitten, deshalb müssen Sie fähig sein, vor der Prüfungskommission ihr bisher erworbenes Wissen so abzurufen, dass Sie die oft sprunghaften Gedankengänge der Prüfer nachvollziehen können. Zwei hierfür typische Beispiele finden Sie in den Prüfungsprotokollen 51 und 52.

In manchen Prüfungsämtern sind die dort gestellten Fragen sehr anspruchsvoll und gehören eigentlich zum Wissensfundus eines „großen" Heilpraktikers. Wenn die Prüfer wenig Erfahrung haben mit dem Aufgabenbereich eines Heilpraktikers eingeschränkt auf den Bereich Psychotherapie, kann es durchaus vorkommen, dass man Sie detailliert nach den Erste-Hilfe-Maßnahmen fragt, wenn ein Klient in Ihrer Praxis zusammenbricht (inklusive Mund-zu-Mund-Beatmung). Oder Sie müssen erkennen, dass ein Mann, der nach Atem ringt und Sie bittet, schnell das Fenster zu öffnen, einen Herzinfarkt haben könnte; oder dass ein Junge, der am Körper blaue Flecken aufweist, nicht misshandelt wurde, sondern eventuell Blutkrebs haben könnte. Möglicherweise will man von Ihnen wissen, was Sie tun, wenn ein Patient in der Praxis einen epileptischen Anfall erleidet oder jemand mit Syphilis oder HIV zu Ihnen in die Praxis kommt. Fragen dieser Art sind äußerst selten, kommen aber in den Prüfungsämtern einiger weniger Bundesländer in Abständen immer wieder vor. Ein Beispiel für eine Prüfung mit „grenzwertigen" Fragen (aus mehreren Protokollen zusammengestellt) finden Sie in Prüfungsprotokoll 52.

Tipp

Bitte versuchen Sie in jedem Fall vorher in Erfahrung zu bringen, wie die mündliche Überprüfung bei Ihrem Prüfungsamt abläuft. Mit oder ohne Fallgeschichten? Mit „grenzwertigen" Fragen oder eher dem, was ein Heilpraktiker, eingeschränkt auf den Bereich Psychotherapie, normalerweise wissen sollte. Hinweise bekommen Sie von Ihrem Ausbildungsinstitut, von Prüflingen, die das Mündliche schon hinter sich haben oder durch Rückfragen bei Ihrem Gesundheitsamt. Dort wird ein Merkblatt herausgegeben, das meist auch Hinweise auf die Themenwahl in mündlichen Überprüfungen enthält.

Die folgende Auflistung häufig gestellter Fragen, hilft Ihnen, das bisher Gelernte schwerpunktmäßig aufzufrischen und eventuell durch neue Themen zu ergänzen.

4.2 Häufig gefragte Themenbereiche im theoretischen Teil der Prüfung

- Rechtsvorschriften: Pflichten des Heilpraktikers, Schweigepflicht, Betreuungsrecht, Unterbringungsrecht bzw. Psychisch-Kranken-Gesetz
- Suizidalität: Krisenintervention, Pöldinger und Ringel, Vorgehen bei akuter Suizidgefährdung
- psychopathologischer Befund: Elementarfunktionen (Was ist ein Wahn?, Bei welchen Erkrankungen kommen Halluzinationen vor?, Nennen Sie einige formale Denkstörungen: Für welche Störungen sind sie typisch?), sonstige Kriterien (Mimik, Sprache, Gang, Hinweise auf Suizidalität etc.)
- depressive Episode: Schweregrad (Zahl der Kern- u. Zusatzsymptome), Therapie (Pharmakotherapie und kognitive Verhaltenstherapie)
- andere Formen der Depression: organische Depression (z. B. bei Hypothyreose), Dysthymia, Anpassungsstörung mit depressiver Reaktion, Depression bei PTBS
- manische Erkrankungen: typische Merkmale nach ICD-10, Möglichkeiten der Therapie (Lithium, Neuroleptika)

- schizophrene Störungen: Diagnosekriterien nach ICD-10, Unterformen der Schizophrenie, Therapie mit Neuroleptika (Nebenwirkungen!)
- Demenz allgemein (hier auch: Test durch Fragen zur Orientierung oder Zeichnen eines Uhrenziffernblatts), Unterscheidung verschiedener Demenzformen (Alzheimer-Demenz, vaskuläre Demenz; Demenz bei Pick-Krankheit, Demenz bei Huntington, Demenz bei HIV-Erkrankung, Demenz als Folge einer Hypothyreose)
- Delir, hier besonders das Alkohol-Entzugsdelir
- Alkohol: Schädlicher Gebrauch oder Abhängigkeit? Alkoholentzugssyndrom, Delirium tremens, Folgeerkrankungen bei langjährigem Alkoholkonsum (körperliche Erkrankungen, Korsakow-Syndrom, Alkoholhalluzinose, Wernicke-Enzephalopathie, Alkohol-Demenz)
- Missbrauch oder Abhängigkeit von psychotropen Substanzen: Marihuana, LSD, Kokain, in seltenen Fällen auch Fragen zu Heroin und Designer-Drogen
- Angst- und Zwangsstörungen
- Belastungsstörungen (PTBS, Anpassungsstörung)
- somatoforme Störungen
- dissoziative Störungen
- Persönlichkeitsstörungen (alle aufzählen und in je einem Satz beschreiben)
- Therapieformen: kognitive und klassische Verhaltenstherapie (Vorgehensweise beschreiben), Psychoanalyse, Gesprächspsychotherapie, Entspannungsverfahren
- Mobbing und Burnout
- Fragen zur Neurologie und zu körperlich bedingten psychischen Erkrankungen (Multiple Sklerose, Parkinson, Epilepsie, Schädel-Hirn-Trauma, Hirntumor, Anzeichen eines Herzinfarkts, Hyperthyreose, Folgen von Diabetes etc.)
- sehr selten: Fragen im Grenzbereich zwischen „großem" und „kleinem" Heilpraktiker

4.3 Prüfungsprotokoll 51

Schwerpunkte: Affektive Störungen; schizophrene Störungen; organische psychische Störungen

Prüferin 1 beginnt:

F: Nennen Sie uns den Unterschied zwischen einer Depression und einer Dysthymia.

A: Bei einer Depression – genauer: einer depressiven Episode – sind die Symptome stärker ausgeprägt; die Erkrankung verläuft in Phasen. Die Mindestdauer einer depressiven Episode ist zwei Wochen; die Mindestdauer für eine Dysthymia ist zwei Jahre. Bei der Dysthymia sind die Symptome weniger stark ausgeprägt, das Krankheitsbild ähnelt einer Persönlichkeitsstörung. Allerdings kann eine Dysthymia auch Jahre nach der Adoleszenz beginnen (z. B. im Anschluss an ein traumatischen Erlebnis oder einer schweren depressiven Episode), deshalb zählt das Krankheitsbild nicht zu den Persönlichkeitsstörungen.

F: Kann es bei einer Depression auch psychotische Symptome geben?

A: Bei schweren depressiven Episoden kann es zu psychotischen Symptomen kommen, z. B. akustischen Halluzinationen, die in Du-Form zu den Betroffenen sprechen. Oder auch zu wahnhaftem Erleben. Diese Form der Depression heißt nach ICD-10 „schwere depressive Episode mit psychotischen Symptomen".

F: Was ist ein Wahn?

A: Der Wahn ist eine inhaltliche Denkstörung. Wenn jemand einen Wahn hat, ist er von einer bestimmten Idee 100%ig überzeugt, seine wahnhaften Gedanken sind auch nicht korrigierbar.

F: Stellen Sie sich einen gläubigen Christen vor, der mit absoluter Gewissheit an Gott glaubt und dessen Glaube unkorrigierbar ist. Hat der dann einen Wahn?

A: Nein, da fehlt noch ein wichtiger Punkt: die wahnhafte Überzeugung steht im Widerspruch zur Wirklichkeit und zur Überzeugung der Mitmenschen. Das ist beim Glauben an Gott nicht der Fall, wohl aber, wenn jemand überzeugt davon ist, eine Wiedergeburt von Jesus zu sein oder vom Geheimdienst liquidiert zu werden.

F: Kann es bei der Manie einen Wahn geben?

A: Ja. Bei einer schweren manischen Episode haben die Betroffenen manchmal einen Größen- oder Sendungswahn.

F: Nennen Sie die Symptome der Manie.

A: Typisch ist z.B. die gesteigerte Aktivität, das verminderte Schlafbedürfnis, ein vermehrter Rededrang, Ideenflucht, Verlust sozialer Hemmungen, gesteigerte Libido …

F: Gut, wir merken, dass Sie sich da auskennen. Wie gehen Sie vor, wenn eine Frau mit ihrem Mann in der Praxis erscheint, der seit einigen Wochen so viel Geld ausgibt, dass sie die Rechnungen nicht mehr bezahlen können.

A: Ich kläre die beiden über die Entstehung und Therapie der Erkrankung auf. Auch, dass ich in diesem Fall nicht mit dem Mann psychotherapeutisch arbeiten kann und darf.

F: Was genau erklären Sie den beiden?

A: Dass es sich hier um eine Störung von Überträgerstoffen im Gehirn handelt, die medikamentös behandelt werden kann; und dass der Facharzt hierfür ein Psychiater ist, der Medikamente, sogenannte Neuroleptika, verschreibt.

F: Der Mann sagt, er sei nicht krank. Er fühle sich so gut wie nie. Er werde auf keinen Fall zu einem Arzt gehen, schon gar nicht zu einem Arzt für Verrückte.

A: Wie gesagt, der Mann bräuchte dringend Medikamente. Da er allerdings weder sich selbst noch die öffentliche Sicherheit und Ordnung gefährdet, ist eine Zwangseinweisung nicht möglich. Ich rede mit der Frau alleine und rate ihr, eventuell beim zuständigen Betreuungsgericht eine Betreuung anzuregen.

F: Was sagt Ihnen in diesem Zusammenhang der Begriff „Einwilligungsvorbehalt"?

A: Wenn jemand unter Betreuung steht, kann das Gericht sich für bestimmte Bereiche – hier wäre es der Bereich Finanzen – die Einwilligung für Rechtsgeschäfte vorbehalten. Der Mann könnte also nur mit Zustimmung seines Betreuers (in Rücksprache mit dem Richter) finanzielle Geschäfte tätigen.

F: Gibt es eine Eigengefährdung bei der Manie?

A: Ja. In ihrer Selbstüberschätzung oder ihrem Größenwahn gefährden Maniker ihre Gesundheit, indem sie z. B. mit mehr als 120 km/h durch eine Ortschaft rasen, sich durch häufige sexuelle Abenteuer mit HIV infizieren oder gar glauben, fliegen zu können. Da die meisten Betroffenen an einer bipolaren Störung leiden, ist auch an den Phasenumschwung zu denken: Wenn die Manie umschlägt in eine Depression, ändert sich auch die Stimmung in Richtung Schuld- und Suizidgedanken. Da die gesteigerte Energie vorerst noch vorhanden ist, haben die Betroffenen die Kraft, ihre Suizidgedanken auch in die Tat umzusetzen. Dasselbe gilt umgekehrt für den Phasenumschwung von einer depressiven in eine manische Phase.

Prüferin 1 übergibt an Prüfer 2:

F: Welche organischen Ursachen gibt es für psychische Erkrankungen?

A: Schädel-Hirntrauma, Hirntumor, Enzephalitis, transitorische ischämische Attacken (TIA), Bluthochdruck, Stoffwechselerkrankungen (Hypothyreose), Diabetes, neurologische Erkrankungen, wie z. B. MS oder Parkinson …

F: Was wissen Sie über Parkinson?

A: Die Parkinson-Erkrankung wird durch eine Schädigung einer kleinen Hirnregion verursacht, die Dopamin produziert – der „Substantia nigra“. Als Folge des Dopaminmangels entwickeln die Betroffenen Bewegungsstörungen. Typisch sind z. B. der Trippelschritt, das Maskengesicht und der Tremor einer Hand oder eines Fußes.

F: Das sind jetzt neurologische Folgeerscheinungen. Gibt es bei Parkinson auch psychische Störungen als Folge der Erkrankung?

A: Ja. Typisch sind vor allem depressive Störungen, die z. T. durch den Dopaminmangel verursacht werden, z. T. auch aus der Auseinandersetzung mit der Erkrankung resultieren. Im Spätstadium endet die Erkrankung häufig in einer Demenz.

F: Welche anderen Demenzarten kennen Sie?

A: Natürlich die Alzheimer-Demenz, dann auch die vaskuläre Demenz, Demenz bei Pick-Krankheit oder bei der Huntington-Krankheit, Demenz bei … (Prüferin unterbricht)

F: Wie kann man sich die Entstehung einer vaskulären Demenz erklären?

A: Die vaskuläre Demenz ist eine Folge von Durchblutungsstörungen des Gehirns, beispielsweise als Folge von Arteriosklerose, Diabetes oder Bluthochdruck. Verantwortlich für die Durchblutungsstörungen sind krankhafte Veränderungen der Blutgefäße, z.B. durch Verengung der Adern oder Mini-Infarkte.

F: Was tun Sie, wenn jemand in Ihre Praxis kommt und Sie den Verdacht haben, es könnte sich um eine Demenz handeln?

A: Um meine Verdachtsdiagnose zu erhärten, könnte ich die Orientierung überprüfen.

F: Wie machen Sie das?

A: Ich stelle Fragen wie: „Welchen Tag haben wir heute?“, „Wo befinden wir uns hier?“, „Wie heißen Sie?“, „Wo wohnen Sie?“, „Wann sind Sie geboren?“ Oder ich nenne drei Begriffe, stelle weitere Fragen und bitte die ihn/sie nach fünf Minuten, die drei Begriffe zu wiederholen. Oder ich fordere die betroffene Person auf, ein Uhrenziffernblatt zu zeichnen und die Zeiger auf eine bestimmte Uhrzeit zu stellen. Wenn sich mein Verdacht erhärtet, motiviere ich den Mann/die Frau, sich von einem Neurologen untersuchen zu lassen. Eventuell gibt es in seiner Nähe auch eine Memory-Klinik, die sind auf Demenz-Erkrankungen spezialisiert und haben meist auch Selbsthilfegruppen für Angehörige.

F: Sind Orientierungsstörungen auch typisch für die Schizophrenie?

A: Nein. Personen, die an Schizophrenie leiden, sind in der Regel bewusstseinsklar und voll orientiert. Ist ein Patient allerdings in einer hochakuten Phase mit Wahn und akustischen Halluzinationen, kann die zeitliche Orientierung, in seltenen Fällen auch die Orientierung zur Situation, kurzzeitig gestört sein – wenn jemand z. B. glaubt, er befinde sich gar nicht in der Aufnahmestation einer Klinik, sondern werde vom Geheimdienst verhört.

F: Wie erkennen Sie, ob jemand an einer Schizophrenie erkrankt ist?

A: Da gibt es laut ICD-10 (basierend auf Kurt Schneider) Erstrang- und Zweitrangsymptome.

F: Was ist darunter zu verstehen?

A: Von den Erstrangsymptomen genügt ein Symptom für die Diagnose „Schizophrenie“, wenn es mindestens vier Wochen lang durchgehend vorhanden ist. Bei den sogenannten Zweitrangsymptomen müssen mindestens zwei über einen Zeitraum von vier Wochen oder länger vorhanden sein, um die Diagnose Schizophrenie zu rechtfertigen.

F: Welche Symptome zählen nach ICD-10 zu den Erstrangsymptomen?

A: Zu den Erstrangsymptomen zählen laut ICD-10 vier Symptome, die mit einer Störung der Gedanken zu tun haben: Gedankenlautwerden, Gedankeneingebung, Gedankenentzug und Gedankenausbreitung. Ein weiteres Erstrangsymptom ist Wahn, z. B. Kontrollwahn, Beeinflussungswahn und das sogenannte „Gefühl des Gemachten“. Auch ein länger anhaltender bizarrer, kulturell unangemessener Wahn zählt zu den Erstrangsymptomen, genauso wie die Wahnwahrnehmung.

F: Können Sie ein Beispiel für das Symptom „Wahnwahrnehmung“ geben?

A: Jemand sieht z.B. eine geknickte Blume und deutet sie im Sinne seines Wahns um: Die geknickte Blume will mir sagen, dass ich bald schon schwer erkranken oder gar sterben werde.

F: Kommen wir zurück zu den Erstrangsymptomen – da fehlt noch eine Kategorie.

A: Das sind akustische Halluzinationen in Form von dialogischen Stimmen oder Stimmen, die in der dritten Person über den Erkrankten reden.

F: Und was zählt zu den Zweitrangsymptomen?

A: Halluzinationen verschiedenster Sinnesmodalitäten, oft begleitet von flüchtigen Wahngedanken. Oder formale Denkstörungen, wie sie für die Schizophrenie typisch sind: Denkzerfahrenheit, Gedankenabreißen, Neologismen oder auch eine konkretistische Sprache.

F: Was ist unter Konkretismus zu verstehen? Vielleicht können Sie uns ein, zwei Beispiele nennen.

A: Konkretismus bedeutet: Jemand kann nur konkret denken und nicht verallgemeinern, nicht auf andere Dinge „übertragen". Schizophrene erkennen z. B. nicht den übertragenen Sinn von Sprichwörtern wie „Der Apfel fällt nicht weit von Stamm" oder „Ist die Katze aus dem Haus, tanzen die Mäuse". Auch ironische Bemerkungen werden oft nicht verstanden. Beispiel: Ein Mann schenkt einer an Schizophrenie erkrankten Frau eine Rose mit den Worten: „Vielleicht will die Rose Dir ja etwas sagen." –„Wieso sagen – die Rose spricht doch nicht."

F: Bei welcher anderen Störung ist kommt konkretistisches Denken vor?

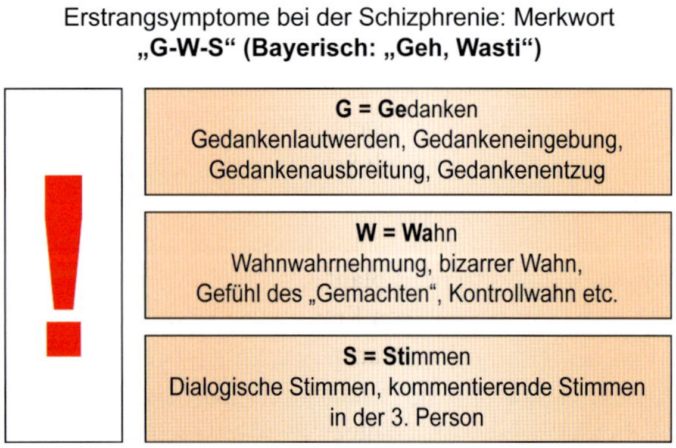

Abb. 4.1 Erstrangsymptome der Schizophrenie: Merkwort „G-W-S" (Bayerisch: „Geh, Wasti").

A: Beim Asperger-Syndrom.

→ Weitere Details zur Schizophrenie finden Sie in ➤ Kapitel 2.7.4 (Prüfungsprotokoll 34).

Prüfer 2 übergibt an Prüferin 3:

F: Welche organischen affektiven Störungen kennen Sie?

A: Die ICD-10 nennt hier organisch bedingte depressive, manische oder bipolare Zustandsbilder. Eine organische depressive Störung kann z. B. durch eine Unterfunktion der Schilddrüse, einen Tumor an der Nebenniere oder durch ein schweres Schädel-Hirn-Trauma verursacht werden. Manische Zustandsbilder können auf eine Schädigung des Stirnhirns zurückzuführen sein.

F: Was machen Sie, wenn ein Patient mit PTBS in Ihrer Praxis einen Flashback erlebt?

A: Hier gilt es, den Patienten so schnell wie möglich ins Hier und Jetzt zurückzuholen, indem ich z. B. zu ihm sage: „Schauen Sie sich um, Sie sind hier in meinem Praxisraum, was können Sie da wahrnehmen?" Oder ich berühre ihn an der Hand oder an der Schulter mit den Worten: „Sie sind hier, ich bin bei Ihnen ... Hören Sie meine Stimme? Spüren Sie meine Hand?" Sollte dies nichts nützen, rufe ich den Notarzt.

F: Und was tun Sie, wenn der Mann sagt, er halte das Ganze nicht mehr aus. Er habe sich schon Tabletten besorgt, um diesen schlimmen Zustand zu beenden?

A: Dann motiviere ich den Mann, sich selbst in eine psychiatrische Klinik einzuweisen. Wenn er dazu nicht bereit ist, werde ich eine Zwangseinweisung veranlassen ...

→Weitere Details zur Suizidalität finden Sie in ➤ Kapitel 2.1.3 (Prüfungsprotokoll 2).

4.4 Prüfungsprotokoll 52

Fragen im Grenzbereich zwischen „großem" und „kleinem" Heilpraktiker(gilt nur für bestimmte Bundesländer und auch dort nur in ausgewählten Prüfungsämtern)

Ohne Fragen zu meinem Werdegang und meiner therapeutischen Vorerfahrung beginnt **Prüfer 1** mit seinen Fragen:

F: Auf welcher rechtlichen Grundlage findet die Überprüfung heute statt?

A: Grundlage dieser Überprüfung ist das Heilpraktikergesetz vom 17. Februar 1939.

F: Wie genau ist der Wortlaut?

A: Gesetz über die berufsmäßige Ausübung der Heilkunde ohne Bestallung.

F: Was heißt das – ohne Bestallung?

A: Der Begriff „bestallen" geht ursprünglich zurück auf das Wort „bestellen" = „in ein Amt einsetzen". Der heutige Fachausdruck für Bestallung ist „Approbation".

F: In § 1, Abs. 2 steht der Satz: „Ausübung der Heilkunde im Sinne dieses Gesetzes ist jede berufs- oder gewerbsmäßig vorgenommene Tätigkeit zur Feststellung, Heilung oder Linderung von Krankheiten, Leiden oder Körperschäden bei Menschen." Was bedeuten in diesem Zusammenhang die Begriffe „berufsmäßige" bzw. „gewerbsmäßige Ausübung?"

A: Unter „berufs- bzw. gewerbsmäßiger" Ausübung der Heilkunde versteht man die Tatsache, die Heilkunde wiederholt auszuüben und sie zu einem eventuell dauerhaften Beruf zu machen. „Gewerbsmäßig" bedeutet, dass der Heilpraktiker für seine Tätigkeit bezahlt wird.

F: Geben Sie mal ein Beispiel für eine nicht-berufsmäßige Ausübung der Heilkunde.

A: Wenn jemand z. B. für eine beschränkte Zeit einen Angehörigen pflegt, ist das keine berufsmäßige Ausübung der Heilkunde. Auch Heilhilfsberufe, die nur auf ärztliche Anweisung hin tätig werden (Krankenschwester, Krankenpfleger) oder ihre Behandlung nur auf Rezept eines Arztes ausführen (staatlich geprüfte Masseure oder Krankengymnasten) fallen nicht unter den Begriff „berufsmäßige Ausübung der Heilkunde."

F: Durch welche Teile des Gesetzes wird Ihre Tätigkeit nach Bestehen dieser Prüfung eingeschränkt?

A: Ich brauche z. B. einen festen Niederlassungsort. Eine Behandlung an verschiedenen Orten in zeitweilig angemieteten Räumen wäre ein Beispiel für eine „Ausübung der Heilkunde im Umherziehen".

F: Dann dürfen Sie auch keine Hausbesuche machen, oder?

A: Wenn ich meine Praxis beim Gesundheitsamt angemeldet habe, darf ich auch Hausbesuche machen. Hausbesuche zählen laut Gesetz nicht zur „Ausübung der Heilkunde im Umherziehen".

F: Welche weiteren Einschränkungen müssen Sie beachten?

A: Als Heilpraktiker eingeschränkt auf die Ausübung von Psychotherapie gilt natürlich die Beschränkung auf die Diagnose und Linderung psychischer Erkrankungen in Abgrenzung zu körperlichen Erkrankungen, für die ein Facharzt oder „großer" Heilpraktiker zuständig ist.

F: Welche gesetzliche Grundlage gibt es hierfür?

A: Das Urteil des Bundesverwaltungsgerichts vom 21.01.1993, das in den Durchführungsverordnungen der verschiedenen Bundesländer Eingang gefunden hat.

F: Noch ein letzter Punkt: Die Ausübung der Heilkunde im Umherziehen stellt eine Ordnungswidrigkeit dar. Wenn jemand sich ohne staatliche Zulassung „Heilpraktiker" nennt, ist das eine Straftat. Was ist da der Unterschied?

A: Eine Ordnungswidrigkeit ist eine geringfügige Verletzung der Rechtsregeln, für die das Gesetz als Ahndung eine Geldbuße vorsieht. Eine Straftat ist wesentlich gravierender: Sie kann mit einer Geldbuße oder mit Gefängnis (in unserem Fall bis zu einem Jahr) bestraft werden.

Prüfer 1 übergibt an Prüferin 2:

F: Was ist ein psychiatrischer Notfall?

A: Ein psychiatrischer Notfall ist eine psychisch oder psychiatrisch bedingte Krisensituation, in der das Leben des Betroffenen gefährdet ist. Hier gilt es, schnellstmöglich zu handeln – meist ist eine Einweisung in eine Klinik notwendig. Akute Suizidalität ist z. B. ein psychiatrischer Notfall. Aber auch Erregungszustände, massive Entzugssyndrome oder ein Entzugsdelir zählen zu den psychiatrischen Notfällen.

F: Ein Klient bricht in Ihrem Wartezimmer zusammen. Was tun Sie?

A: Ich bitte eine Kollegin, sofort den Rettungsdienst zu benachrichtigen. Wenn ich alleine bin, wähle ich selbst die Notrufnummer 112 und kümmere mich dann sofort um den Patienten. Zuerst gilt es festzustellen, ob er noch atmet. Ich werde ihn also ansprechen oder ihn fest an der Schulter berühren. Wenn ich keine Antwort erhalte, lege ich ihn flach auf den Rücken, biege den Kopf leicht zurück, beobachte den Brustkorb, ob er sich bewegt. Oder ich lege eine Wange oder ein Ohr an den Mund des Mannes und spüre auf diese Weise, ob er noch atmet.

F: Gehen wir davon aus, dass der Mann noch atmet. Wie gehen Sie weiter vor?

A: Wenn er Symptome einer Sauerstoffunterversorgung aufweist – z. B. Zittern, Frieren, blasse Hautfarbe, kalte schweißnasse Haut – decke ich ihn warm zu, lagere seine Beine hoch und rede beruhigend mit ihm, bis der Krankenwagen kommt. Der Mann hat offensichtlich einen Schock und muss umgehend in ärztliche Behandlung.

F: Und wenn Sie feststellen, dass der Mann nicht mehr atmet?

A: Dann beginne ich mit der Herz-Lungen-Wiederbelebung. Dreißigmal Drücken auf die Mitte der Brust, anschließend zweimal Mund-zu-Mund-Beatmung. Wichtig bei der Mund-zu-Mund-Beatmung ist, mit der einen Hand den Kiefer nach oben zu drücken, mit zwei Fingern der anderen Hand die Nase zuzuhalten, tief Luft zu holen und dann zweimal hintereinander in den Mund und die Lunge des Patienten langsam Luft zu blasen, bis der Brustkorb sich hebt. Daraus ergibt sich ein Rhythmus von dreißig Brustkorbkompressionen und zwei Atemspenden.

F: Nun zu einer anderen Notfallsituation: Stellen Sie sich vor, ein Mann kommt torkelnd zu Ihnen in die Praxis und bittet Sie um Hilfe: Dunkle Gestalten seien hinter ihm her. Er sei ihnen gerade noch entkommen. Der Mann hat offensichtlich große Angst. Er schwitzt, zittert, nestelt an seinem Hemd und weiß nicht, wo er sich befindet. Auf Ihre Fragen antwortet er wirr. Was, denken Sie, hat der Mann?

A: Der Mann hat wahrscheinlich ein Alkohol-Delir; ich würde ihn als erstes fragen, wann und wieviel er zum letzten Mal getrunken hat.

F: Der Mann behauptet, er sei seit drei Tagen abstinent. Seine Freundin habe es so gewollt. Wie gehen Sie weiter vor?

A: Der Mann ist verwirrt und weiß nicht, wo er sich befindet: Er ist offensichtlich bewusstseinsgetrübt und desorientiert. Er scheint auch einen Verfolgungswahn zu haben, verbunden mit optischen Halluzinationen, die große Angst in ihm auslösen. Außerdem hat er diverse vegetative Symptome, die für ein Delirium tremens typisch sind: Schwitzen, Zittern, innere Unruhe, Nesteln …

F: Was kann bei einem Entzugsdelir noch auftreten?

A: Epilepsieähnliche Krampfanfälle. Der Mann muss sofort in die Klinik, d. h. ich rufe den Krankenwagen, der den Mann in die nächstliegende Klinik transportiert.

F: Was bekommt er da als Medikament?

A: So weit ich weiß, geben die Ärzte oft Clomethiazol (Distraneurin). Ohne medikamentöse Behandlung verläuft das Delir auch heute noch in etwa 20 % der Fälle tödlich.

Prüferin 2 übergibt an Prüfer 3:

F: Ein 40-jähriger Mann kommt in die Praxis. Er ist seit gestern apathisch, leidet an Kopfschmerzen, Schwindel, Kribbeln im rechten Arm und Schluckstörungen. Gestern hat man ihm gesagt, er habe einen Krampfanfall gehabt. Er könne sich aber an nichts erinnern. Was könnte der Mann haben?

A: Das Kribbeln im rechten Arm und die Schluckstörungen sind neurologische Herdzeichen, es handelt sich ziemlich sicher um eine neurologische Erkrankung. Eventuell hatte der Mann einen Schlaganfall, aber da haben die Betroffenen keinen epileptischen Anfall.

F: Was sonst noch könnte es sein? Denken Sie an die anderen Symptome.

A: Schwindel und Kopfschmerzen lassen mich an einen Hirntumor denken. Etwa 20% der Hirntumor-Patienten erleiden ohne Vorboten einen epileptischen Anfall. Ich bitte den Mann, sofort einen Termin in einer neurologischen Klinik zu vereinbaren.

F: Richtig. Doch nun zu etwas anderem: Welche Persönlichkeitsstörungen kennen Sie?

A: Da gibt es die schizoide, die paranoide, die ängstlich-vermeidende, die abhängige und die emotional-instabile Persönlichkeitsstörung … (Prüferin unterbricht)

F: Welche Formen der emotional-instabilen Persönlichkeitsstörung unterscheidet man?

A: Die ICD-10 unterscheidet zwischen dem impulsiven Typ und dem Borderline-Typ.

F: Wie diagnostizieren Sie die Borderline-Störung?

A: Da müssen mindestens drei Symptome des impulsiven Typs und mindestens zwei Merkmale des Borderline-Typs vorhanden sein. Symptome des impulsiven Typs sind zum Beispiel

Wutausbrüche, Affektlabilität, spontanes Handeln ohne Berücksichtigung der Konsequenzen, Tendenz zu Streitereien und mangelnde Impulskontrolle. Dazu kommen dann noch typische Borderline-Symptome, z. B. eine extreme Angst vor dem Verlassen-Werden, ein Gefühl der inneren Leere, Handlungen mit Selbstschädigung (z. B. Ritzen) oder die Neigung, sich auf intensive, aber instabile Beziehungen einzulassen.

F: Was sagt Ihnen in diesem Zusammenhang der Begriff „High-Risk-Verhalten"?

A: Viele Personen mit Borderline-Tendenzen spüren sich nicht oder nur bedingt. Um sich zu spüren, suchen sie Situationen, die mit einem hohen Risiko verbunden sind: Fallschirmspringen, über Brückengeländer balancieren, Extremsport machen etc. In solchen Fällen schüttet der Körper Hormone aus, die bewirken, dass die Betroffenen ihre Emotionen und ihren Körper kurzzeitig wieder wahrzunehmen.

F: Können Borderliner Essstörungen haben? Falls ja: welche sind typisch?

A: Viele Borderliner versuchen, ihre innere Leere durch Essen zu füllen; andere wiederum versuchen, durch Zufuhr großer Nahrungsmengen ihre inneren Spannungen zu reduzieren. Binge Eating und Bulimie sind deshalb bei Borderline-Patienten häufig zu beobachten. Ein wichtiger Faktor hierbei ist die mangelnde Impulskontrolle. Sie bewirkt bei manchen Betroffenen, dass sie ihre Essanfälle nicht mehr kontrollieren können.

F: Was tun Sie, wenn eine Borderline-Patientin in Ihre Praxis kommt und Sie um Hilfe bittet?

A: Wenn ich erkenne, dass es sich um eine Borderline-Störung handelt, erkläre ich der Klientin, dass sie sich bei einem Psychiater Hilfe suchen muss: der kann ihr in Krisenzeiten Medikamente geben. Gleichzeitig erkläre ich ihr, dass es speziell für die Borderline-Störung eine Therapie gibt, die sogenannte DBT (Dialektisch Behaviorale Therapie nach Marsha Linehan), mit deren Hilfe sie lernen kann, ihre Impulse frühzeitig zu erkennen und mit ihnen anders umzugehen als bisher.

F: Können Sie uns da ein Beispiel geben?

A: Viele Borderliner bekommen durch Auslöser im Hier und Jetzt Flashbacks zu einschneidenden Erlebnissen der frühen Kindheit. Durch Übungen zur Achtsamkeit erkennen sie nach einiger Zeit, dass diese oder jene Situation immer wieder Emotionen auslöst, die nichts mit der gegenwärtigen Situation zu tun haben. Um sich wieder bewusst im Hier und Jetzt zu spüren, lernen sie z. B., bei den ersten Symptomen eines derartigen Flashback eine Hand ins Eisfach des Kühlschranks zu stecken, eine Chilischote in den Mund zu nehmen, einen Igelball zu kneten, mit einem Teddy zu kuscheln oder Liegestützen zu machen. Das erkläre ich der Frau und gebe ihr die Adresse einer Therapieeinrichtung für DBT mit.

F: Zum Abschluss etwas ganz Anderes: Wie unterscheidet sich die Unterbringung nach dem Betreuungsrecht von einer Unterbringung nach dem Psychisch-Kranken-Gesetz bzw. Unterbringungsrecht Ihres Bundeslandes?

A: Im Gegensatz zu einer Zwangseinweisung nach öffentlichem Unterbringungsrecht geht es bei der zivilrechtlichen Unterbringung nur um Eigengefährdung, nicht um Fremdgefährdung. Und: Da die betroffene Person bereits einen Teil ihrer Rechte an den Betreuer bzw. das Betreuungsgericht abgegeben hat, erfolgt die Einlieferung nicht über die Polizei, sondern über den Betreuer (bzw. den Notarzt oder den Rettungsdienst), wenn das Betreuungsgericht dies angeordnet hat. Für eine Unterbringung als Folge von Fremdgefährdung oder Gefährdung der öffentlichen Sicherheit sind nach wie Kreisverwaltungsbehörde und Polizei zuständig.

→ Details zur Unterbringung nach dem Unterbringungsrecht bzw. Psychisch-Kranken-Gesetz finden Sie in ➤ Kapitel 2.1.3 (Prüfungsprotokoll 2).

Register

A
Absencen 38, 53, 126
Adipositas 95
Agoraphobie 28
Alkohol 51, 99
Alkoholabhängigkeit 99
Alkoholmissbrauch 99, 127
Ambivalenzstadium 9
Amenorrhö 93
Amnesie 114
Angina pectoris nervosa 44
Angst 27
Angststörung 28
Anorexia nervosa 92, 137
Anpassungsstörung 21, 35, 120, 129
Artifizielle Störung 53
Asperger-Syndrom 66
Aufmerksamkeits-Defizit-Hyperaktivitäts-Syndrom (ADHS) 119
Aufmerksamkeits-Defizit-Syndrom (ADS) 119

B
Benzodiazepine 98, 106
Betreuung 13, 140
Betreuungsgesetz 140
Binge-Eating-Störung 94
Bipolare Störung 129
Borderline-Störung 63, 65
Bulimia nervosa 93, 137

C
Cannabis 23, 81
Clomethiazol 127

D
Delir 80, 88, 99, 113
Demenz 109, 115
Depressive Episoden 16
Depressive Syndrome 15
Diagnose 4
Dialektisch-behaviorale Therapie (DBT) 70
Dissoziative Bewegungsstörung 47
Double Depression 61
Drogenberatungsstelle 101
Durchgangssyndrom 112
Dysmorphophobie 37
Dysthymia 20, 61

E
Ecstasy 104
Entschlussstadium 9
Epilepsie 126
Episode, schwere depressive 23
Erstrangsymptome bei Schizophrenie 87
Erwägungsstadium 9
Essstörungen 92

F
Fremdgefährdung 13
Fugue 114

H
Halluzinationen 82
Hebephrenie 152
Heilpraktikergesetz 1
Herzangstsyndrom 46
Hirntumor 51
Hyperkinetische Störung 118
Hyperthyreose 52, 127
Hyperventilation 148
Hypochondrie 36, 80
Hypothyreose 127

I
Illusionäre Verkennung 77, 82

J
Jugendalter 116

K
Kinder- und Jugendpsychiatrie 117
Klaustrophobie 30
Kleptomanie 122, 138
Kognitive Störungen 109
Konkretistische Sprache 119
Konversionsstörung 46
Kopfschmerz 51, 126
Krisenintervention 10

L
Lebenslauf 2
Linehan, Marsha M. 70, 133

M
Manie 83
Morbus Crohn 127
Morbus Hashimoto 127
Morbus Parkinson 127
Multiple Sklerose (MS) 127
Münchhausen-Syndrom 53

N
Neurasthenie 66

P
Panikattacke 29, 31
Panikstörung 31, 129
Persönlichkeitsstörung 53, 55
Petit-Mal-Anfall 38
Phobie 28, 34
Pöldinger, Walter 9
Polizei 13, 139
Posttraumatische Belastungsstörung (PTBS) 21, 35, 130
Präsuizidale Entwicklung nach Pöldinger 9
Präsuizidales Syndrom nach Ringel 11
Prüfung, Themen 5
Pseudodemenz 114
Psychoanalyse 142
Psychotherapie 1

R
Reizdarm 51
Ringel, Erwin 11
Ritalin 138
Ritzen 97

S
Schilddrüsenüberfunktion 52
Schilddrüsenunterfunktion 23
Schizophrenie 52, 71
Schlüsselwörter 9
Schmerz 41
Schulangst 117, 138
Schulphobie 117, 138
Signalwörter 9
Somatisierungsstörung 19, 42, 132
Somatoforme Störungen 41
Sprachverlust 48
Suizidalität 9

T
Talking down 10, 139
Tic 118, 138
Tourette-Syndrom 118, 138
Trauer 21
Trauma 35
Traumatherapie 113

U
Unterbringungsgesetz 11

V
Verdachtsdiagnose 4
Verhaltensstörung 56, 69
Verhaltenstherapie 32, 125
Vulnerabilitäts-Stress-Modell 79

W
Wahn 17, 37, 73

Z
Zönästhesien 52
Zwangseinweisung 13
Zwangsstörung 33